教育部生物医学工程类专业教学指导委员会“十三五”规划教材
生物医学工程实践教学联盟规划教材

Android 移动医疗应用开发

主　编　汪天富　王　刚

副主编　董　磊　刘世俊

電子工業出版社
Publishing House of Electronics Industry
北京 · BEIJING

内 容 简 介

Android 是由 Google 公司和开放手机联盟领导并开发的一种基于 Linux 的自由且开放源代码的操作系统，主要用于移动设备。本书基于 Android Studio 平台，介绍医用电子技术领域的典型应用开发。全书共 32 个实验，其中 12 个实验用于学习 Java 语言，10 个实验用于熟悉 Android 四大组件，其余 10 个实验与移动医疗应用开发密切相关。

本书配有丰富的资料包，包括 Android 例程、软件包、硬件套件，以及配套的 PPT、视频等。这些资料会持续更新，下载链接可通过微信公众号“卓越工程师培养系列”获取。

本书既可以作为高等院校相关课程的教材，也可作为 Android 开发及相关行业工程技术人员的参考书。

图书在版编目（CIP）数据

Android 移动医疗应用开发 / 汪天富，王刚主编. —北京：电子工业出版社，2020.12（2025.2 重印）
ISBN 978-7-121-40318-7

Ⅰ. ①A… Ⅱ. ①汪… ②王… Ⅲ. ①移动终端－应用程序－程序设计－应用－医疗卫生服务－高等学校－教材 Ⅳ. ①R197-39

中国版本图书馆 CIP 数据核字（2020）第 257562 号

责任编辑：张小乐
印　　刷：北京虎彩文化传播有限公司
装　　订：北京虎彩文化传播有限公司
出版发行：电子工业出版社
　　　　　北京市海淀区万寿路 173 信箱　　邮编：100036
开　　本：787×1092　1/16　印张：23.5　字数：632 千字
版　　次：2020 年 12 月第 1 版
印　　次：2025 年 2 月第 4 次印刷
定　　价：79.80 元

凡所购买电子工业出版社图书有缺损问题，请向购买书店调换。若书店售缺，请与本社发行部联系，联系及邮购电话：（010）88254888，88258888。

质量投诉请发邮件至 zlts@phei.com.cn，盗版侵权举报请发邮件至 dbqq@phei.com.cn。

本书咨询联系方式：（010）88254462，zhxl@phei.com.cn。

前　言

Android 作为当下热门的软件平台之一，其优势在于其开放性，开放的平台允许任何移动终端厂商加入 Android 联盟，这也使得其能够整合更多的资源，以此来发展壮大自身。Android 还提供了四大组件、丰富的系统控件、SQLite 数据库、地理位置定位（LBS）、强大的多媒体、传感器等，使得软件开发变得更加便捷。本书主要结合医疗电子技术领域的应用来介绍 Android 软件的开发设计。

“耳闻之不如目见之，目见之不如足践之，足践之不如手辨之”。实践决定认识，实践是认识的源泉和动力，也是认识的目的和归宿。而当今的高等院校工科学生，最缺乏的就是勇于实践，没有大量的实践，就很难对某一个问题进行深入剖析和思考，当然，也就谈不上真才实学，毕竟“实践，是个伟大的揭发者，它暴露一切欺人和自欺”。在科学技术日新月异的今天，卓越工程师的培养必须配以高强度的实训。

本书是一本介绍 Android 开发设计的书，严格意义上讲，本书也是一本实训手册。本书以 Android Studio 为平台，共安排了 32 个实验，其中，第 2 章、第 3 章通过 12 个实验介绍 Java 语言，第 4 章通过 10 个实验重点介绍 Android 的四大组件。剩下的 10 个实验中，有 4 个为基础实验，6 个为进阶实验，进阶实验主要是对前面实验所学知识的应用与拓展。所有实验均详细介绍了实验内容、实验原理，并且都有详细的步骤和源代码，以确保读者能够顺利完成。在每章的最后都安排了一个任务，作为本章实验的延伸和拓展。本章习题用于检查读者是否掌握了本章的核心知识点。

目前 Android 的操作系统比以往的更加强大，想要掌握其知识点，必须花费大量的时间和精力来熟悉 Android 的集成开发环境、组件、版本更新与版本兼容等。为了减轻初学者查找资料和熟悉开发工具的负担，能够将更多的精力聚焦在实践环节，快速入门，本书将每个实验涉及的知识点汇总在“实验原理”中，将 Android 集成开发环境、Java 代码编译工具等的使用方法穿插于各章节中。这样读者就可以通过本书轻松踏上学习 Android 开发之路，在实践过程中不知不觉地掌握各种知识和技能。

本书的特点如下：

1．本书内容条理清晰，首先引导读者学习 Android 开发使用的 Java 语言，然后结合实验对 Android 的基础知识展开介绍，最后通过进阶实验使读者的水平进一步提高。这样可以让读者循序渐进地学习 Android 知识，即使是未接触过程序设计的初学者也可以快速上手。

2．详细介绍每个实验所涉及的知识点，未涉及的内容尽量不予介绍，以便于初学者快速掌握 Android 开发设计的核心要点。

3．将各种规范贯穿于整个 Android 开发设计过程中，如 Android Studio 平台参数设置、工程和文件命名规范、版本规范、软件设计规范等。

4．所有实验严格按照统一的工程架构设计，每个子模块按照统一标准设计。

5．配有丰富的资料包，包括 Android 例程、软件包、硬件包及配套的 PPT、视频等，这些资料会持续更新，下载链接可通过微信公众号“卓越工程师培养系列”获取。

本书中的程序严格按照《Java 语言软件设计规范（LY-STD004-2019）》编写。设计规范要求每个模块的实现必须有清晰的模块信息，模块信息包括模块名称、模块摘要、当前版本、模块作者、完成日期、模块内容和注意事项。

汪天富和王刚总体策划了本书的编写思路，指导全书的编写，对全书进行统稿，并负责第 1～4 章的编写；董磊编写了基于该系统的 Java 和 Android 例程，并负责第 7～13 章的编写；刘世俊、黎润秋和谢嘉敏负责第 5～6 章的编写；黎润秋和谢嘉敏还在例程优化和文本校对中做了大量的工作。本书的出版得到了深圳市乐育科技有限公司覃进宇、郭文波和彭芷晴在技术层面的大力支持，他们同时参与了第 7～13 章的编写。电子工业出版社张小乐编辑为本书的出版做了大量的工作。特别感谢深圳大学生物医学工程学院、西安交通大学生命科学与技术学院和广东药科大学医药信息工程学院的大力支持。在此一并致以衷心的感谢！

由于编者水平有限，书中难免有不成熟和错误的地方，恳请读者批评指正。读者反馈发现的问题、索取相关资料或遇实验平台技术问题，可发信至邮箱：ExcEngineer@163.com。

作　者

2020 年 11 月

目　录

第1章　Android 开发环境……1
1.1　智能手机两大操作系统……1
1.2　Android 开发环境介绍……1
1.2.1　Android 基本架构……1
1.2.2　JDK、Android SDK 与 Android Studio……2
1.2.3　计算机配置要求……2
1.3　搭建 Android 开发环境……3
1.3.1　安装和配置 JDK……3
1.3.2　安装 Android Studio……6
1.4　Android 应用开发特色……8
1.5　第一个 Android Studio 工程……9
1.5.1　创建 HelloWorld 工程……9
1.5.2　常见问题及解决方式……12
1.6　详解 HelloWorld……14
1.7　日志工具 Log 的使用……18
1.7.1　日志工具 Log……18
1.7.2　Log 与 System.out……19
本章任务……20
本章习题……20
第2章　Java 语言基础……21
2.1　HelloJava 实验……21
2.1.1　实验内容……21
2.1.2　实验原理……21
2.1.3　实验步骤……22
2.1.4　本节任务……25
2.2　简单的秒值-时间值转换实验……26
2.2.1　实验内容……26
2.2.2　实验原理……26
2.2.3　实验步骤……31
2.2.4　本节任务……32
2.3　基于数组的秒值-时间值转换实验……32
2.3.1　实验内容……32
2.3.2　实验原理……32
2.3.3　实验步骤……33
2.3.4　本节任务……34
2.4　基于方法的秒值-时间值转换实验……34
2.4.1　实验内容……34
2.4.2　实验原理……35
2.4.3　实验步骤……35
2.4.4　本节任务……36
2.5　基于枚举的秒值-时间值转换实验……36
2.5.1　实验内容……36
2.5.2　实验原理……37
2.5.3　实验步骤……38
2.5.4　本节任务……39
本章任务……39
本章习题……40
第3章　面向对象程序设计……41
3.1　类的封装实验……41
3.1.1　实验内容……41
3.1.2　实验原理……41
3.1.3　实验步骤……45
3.1.4　本节任务……48
3.2　类的继承实验……48
3.2.1　实验内容……48
3.2.2　实验原理……48
3.2.3　实验步骤……50
3.2.4　本节任务……53
3.3　类的多态实验……53
3.3.1　实验内容……53
3.3.2　实验原理……53
3.3.3　实验步骤……54
3.3.4　本节任务……56
3.4　抽象类实验……56
3.4.1　实验内容……56
3.4.2　实验原理……57
3.4.3　实验步骤……58
3.4.4　本节任务……59

3.5 接口实验 ······ 60
3.5.1 实验内容 ······ 60
3.5.2 实验原理 ······ 60
3.5.3 实验步骤 ······ 62
3.5.4 本节任务 ······ 65
3.6 类包实验 ······ 65
3.6.1 实验内容 ······ 65
3.6.2 实验原理 ······ 66
3.6.3 实验步骤 ······ 67
3.6.4 本节任务 ······ 70
3.7 异常处理实验 ······ 70
3.7.1 实验内容 ······ 70
3.7.2 实验原理 ······ 70
3.7.3 实验步骤 ······ 73
3.7.4 本节任务 ······ 74
本章任务 ······ 74
本章习题 ······ 74
第 4 章 Android 程序设计 ······ 75
4.1 Activity ······ 75
4.1.1 实验内容 ······ 75
4.1.2 实验原理 ······ 75
4.1.3 实验步骤 ······ 76
4.1.4 本节任务 ······ 93
4.2 BroadcastReceiver ······ 93
4.2.1 实验内容 ······ 93
4.2.2 实验原理 ······ 93
4.2.3 实验步骤 ······ 95
4.2.4 本节任务 ······ 101
4.3 ContentProvider ······ 102
4.3.1 实验内容 ······ 102
4.3.2 实验原理 ······ 102
4.3.3 实验步骤 ······ 102
4.3.4 本节任务 ······ 106
4.4 Service ······ 106
4.4.1 实验内容 ······ 106
4.4.2 实验原理 ······ 106
4.4.3 实验步骤 ······ 109
4.4.4 本节任务 ······ 122
本章任务 ······ 123
本章习题 ······ 123
第 5 章 打包解包小工具设计实验 ······ 124
5.1 实验内容 ······ 124
5.2 实验原理 ······ 124
5.2.1 PCT 通信协议 ······ 124
5.2.2 设计框图 ······ 128
5.2.3 控件及其属性 ······ 128
5.2.4 PackUnpack.java 文件 ······ 130
5.3 实验步骤 ······ 131
本章任务 ······ 147
本章习题 ······ 147
第 6 章 蓝牙通信小工具设计实验 ······ 148
6.1 实验内容 ······ 148
6.2 实验原理 ······ 148
6.2.1 设计框图 ······ 148
6.2.2 蓝牙通信相关知识点 ······ 148
6.2.3 经典蓝牙通信流程 ······ 151
6.3 实验步骤 ······ 152
本章任务 ······ 177
本章习题 ······ 177
第 7 章 人体生理参数监测系统软件平台布局实验 ······ 178
7.1 实验内容 ······ 178
7.2 实验原理 ······ 178
7.2.1 设计框图 ······ 178
7.2.2 布局相关知识点说明 ······ 179
7.2.3 界面设计 ······ 181
7.3 实验步骤 ······ 181
本章任务 ······ 205
本章习题 ······ 205
第 8 章 体温监测与显示实验 ······ 206
8.1 实验内容 ······ 206
8.2 实验原理 ······ 206
8.2.1 体温测量原理 ······ 206
8.2.2 设计框图 ······ 207
8.2.3 体温监测要点 ······ 207
8.2.4 体温监测与显示应用程序运行效果 ······ 209
8.3 实验步骤 ······ 210
本章任务 ······ 242
本章习题 ······ 242

第 9 章 血压监测与显示实验……243
9.1 实验内容……243
9.2 实验原理……243
9.2.1 血压测量原理……243
9.2.2 设计框图……244
9.2.3 血压测量应用程序运行效果……245
9.3 实验步骤……245
本章任务……256
本章习题……256
第 10 章 呼吸监测与显示实验……257
10.1 实验内容……257
10.2 实验原理……257
10.2.1 呼吸测量原理……257
10.2.2 设计框图……258
10.2.3 呼吸监测相关知识点说明……258
10.2.4 呼吸监测与显示应用程序运行效果……260
10.3 实验步骤……261
本章任务……276
本章习题……277
第 11 章 血氧监测与显示实验……278
11.1 实验内容……278
11.2 实验原理……278
11.2.1 血氧测量原理……278
11.2.2 设计框图……279
11.2.3 血氧监测与显示应用程序运行效果……279
11.3 实验步骤……280
本章任务……293
本章习题……293
第 12 章 心电监测与显示实验……294
12.1 实验内容……294
12.2 实验原理……294
12.2.1 心电测量原理……294
12.2.2 设计框图……296
12.2.3 心电监测与显示应用程序运行效果……296
12.3 实验步骤……297
本章任务……312
本章习题……312
第 13 章 数据演示实验……313
13.1 实验内容……313
13.2 实验原理……313
13.2.1 设计框图……313
13.2.2 数据演示相关知识点说明……313
13.2.3 数据演示应用程序运行效果……314
13.3 实验步骤……314
本章任务……330
本章习题……330
附录 A 人体生理参数监测系统使用说明……331
附录 B PCT 通信协议应用在人体生理参数监测系统说明……333
B.1 模块 ID 定义……333
B.2 从机发送给主机数据包类型 ID……333
B.3 主机发送给从机命令包类型 ID……344
附录 C Java 语言软件设计规范（LY-STD004-2019）……354
C.1 源文件结构……354
C.1.1 文件结构……354
C.1.2 import 语句……354
C.1.3 类成员的规范……354
C.2 命名规范……354
C.2.1 三种常用命名方式介绍……354
C.2.2 源码文件名……355
C.2.3 包（package）命名……355
C.2.4 类（class）命名和接口（interface）命名……355
C.2.5 方法（method）命名……356
C.2.6 局部变量（local variable）命名……356
C.2.7 成员变量（member variable）命名……357
C.2.8 常量（constant）命名……357
C.2.9 参数（parameter）命名……357
C.2.10 异常（exception）命名……357
C.2.11 layout 文件命名……358
C.2.12 控件 ID 命名……358
C.2.13 res 内资源文件命名……358
C.3 注释……358
C.3.1 文件注释……358

C.3.2 方法注释 …………359
C.3.3 其他注释 …………359
C.4 排版 …………359
C.4.1 缩进格式 …………359
C.4.2 垂直对齐 …………359
C.4.3 空格格式 …………359
C.4.4 空行格式 …………360
C.4.5 换行格式 …………360
C.4.6 条件语句格式 …………361
C.4.7 括号格式 …………361
C.4.8 数组声明格式 …………362
C.4.9 修饰词的顺序 …………362
C.5 表达式和基本语句 …………362
C.5.1 if 语句 …………362
C.5.2 循环语句 …………363
C.5.3 switch 语句 …………364
C.6 注意事项 …………364
C.6.1 变量 …………364
C.6.2 变量赋值 …………364
C.6.3 方法 …………365
C.6.4 不允许使用未定义的常量 …………365
C.6.5 参数和返回值 …………365
C.6.6 静态成员的访问 …………365
C.6.7 异常 …………365
参考文献 …………366

第1章　Android开发环境

1.1　智能手机两大操作系统

智能手机具有独立的操作系统，像个人电脑一样支持用户自行安装软件、游戏等第三方服务商提供的程序，并通过此类程序不断对手机的功能进行扩充，同时可通过移动通信网络来实现无线网络接入。操作系统是智能手机的核心，因此，研究智能手机要从操作系统开始。目前，智能手机主流的操作系统包括 Android 和 iOS，下面分别对这两款操作系统进行简单的介绍。

1．Android

Android 是由 Google 公司和开放手机联盟领导及开发的基于 Linux 内核（不包含 GNU 组件）的自由及开放源代码的操作系统，主要用于移动设备，如智能手机和平板电脑。Android 操作系统最初由 Andy Rubin 开发，主要支持手机。2005 年 8 月由 Google 收购。2007 年 11 月，Google 与 84 家硬件制造商、软件开发商及电信运营商组建开放手机联盟共同研发改良 Android 系统。随后 Google 以 Apache 开源许可证的授权方式，发布了 Android 的源代码。第一部 Android 智能手机发布于 2008 年 10 月。Android 逐渐扩展到平板电脑及其他领域上，如电视、数码相机、游戏机、智能手表等。2017 年，Android 平台手机的全球市场份额已达到 87.2%。

2．iOS

iOS 是由苹果公司开发的移动操作系统。苹果公司最早于 2007 年 1 月 9 日的 Macworld 大会上公布了这个系统，最初是设计给 iPhone 使用的，因此操作系统命名为 iPhone OS，后来陆续使用到 iPad、iPod touch、Apple TV 上，2010 年 WWDC 大会上宣布改名为 iOS。iOS 属于类 Unix 的商业操作系统，使用 Objective-C 和 Swift 作为程序开发语言，苹果公司还发布了 SDK（Software Development Kit，软件开发工具包），为 iOS 应用程序开发、测试、运行和调试提供了工具。2017 年，iOS 平台手机的全球市场份额为 12.4%。

1.2　Android 开发环境介绍

Google 公司在 2013 年为开发者提供的集成环境工具 Android Studio，在多次更新后，已经成为非常强大的集成开发环境。

1.2.1　Android 基本架构

Android 分为 5 个层，从高层到低层分别为应用程序层（Applications）、应用程序框架层（Application Framework）、系统运行库层（Libraries）、运行环境层（Android Runtime）和 Linux 核心层（Linux Kernel），如图 1-1 所示。

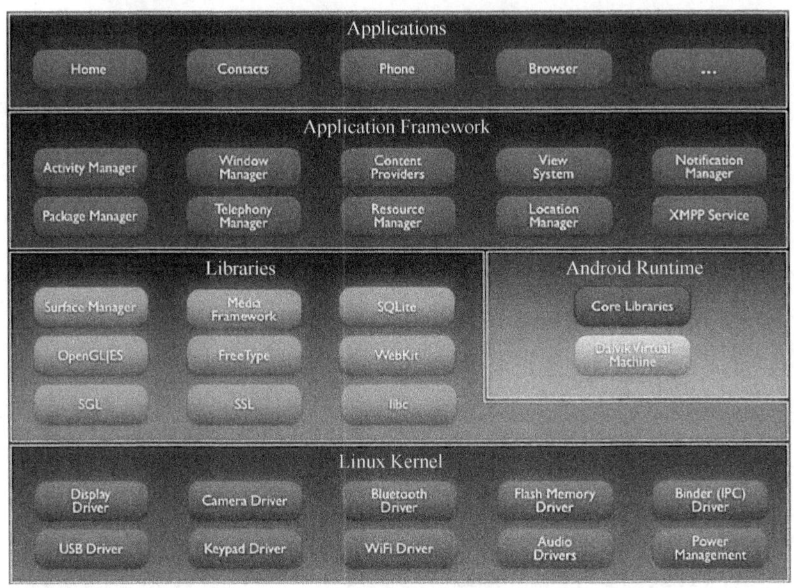

图 1-1　Android 基本构架

Applications、Application Framework 和 Android Runtime 的 Core Libraries 是 Java 程序，Android Runtime 的 Dalvik Virtual Machine 代码为运行 Java 程序而实现的虚拟机，Libraries 部分为 C/C++语言编写的程序库，Linux Kernel 部分为 Linux 内核和驱动。在 Application Framework 之下，由 C/C++的程序库组成，通过 JNI（Java Native Interface，Java 本地调用）完成从 Java 到 C 语言的调用。

1.2.2　JDK、Android SDK 与 Android Studio

JDK（Java Development Kit）是 Java 语言的软件开发工具包，也是 Java 语言编译器。JDK 包含了 Java 的运行环境（JVM+Java 系统类库）和 Java 工具。

SDK（Software Development Kit）是一些被用于特定的软件包、软件框架、硬件平台、操作系统等开发工具的集合。Android SDK 是指 Android 专属的软件开发工具包，提供了 App 开发的常用工具集合。

Android Studio 是 Google 公司推出的 Android 集成开发环境，可以在 Android 官网（https://developer.android.google.cn/）上下载。值得说明的是，在 Android 发布初期，Google 推荐使用的开发工具是 Eclipse。

1.2.3　计算机配置要求

搭建 Android 开发环境，需要同时安装 JDK 和 Android SDK，为了保证开发顺畅，建议选用配置较高的计算机。对计算机的配置要求有：

（1）操作系统：Win7 及以上版本（本书基于 Win10，推荐使用 Win10）；

（2）CPU：主频不低于 2.0GHz；

（3）内存：4GB 或更高，推荐 8G；

（4）硬盘：80G 或更大。

1.3　搭建 Android 开发环境

搭建 Android 开发环境需要准备好如图 1-2 所示的文件，这些文件位于本书配套资料包的“02.相关软件\Android”文件夹中。

名称	修改日期	类型	大小
.android.rar	2020/3/29 22:12	WinRAR 压缩文件	1,117 KB
.AndroidStudio3.1.rar	2020/3/29 22:12	WinRAR 压缩文件	56,890 KB
.gradle.rar	2020/3/29 22:20	WinRAR 压缩文件	1,178,938 KB
Android.rar	2020/3/29 22:21	WinRAR 压缩文件	2,123,516 KB
android-studio-ide-173.4720617-windows.exe	2018/10/2 20:36	应用程序	776,278 KB
jdk-8u241-windows-x64.exe	2020/3/19 12:43	应用程序	215,980 KB

图 1-2　搭建 Android 开发环境所需文件

很多初学者在搭建 Android 开发环境时，由于操作系统差异、Android Studio 和 JDK 版本差异及网络等原因，走了很多弯路，从而放弃了 Android 的学习。为避免以上情况的发生，建议严格按照以下步骤进行软件安装，其中，Android Studio 的版本为 3.1.2，安装源文件为 android-studio-ide-173.4720617-windows.exe；JDK 的版本为 1.8.0，安装源文件为 jdk-8u241-windows-x64.exe。

如果计算机已经安装过其他版本的 Android Studio，建议将其卸载，同时删除位于“C:\Users\Administrator”目录下的.android、.AndroidStudio 和.gradle 文件夹，及“C:\Users\Administrator\AppData\Local”目录下的 Android 文件夹，注意，如果用户名不是 Administrator，根据用户名查找并删除这 4 个文件夹。

1.3.1　安装和配置 JDK

双击运行本书配套资料包“02.相关软件\Android”文件夹中的 jdk-8u241-windows-x64.exe，在弹出如图 1-3 所示的对话框中，单击“下一步”按钮。

在弹出如图 1-4 所示的对话框中，单击“下一步”按钮。

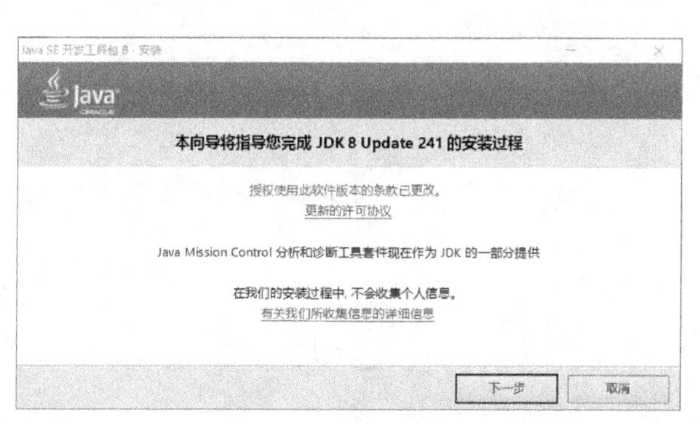

图 1-3　JDK 安装步骤 1

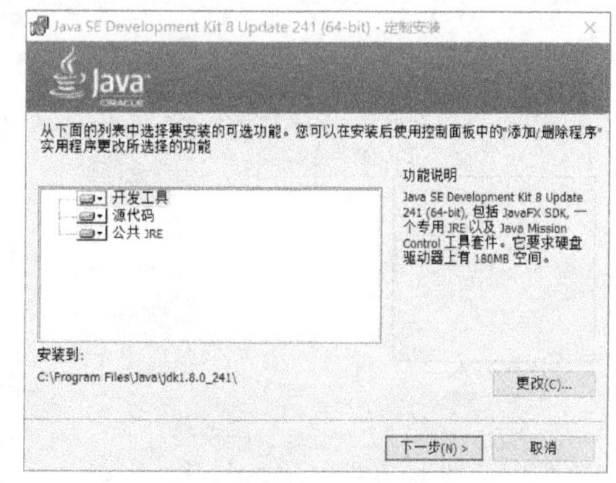

图 1-4　JDK 安装步骤 2

然后选择安装路径，如图 1-5 所示，建议安装在 C 盘，直接单击“下一步”按钮开始安装。

JDK 安装完成后，会弹出如图 1-6 所示的对话框，单击“关闭”按钮即可。

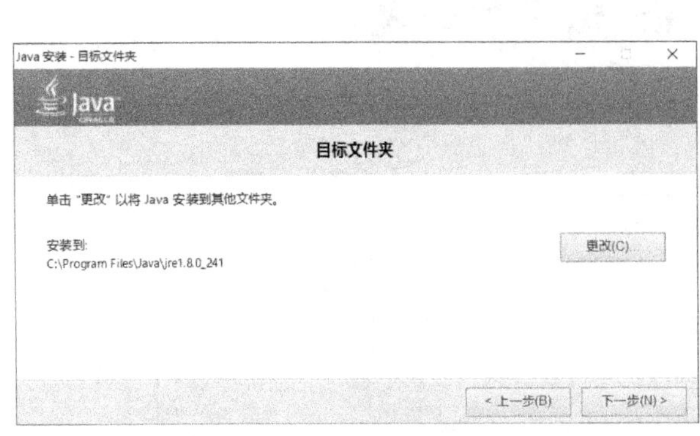

图 1-5　JDK 安装步骤 3

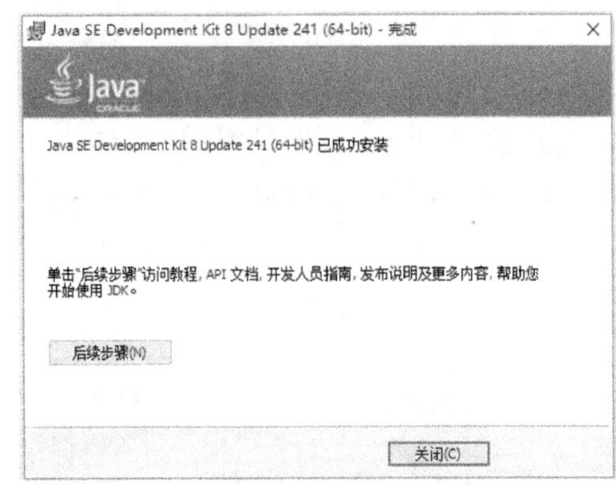

图 1-6　JDK 安装步骤 4

然后配置 JDK，即设置 JDK 的环境变量。在“此电脑”图标（Win7 系统为“计算机”图标）上单击鼠标右键，然后选择“属性”，在如图 1-7 所示的界面中单击“高级系统设置”按钮。

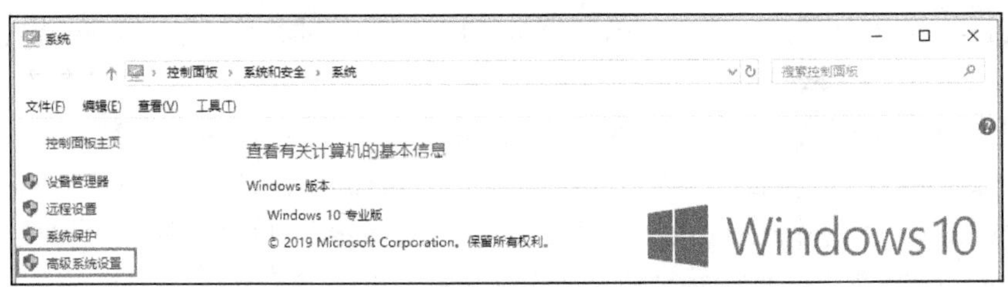

图 1-7　JDK 配置步骤 1

在如图 1-8 所示的“系统属性”对话框中，单击“高级”标签页中的“环境变量”按钮。在如图 1-9 所示的“环境变量”对话框中，单击“系统变量”下的“新建”按钮。

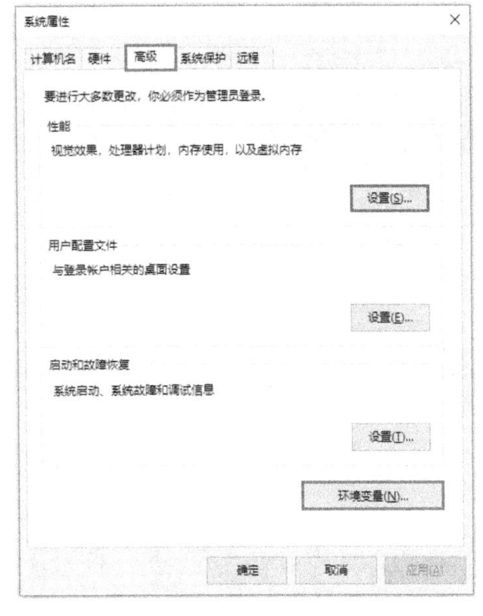

图 1-8　JDK 配置步骤 2

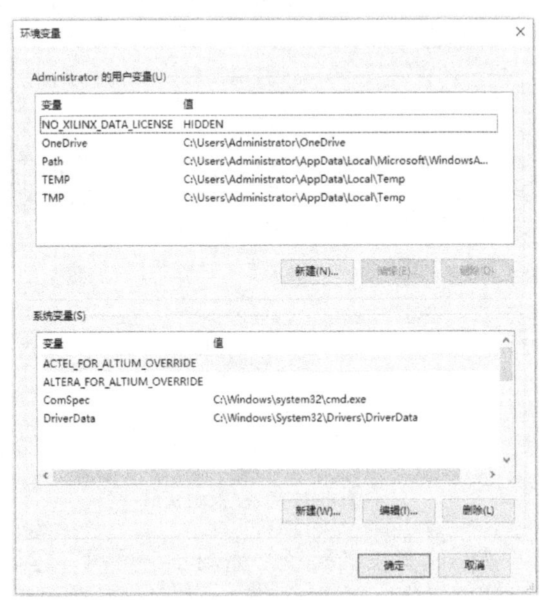

图 1-9　JDK 配置步骤 3

在弹出的“编辑系统变量”对话框中，在“变量名”栏输入 JAVA_HOME，在“变量值”栏输入“C:\Program Files\Java\jdk1.8.0_241”，最后单击“确定”按钮，如图 1-10 所示。

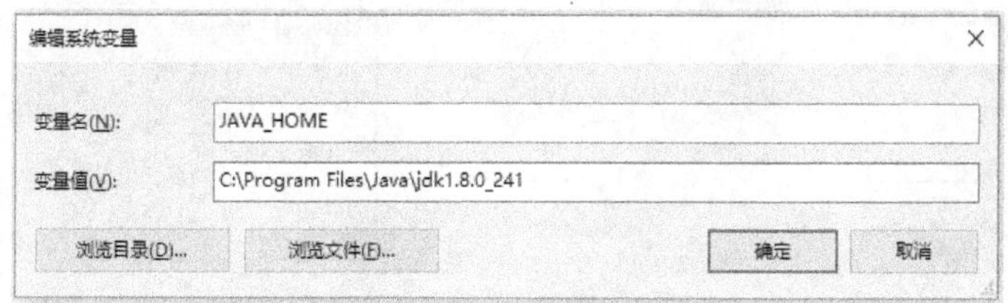

图 1-10　JDK 配置步骤 4

然后双击“系统变量”下的 Path 变量，如图 1-11 所示。

在弹出的如图 1-12 所示的“编辑环境变量”对话框中，单击“新建”按钮新建两个变量，变量值分别为“%JAVA_HOME%\bin”和“%JAVA_HOME%\jre\bin”，完成后单击“确定”按钮。注意，如果是 Win7 系统，则直接在 Path 变量值末尾添加“%JAVA_HOME%\bin;%JAVA_HOME%\jre\bin;”即可。

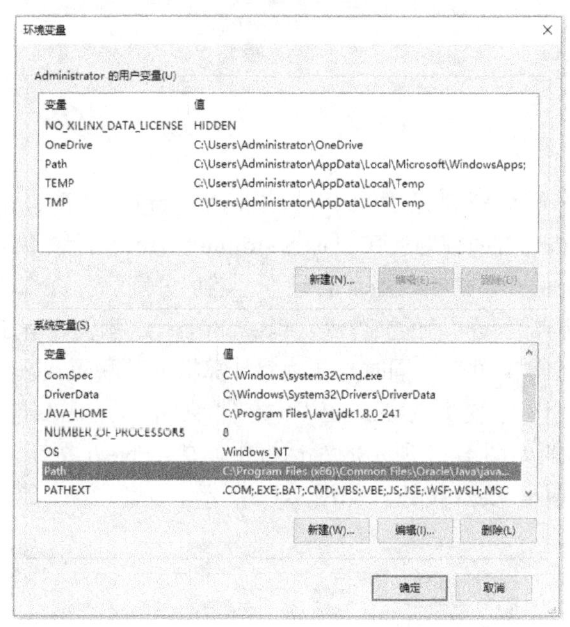

图 1-11　JDK 配置步骤 5

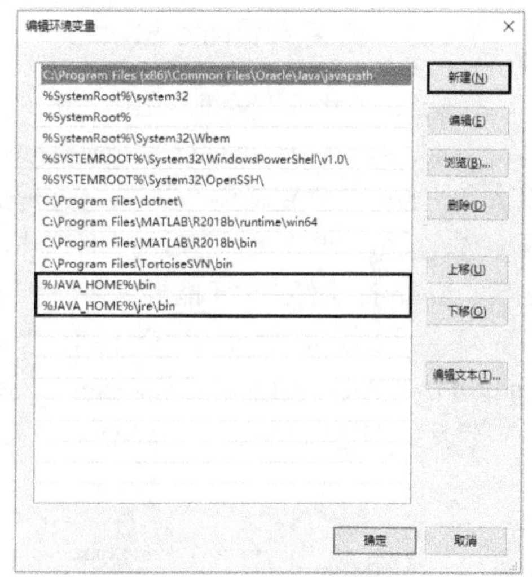

图 1-12　JDK 配置步骤 6

完成 JDK 的安装和配置后，在“运行”窗口中输入 cmd 命令，然后单击“确定”按钮，如图 1-13 所示。

在弹出的如图 1-14 所示的 dos 命令提示符窗口中，输入 Java 命令后回车，会出现 Java 的用法信息。

用同样的方法，在 dos 命令提示符窗口，输入 Javac 命令后回车，会出现 Javac 的用法信息，如图 1-15 所示。

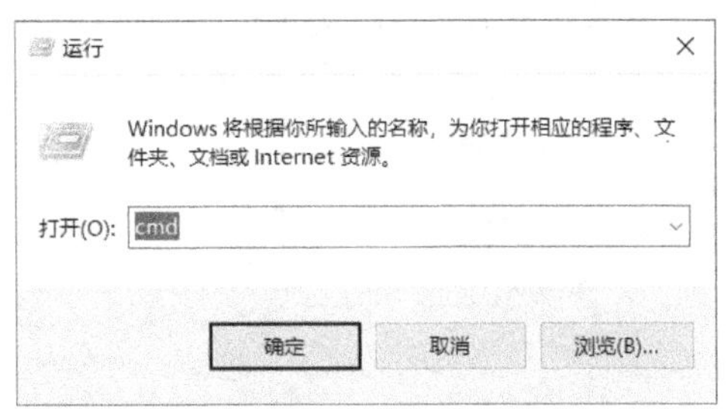

图 1-13　验证 JDK 安装是否成功步骤 1

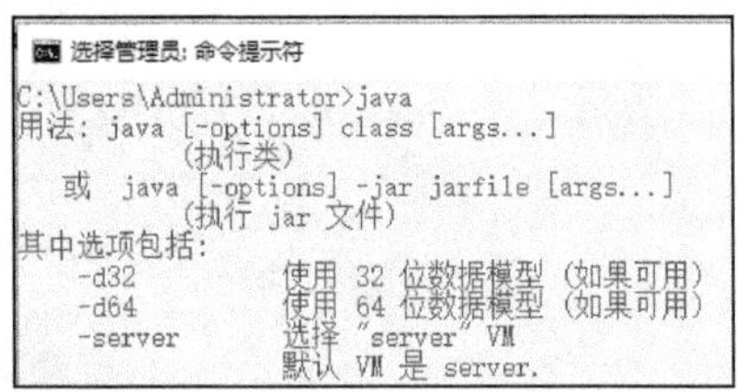

图 1-14　验证 JDK 安装是否成功步骤 2

最后，还可以通过在 dos 命令提示符窗口，输入 Java -version 命令，查看 JDK 的版本信息，如图 1-16 所示。

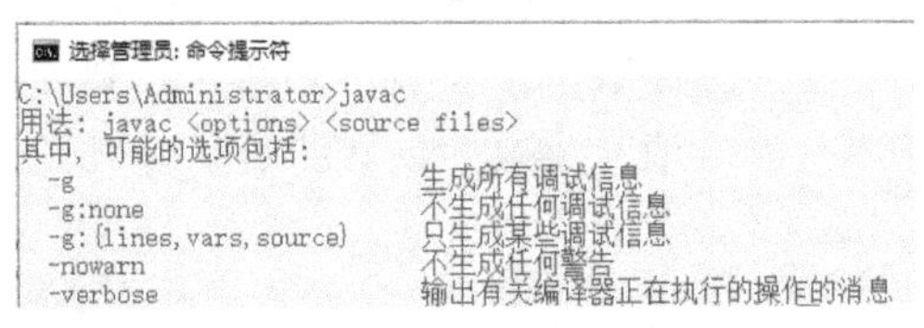

图 1-15　验证 JDK 安装是否成功步骤 3

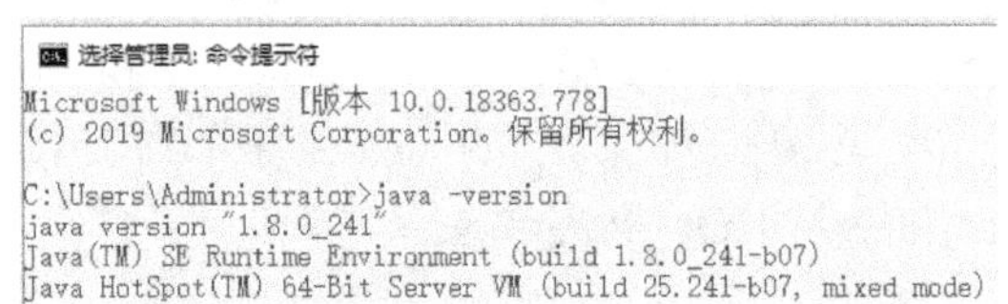

图 1-16　验证 JDK 安装是否成功步骤 4

1.3.2　安装 Android Studio

在安装 Android Studio 之前，先将本书配套资料包“02.相关软件\Android”文件夹中的.android.rar、.AndroidStudio3.1.rar 和.gradle.rar 文件复制到“C:\Users\Administrator”目录下，将 Android.rar 文件复制到“C:\Users\Administrator\AppData\Local 目录下，然后分别解压这 4 个压缩包，注意，要确保解压后的文件夹中不能再嵌套同名的文件夹，以 Android.rar 为例，解压之后，Android 文件夹中不能再包含一个 Android 文件夹。同时，要确保计算机处于联网状态。

双击运行本书配套资料包“02.相关软件\Android”文件夹中的 android-studio-ide-173.4720617-windows.exe，在弹出的如图 1-17 所示的对话框中，单击 Next 按钮。

然后，勾选 Android Virtual Device 项，单击 Next 按钮，如图 1-18 所示。

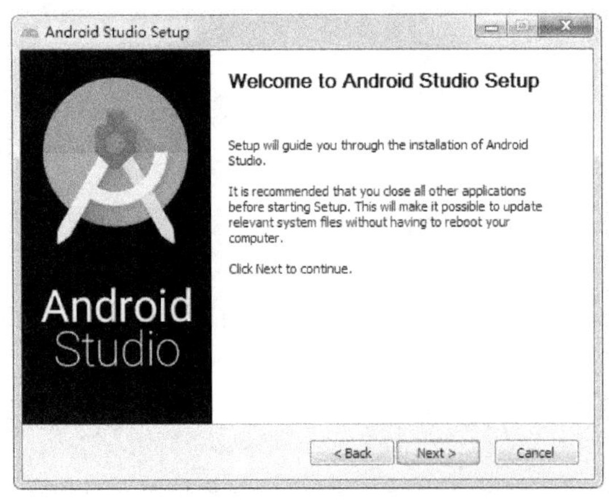
Android Studio Setup
Welcome to Android Studio Setup
Setup will guide you through the installation of Android Studio.
It is recommended that you close all other applications before starting Setup. This will make it possible to update relevant system files without having to reboot your computer.
Click Next to continue.
Android
Studio
< Back
Next >
Cancel

图 1-17　Android Studio 安装步骤 1

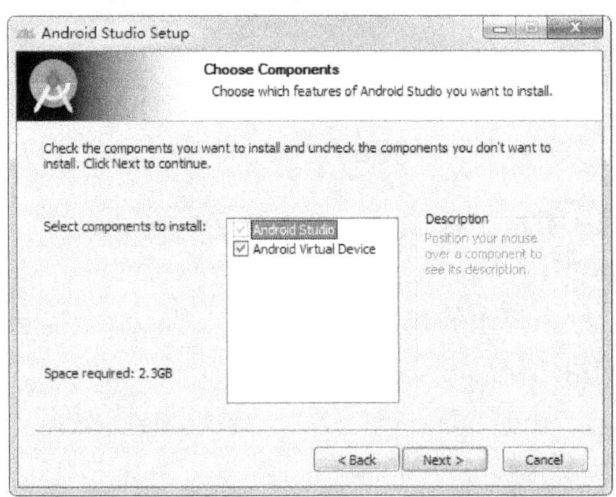

图 1-18　Android Studio 安装步骤 2

如图 1-19 所示，选择安装路径（建议安装在 C 盘），然后单击 Next 按钮。

在弹出的如图 1-20 所示的对话框中，单击 Install 按钮，开始安装 Android Studio。

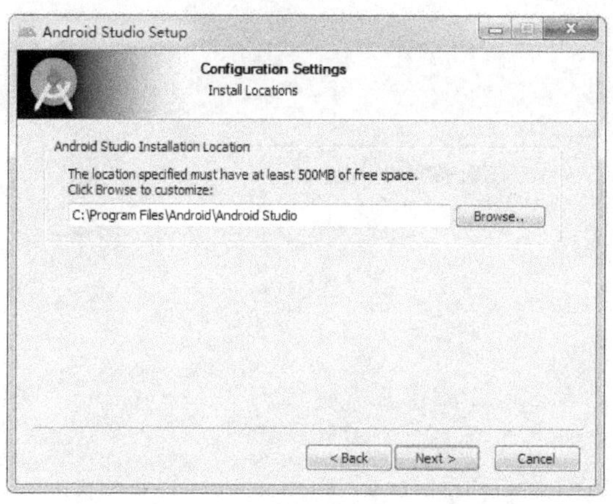

图 1-19　Android Studio 安装步骤 3

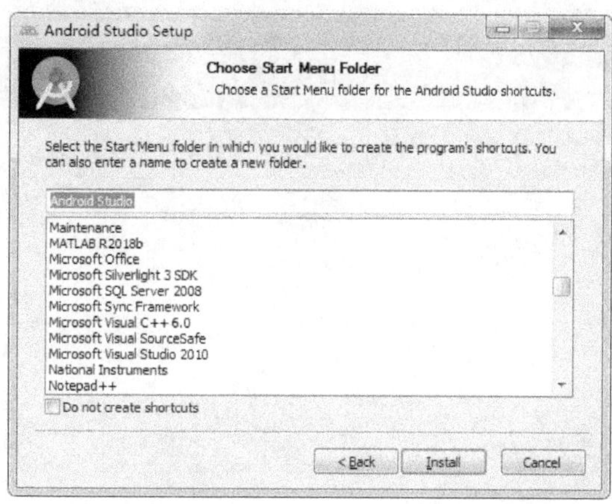

图 1-20　Android Studio 安装步骤 4

Android Studio 安装完成后，单击 Finish 按钮，如图 1-21 所示。

在如图 1-22 所示的对话框中，保持默认选项，单击 OK 按钮。

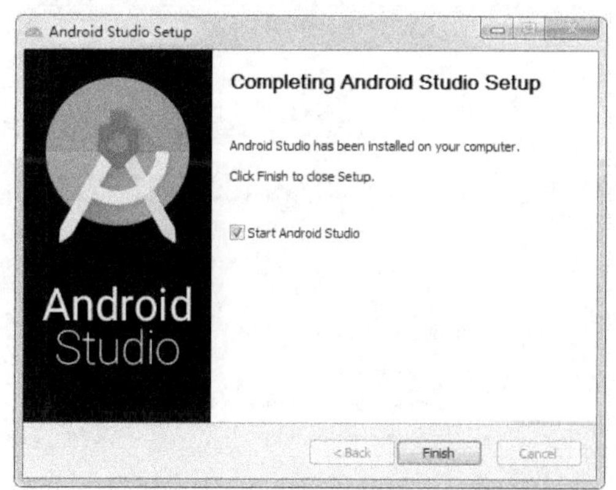
Android Studio Setup
Completing Android Studio Setup
Android Studio has been installed on your computer.
Click Finish to close Setup.
Start Android Studio
Android
Studio
< Back
Finish
Cancel

图 1-21　Android Studio 安装步骤 5

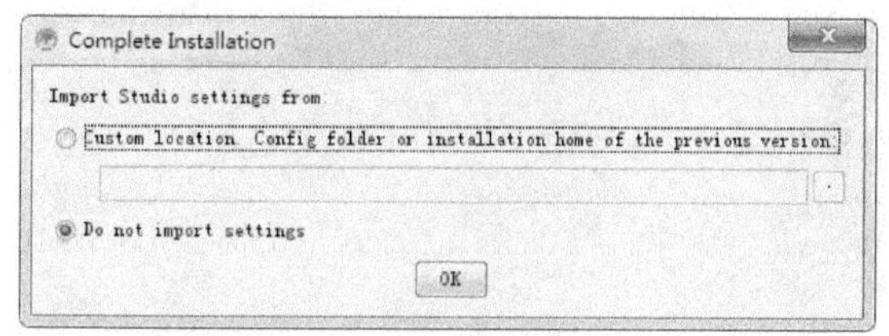

图 1-22　Android Studio 安装步骤 6

然后在如图 1-23 所示的 Android Studio First Run 对话框中，单击 Cancel 按钮。

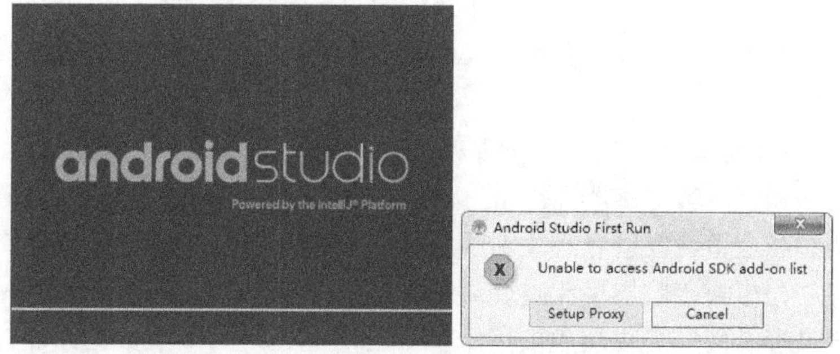

图 1-23　安装 Android Studio 步骤 7

在图 1-24 所示的 Android Studio Setup Wizard 对话框中，单击 Next 按钮。

然后保持默认选择，直接单击 Next 按钮，如图 1-25 所示。

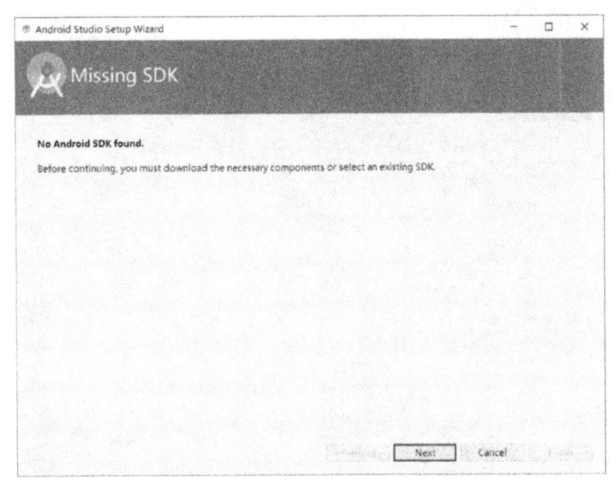

图 1-24　安装 Android Studio 步骤 8

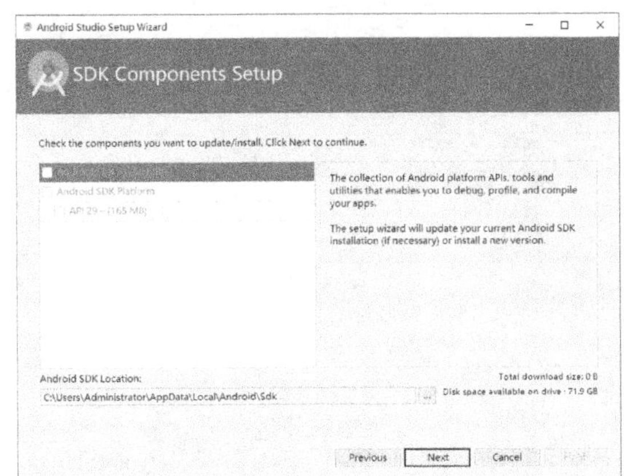

图 1-25　安装 Android Studio 步骤 9

单击 Finish 按钮，如图 1-26 所示。

直接关闭如图 1-27 所示的对话框，即关闭 Android Studio 软件。

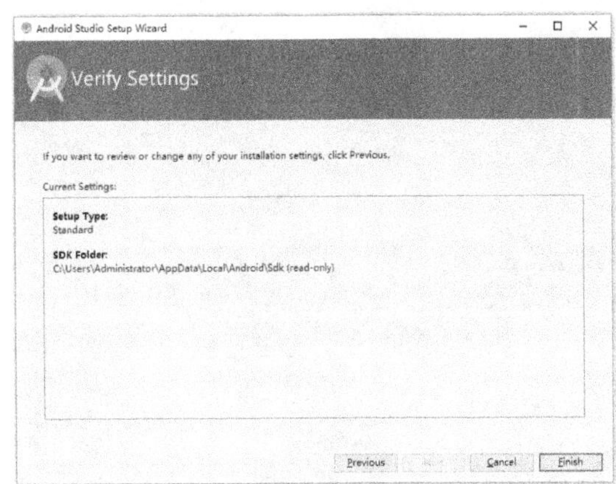

图 1-26　安装 Android Studio 步骤 10

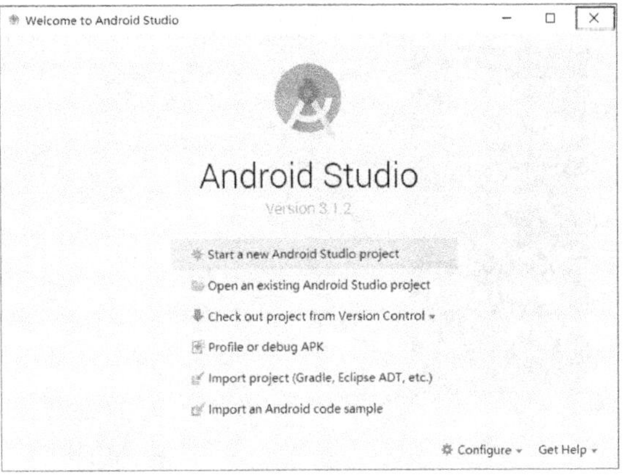

图 1-27　安装 Android Studio 步骤 11

1.4　Android 应用开发特色

在开始 Android 开发之前，先了解一下 Android 系统为我们的开发旅程提供了哪些便利。

1．四大组件

Android 系统的四大组件分别是活动（Activity）、服务（Service）、广播接收器（BroadcastReceiver）和内容提供器（Content Provider）。其中活动相当于界面管理，主要用于保持各界面的状态和参数，妥善管理生命周期及实现界面跳转逻辑；服务是指在后台完成用户指定操作的程序；广播接收器用于过滤外部消息，只接收感兴趣的消息并做出响应，如电话呼入或短信接收等；内容提供器主要用于多个应用程序之间共享数据，能够获取和保存数据，并使其对所有应用程序可见。

2. 丰富的系统控件

Android 系统为开发者提供了丰富的系统控件，通过这些控件可以轻松地编辑出理想的界面，除此之外，系统提供的自定义控件功能，可以制作自定义控件，更方便开发。

3. SQLite 数据库

Android 系统自带了轻量级、运算速度极快的嵌入式关系型数据库。它支持标准的 SQL 语法，可以通过 Android 封装好的 API 进行操作，使得数据的存储和读取变得非常方便。

4. 地理位置定位（LBS）

目前 Android 手机都内置有 GPS，它能够随时随地地准确在线定位自己所在的位置，这也是移动端相比于 PC 端的一大优点，若能结合这一强大功能发挥想象，便能开发出更有创意的应用。

5. 强大的多媒体

Android 系统提供了丰富的多媒体服务，如音乐、视频、录音、拍照、闹铃等，这些服务都可以按照用户需求添加到应用中，使得应用的功能更加丰富。

6. 传感器

Android 手机中内置有多种传感器，如加速度传感器、方向传感器等，这也是移动设备的一大特点。通过灵活地使用这些传感器，可以做出很多在 PC 上根本无法实现的应用。

1.5　第一个 Android Studio 工程

1.5.1　创建 HelloWorld 工程

完成 JDK 的安装和配置，及 Android Studio 的安装后，可以通过新建一个 HelloWorld 工程，将其下载到 Android 手机中，验证 Android 开发环境是否搭建成功。

在计算机的 D 盘中建立一个 AndroidStudioTest 文件夹，在计算机的“开始”菜单中找到并单击 Android Studio 软件，在弹出的如图 1-28 所示的对话框中，单击 Start a new Android Studio project。

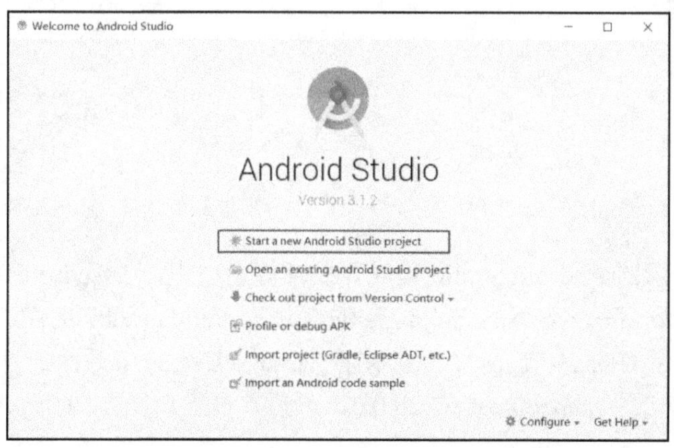

图 1-28　新建 Android Studio 工程步骤 1

在弹出的如图 1-29 所示的 Create New Project 对话框中的 Application name 栏输入 HelloWorld，在 Company domain 栏中输入 leyutek.com，在 Project location 栏中输入

“D:/AndroidStudioTest/HelloWorld”，然后，单击 Next 按钮。

在如图 1-30 所示的对话框中，勾选 Phone and Tablet，并选择 API 15：Android 4.0.3(IceCreamSandwich)，单击 Next 按钮。

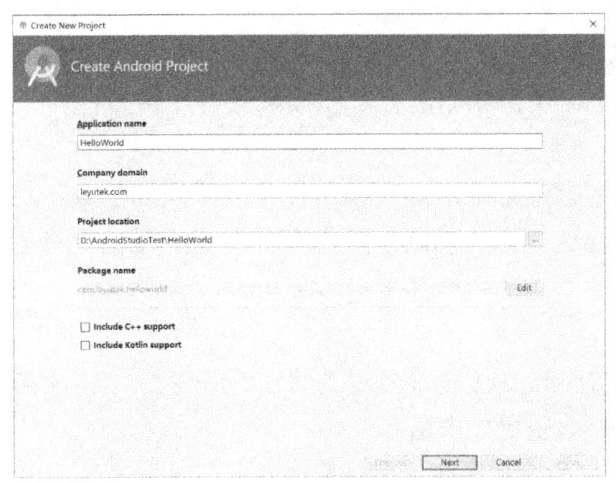

图 1-29　新建 Android Studio 工程步骤 2

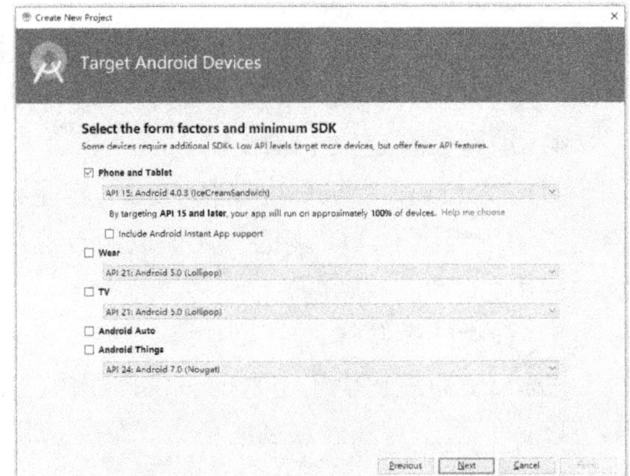

图 1-30　新建 Android Studio 工程步骤 3

在如图 1-31 所示的对话框中，保持默认的 Empty Activity 不变，然后，单击 Next 按钮。

在弹出的如图 1-32 所示的对话框中，保持默认的 Activity Name 和 Layout Name 不变，单击 Finish 按钮。

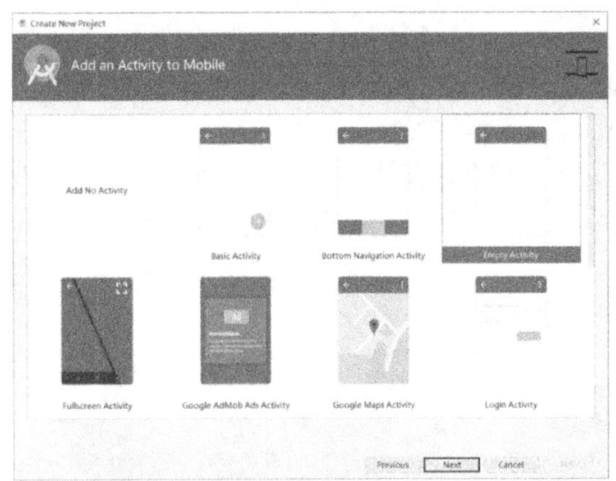

图 1-31　新建 Android Studio 工程步骤 4

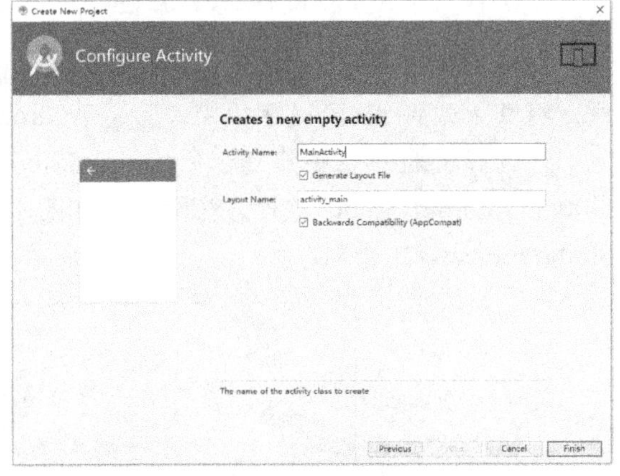

图 1-32　新建 Android Studio 工程步骤 5

在如图 1-33 所示的 Android Studio 集成开发环境窗口中，将 Android 目录切换为 Project，然后，双击 HelloWorld→app 下的 build.gradle，并对 build.gradle 文件进行以下修改：①将 compileSdkVersion 后面的 29 更改为 28；②将 targetSdkVersion 后面的 29 更改为 28；③将 appcompat-v7:29.+更改为 appcompat-v7:28.0.0，最后单击窗口上方的 Try Again。

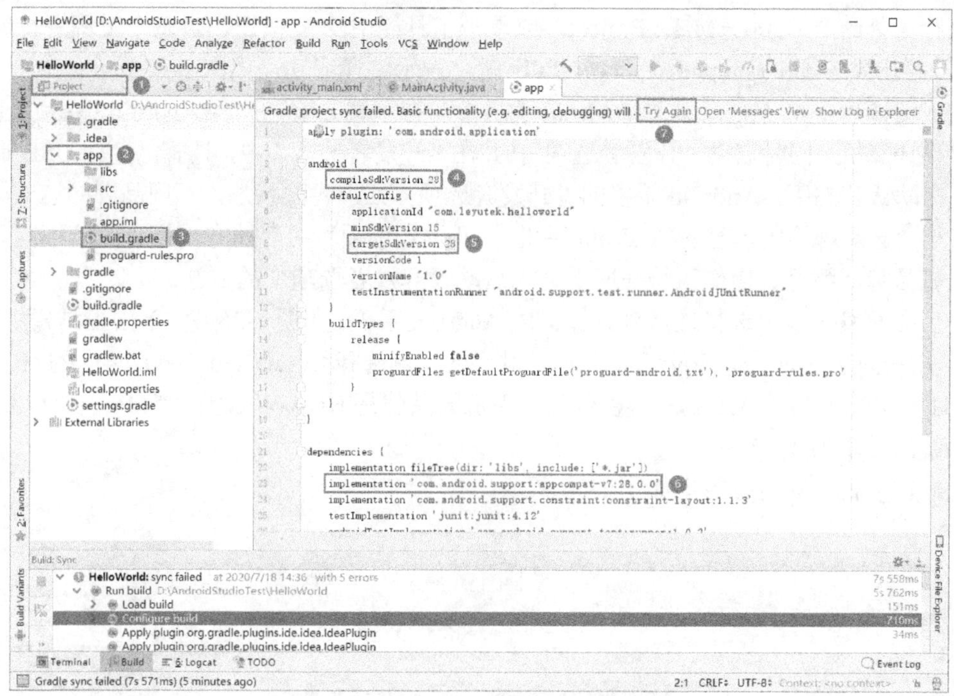

图 1-33　新建 Android Studio 工程步骤 6

然后，执行菜单命令 File→Project Structure，在弹出的如图 1-34 所示的 Project Structure 对话框中，单击 SDK Location 标签页，然后在 JDK 的路径栏输入“C:\Program Files\Java\jdk1.8.0_241”，最后单击 OK 按钮。

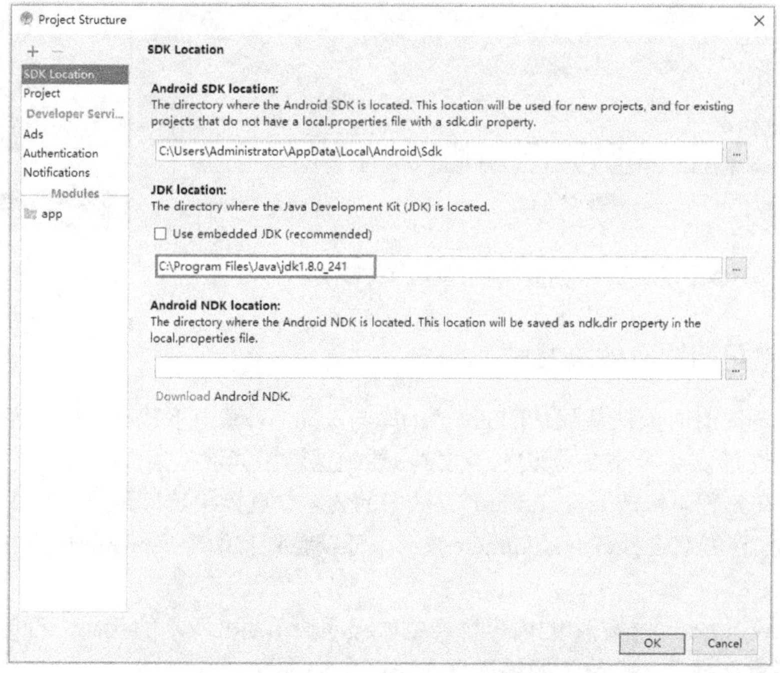

图 1-34　新建 Android Studio 工程步骤 7

执行菜单命令 Build→Make Project，或单击工具栏中的 按钮，对整个工程进行编译，当 Build 栏出现 Build: completed successfully 时，表示编译成功，如图 1-35 所示。

完成编译后，将 App 下载到 Android 手机中，在下载之前，确保 Android 手机通过 USB 线连接到计算机，同时启动“开发者选项”，并在“开发者选项”中，选择“允许 USB 调试”。注意，在默认状态下，Android 手机的“开发者选项”处于隐藏状态，不同品牌的 Android 手机，甚至同一品牌不同型号的 Android 手机，“开发者选项”的启动方式都有可能不同，可以根据手机品牌、型号、操作系统在网上查找启动“开发者选项”的方法。

然后在开发环境中选择连接到计算机的 Android 手机。在图 1-35 中，单击工具栏中的 按钮，在弹出的 Select Deployment Target 对话框中，选择 Connected Devices 中的 HUAWEI H60-L11(Android 4.4.2, API 19)，可以看到该手机的品牌是 HUAWEI，型号为 H60-L11，Android 操作系统的版本为 4.4.2。

App 在手机上的运行效果如图 1-36 所示。

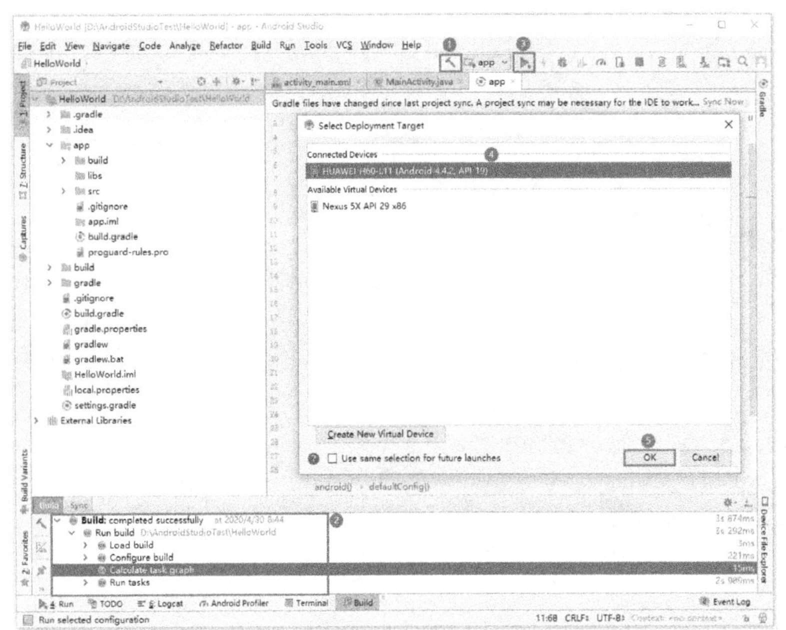

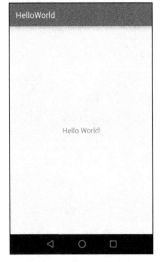

图 1-35　新建 Android Studio 工程步骤 8

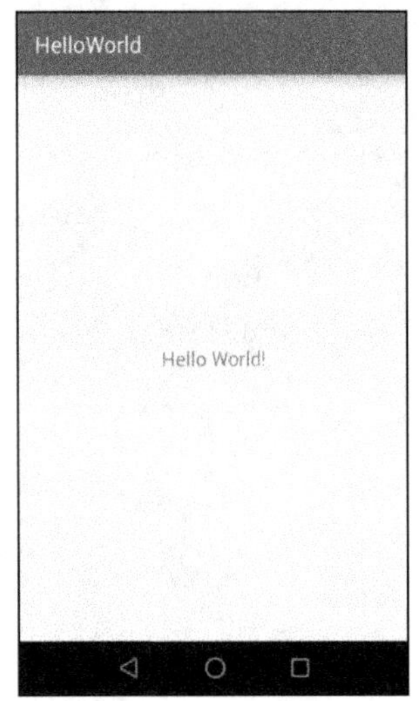

图 1-36　App 运行效果图

1.5.2　常见问题及解决方式

在编译工程时有时无法从默认的 google()库与 jcenter()库中下载相应的组件，从而导致编译出错，可以通过以下两种方式解决。注意，要确保网络能够使用。

第 1 种：在工程里修改 repositories()方法中的内容，直接指定库地址，不过这种方式只对单个工程有效。首先双击打开 build.gradle 文件，可以看到有两个 repositories()方法，如图 1-37 所示。

将两个 repositories()方法中的内容替换成如程序清单 1-1 所示的代码，直接指定库地址，然后关闭工程重新打开，等待下载编译完成即可。

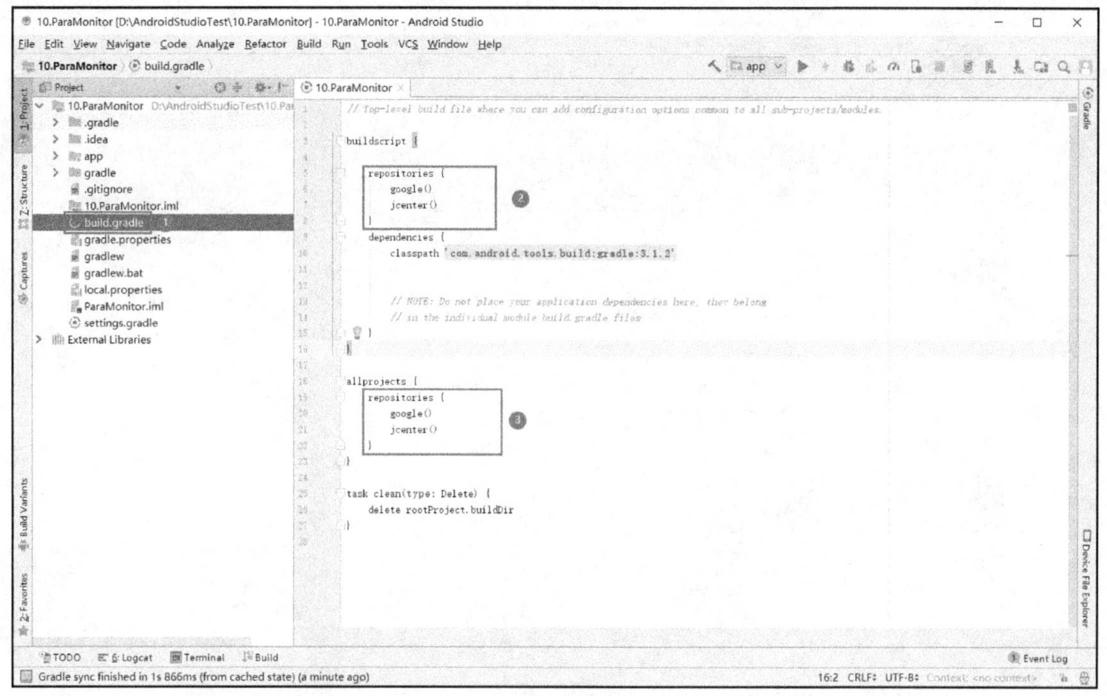

图 1-37　build.gradle 界面

程序清单 1-1

```
repositories {
    maven { url 'https://maven.aliyun.com/repository/google/' }
    maven { url 'https://maven.aliyun.com/repository/jcenter/' }
}
```

第 2 种：直接修改 repositories 的默认配置，这样之后新建的所有工程都会默认匹配修改后的配置。在 Android Studio 的安装目录下，找到子目录：\plugins\android\lib\templates\gradle projects\NewAndroidProject\root，然后通过 Edit with Notepad++软件打开 build.gradle.ftl 文件，如图 1-38 所示。

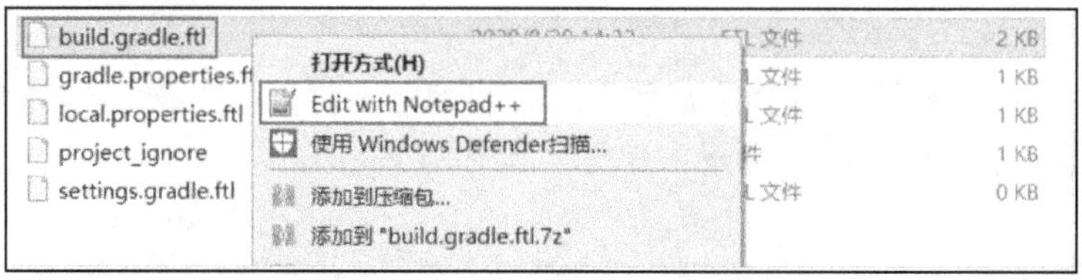

图 1-38　打开 build.gradle.ftl 文件

在打开的 build.gradle.ftl 文件中同样将两个 repositories()方法中的内容替换成如程序清单 1-1 所示的代码，然后单击按钮即可完成配置，如图 1-39 所示。完成后可以新建一个工程查看是否配置成功。

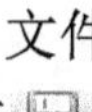

```
*C:\Program Files\Android\Android Studio\plugins\android\lib\templates\gradle-projects\NewAndroidProject\root\build.gradle.ftl - ...
文件(F) 编辑(E) 搜索(S) 视图(V) 编码(N) 语言(L) 设置(T) 工具(O) 宏(M) 运行(R) 插件(P) 窗口(W) ?
build.gradle.ftl

// Top-level build file where you can add configuration options common to all sub-projects/modules.

buildscript {
    <#if includeKotlinSupport!false>ext.kotlin_version = '${kotlinVersion}'</#if>
    repositories {
        maven { url 'https://maven.aliyun.com/repository/google/' }
        maven { url 'https://maven.aliyun.com/repository/jcenter/' }
    }                                                                    ❶
    dependencies {
        classpath 'com.android.tools.build:gradle:${gradlePluginVersion}'
        <#if includeKotlinSupport!false>classpath "org.jetbrains.kotlin:kotlin-gradle-plugin:$kotlin_version"</#i

        // NOTE: Do not place your application dependencies here; they belong
        // in the individual module build.gradle files
    }
}

allprojects {
    repositories {
        maven { url 'https://maven.aliyun.com/repository/google/' }
        maven { url 'https://maven.aliyun.com/repository/jcenter/' }
    }                                                                    ❷
}

task clean(type: Delete) {
    delete rootProject.buildDir
}

Normal text file    length : 951    lines : 28    Ln : 28    Col : 1    Sel : 0 | 0    Unix (LF)    UTF-8    INS
```

图 1-39　配置 repositories

1.6　详解 HelloWorld

成功运行 HelloWorld 工程后，回到 Android Studio 来了解 HelloWorld 工程的目录。任何一个新建的工程都会默认使用 Android 模式的目录结构，这种结构简洁明了，适合快速开发，但这并不是工程真实的目录结构。前面已经将 Android 目录切换到 Project 目录了，这才是工程真实的目录结构，如图 1-40 所示，接下来对该目录展开介绍。

1．.gradle 和.idea

这两个目录下放置的都是新建工程时系统自动生成的文件。

2．app

工程中的代码、资源等内容几乎都放置在该目录下，后续的开发工作也基本是在该目录下进行的，其展开目录如图 1-41 所示，下面对其内容进行介绍。

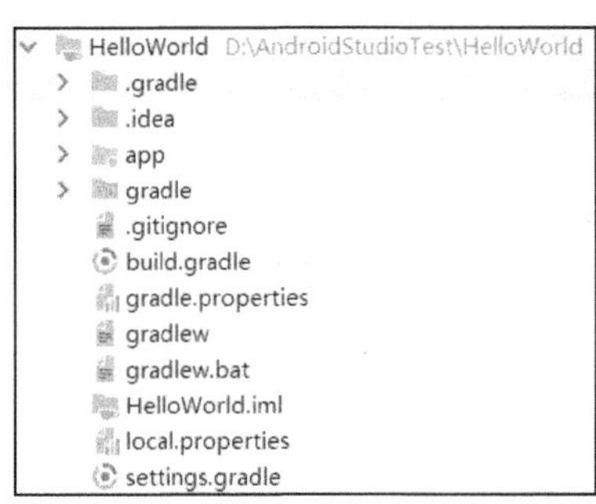

图 1-40　Project 目录结构

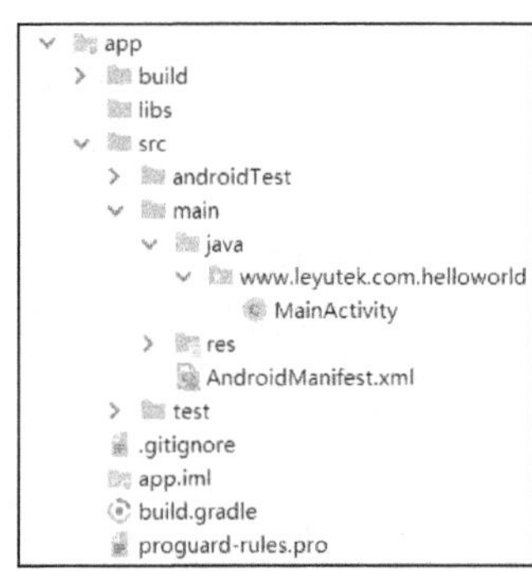

图 1-41　app 展开目录

1）build

该文件夹里面主要是工程编译时生成的文件，内容较为复杂，不需要修改。

2）libs

libs 为第三方 jar 包放置目录，放置在这个目录下的 jar 包会被自动添加到构建路径。

3）src

src 为 source（源代码）的缩写，顾名思义，该文件夹主要存放工程的源代码及一些工程资源，下面对其展开介绍。

（1）androidTest

用来编写 android Test 测试案例，可以对工程进行一些自动化测试。

（2）main

主程序、工程资源及工程配置文件存储目录，具体包含以下内容。

① java

java 目录是放置所有 java 代码的地方，可以看到 MainActivity 就在该目录下。

② res

工程中使用到的所有图片、布局、字符串等资源都存放在 res 目录下。该目录又分为很多子目录，图片放在 drawable 目录下，布局放在 layout 目录下，应用图标放在 mipmap 目录下，字符串、样式、颜色等配置放在 values 目录下，其展开目录如图 1-42 所示。

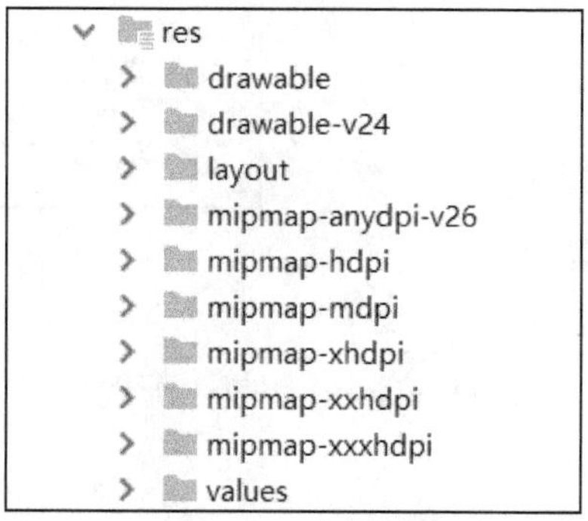

图 1-42　res 展开目录

② AndroidManifest.xml

AndroidManifest.xml 是整个 Android 工程的配置文件，在程序中定义的四大组件都需要在这个文件中注册，另外还可以在这个文件中给应用程序添加权限声明。

（3）test

tcst 目录是用来编写 Unit Test 测试案例的，是对工程进行自动化测试的另一种方式。

（4）.gitignore

与外层的.gitignore 文件类似，.gitignore 用于将 app 模块内指定的目录或文件排除在版本控制之外。

（5）app.iml

app.iml 用于标识这是一个 IntelliJ IDEA 项工程，该目录自动生成。

（6）build.gradle

build.gradle 是 app 模块的 gradle 构建脚本，在该目录中会指定很多工程构建相关的配置，如图 1-43 所示，下面对其代码进行分析。

① apply：应用插件，有两个选择，如表 1-1 所示。

表 1-1　应用插件选择

插　件	作　用
com.android.application	应用程序模块，可以直接运行
com.android.library	库模块，需要依赖于其他应用程序模块来运行

```
apply plugin: 'com.android.application'

android {
    compileSdkVersion 28
    defaultConfig {
        applicationId "www.leyutek.com.helloworld"
        minSdkVersion 15
        targetSdkVersion 28
        versionCode 1
        versionName "1.0"
        testInstrumentationRunner "android.support.test.runner.AndroidJUnitRunner"
    }
    buildTypes {
        release {
            minifyEnabled false
            proguardFiles getDefaultProguardFile('proguard-android.txt'), 'proguard-rules.pro'
        }
    }
}

dependencies {
    implementation fileTree(dir: 'libs', include: ['*.jar'])
    implementation 'com.android.support:appcompat-v7:28.0.0'
    implementation 'com.android.support.constraint:constraint-layout:1.1.3'
    testImplementation 'junit:junit:4.12'
    androidTestImplementation 'com.android.support.test:runner:1.0.2'
    androidTestImplementation 'com.android.support.test.espresso:espresso-core:3.0.2'
}
```

图 1-43 app 内部 build.gradle 文件展开

② android 闭包：配置项目构造的各种属性，如表 1-2 所示。

表 1-2　android 闭包

属　性	作　用
compileSdkVersion	指定项目的编译版本
defaultConfig	配置项目的更多细节
applicationId	指定项目的包名
minSdkVersion	指定最低兼容的 Android 系统版本
targetSdkVersion	目标版本
versionCode	指定项目的版本号
versionName	指定项目的版本名
testInstrumentationRunner	自动调试脚本
buildType	指定生成安装文件的相关配置
release	指定生成正式版安装文件的配置
minifyEnabled	指定是否对项目的代码进行混淆
proguardFiles	指定混淆时使用的规则文件

③ dependecies：AndroidStudio 工程共有 3 种依赖方式：本地依赖、库依赖和远程依赖。

implementation fileTree：本地依赖声明，它表示将 libs 目录下所有.jar 后缀的文件都添加到项目的构建路径中。

（7）proguard-rules.pro

用于指定项目代码的混淆规则，当代码开发完成后打包成安装包文件，如果不希望代码被破解，可将代码混淆，使破解者难以阅读。

3．gradle

gradle 为 wrapper 的 jar 和配置文件所在位置。Android Studio 默认没有启动 gradle wrapper

的方式，如果需要打开，可以单击 Android Studio 菜单栏 File→Settings→Build，Execution，Deployment→Gradle，进行配置更改。

4．.gitignore

该文件用于将指定的目录或文件排除在版本控制之外。

5．build.gradle

这是项目全局的 gradle 构建脚本，通常这个文件中的内容是不需要修改的，其内容与 app 内部的 build.gradle 不同，如图 1-44 所示。这个文件的内容是自动生成的，主要关注两部分：

① jcenter()：很多 Android 开源工程都会选择将代码托管到 jcenter 上，声明了这行配置之后，就可以在工程中轻松引用任何 jcenter 上的开源工程。

② dependencies：因为 Gradle 并不是专门为构建 Android 工程而开发的，Java，C++等很多工程都可以使用 Gradle 来构建，因此若要使用它来构建 Android 项目，则需要声明插件 com.android.tools.build:gradle:3.1.2，“3.1.2”为插件的版本号。

```
// Top-level build file where you can add configuration options common to all sub-projects/modules.
buildscript {
    repositories {
        google()
        jcenter()
    }
    dependencies {
        classpath 'com.android.tools.build:gradle:3.1.2'
        // NOTE: Do not place your application dependencies here; they belong
        // in the individual module build.gradle files
    }
}

allprojects {
    repositories {
        google()
        jcenter()
    }
}

task clean(type: Delete) {
    delete rootProject.buildDir
}
```

图 1-44　外部 build.gradle 文件展开

6．gradle.properties

gradle 相关的全局属性设置文件。

7．gradlew 和 gradlew.bat

gradlew 和 gradlew.bat 用于在命令行界面执行 gradlew 命令，其中 gradlew 在 Linux 或 Mac 系统中使用，gradlew.bat 在 Windows 系统中使用。

8．HelloWorld.iml

.iml 文件是系统自动生成的文件，用于标识这是一个 IntelliJ IDEA 项目，不需要修改这个文件中的任何内容。

9．local.properties

这个文件用于指定本机中的 Android SDK 路径，内容都是自动生成的，若 SDK 路径有更改，将该文件中的路径对应更改即可。

10．settings.gradle

这个文件用于指定项目中所有引入的模块。由于 HelloWorld 项目中只有一个 app 模块，因此该文件中也就只引入了 app 模块。通常情况下模块的引入都是自动完成的，不需要修改该文件的内容。

1.7　日志工具 Log 的使用

1.7.1　日志工具 Log

在开始 Android 开发之前，先了解日志工具 Log。在程序开发过程中，Log 用来记录程序执行过程的机制及发生的事件，如 warning、error 等，其主要提供 5 个方法来打印日志。

（1）Log.v()用于打印琐碎和意义最小的日志信息，对应级别为 verbose，是 android 日志里面级别最低的一种。

（2）Log.d()用于打印一些调试信息，这些信息对于调试程序和分析问题有一定的帮助，对应级别为 debug，比 verbose 高一级。

（3）Log.i()用于打印一些比较重要的数据，这些数据有助于分析用户行为，对应级别为 info，比 debug 高一级。

（4）Log.w()用于打印一些警告信息，提示程序在这个地方可能会有潜在的风险，建议对警告进行修复，对应级别为 warn，比 info 高一级。

（5）Log.e()用于打印程序中的错误信息，当有错误信息打印出来的时候，代表程序出现了严重的问题，必须尽快修复，对应级别为 error，比 warn 高一级。

简单了解这 5 个方法后，下面通过实践来深入了解它们的用法。打开 Hello World 工程，在开始使用日志工具 Log 前，先设置打印的日志颜色，这样方便分辨打印的日志信息，便于后期代码的调试。单击菜单栏中的 File→Settings→Editor→Color Scheme→Android Logcat 或在搜索框直接输入 Logcat，然后单击要修改的日志信息，取消勾选 Inherit values from，在 Foreground 后修改色值，如图 1-45 所示。这里将 verbose 信息设置为黑色，debug 信息设置为蓝色，info 信息设置为绿色，warning 信息设置为橙色，error 信息设置为红色。

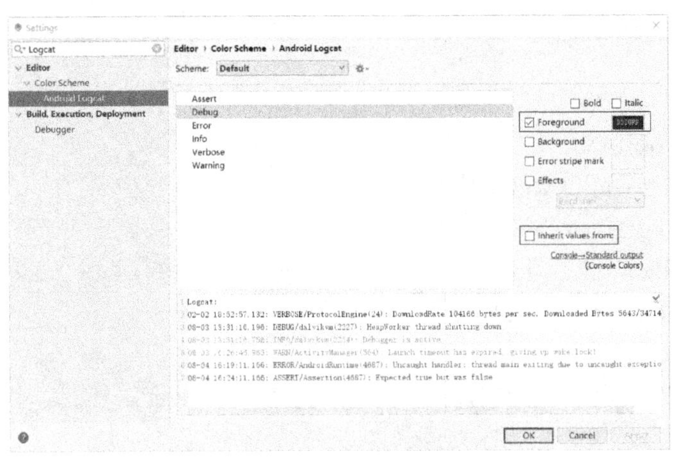

图 1-45　设置日志颜色

设置完成后打开 MainActivity.java，开始使用 Log，步骤为：

（1）Log 是基于（android.util.Log）类的，所以在使用前要先在 MainActivity.java 文件的顶部将其导入；

（2）在 onCreate()中分别使用 Log.v()、Log.d()、Log.i()、Log.w()、Log.e()打印日志，完成后运行程序；

（3）程序运行结束后，在 Android Studio 的底部工具栏中选择 logcat；

（4）在信息显示级别处选择 Verbose，该级别可以显示所有信息；

（5）在关键字输入框中输入 MainActivity 搜索，过滤其他信息，这样便可以看到 Log 打印的信息了，且可以看到打印的信息颜色与设置对应，如图 1-46 所示。

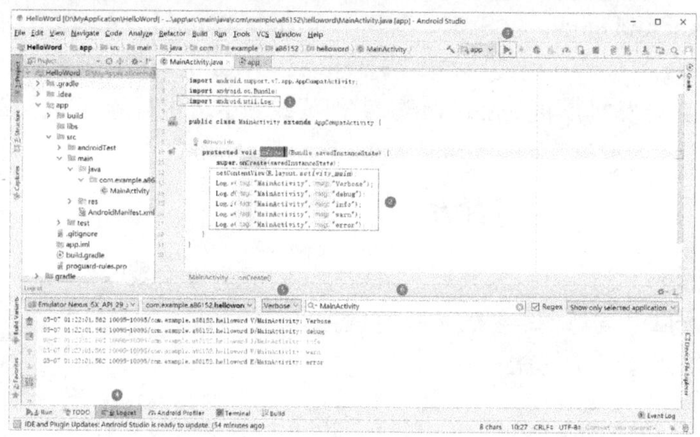

图 1-46　使用日志工具 Log

Log.x()（x = v、d、i、w、e）传入两个参数，第一个参数 tag 通常设置为当前的类名，用于过滤打印信息；第二个参数 msg 为具体打印的信息。通过 Log 打印信息，除了可以显示打印的内容，还可以显示程序包名，打印时间及应用程序进行号等。

1.7.2　Log 与 System.out

在 Android Studio 中，除了可以使用 Log 打印日志，还可以通过 System.out.println()方法打印。不过相比于 Log，System.out 存在明显缺点，如日志打印不可控制、打印时间无法确定、不能添加过滤器及日志没有级别区分等。

Log 除了能够实现以上所说的 System.out 不足，还能够通过快捷方式完成打印语句的输入。例如，当想打印一条 Debug 级别的日志时，可以直接输入 logd，然后通过 Tab 键就可以让系统自动补全打印语句了，打印其他级别日志类似。如果生成语句的 TAG 不想手动更改，可以基于当前类在 onCreate()外输入 logt，然后按 Tab 键生成一个 TAG 常量，如图 1-47 所示。

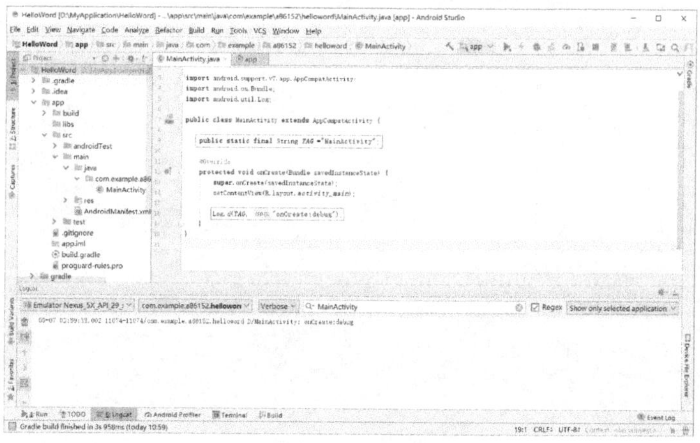

图 1-47　Log 快捷打印日志

总的来说，在 Android Studio 中，Log 相对于 System.out 能够提供更加快捷方便及详细的日志打印。

本 章 任 务

下载并安装 Android Studio 和 SDK，新建一个 HelloWorld 工程，在 HelloWorld 工程中添加使用日志工具 Log 的代码，通过 5 种方法打印 HelloWorld 文本，观察打印结果。完成后将 Android 手机连接到计算机，将 HelloWorld 工程下载到手机进行验证。尝试更改 HelloWorld 的 App 图标。

本 章 习 题

1．智能手机操作系统除了 Android 和 iOS，还有哪些操作系统？
2．搭建 Android 开发环境需要安装哪些软件？
3．什么是 JDK？什么是 SDK？

第2章　Java语言基础

Java 语言的语法与 C 语言和 C++语言非常接近，因此很容易学习和使用 Java。同时 Java 丢弃了 C++中很少使用的、很难理解的、令人迷惑的一些特性，如操作符重载、多继承、自动的强制类型转换等。特别的是 Java 语言不使用指针，而是引用，并提供了自动废料收集管理机制，使得程序员不必为内存管理而担忧。因此，Java 是非常具有吸引力的面向对象编程语言，也是当前最流行的网络编程语言之一，本书也是基于 Java 语言编写的。本章通过五个实验，对 Java 语言基础进行介绍，从而对 Java 有一个简单的认识。

2.1　HelloJava 实验

2.1.1　实验内容

Notepad++是一款非常适合编写计算机程序代码的文本编辑器，不仅有语法高亮显示，也有语法折叠功能，并且支持宏，及扩充基本功能的外挂模组，这样就可以实现编译和运行的基本功能。本节的实验内容就是搭建基于 Notepad++软件的开发环境，最后基于 Notepad++软件新建一个 HelloJava.java 文件，并对该文件进行编译和执行。

2.1.2　实验原理

1．JDK 是什么？

JDK 是 Java Development Kit 的简称，即 Java 语言的软件开发工具包（SDK，Software Development Kit），JDK 的核心是 Java 语言编译器。JDK 包含了 Java 开发工具、JRE 和 Java 类库等。JRE 是 Java Runtime Enviroment 的简称，即 Java 运行环境，是运行 Java 程序的运行环境，并不是一个开发环境，不包含任何开发工具，只针对使用 Java 程序的用户。在 JDK 的安装目录里可以找到 jre，里面有两个文件夹 bin 和 lib。可以认为 bin 文件夹中的内容就是 JVM，lib 文件夹中的内容就是 JVM 工作所需要的类库。如果仅下载安装了 JRE，那么系统只能运行 Java 程序，而不能编译调试 Java 程序。JVM 是 Java Virtual Machine 的简称，即 Java 虚拟机，是运行 Java 程序的 Java 平台组件，作用是运行 Java 字节码文件。图 2-1 是 JDK、JRE 和 JVM 三者的关系。

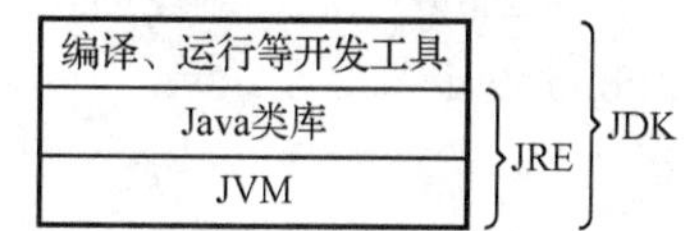

图 2-1　JDK、JRE 和 JVM 三者的关系

2．javac 和 java

开发一个 Java 程序所需要的最小环境为 JDK，运行一个 Java 程序所需要的最小环境为 JRE，其中，Java 开发工具中的编译工具（javac.exe）用于将 Java 源代码（.java 文件）编译为 Java 字节码文件（.class 文件），运行工具（java.exe）用于运行 Java 字节码文件，由 Java 虚拟机对字节码进行解释和运行。图 2-2 是以 HelloJava.java 为例的 Java 文件编译和运行过程，在命令行输入 javac HelloJava.java 后回车，在 Java 文件同目录中会生成一个.class 文件，然后在命令行输入 java HelloJava 后回车，可以看到运行结果，即输出“Hello Java！”。

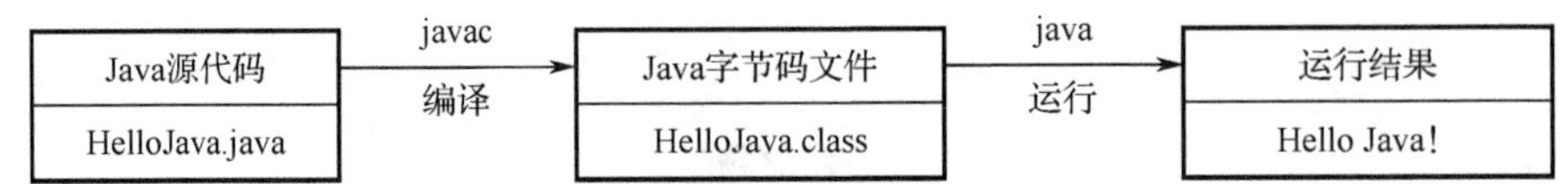

图 2-2　Java 文件编译和运行过程

3．命名规范

Java 是大小写敏感的编程语言，即标识符 Hello 与 hello 是不同的。下面介绍本书中的类名、方法名和源文件名的命名规范：①对于所有的类来说，类名的首字母为大写，如果类名由若干单词组成，那么每个单词的首字母均为大写，如 MyFirstJavaClass；②所有的方法名都以小写字母开头，如果方法名由若干单词组成，则每个单词的首字母均为大写；③源文件名必须和类名相同，文件名的后缀为.java，如果文件名和类名不相同则会导致编译错误。

4．Java 中的 main()方法

main()方法是 C++应用程序的入口，因为 Java 是在 C++基础上开发的编程语言，main()方法也是 Java 应用程序的入口。程序在运行时，第一个执行的就是 main()方法，这个方法与其他方法有很大的不同，例如方法名必须为 main，方法必须是 public static void 类型，方法必须接受一个字符串数据的参数等。

下面以 HelloJava 实验为例介绍 main()方法，程序清单如下：

```
public class HelloJava {
    public static void main(String [] args) {
    System.out.println("Hello Java!");
    }
}
```

（1）HelloJava 类中有 main()方法，说明这个 Java 应用程序是通过 JVM 直接启动运行的程序。

（2）main()方法的声明必须为“public static void main(String args[])”，这是 Java 的规范。为什么要这么定义？这和 JVM 的运行有关系。当一个类中有 main()方法时，执行命令“java 类名”就会启动 JVM 执行该类中的 main 方法。由于 JVM 在运行这个 Java 应用程序的时候，首先会调用 main 方法，调用时不实例化这个类的对象，而是通过类名直接调用，因此需要限制为 public static。对于 Java 中的 main()方法，JVM 有限制，不能有返回值，因此返回值类型为 void。

（3）main()方法中还有一个输入参数，类型为 String[]，这也是 Java 的规范，main()方法中必须有一个输入参数，类型必须为 String[]，参数名称不一定是 args，也可以改成其他名字。参数的作用是接收命令行的参数，然后在程序运行的时候进行参数传递。如果不传递参数，则参数为空。

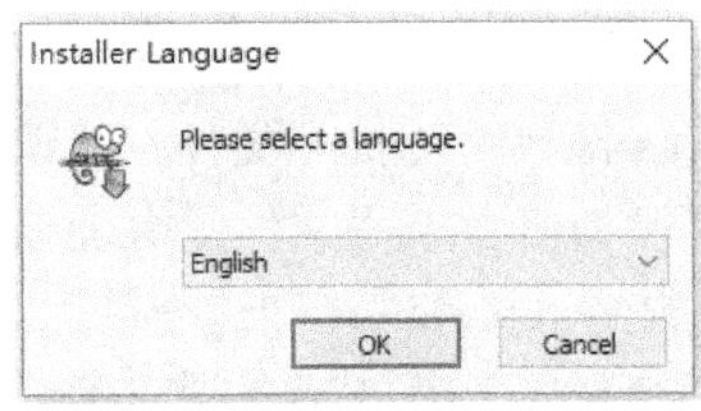

图 2-3　Notepad 安装和配置步骤 1

2.1.3　实验步骤

双击运行本书配套资料包的“02.相关软件”文件夹中的 npp.7.8.5.Installer.exe，在弹出如图 2-3 所示的对话框中，语言选择 English，然后，单击 OK 按钮。

在弹出的如图 2-4 所示的界面中，单击 Next 按钮。

在弹出的许可界面中，单击 I Agree 按钮，如图 2-5 所示。

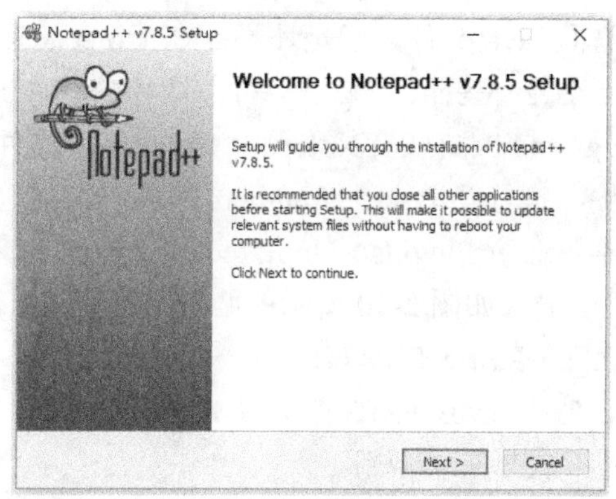

图 2-4　Notepad 安装和配置步骤 2

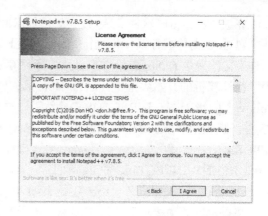

图 2-5　Notepad 安装和配置步骤 3

保持默认的安装路径，单击 Next 按钮，如图 2-6 所示。

保持默认的配置，单击 Next 按钮，如图 2-7 所示。

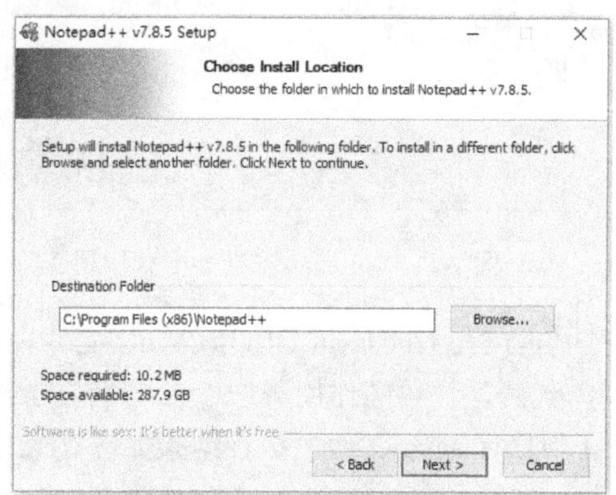

图 2-6　Notepad 安装和配置步骤 4

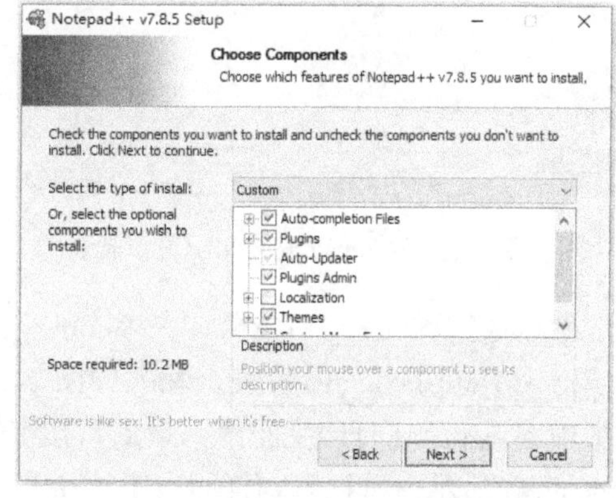

图 2-7　Notepad 安装和配置步骤 5

勾选 Create Shortcut on Desktop，单击 Install 按钮，如图 2-8 所示。

取消勾选 Run Notepad++ v7.8.5，单击 Finish 按钮，如图 2-9 所示。

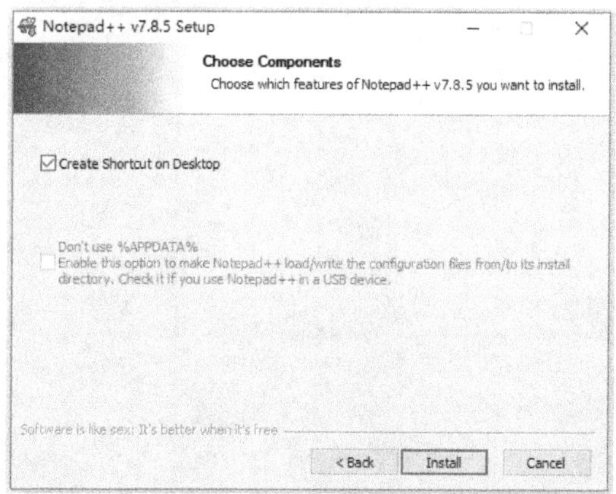

图 2-8　Notepad 安装和配置步骤 6

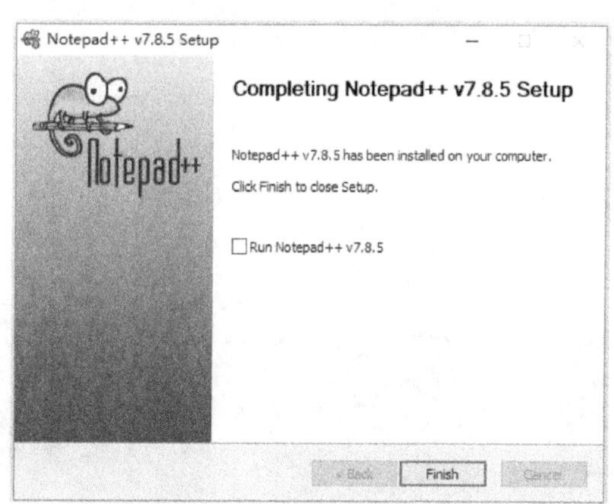

图 2-9　Notepad 安装和配置步骤 7

完成 Notepad++软件安装后，就可以新建和编辑 Java 文件，但是还不能在 Notepad++软件中对 Java 文件进行编译和执行，因此，接下来要安装一些插件。首先，将“02.相关软件\npp 插件”文件夹中的 NppExec 文件夹复制到“C:\Program Files (x86)\Notepad++\plugins”文件夹中。在计算机的开始菜单中，运行 Notepad++软件，执行菜单命令 Plugins→NppExec，选中 Follow $(CURRENT_DIRECTORY)，然后，执行菜单命令 Plugins→NppExec→Execute，或按 F6 键，在弹出的 Execute 对话框的 Commands 栏中，输入如图 2-10 所示的四行命令（第一行：NPP_SAVE；第二行：javac.exe "$(FULL_CURRENT_PATH)"；第三行：cd "$(CURRENT_DIRECTORY)"；第四行：java.exe "$(NAME_PART)"），单击 Save 按钮，在 Script name 栏输入脚本名（不一定是 Java），最后，单击 Save 按钮。

将以上 4 条命令保存为脚本之后，由于暂时还不需要编译和执行 Java 文件，单击 Cancel 按钮关闭 Execute 对话框，如图 2-11 所示。

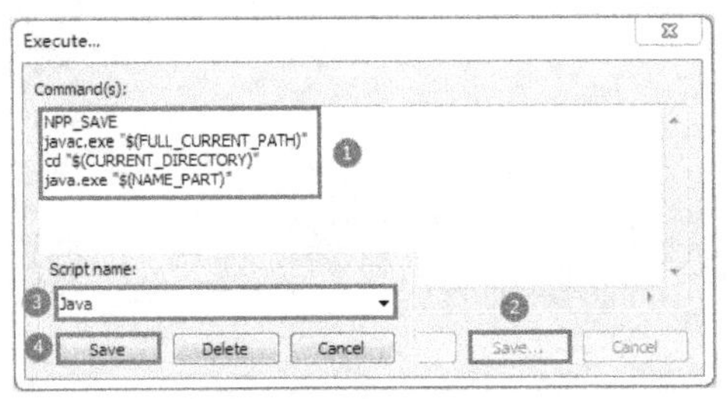

图 2-10　Notepad 安装和配置步骤 8

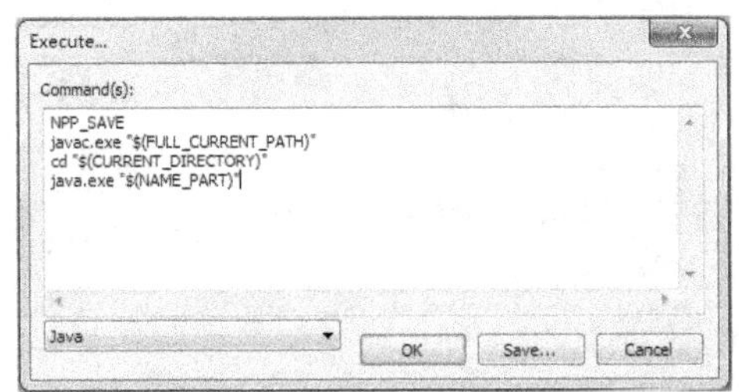

图 2-11　Notepad 安装和配置步骤 9

然后通过 Notepad++软件，在“D:\AndroidStudioTest\Product\Java01.HelloJava”文件夹中新建一个 HelloJava.java 文件，输入如图 2-12 所示的代码，代码的作用类似于 C 语言在 main 函数中通过 printf 打印字符串，最后，按 F6 键编译和执行 Java 文件，执行结果如图 2-12 的 Console 栏所示，可以看到打印出了“Hello Java!”。

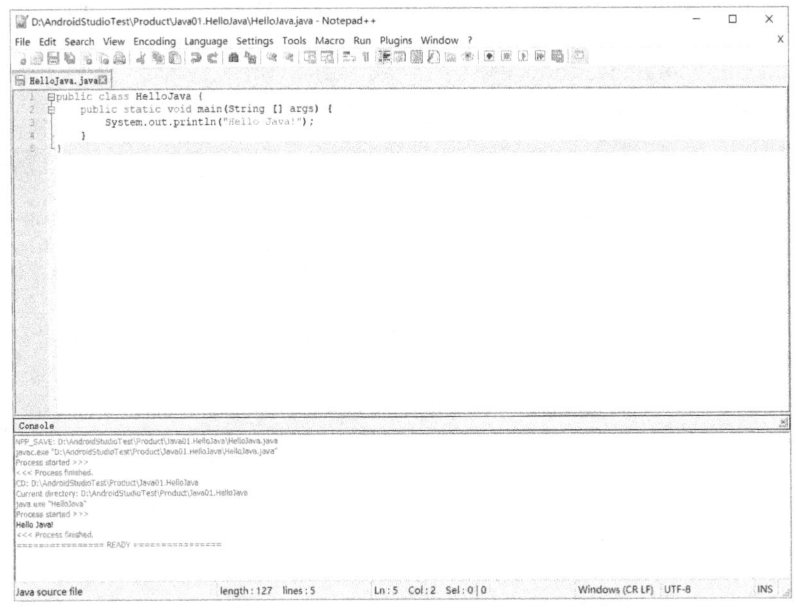

图 2-12　HelloJava 实验运行结果

这时候软件还不能正常识别中文字符，输出中文字符时会乱码，执行菜单命令 Settings→Preferences...，然后选择 New Document，在 Encoding 处选择 ANSI，最后单击 Close 按钮，如图 2-13 所示，这样以后新建的工程都能够正常识别中文字符了。

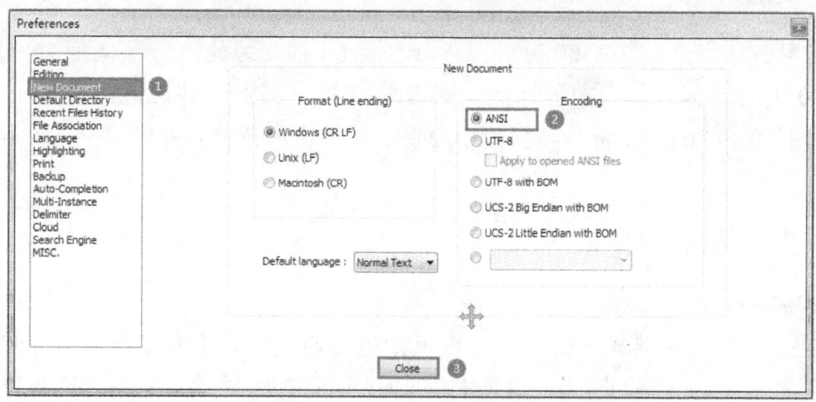

图 2-13　配置 Notepad++

然后执行菜单命令 Encoding→ANSI，同样将 HelloJava.java 工程的编码格式改为 ANSI，将输出改为中文字符的“你好！”，再次编译，即可看到软件正常输出中文字符了，如图 2-14 所示。

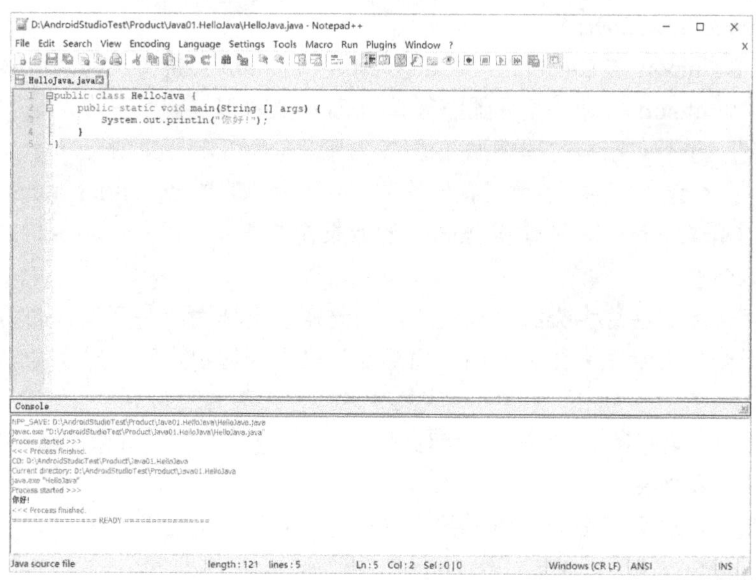

图 2-14　输出中文字符

2.1.4　本节任务

基于 Notepad++软件，新建一个 IntroduceMyself.java 文件，编写程序，实现自己的姓名、性别、学号和兴趣的打印输出。然后，在 Notepad++的 Console 栏，先输入 javac IntroductMyself.java，按回车键，查看 IntroduceMyself.java 同目录下是否生成其他文件，接着输入 java IntroduceMyself，按回车键，查看运行结果。

2.2 简单的秒值-时间值转换实验

2.2.1 实验内容

一天有 24 小时、一小时有 60 分钟，一分钟有 60 秒，因此，一天就有 24×60×60=86400 秒，如果从 0 开始计算，每天按秒计数，则范围为 0～86399。通过键盘输入一个 0～86399 之间的值，包括 0 和 86399，将其转换为小时值、分钟值和秒值，并输出到 Notepad++软件的 Console 栏。

2.2.2 实验原理

1. Java 的 import

如果要在一所高校中寻找一位学生，仅仅知道姓名就无异于海底捞针，因此，为了准确查找，还需要限定空间范围，例如在 XX 大学 2012 届生物医学工程专业 3 班查找某位学生就很容易。

同样，全世界工程师设计的 Java 类（class）的数量也非常庞大，如果不对这些类进行分类，在用到相同名称的不同类时就会出错。Java 使用了类包（package）的方式降低了类之间的命名冲突。类包相当于限定的空间，类相当于学生名，如 java.util.Scanner，类包名为 java.util，类名为 Scanner，如果在代码中需要用到 Scanner 类的方法，就需要在 Java 文件开头的地方，增加“import java.util.Scanner;”。

注意，Java 的 import 与 C/C++的#include 不同，#include 会将所包含的内容在编译时添加到程序文件中，而 import 只是让编译器编译这个 Java 文件时，把没有限定空间范围的学生加上空间范围限定，并不会把别的程序添加进来。因此，也可以不使用 import，只要在用到该类的时候，用“包名+类名”的方式即可，例如“java.util.Scanner scan = new java.util.Scanner(System.in);”，和使用 import 的效果完全一样。

2. 变量命名规范

通常习惯将类的属性称为类的全局变量，全局变量也称为成员变量，而将方法中的属性称为局部变量。全局变量在类体中声明，局部变量在方法体中声明，除了全局变量和局部变量，还有一种在类体中以 static 关键字声明的变量，称为静态变量。

（1）全局变量命名采用 m 字母开头，后续单词的首字母大写，其余字母小写格式，例如：mECGWave，mHeartRate。

（2）局部变量命名采用第一个单词首字母小写，后续单词的首字母大写，其余字母小写格式，例如：timerStatus，tickVal，restTime。

（3）静态变量命名采用 s 字母开头，后续单词的首字母大写，其余字母小写格式，例如：sMaxVal，sScreenResolution。

注意，在 Java 语言中声明一个常量使用 final 关键字，常量命名采用所有字母大写，不同单词之间用下画线隔开的格式，如 TIME_VAL_HOUR、MAX_VALUE。

3. System.out.println()方法

在使用 C 语言进行程序设计时，经常会通过 printf 函数打印一些提示信息，而 Java 中使用的是 System.out.println()方法。System.out.println()方法的使用比较灵活，本书用到的调用格式比较简单，如下所示：

```
System.out.println("字符串" + 变量);
```

例如，执行以下语句：

```
int currNum = 12;
System.out.println("Current num is " + currNum + ".");
```

会打印出以下信息：

```
Current num is 12.
```

4．获取控制台输入

获取控制台输入有 3 种常用方法：（1）System.in.read()方法；（2）BufferedReader 类；（3）Scanner 类，本书使用的是第 3 种方法。

Scanner 使用分隔符模式将其输入分解为标记，默认情况下该分隔符模式与空白匹配。然后可以使用不同的 next 方法将得到的标记转换为不同类型的值。当通过 new Scanner(System.in) 创建一个 Scanner 对象时，控制台会一直等待输入，直到用户按回车键结束，把所输入的内容传给 Scanner 对象，用户就可以通过 Scanner 对象的 next 方法获取键盘输入的内容。

Scanner 对象常用的 next 方法包括 nextLine()、nextInt()、nextFloat()、nextBoolean()，其中，nextLine()方法用于获取用户输入的字符串；nextInt()将获取的输入字符串转换为整数类型；nextFloat()将获取的输入字符串转换为浮点型；nextBoolean()将获取的输入字符串转换为布尔型。本书仅用到 nextInt()方法，示例程序如下所示：

```
Scanner scan = new Scanner(System.in);
String readInt = scan.nextInt();
System.out.println("输入数据：" + readInt);
```

5．标识符与关键字

标识符为有效字符序列，用于标识类名、对象名、变量名、常量名、方法名、数组名和文件名等，标识符可以有一个或多个字符，构成规则如下：

（1）标识符由数字（0～9）、字母（A～Z 和 a～z）、美元符号（$）、下画线（_）及 Unicode 字符集中的所有大于 0xC0 的符号组合构成（各符号之间没有空格）；

（2）标识符的第一个符号为字母、下画线或美元符号，后面可以是任意字母、数字、美元符号或下画线。

标识符分为两类：关键字和用户自定义标识符。关键字是有特殊含义的标识符，如 if、else、true、false 等。关键字是对编译器有特殊意义的固定单词，因此不可以把关键字作为标识符来使用。Java 语言的关键字可以分为 5 类，分别是数据类型、流程控制、修饰符、动作和保留字，如表 2-1 所示。

表 2-1 Java 语言关键字

类 别	关 键 字 名
数据类型	boolean、int、long、short、byte、float、double、char、class、interface
流程控制	if、else、do、while、for、switch、case、default、break、continue、return、try、catch、finally
修饰符	public、protected、private、final、void、static、strict、abstract、transient、synchronized、volatile、native
动作	package、import、throw、throws、extends、implements、this、supper、instanceof、new
保留字	true、false、null、goto、const

6. 基本数据类型

Java 语言提供了 8 种基本类型，包括 6 种数值型（4 种整数型和 2 种浮点型）、1 种字符型和 1 种布尔型，如表 2-2 所示。

表 2-2　基本数据类型

类　别	数据类型	内存空间	说　明
数值型	byte	8 位	byte 型是有符号的，以二进制补码表示的整数，最小值为–128（-2^7），最大值为 127（2^7-1），默认值为 0
	short	16 位	short 型是有符号的，以二进制补码表示的整数，最小值为–32768（-2^{15}），最大值为 32767（$2^{15}-1$），默认值为 0
	int	32 位	int 型是有符号的，以二进制补码表示的整数，最小值为-2^{31}，最大值为 $2^{31}-1$，一般整型变量默认为 int 型，默认值为 0
	long	64 位	long 型是有符号的，以二进制补码表示的整数，最小值为-2^{63}，最大值为 $2^{63}-1$，这种类型主要使用在需要比较大整数的系统上，默认值为 0L。如果赋给的值大于 int 型的最大值或小于 int 型的最小值，则需要在数字后加 L，表示该数值为 long 型整数。L 理论上不分大小写，但若写成 l 容易与数字 1 混淆，不容易分辨，建议大写
	float	32 位	float 型是单精度、符合 IEEE 754 标准的浮点数。如果使用 float 型小数，则需要在小数后添加 F 或 f，因此，声明 float 型变量时不加 F 或 f，系统会认为变量是 double 类型而出错。float 型小数默认值为 0.0f
	double	64 位	double 型是双精度、符合 IEEE 754 标准的浮点数。默认情况下小数都被看作 double 型，因此，声明 double 型变量时不加 D 或 d，系统不会出错。double 型小数默认值为 0.0d
布尔型	boolean	1 位	布尔型又称为逻辑类型，只有 true 和 false 两个值，分别代表布尔逻辑中的真和假。默认值为 false。注意，布尔值不能与整数类型进行转换
字符型	char	16 位	同 C/C++语言一样，Java 语言也可以把字符作为整数对待。由于 unicode 编码采用无符号编码，可以存储 65536 个字符（0x0000～0xFFFF），所以 Java 中的字符几乎可以处理所有国家的语言文字。如果要得到一个 0～65535 之间的数所代表的 unicode 表中相应位置的字符，也必须使用 char 型显示转换

7. 运算符

Java 中的运算符可以分为六类，分别是赋值运算符、算术运算符、比较运算符、逻辑运算符、位运算符和三元运算符。下面依次介绍这些运算符。

（1）赋值运算符

赋值运算符以符号“=”表示，它是对两个操作数作处理，因此属于二元运算符，其功能是将右边操作数赋值给左边做操作，例如

```
short heartRate = 60;
```

（2）算术运算符

算术运算符分为单目运算符和二元运算符，其中，单目运算符包括“++”和“--”，二元运算符包括“+”“-”“*”“/”和“%”，算术运算符如表 2-3 所示。

表 2-3　算术运算符

运　算　符	格　　式	说　　明
+	A + B	加法，相加运算符两侧的值
–	A – B	减法，左操作数减去右操作数
*	A * B	乘法，相乘操作符两侧的值
/	A / B	除法，左操作数除以右操作数的商
%	A % B	取余，左操作数除以右操作数的余数
++	A++或++A	自增，操作数的值增加 1
—	A—或—A	自减，操作数的值减少 1

（3）比较运算符

比较运算符用来比较两个操作数，因此，比较运算符属于二元运算符，比较运算符的结果是一个布尔型数，比较运算符如表 2-4 所示。

表 2-4　比较运算符

运　算　符	格　　式	说　　明
>	A > B	大于，比较左边操作数是否大于右边操作数，结果为 true 或 false
<	A < B	小于，比较左边操作数是否小于右边操作数，结果为 true 或 false
==	A == B	等于，比较左边操作数是否等于右边操作数，结果为 true 或 false
>=	A >= B	大于等于，比较左边操作数是否大于等于右边操作数，结果为 true 或 false
<=	A <= B	小于等于，比较左边操作数是否小于等于右边操作数，结果为 true 或 false
!=	A != B	不等于，比较左边操作数是否不等于右边操作数，结果为 true 或 false

（4）逻辑运算符

逻辑运算符分为单目运算符和二元运算符，其中，单目运算符只有“!”，二元运算符包括“&&”和“||”，逻辑运算符如表 2-5 所示。

表 2-5　逻辑运算符

<table>
<tr><th>运　算　符</th><th>格　　式</th><th>说　　明</th></tr>
<tr><td>&&</td><td>A && B</td><td>逻辑与，当且仅当两个操作数都为真时，结果才为真</td></tr>
<tr><td>||</td><td>A || B</td><td>逻辑或，两个操作数中任一个为真，结果为真</td></tr>
<tr><td>!</td><td>!A</td><td>逻辑非，用于反转操作数的逻辑状态，如果操作数为 true，则结果为 false</td></tr>
</table>

（5）位运算符

位运算符主要针对二进制，包括“位与”“位或”“位异或”“位非”“左移”“右移”“无符号右移”，位运算符如表 2-6 所示。

表 2-6　位运算符

运 算 符	格 式	说 明
&	A & B	位与，将两个操作数转换为二进制，然后从高位开始按位进行与操作
|	A | B	位或，将两个操作数转换为二进制，然后从高位开始按位进行或操作
^	A ^ B	位异或，将两个操作数转换为二进制，然后从高位开始按位进行异或操作
~	~A	位非，将操作数转换为二进制，然后从高位开始按位取反
<<	A << n	左移，将左边操作数在内存中的二进制数左移右边操作数指定的位数，左边移空的位填 0
>>	A >> n	右移，将左边操作数在内存中的二进制数右移右边操作数指定的位数，如果最高位是 0，左边移空的位填 0，如果最高位是 1，左边移空的位填 1
>>>	A >>> n	无符号右移，将左边操作数在内存中的二进制数右移右边操作数指定的位数，无论最高位是 0 还是 1，左侧被移空的高位都填 0

（6）三元运算符

三元运算符的调用格式如下：

```
条件式 ? 值1 : 值2
```

三元运算符等价于“if...else...”，例如：

```
boolean leadSts = adVal < 500 ? true : false;
```

与以下的“if...else...”语句等价：

```
boolean leadSts;
if (adVal < 500)
    leadSts = true;
else
    leadSts = false;
```

不同类型的运算符与同类型的运算符一样有优先级顺序。一个表达式中可以包括同类型的运算符和不同类型的运算符。当多种运算符出现在同一个表达式中时，应该先按照不同类型运算符间的优先级进行运算。通常运算符优先级由高到低的顺序依次是：算数运算符、比较运算符、逻辑运算符、赋值运算符。如果两个运算符有相同的优先级，那么左边的表达式要比右边的表达式先被处理。可以用括号改变优先级顺序，使得括号内的运算优先于括号外的运算，对于多重括号，总是由内到外强制表达式的某些部分优先运行，括号内的运算总是最优先计算的。

Java 语言中运算符的优先级共分为 15 级，其中 1 级最高，15 级最低，表 2-7 是所有运算符的优先级。

表 2-7　运算符的优先级

优 先 级	运 算 符	描 述
1	.、()	点和括号
2	++、—	自增和自减
3	*、/、%	乘、除、取余
4	+、-	加和减

续表

优 先 级	运 算 符	描　述
5	>>、<<、>>>	右移、左移、无符号右移
6	>、<、>=、<=	比较运算符
7	==、!=	等于、不等于
8	&	位与
9	^	位异或
10	|	位或
11	!	逻辑非
12	&&	逻辑与
13	||	逻辑或
14	?:	三目运算符
15	=	赋值运算符

2.2.3 实验步骤

首先，基于 Notepad++ 软件，新建一个 ConvertTime.java 文件，保存至“D:\AndroidStudioTest\Product\Java02.简单的秒值-时间值转换实验”文件夹中，然后，将程序清单 2-1 中的代码输入到 ConvertTime.java 文件中。下面按照顺序对这些语句进行解释。

（1）第 1 行代码：用到 Scanner 类就要通过 import 导入 java.util.Scanner。

（2）第 5 至 9 行代码：在 main()方法中定义 4 个局部变量，tick 用于保存时间值对应的秒值，hour、min 和 sec 分别用于保存小时值、分钟值和秒值。

（3）第 11 至 13 行代码：通过 System.out.printfln()方法打印提示信息，提示用户输入一个 0～86399 之间的值，然后，实例化一个 Scanner 对象，该对象名为 scan，并通过 scan.nextInt()获取键盘输入的内容。

（4）第 15 至 17 行代码：将 tick 依次转换为小时值、分钟值和秒值。

（5）第 19 至 20 行代码：通过 System.out.println()方法打印转换之后的时间结果，格式为“小时-分钟-秒”。

程序清单 2-1

```
1.import java.util.Scanner;
2.
3.public class ConvertTime {
4.    public static void main(String [] args) {
5.        int tick = 0;    //0~86399
6.
7.        int hour; //小时值
8.        int min;  //分钟值
9.        int sec;  //秒值
10.
11.        System.out.println("Please input a tick between 0~86399");
12.        Scanner scan = new Scanner(System.in);
13.        tick = scan.nextInt();
```

```

        hour = tick / 3600;         //tick 对 3600 取模赋值给 hour
        min  = (tick % 3600) / 60; //tick 对 3600 取余后再对 60 取模赋值给 min
        sec  = (tick % 3600) % 60; //tick 对 3600 取余后再对 60 取余赋值给 sec

        //打印转换之后的时间结果
        System.out.println("Current time : " + hour + "-" + min + "-" + sec);
    }
}
```

最后，按 F6 键编译和执行 Java 文件，在 Notepad++的 Console 栏，输入 80000 后回车，可以看到运行结果，即输出“Current time : 22-13-20”，说明实验成功。Console 栏的输出信息如下所示：

```
NPP_SAVE: D:\AndroidStudioTest\Java02.简单的秒值-时间值转换实验\ConvertTime.java
javac.exe "ConvertTime.java"
Process started >>>
<<< Process finished.
java.exe "ConvertTime"
Process started >>>
Please input a tick between 0~86399
80000
Current time : 22-13-20
<<< Process finished.
================ READY ================
```

2.2.4　本节任务

2020 年有 366 天，将 2020 年 1 月 1 日作为计数起点，即计数 1，2020 年 12 月 31 日作为计数终点，即计数 366。计数 1 代表“2020 年 1 月 1 日-星期三”，计数 10 代表“2020 年 1 月 10 日-星期五”。参考本节实验，通过键盘输入一个 1～366 之间的值，包括 1 和 366，将其转换为年、月、日、星期，并输出转换结果。

2.3　基于数组的秒值-时间值转换实验

2.3.1　实验内容

通过键盘输入一个 0～86399 之间的值，包括 0 和 86399，将其转换为小时值、分钟值和秒值，而小时值、分钟值和秒值为数组 arrTimeVal 的元素，即 arrTimeVal[2]为小时值、arrTimeVal[1]为分钟值、arrTimeVal[0]为秒值，并输出转换结果。

2.3.2　实验原理

1．创建一维数组

数组是相同类型数据的有序集合，数组描述的是相同类型的若干个数据，按照一定的先后次序排列组合而成。其中，每一个数据称为一个元素，每个元素可以通过一个索引（下标）访问。数组有 3 个基本特点：①长度确定，因为数组一旦被创建，它的元素个数就不可改变；②各元素类型必须相同，不允许出现混合类型；③数组类型可以是任何数据类型，包括基本类型和引用类型。数组变量属于引用类型，数组也可以看成对象，数组中的每个元素相当于该对象的成员变量。可根据数组的维数将数组分为一维数组、二维数组、…，这里只介绍一维数组。

一维数组的创建有两种方式。第一种方式是先声明，再用 new 关键字分配内存，如下所示：

```
数组元素类型 数组名[]; //第一种声明方式
数组元素类型[] 数组名; //第二种声明方式
数组名=new 数组元素类型[数组元素的个数]; //分配内存空间
```

例如：

```
int arr[]; //声明一个 int 型数组，数组中的每个元素均为 int 型数值
int []arr; //声明一个 int 型数组，数组中的每个元素均为 int 型数值
arr = new int[4]; //分配内存空间，可以存放 4 个 int 型数据
```

一维数组的第二种创建方式是在声明的同时为数组分配内存，如下所示：

```
数组元素类型 数组名[] = new 数组元素类型[数组元素的个数]; //分配内存空间
```

例如：

```
int arr[] = new int[4]; //分配内存空间
```

2．初始化一维数组

与基本数据类型一样，数组也可以进行初始化操作。可分别初始化数组中的每个元素，数组的初始化有以下三种方式：

```
数组元素类型 数组名[] = new 数组元素类型[]{元素值, …, 元素值}; //分配内存空间，并赋初值
数组元素类型 数组名[] = {元素值, …, 元素值}; //分配内存空间，并赋初值
数组元素类别 数组名[] = new 数组元素类型[数组元素的个数]; //分配内存空间，并全部赋为默认值 0
```

例如：

```
int arr[] = new int[]{1, 2, 3, 4}; //分配内存空间，并分别赋初值 1,2,3,4
int arr[] = {1, 2, 3, 4}; //分配内存空间，并分别赋初值 1,2,3,4
int arr[] = new int[4]; //分配内存空间，并分别赋为默认值 0
```

3．使用一维数组

使用一维数组元素的方式如下：

```
数组名[下标]
```

例如：

```
arr[3] = 3; //将 3 赋值给 arr[3]
m = arr[3]; //将 arr[3]赋值给 m
```

2.3.3　实验步骤

首先，基于 Notepad++ 软件，新建一个 ConvertTime.java 文件，保存至“D:\AndroidStudioTest\Product\Java03.基于数组的秒值-时间值转换实验”文件夹中，然后，将程序清单 2-2 中的代码输入 ConvertTime.java 文件中。下面按照顺序对这些语句进行解释。

（1）第 7 行代码：声明一个 int 型数组，数组名为 arrTimeVal，并分配内存空间，可以存放 3 个 int 型数据。

（2）第 13 至 15 行代码：通过 tick 计算小时值、分钟值和秒值，分别赋值给 arrTimeVal[2]、arrTimeVal[1]、arrTimeVal[0]。

（3）第 17 至 18 行代码：通过 System.out.println()方法打印转换之后的时间结果，格式为"小时-分钟-秒"。

程序清单 2-2

```
1.import java.util.Scanner;
2.
3.public class ConvertTime {
4.    public static void main(String [] args) {
5.    int tick = 0;    //0~86399
6.
7.    int[] arrTimeVal = new int[3];
8.
9.    System.out.println("Please input a tick between 0~86399");
10.     Scanner scan = new Scanner(System.in);
11.     tick = scan.nextInt();
12.
13.     arrTimeVal[2] = tick / 3600;         //tick 对 3600 取模赋值给 arrTimeVal[2]，即小时值
14.     arrTimeVal[1] = (tick % 3600) / 60; //tick 对 3600 取余后再对 60 取模赋值给 arrTimeVal[1]，即分钟值
15.     arrTimeVal[0] = (tick % 3600) % 60; //tick 对 3600 取余后再对 60 取余赋值给 arrTimeVal[0]，即秒值
16.
17.     //打印转换之后的时间结果
18.     System.out.println("Current time : " + arrTimeVal[2] + "-" + arrTimeVal[1] + "-" + arrTimeVal[0]);
19.  }
20.}
```

最后，按 F6 键编译和执行 Java 文件，在 Notepad++的 Console 栏，输入 80000 后回车，可以看到运行结果，即输出"Current time : 22-13-20"，说明实验成功。

2.3.4　本节任务

2020 年有 366 天，将 2020 年 1 月 1 日作为计数起点，即计数 1，2020 年 12 月 31 日作为计数终点，即计数 366。计数 1 代表"2020 年 1 月 1 日-星期三"，计数 10 代表"2020 年 1 月 10 日-星期五"。参考本节实验，通过键盘输入一个 1～366 之间的值，包括 1 和 366，基于数组，将其转换为年、月、日、星期，并输出转换结果。

2.4　基于方法的秒值-时间值转换实验

2.4.1　实验内容

通过键盘输入一个 0～86399 之间的值，包括 0 和 86399，用 CalcHour()方法计算小时值，用 CalcMin()方法计算分钟值，用 CalcSec()方法计算秒值，在主方法中通过调用上述三个方法实现秒值-时间值转换，并输出转换结果。

2.4.2　实验原理

1. 函数与方法

在 Java 语言中，方法相当于 C 语言中的函数，但是它与传统的函数又有着明显的不同：①在结构化的语言中，函数是一等公民，整个程序是由一个个函数组成的；②在面向对象的语言中，类是一等公民，整个程序是由一个个类组成的。因此在 Java 中，方法不能独立存在，它只能属于类或对象。因此，如果要定义一个方法，就必须在类中定义。注意，如果这个方法添加了修饰符 static，这个方法就属于这个类，否则，这个方法属于这个类的实例。

2. 方法的定义格式

方法的定义格式如下：

```
修饰符 返回值类型 方法名(参数类型 参数名1, 参数类型 参数名2, ...) {
    方法体
    return 返回值;
}
```

其中，修饰符是可选的，用于定义该方法的访问类型，例如 public、private。返回值类型是方法返回值的数据类型，例如 int、float，有些方法执行所需的操作，但没有返回值，在这种情况下返回值类型是关键字 void。方法名是方法的实际名称，方法命名采用第一个单词首字母小写，后续单词的首字母大写，其余字母小写格式，例如 calcHeartRate、playWave。参数列表是带有数据类型的变量名列表，称为形参，参数之间用逗号隔开，若方法没有参数，参数列表可以为 void 或为空。方法体包含具体的语句，用于实现该方法的功能。关键字 return 包含两层含义，首先是宣布该方法结束，其次将计算结果返回，如果返回值类型为 void，就不需要 return 语句。

2.4.3　实验步骤

首先，基于 Notepad++软件，新建一个 ConvertTime.java 文件，保存至“D:\AndroidStudioTest\Product\Java04.基于方法的秒值-时间值转换实验”文件夹中，然后，将程序清单 2-3 中的代码输入 ConvertTime.java 文件中。下面按照顺序对这些语句进行解释。

（1）第 5 至 21 行代码：在 ConvertTime 类中定义计算小时值的 CalcHour()方法、计算分钟值的 CalcMin()方法和计算秒值的 CalcSec()方法。

（2）第 24 行代码：通过 new 操作符创建一个 ConvertTime 型对象，该对象名为 ct。

（3）第 36 至 38 行代码：通过调用 ct 对象的 CalcHour()、CalcMin()、CalcSec()方法分别计算小时值、分钟值和秒值。

程序清单 2-3

```
1.import java.util.Scanner;
2.
3.public class ConvertTime {
4.
5.    public int CalcHour(int tick) {
6.        int hour;
7.        hour = tick / 3600;        //tick 对 3600 取模赋值给 hour
8.        return(hour);
9.    }
10.
```

```
    public int CalcMin(int tick) {
        int min;
        min = (tick % 3600) / 60; //tick 对 3600 取余后再对 60 取模赋值给 min
        return(min);
    }

    public int CalcSec(int tick) {
        int sec;
        sec = (tick % 3600) % 60; //tick 对 3600 取余后再对 60 取余赋值给 sec
        return(sec);
    }

    public static void main(String [] args) {
        ConvertTime ct = new ConvertTime();

        int tick = 0;   //0~86399

        int hour; //小时值
        int min;  //分钟值
        int sec;  //秒值

        System.out.println("Please input a tick between 0~86399");
        Scanner scan = new Scanner(System.in);
        tick = scan.nextInt();

        hour = ct.CalcHour(tick);  //计算小时值
        min  = ct.CalcMin(tick);   //计算分钟值
        sec  = ct.CalcSec(tick);   //计算秒值

        //打印转换之后的时间结果
        System.out.println("Current time : " + hour + "-" + min + "-" + sec);
    }
}
```

最后，按 F6 键编译和执行 Java 文件，在 Notepad++的 Console 栏，输入 80000 后回车，可以看到运行结果，即输出“Current time : 22-13-20”，说明实验成功。

2.4.4　本节任务

2020 年有 366 天，将 2020 年 1 月 1 日作为计数起点，即计数 1，2020 年 12 月 31 日作为计数终点，即计数 366。计数 1 代表“2020 年 1 月 1 日-星期三”，计数 10 代表“2020 年 1 月 10 日-星期五”。参考本节实验，通过键盘输入一个 1～366 之间的值，包括 1 和 366，基于方法，将其转换为年、月、日、星期，并输出转换结果。

2.5　基于枚举的秒值-时间值转换实验

2.5.1　实验内容

通过键盘输入一个 0～86399 之间的值，包括 0 和 86399，使用 CalcTimeVal()方法计算时间值（包括小时值、分钟值和秒值），通过枚举区分具体是哪一种时间值，返回值为是否计算成功标志，在 main()方法中通过调用 CalcTimeVal()实现秒值-时间值转换，并输出转换结果。

2.5.2　实验原理

1. 枚举类型

常量可以通过 final 和 static 关键字定义在类或接口中，这样在程序中就可以直接使用，并且该常量不能被修改，如下所示：

```
public static final int TIME_VAL_HOUR = 0;
public static final int TIME_VAL_MIN = 1;
public static final int TIME_VAL_SEC = 2;
```

如果一个变量只有几种可能的值，则可以定义为枚举类型，枚举就是把可能的值一一列举出来，变量的值只限于列举出来的值的范围内。而且，枚举类型提供了参数类型检测功能，比如枚举类型作为某方法的形参时，调用该方法只接受枚举类型的常量作为参数。使用枚举类型定义常量的示例代码如下：

```
public enum EnumTimeVal{
    TIME_VAL_HOUR,
    TIME_VAL_MIN,
    TIME_VAL_SEC,
    TIME_VAL_MAX
}
```

其中，enum 是定义枚举类型关键字，当需要在类中使用该常量时，可以使用 EnumTimeVal.TIME_VAL_HOUR 来表示。注意，在 switch…case…语句中使用枚举常量时，不需要枚举类型，直接使用 TIME_VAL_HOUR 即可。

与传统定义常量的方式不同，枚举类型除了具有参数类型检测功能，还有其他方面的优势。枚举类型可以看作是一个类，这个类继承了 java.lang.Enum 类，当使用枚举类型定义常量时，每个枚举成员都可以看作是枚举类型的一个实例，这些成员均默认被 public、static、final 修饰，所以当使用枚举成员时，直接使用枚举类型名调用枚举成员即可，即“枚举类型名.枚举成员名”。正因为枚举类型对象继承了 java.lang.Enum 类，所以该类中一些操作枚举类型的方法都可以应用到枚举类型中，枚举类型中的常用方法有 values()、valueOf()、compareTo()和 ordinal()。

2. switch…case…语句

switch…case…语句用于判断一个变量与一系列值中某个值是否相等，每个值称为一个分支，switch…case…语句的语法如下：

```
switch(表达式) {
    case 常量值 1:
        语句块 1
        [break;]
    …
    case 常量值 n:
        语句块 n
        [break;]
    default :
        语句块 n+1
```

```
        [break;]
    }
```

switch 语句中表达式的值必须是整型、字符型或字符串类型，同样，case 常量值也必须是整型、字符型或字符串类型，而且表达式的值必须与 case 常量值的数据类型相同。switch...case...语句遵照以下规则：

（1）当表达式的值与 case 常量值相等时，则执行 case 语句后面的语句块，直到遇到 break 语句为止。

（2）当遇到 break 语句时，switch...case...语句终止，程序跳转到 switch...case...语句后面的语句执行。

（3）case 语句并不一定都要包含 break 语句，如果没有 break 语句，程序会继续执行下一条 case 语句，直到出现 break 语句为止。

（4）switch 语句可以包含一个 default 分支，该分支通常是 switch 语句的最后一个分支（可以在任何位置，但建议在最后一个），default 在没有 case 语句的值和变量值相等的时候执行，default 分支可以不需要 break 语句。

2.5.3 实验步骤

首先，基于 Notepad++软件，新建一个 ConvertTime.java 文件，保存至“D:\AndroidStudioTest\Product\Java05.基于枚举的秒值-时间值转换实验”文件夹中，然后，将程序清单 2-4 中的代码输入 ConvertTime.java 文件中。下面按照顺序对这些语句进行解释。

（1）第 5 至 10 行代码：定义一个名称为 EnumTimeVal 的枚举类型，然后，使用该枚举类型定义 4 个常量，分别为 TIME_VAL_HOUR、TIME_VAL_MIN、TIME_VAL_SEC 和 TIME_VAL_MAX。

（2）第 12 至 31 行代码：基于枚举和 switch...case...语句，计算小时值、分钟值和秒值，这里的枚举常量不需要枚举类型前缀。

（3）第 46 至 48 行代码：通过调用 ct 对象的 CalcTimeVal()方法计算小时值、分钟值和秒值，类型通过枚举常量区分，这里的枚举常量必须带有枚举类型前缀。

程序清单 2-4

```
1.import java.util.Scanner;
2.
3.public class ConvertTime {
4.
5.    public enum EnumTimeVal{
6.        TIME_VAL_HOUR,
7.        TIME_VAL_MIN,
8.        TIME_VAL_SEC,
9.        TIME_VAL_MAX
10.    }
11.
12.    public int CalcTimeVal(int tick, EnumTimeVal type) {
13.        int timeVal = 0;
14.
15.        switch(type)
16.        {
17.            case TIME_VAL_HOUR:
```

```
                timeVal = tick / 3600;
                break;
            case TIME_VAL_MIN:
                timeVal = (tick % 3600) / 60;
                break;
            case TIME_VAL_SEC:
                timeVal = (tick % 3600) % 60;
                break;
            default:
                break;
        }

        return timeVal;
    }

    public static void main(String [] args) {
        int tick = 0;   //0~86399

        int hour; //小时值
        int min;  //分钟值
        int sec;  //秒值

        ConvertTime ct = new ConvertTime();

        System.out.println("Please input a tick between 0~86399");
        Scanner scan = new Scanner(System.in);
        tick = scan.nextInt();

        hour = ct.CalcTimeVal(tick, EnumTimeVal.TIME_VAL_HOUR);
        min  = ct.CalcTimeVal(tick, EnumTimeVal.TIME_VAL_MIN);
        sec  = ct.CalcTimeVal(tick, EnumTimeVal.TIME_VAL_SEC);

        //打印转换之后的时间结果
        System.out.println("Current time : " + hour + "-" + min + "-" + sec);
    }
}
```

最后，按 F6 键编译和执行 Java 文件，在 Notepad++的 Console 栏，输入 80000 后回车，可以看到运行结果，即输出“Current time : 22-13-20”，说明实验成功。

2.5.4　本节任务

2020 年有 366 天，将 2020 年 1 月 1 日作为计数起点，即计数 1，2020 年 12 月 31 日作为计数终点，即计数 366。计数 1 代表“2020 年 1 月 1 日-星期三”，计数 10 代表“2020 年 1 月 10 日-星期五”。参考本节实验，通过键盘输入一个 1～366 之间的值，包括 1 和 366，基于枚举，将其转换为年、月、日、星期，并输出转换结果。

本 章 任 务

本章共有五个实验，首先学习各节的实验原理，然后按照实验步骤完成实验，最后按照要求完成本节任务。

本 章 习 题

1．简述 JDK、JRE 和 JVM 的关系。

2．JDK 中的 javac.exe 和 java.exe 的作用分别是什么？简述 javac.exe "$(FILE_NAME)" 和 javac.exe "$(FULL_CURRENT_PATH)"的作用。

3．Java 的 import 与 C/C++的#include 有什么不同？

4．简述函数和方法的区别。

5．在“基于枚举的秒值-时间值转换实验”中，编译之后，在 Java 文件的目录下除了生成 ConvertTime.class，是否还生成其他文件？为什么？

第3章　面向对象程序设计

通过完成本章Java语言程序设计实验，学习Java语言面向对象程序设计基础，包含类与对象、static关键字、类的封装、类的继承、类的多态、抽象类和接口、访问控制、内部类等概念。

3.1　类的封装实验

3.1.1　实验内容

创建ConvertTime类，在类中定义一个CalcTime类，然后在CalcTime类中依次定义用于指定小时值、分钟值和秒值的常量TIME_VAL_HOUR、TIME_VAL_MIN和TIM_VAL_SEC；用于保存小时值、分钟值和秒值的成员变量mHour、mMin和mSec；用于计算小时值、分钟值和秒值的CalcHour()、CalcMin()和CalcSec()方法；用于计算三个时间值的CalcTimeVal()方法；用于获取三个时间值的GetTimeVal()方法。其中，CalcTimeVal()和GetTimeVal()方法，及三个常量用public修饰，其余的成员变量和成员方法均用private修饰。在main()方法中获取键盘输入值（0～86399之间的值，包括0和86399），然后，实现秒值-时间值转换，并输出转换结果。

3.1.2　实验原理

1. 面向过程和面向对象

在面向对象出现之前，广泛采用的是面向过程，面向过程只是针对自己来解决问题。最早的面向对象概念实际上是由IBM提出的，在20世纪70年代的Smaltalk语言中进行了应用，后来根据面向对象的设计思路，才出现了C++，而由C++产生了Java这门面向对象的编程语言。

面向过程是一种以过程为中心的编程思想，以什么正在发生为目标进行编程。即程序是一步一步地按照一定的顺序从头到尾执行一系列的函数。面向对象是一种以事物为中心的编程思想。即当解决一个问题时，面向对象会从这些问题中抽象出一系列对象，再抽象出这些对象的属性和方法，让每个对象去执行自己的方法。值得指出的是，面向对象中的方法相当于面向过程中的函数。

面向过程的优点是性能比面向对象高，因为类调用时需要实例化，比较消耗资源，例如单片机、嵌入式、Linux/Unix等对性能要求高的一般采用面向过程开发；其缺点是没有面向对象易维护、易复用、易扩展。

面向对象的优点是易维护、易复用、易扩展，由于面向对象有封装、继承、多态性的特性，可以设计出低耦合的系统，使系统更加灵活；其缺点是性能比面向过程低。

2. 类与对象

类与对象是整个面向对象中最基本的组成单元。其中，类是抽象的概念集合，表示的是一个共性的产物，类中定义的是属性和行为（方法）；对象是一种个性的表示，表示一个独立而具体的个体。可以用一句话来总结类和对象的区别：类是对象的模板，对象是类的实例。

类只有通过对象才可以使用，在开发中先产生类，再产生对象。类不能直接使用，对象是可以直接使用的。

例如，尝试以面向对象的思想来解决从汉堡店购买汉堡的问题，可分为以下 4 个步骤：

（1）从这个问题中抽象出对象，这里的对象就是汉堡店。

（2）抽象出这个对象的属性，比如汉堡种类、汉堡尺寸、汉堡层数、烘烤时间等，这些属性都是静态的。

（3）抽象出这个对象的行为，比如选择汉堡、支付费用、制作汉堡、交付汉堡等，这些行为都是动态的。

（4）抽象出对象的属性和行为，就完成了对这个对象的定义，接下来就可以根据这些属性和行为，制定出从汉堡店购买汉堡的具体方案，从而解决问题。

当然，抽象出这个对象及其属性和行为，不仅仅是为了解决一个简单的问题。可以发现所有的汉堡店要么具有以上相同的属性和行为，要么是对以上的属性和行为进行删减或更改，这样，就可以将这些属性和行为封装起来，用于描述汉堡店这类餐饮店。因此，可以将类理解为封装对象属性和行为的载体，而对象则是类抽象出来的一个实例，两者之间的关系如图 3-1 所示。

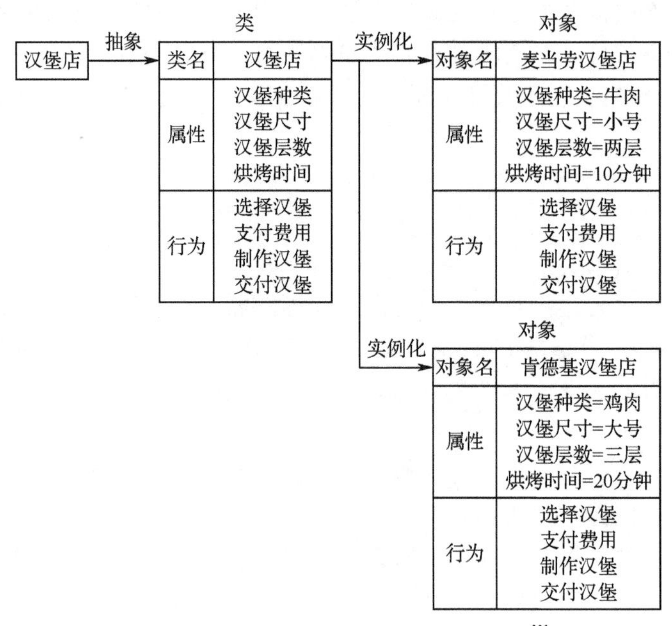

图 3-1　对象与类之间的关系

在 Java 语言中，属性是以成员变量的形式定义的，行为是以方法的形式定义的，而类包括对象的属性和方法，下面在 Java 语言中定义汉堡店这个类：

```
public class HamburgerShop {

    public HamburgerShop {
        //构造方法
    }

    public int mBurgerType; //汉堡种类
```

```
    public int mBurgerSize; //汉堡尺寸
    public int mBurgerLayer; //汉堡层数
    private int mBakingTime; //烘烤时间

    //选择汉堡
    public void SelectBurger() {
    }

    //支付费用
    public void Pay() {
    }

    //制作汉堡
    private void MakeBurger() {
    }

    //交付汉堡
    public void DeliverBurger() {
    }
}
```

3. 类包含的变量类型

在 2.2.2 节已经对变量及其命名规范进行了介绍，这里再对类中包含的变量进行补充说明：

（1）成员变量：成员变量是定义在类体中，方法体之外的变量。这种变量在创建对象的时候实例化。成员变量可以被类中方法、构造方法和特定类的语句块访问。

（2）局部变量：在方法（包含构造方法）和语句块中定义的变量被称为局部变量。这种变量声明和初始化都是在方法中，方法结束后，变量就会自动销毁。

（3）类变量：类变量也声明在类体中，方法体之外，但必须声明为 static 类型。这种变量也称为静态变量。

4. 类的成员方法和构造方法

成员方法对应类的行为，例如汉堡店类中的 SelectBurger()、public void Pay()、private void MakeBurger()和 public void DeliverBurger()方法。一个成员方法可以不带参数，也可以带一个或若干个参数，这些参数可以是对象也可以是基本数据类型的变量，同时，成员方法可以有返回值也可以不返回任何值，返回值可以是计算结果也可以是其他数值和对象。

在类中除了成员方法，还存在一种特殊类型的方法，那就是构造方法。构造方法是一个与类同名的方法，例如汉堡店类中的 HamburgerShop()方法，对象的创建就是通过构造方法完成的。每当类实例化一个对象时，类都会自动调用构造方法。构造方法没有返回值，每个类都有构造方法，一个类可以有多个构造方法。如果没有显式地为类定义构造方法，Java 编译器将会为该类提供一个默认的无参构造方法。注意，如果在类中定义的构造方法都不是无参的构造方法，那么编译器也不会为类设置一个默认的无参构造方法，当试图调用无参构造方法实例化一个对象时，编译器会报错。所以只有在类中没有定义任何构造方法时，编译器才会在该类中自动创建一个不带参数的构造方法。

5. 权限修饰符

Java 中的权限修饰符主要包括 private、public 和 protected，这些修饰符控制着对类、类的成员变量及成员方法的访问。若一个类的访问权限为不可见，这个类将隐藏其内的所有数据，以免用户直接访问它。当声明类不使用 public、protected 或 private 修饰符设置类的权限时，则这个类预设为包存取范围，即只有同一个包中的类可以调用这个类的成员变量和成员方法。Java 中的修饰符权限如表 3-1 所示。

表 3-1　Java 中的修饰符权限

权限修饰符	本　类	同包其他类或子类	其他包的类或子类
public	可见	可见	可见
protected	可见	可见	不可见
private	可见	不可见	不可见

6. 对象的创建、操作和销毁

对象是根据类创建的。在 Java 中，使用关键字 new 来创建一个新的对象。创建对象需要以下 3 步：①声明：声明一个对象，包括对象名称和对象类型；②实例化：使用关键字 new 来创建一个对象；③初始化：使用 new 创建对象时，会调用构造方法初始化对象。

每个对象都有生命周期，当对象的生命周期结束时，分配给该对象的内存地址将会被回收。在其他语言中需要手动回收废弃的对象，但 Java 拥有一套完整的垃圾回收机制，用户不必担心废弃的对象占用内存，垃圾回收器将回收无用但占用内存的资源。

7. 类的封装

在面向对象程序设计中，封装是指一种将抽象性方法接口的实现细节部分包装、隐藏起来的方法。封装可以被认为是一个保护屏障，防止该类的代码和数据被外部类定义的代码随机访问，类的封装实验原理如图 3-2 所示。要访问该类的代码和数据，必须通过严格的接口控制，这样就避免了外部操作对内部数据的影响，提高了程序的可维护性。封装最主要的功能在于设计类的一方可以修改已封装的代码，而使用类实例化对象的一方不允许修改这部分代码。适当的封装可以让代码更容易理解和维护，也加强了代码的安全性。封装有以下优点：①良好的封装能够减少耦合；②类内部的结构可以自由修改；③可以对成员变量进行更精确的控制；④隐藏信息，实现细节。

实现封装的步骤分为两步：①修改属性的可见性来限制对属性的访问（一般限制为 private），将某些成员变量属性设置为私有的，只能本类才能访问，其他类都访问不了，如此就对信息进行了隐藏；②对每个值属性提供对外的公共方法访问，也就是创建一对赋取值方法，用于对私有属性的访问。

例如，在汉堡类中，汉堡种类、尺寸、层数这三个属性，及选择汉堡、支付费用、交付汉堡这三个行为要对客户可见，因此，可以将其设置为 public，而烘烤时间属性和制作汉堡行为客户不关心，也没有必要让客户可见，因此，可以将烘烤时间属性和制作汉堡行为设置为 private。

8. 本节实验剖析

类的封装实验是通过键盘输入一个 0～86399 之间的值，包括 0 和 86399，创建 ConvertTime 类，在类中定义 CalcTime 内部类。对用户而言，可见的方法越少越好，因此，可以抽象出 CalcTimeVal()方法用于计算三个时间值，GetTimeVal()方法用于获取三个时间值，这两个方法用 public 修饰。具体计算小时值的 CalcHour()方法、计算分钟值的 CalcMin()方法、计算秒值的 CalcSec()方法只需被 CalcTimeVal()方法调用，这三个方法用 private 修饰。计算结果最终保存在三个成员变量中，分别是 mHour、mMin 和 mSec，然后 GetTimeVal()方法用于获取这三个时间值，这三个成员变量用 private 修饰，但是用户必须知道是哪种类型，因此还需要定义三个用 public 修饰的常量，分别为用于指定小时值、分钟值和秒值类型的 TIME_VAL_HOUR、TIME_VAL_MIN 和 TIME_VAL_SEC。

完成 CalcTime 类的创建后，就可以在 ConvertTime 类中实例化一个 CalcTime 型对象，该对象名为 ct，然后定义一个 DispTime()方法用于计算和显示时间，这样，就可以在 main()方法中实例化一个 ConvertTime 型对象，然后通过调用该对象的 DispTime()方法计算和显示时间。

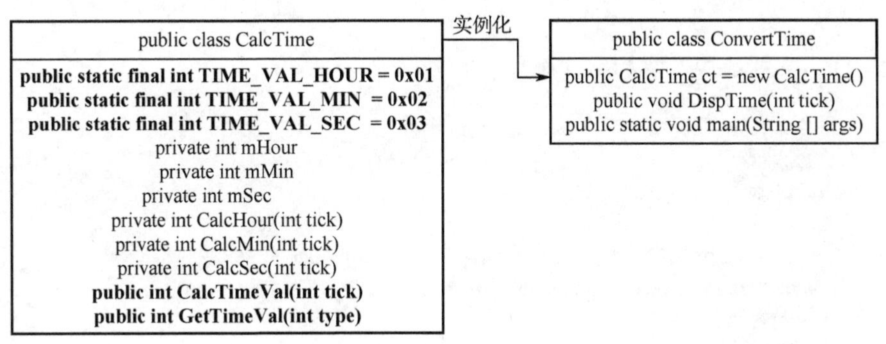

图 3-2　类的封装实验原理图

3.1.3　实验步骤

首先，基于 Notepad++软件，新建一个 ConvertTime.java 文件，保存至“D:\AndroidStudioTest\Product\OOP01.类的封装实验”文件夹中，然后，将程序清单 3-1 中的代码输入 ConvertTime.java 文件中。下面按照顺序对这些语句进行解释。

（1）第 35 至 97 行代码：创建 CalcTime 类，在该类中定义用于指定小时值、分钟值和秒值类型的常量，分别是 TIME_VAL_HOUR、TIME_VAL_MIN 和 TIME_VAL_SEC；定义用于保存计算结果的三个成员变量，分别是 mHour、mMin 和 mSec；定义用于计算小时值、分钟值和秒值的三个成员方法，分别是 CalcHour()、CalcMin()和 CalcSec()；定义计算三个时间值的成员方法 CalcTimeVal()；定义获取三个时间值的成员方法 GetTimeVal()。其中，CalcTimeVal()和 GetTimeVal()，及三个常量用 public 修饰，其余的成员变量和成员方法均用 private 修饰。

（2）第 5 行代码：通过 new 操作符创建一个 CalcTime 型对象，该对象名为 ct。

（3）第 7 至 20 行代码：在 ConvertTime 类中定义一个用于计算和显示时间值的 DispTime()方法。

程序清单 3-1

```
1.  import java.util.Scanner;
2.
3.  public class ConvertTime {
4.
5.      private CalcTime ct = new CalcTime(); //创建一个 CalcTime 类的对象
6.
7.      public void DispTime(int tick) {
8.          int hour; //小时值
9.          int min;  //分钟值
```

```
        int sec; //秒值

        if(ct.CalcTimeVal(tick) == 1) {
            hour = ct.GetTimeVal(ct.TIME_VAL_HOUR);
            min  = ct.GetTimeVal(ct.TIME_VAL_MIN);
            sec  = ct.GetTimeVal(ct.TIME_VAL_SEC);

            //打印转换之后的时间结果
            System.out.println("Current time : " + hour + "-" + min + "-" + sec);
        }
    }

    public static void main(String [] args) {

        ConvertTime convert = new ConvertTime();

        int tick = 0;   //0~86399

        System.out.println("Please input a tick between 0~86399");
        Scanner scan = new Scanner(System.in);
        tick = scan.nextInt();

        convert.DispTime(tick);
    }

    public class CalcTime {

        public static final int TIME_VAL_HOUR = 0x01;
        public static final int TIME_VAL_MIN  = 0x02;
        public static final int TIME_VAL_SEC  = 0x03;

        private int mHour; //小时值
        private int mMin;  //分钟值
        private int mSec;  //秒值

        private int CalcHour(int tick) {
            int hour;
            hour = tick / 3600; //tick 对 3600 取模赋值给 hour
            return(hour);
        }

        private int CalcMin(int tick) {
            int min;
            min = (tick % 3600) / 60; //tick 对 3600 取余后再对 60 取模赋值给 min
            return(min);
        }

        private int CalcSec(int tick) {
            int sec;
            sec = (tick % 3600) % 60; //tick 对 3600 取余后再对 60 取余赋值给 sec
            return(sec);
        }
```

```

        public int CalcTimeVal(int tick) {
            int validFlag = 0;

            if(tick >= 0 && tick <= 86399) {
                validFlag = 1;

                mHour = CalcHour(tick);
                mMin  = CalcMin(tick);
                mSec  = CalcSec(tick);
            }

            return validFlag;
        }

        public int GetTimeVal(int type) {
            int timeVal = 0;

            switch(type)
            {
                case TIME_VAL_HOUR:
                    timeVal = mHour;
                    break;
                case TIME_VAL_MIN:
                    timeVal = mMin;
                    break;
                case TIME_VAL_SEC:
                    timeVal = mSec;
                    break;
                default:
                    break;
            }

            return timeVal;
        }
    }
}
```

最后，按 F6 键编译和执行 Java 文件，在 Notepad++的 Console 栏，输入 80000 后回车，可以看到运行结果，即输出“Current time : 22-13-20”，说明实验成功。Console 栏的输出信息如下所示：

```
NPP_SAVE: D:\AndroidStudioTest\OOP01.类的封装实验\ConvertTime.java
javac.exe "ConvertTime.java"
Process started >>>
<<< Process finished.
java.exe "ConvertTime"
Process started >>>
Please input a tick between 0~86399
80000
Current time : 22-13-20
<<< Process finished.
================ READY ================
```

3.1.4　本节任务

2020 年有 366 天，将 2020 年 1 月 1 日作为计数起点，即计数 1，2020 年 12 月 31 日作为计数终点，即计数 366。计数 1 代表“2020 年 1 月 1 日-星期三”，计数 10 代表“2020 年 1 月 10 日-星期五”。参考本节实验，通过键盘输入一个 1～366 之间的值，包括 1 和 366，将其转换为年、月、日、星期，并输出转换结果。

3.2　类的继承实验

3.2.1　实验内容

创建 ConvertTime 类，在类中定义一个父类 CalcTime，在父类中依次定义用于指定小时值、分钟值的常量 TIME_VAL_HOUR 和 TIME_VAL_MIN；用于保存小时值和分钟值的成员变量 mHour 和 mMin；用于计算小时值和分钟值的 CalcHour()和 CalcMin()。然后定义一个继承父类的 CalcAllTime 子类，在子类中定义用于指定秒值类型的常量 TIME_VAL_SEC；用于保存秒值的成员变量 mSec；用于计算秒值的 CalcSec()方法。最后，重写用于计算时间值的 CalcTimeVal()方法和获取时间值的 GetTimeVal()方法。在 ConvertTime 类中，通过 new 操作符创建一个 CalcAllTime 型对象，该对象名为 cat，然后，在 ConvertTime 类中定义一个用于计算和显示时间的 DispTime()方法。在 main()方法中获取键盘输入值（0～86399 之间的值，包括 0 和 86399），然后，实现秒值-时间值转换，并输出转换结果。

3.2.2　实验原理

1. 类的继承

继承是一种新建类的方式，新建的类称为子类，被继承的类称为父类。继承是类与类之间的关系，使用继承可以减少代码的冗余。

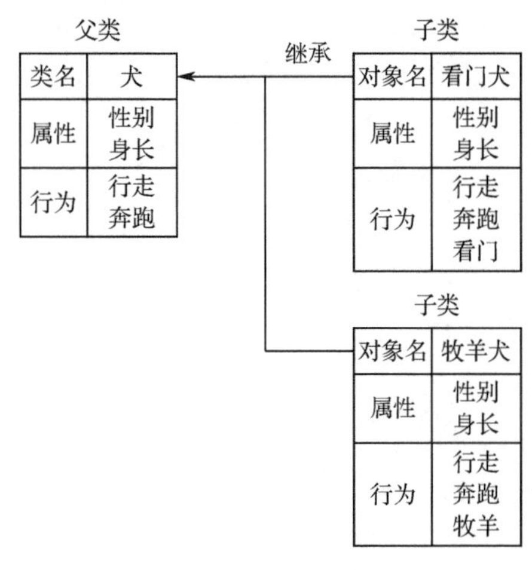

图 3-3　类的继承实例

例如，现在有两个问题，第一个是使用看门犬解决看家问题，第二个是使用牧羊犬解决放牧问题。由于看门犬和牧羊犬都属于犬类，具有与犬类相同的属性和行为，例如性别和身长属性，以及行走和奔跑行为，这样就可以先定义一个犬类。然后，在使用看门犬解决看家问题时，就可以创建一个继承犬类的看门犬类，并且在看门犬类中新增看门行为的定义；在使用牧羊犬解决放牧问题时，就可以创建一个继承犬类的牧羊犬类，并且在牧羊犬类中新增牧羊行为的定义，如图 3-3 所示。这样，就节省了定义犬类与看门狗、牧羊犬共同具有的属性和行为的时间，这就是继承的基本思想。

2. 继承的优点和缺点

如果不使用继承的思想，分别定义看门犬类和牧羊犬类，代码就会出现重复，这样不仅会导致代码臃肿，而且在后期维护中，如果重复性的地方出错，就需要修改大量的代码，使得系统维护性低。而使用继承的思想，以上问题都可以解决，因此，继承的优点有：①代码冗余度低，开发时间短；②代码扩展性高，系统开发灵活性强；③代码重用性高，系统出错概率低。除了优点，类也有相应的缺点：①继承是侵入性的，只要继承，就必须拥有父类的所有属性和方法；②子类拥有父类的属性和方法，增加了子类代码的约束，降低了代码的灵活性；③当父类的常量、变量和方法被修改时，需要考虑子类的修改，而且在缺乏规范的环境下，这种修改可能带来大段代码需要重构的后果，增强了代码的耦合性。

3．继承的实现

通常使用 extends 关键字来实现子类对父类的继承，而且所有的类都是继承于 java.lang.Object，当一个类的定义没有使用 extends 关键字时，则默认继承 Object（这个类在 java.lang 包中，所以不需要 import）祖先类。在 Java 中，类的继承是单一继承，即一个子类只能拥有一个父类，所以 extends 只能继承一个类。在子类中，可以通过 this 关键字来实现对自己成员的访问，通过 super 关键字来实现对父类成员的访问，继承除了扩展父类的功能，还可以重写父类的成员方法。例如：

```
public class Dog {
    private int sex;
    private int length;
    public Dog(int dogSex, int dogLength) {
        //初始化属性值
    }
    public void walk() {
        System.out.println("Dog is walking.");
    }
    public void run() {
        System.out.println("Dog is running.");
    }
}
public class WatchDog extends Dog{
    public WatchDog() {
        super(); //调用父类构造方法
        super.walk(); //调用父类成员方法
    }
    public void run() {
        System.out.println("WatchDog is running."); //重写父类方法
    }
    public void watchDoor() {
        this.run(); //调用子类成员方法
        System.out.println("WatchDog is watching door.");
    }
}
```

注意，子类只允许调用父类中被 public 和 protected 修饰的成员，不允许调用父类中被 private 修饰的成员。另外，final 关键字修饰的类不允许被继承，此类也称为最终类；final 关键字修饰的方法不允许被子类重写；final 关键字修饰的变量不能被修改。

4．本节实验剖析

有些计算和显示时间的场合，只需要小时和分钟，有些则需要小时、分钟和秒。因此，可以先设计一个父类 CalcTime。然后，子类 CalcAllTime 继承父类。同时，在子类中依次定义用于指定秒值类型的常量 TIME_VAL_SEC；用于保存秒值的成员变量 mSec；用于计算秒值的 CalcSec()方法。最后，重写用于计算时间值的 CalcTimeVal()方法和获取时间值的 GetTimeVal()方法。完成 CalcAllTime 类的创建之后，就可以在 ConvertTime 类中实例化一个 CalcAllTime 对象，该对象名为 cat，然后定义一个 DispTime()方法用于计算和显示时间，这样，就可以在 main()方法中实例化一个 ConvertTime 对象，通过调用该对象的 DispTime()方法计算和显示时间，如图 3-4 所示。

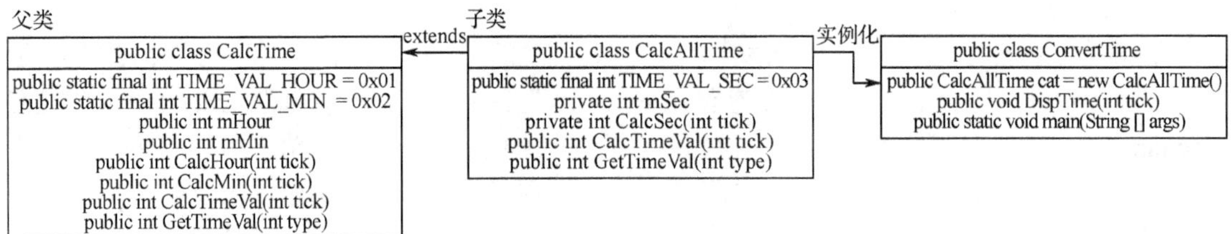

图 3-4　类的继承实验原理图

3.2.3　实验步骤

首先，基于 Notepad++软件，新建一个 ConvertTime.java 文件，保存至“D:\AndroidStudioTest\Product\OOP02.类的继承实验”文件夹中，然后，将程序清单 3-2 中的代码输入 ConvertTime.java 文件中。下面对关键语句进行解释。

（1）第 35 至 85 行代码：创建 CalcTime 父类，在该类中实现小时值和分钟值的计算。

（2）第 87 至 134 行代码：定义一个继承 CalcTime 父类的 CalcAllTime 子类，在子类中实现秒值的计算，同时，重写用于计算时间值的 CalcTimeVal()方法和获取时间值的 GetTimeVal()方法。

程序清单 3-2

```
1.  import java.util.Scanner;
2.
3.  public class ConvertTime {
4.
5.      public CalcAllTime cat = new CalcAllTime(); //创建一个 CalcAllTime 类的对象
6.
7.      public void DispTime(int tick) {
8.          int hour = 0;
9.          int min  = 0;
10.         int sec  = 0;
11.
12.         if(cat.CalcTimeVal(tick) == 1) {
13.             hour = cat.GetTimeVal(cat.TIME_VAL_HOUR);
14.             min  = cat.GetTimeVal(cat.TIME_VAL_MIN);
15.             sec  = cat.GetTimeVal(cat.TIME_VAL_SEC);
16.
17.             //打印转换之后的时间结果
18.             System.out.println("Current time : " + hour + "-" + min + "-" + sec);
19.         }
20.     }
21.
```

```
    public static void main(String [] args) {
        ConvertTime convert = new ConvertTime();
        int tick = 0;   //0~86399
        System.out.println("Please input a tick between 0~86399");
        Scanner scan = new Scanner(System.in);
        tick = scan.nextInt();
        convert.DispTime(tick);
    }
    public class CalcTime {
        public static final int TIME_VAL_HOUR = 0x01;
        public static final int TIME_VAL_MIN  = 0x02;
        public int mHour;
        public int mMin;
        public int CalcHour(int tick) {
            int hour;
            hour = tick / 3600; //tick 对 3600 取模赋值给 hour
            return(hour);
        }
        public int CalcMin(int tick) {
            int min;
            min = (tick % 3600) / 60; //tick 对 3600 取余后再对 60 取模赋值给 min
            return(min);
        }
        public int CalcTimeVal(int tick) {
            int validFlag = 0;
            if(tick >= 0 && tick <= 86399) {
                validFlag = 1;
                mHour = CalcHour(tick);
                mMin  = CalcMin(tick);
            }
            return validFlag;
        }
        public int GetTimeVal(int type) {
            int timeVal = 0;
            switch(type)
            {
                case TIME_VAL_HOUR:
```

```
                    timeVal = mHour;
                    break;
                case TIME_VAL_MIN:
                    timeVal = mMin;
                    break;
                default:
                    break;
            }

            return timeVal;
        }
    }

    public class CalcAllTime extends CalcTime {
        public static final int TIME_VAL_SEC  = 0x03;

        private int mSec;

        private int CalcSec(int tick) {
            int sec;
            sec = (tick % 3600) % 60; //tick 对 3600 取余后再对 60 取余赋值给 sec
            return(sec);
        }

        @Override
        public int CalcTimeVal(int tick) {
            int validFlag = 0;

            if(tick >= 0 && tick <= 86399) {
                validFlag = 1;

                mHour = CalcHour(tick);
                mMin  = CalcMin(tick);
                mSec  = CalcSec(tick);
            }

            return validFlag;
        }

        @Override
        public int GetTimeVal(int type) {
            int timeVal = 0;

            switch(type)
            {
                case TIME_VAL_HOUR:
                    timeVal = mHour;
                    break;
                case TIME_VAL_MIN:
                    timeVal = mMin;
                    break;
                case TIME_VAL_SEC:
```

```
                    timeVal = mSec;
                    break;
                default:
                    break;
            }

            return timeVal;
        }
    }
}
```

最后，按 F6 键编译和执行 Java 文件，在 Notepad++的 Console 栏，输入 80000 后回车，可以看到运行结果，即输出“Current time : 22-13-20”，说明实验成功。

3.2.4　本节任务

2020 年有 366 天，将 2020 年 1 月 1 日作为计数起点，即计数 1，2020 年 12 月 31 日作为计数终点，即计数 366。计数 1 代表“2020 年 1 月 1 日-星期三”，计数 10 代表“2020 年 1 月 10 日-星期五”。参考本节实验，基于类的继承，通过键盘输入一个 1～366 之间的值，包括 1 和 366，将其转换为年、月、日、星期，并输出转换结果。

3.3　类的多态实验

3.3.1　实验内容

创建 ConvertTime 类，在类中定义一个 CalcTime 类，进一步在 CalcTime 类中依次定义用于指定小时值、分钟值和秒值的常量 TIME_VAL_HOUR、TIME_VAL_MIN 和 TIM_VAL_SEC；用于保存小时值、分钟值和秒值的成员变量 mHour、mMin 和 mSec；用于计算小时值、分钟值和秒值的 CalcHour()、CalcMin()和 CalcSec()；用于计算三个时间值的 CalcTimeVal()方法；用于获取三个时间值的 GetTimeVal()方法。其中，CalcTimeVal()和 GetTimeVal()方法，及三个常量用 public 修饰，其余的成员变量和成员方法均用 private 修饰。在 ConvertTime 类中，通过 new 操作符创建一个 CalcTime 型对象，该对象名为 ct，然后，在 ConvertTime 类中分别定义一个不带参数和带参数的 DispTime()方法。在 main()方法中获取键盘输入值（0～86399 之间的值，包括 0 和 86399），然后，实现秒值-时间值转换，并输出转换结果。

3.3.2　实验原理

1．类的多态性

多态性是指在父类中定义的属性和方法被子类继承后，可以具有不同的数据类型或表现出不同的行为，这使得同一个属性或方法在父类及其各个子类中具有不同的含义。类的多态性可以从两个方面体现：①方法的重载；②子类重定义从父类继承来的成员。对面向对象来说，多态主要是指方法的重载，它根据参数列表的不同来区分不同的方法。

2．方法的重载

构造方法名与类名相同，所以构造方法只有一个名称，但以不同的方式实例化对象时，就有必要使用多个参数不同的构造方法来完成。为了让方法名相同而参数不同的构造方法同时存在，就需要使用方法的重载。虽然方法的重载起源于构造方法，但也可以应用到其他方法中。

3. 重载与重写的区别

如果同一个类中包含了两个或两个以上的方法名相同，但参数列表不同（与返回值类型无关）的方法，称为方法重载。所谓的重载就是要求“两同一不同”：①同一个类中方法名相同；②参数列表不同。对于方法其他部分（返回值类型，修饰符等）与重载没有任何关系。参数列表不同包括：①参数个数不同；②参数类型不同；③参数顺序不同（很少使用）。

很多初学者经常将重写与重载混淆，重写方法需要遵循以下规则：①父类方法与子类重写的方法参数列表、返回值类型与方法名必须相同；②子类重写的方法不能拥有比父类方法更低的访问权限，而 public 权限最低，private 权限最高；③当父类中方法的访问权限修饰符为 private 时，该方法在子类中是不能被重写的；④如果父类方法抛出异常，那么子类重写的方法也要抛出异常，而且抛出的异常不能多于父类中抛出的异常（可以等于父类中抛出的异常）。

4. 本节实验剖析

时间值明确时，可以直接显示时间值，例如，“22-13-20”，时间值不明确时，显示“**-**-**”。因此，可以先创建一个 CalcTime 类，在该类中实例化一个 CalcTime 型对象，该对象名为 ct，然后定义一个不带参数的 DispTime()方法，用于在时间值不明确的场合显示；定义一个带参数的 DispTime()方法，用于在时间值明确的场合显示，如图 3-5 所示。

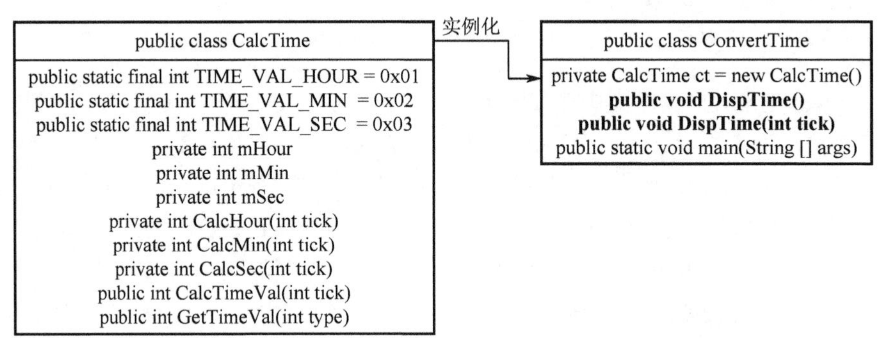

图 3-5　类的多态实验原理图

3.3.3　实验步骤

首先，基于 Notepad++软件，新建一个 ConvertTime.java 文件，保存至“D:\AndroidStudioTest\Product\OOP03.类的多态实验”文件夹中，然后，将程序清单 3-3 中的代码输入 ConvertTime.java 文件中。下面对关键语句进行解释。

（1）第 11 至 24 行代码：定义不带参数的 DispTime()方法和带参数的 DispTime()方法。

（2）第 26 至 40 行代码：当 tick 值在 0～86399 之间，包括 0 和 86399 时，通过带参数的 DispTime()方法计算和显示时间值，否则，通过不带参数的 DispTime()方法输出“**-**-**”，表示输入的 tick 值为非法。

程序清单 3-3

```
1.   import java.util.Scanner;
2.
```

```java
public class ConvertTime {

    private CalcTime ct = new CalcTime(); //创建一个 CalcTime 类的对象

    public void DispTime() {
        System.out.println("Current time : **-**-**");
    }

    public void DispTime(int tick) {
        int hour; //小时值
        int min;  //分钟值
        int sec;  //秒值

        if(ct.CalcTimeVal(tick) == 1) {
            hour = ct.GetTimeVal(ct.TIME_VAL_HOUR);
            min  = ct.GetTimeVal(ct.TIME_VAL_MIN);
            sec  = ct.GetTimeVal(ct.TIME_VAL_SEC);

            //打印转换之后的时间结果
            System.out.println("Current time : " + hour + "-" + min + "-" + sec);
        }
    }

    public static void main(String [] args) {

        ConvertTime convert = new ConvertTime();

        int tick = 0;   //0~86399

        System.out.println("Please input a tick between 0~86399");
        Scanner scan = new Scanner(System.in);
        tick = scan.nextInt();
        if(tick >= 0 && tick <= 86399) {
            convert.DispTime(tick);
        } else {
            convert.DispTime();
        }
    }

    public class CalcTime {

        public static final int TIME_VAL_HOUR = 0x01;
        public static final int TIME_VAL_MIN  = 0x02;
        public static final int TIME_VAL_SEC  = 0x03;

        private int mHour; //小时值
        private int mMin;  //分钟值
        private int mSec;  //秒值

        public int CalcTimeVal(int tick) {
            int validFlag = 0;

```

```
            if(tick >= 0 && tick <= 86399) {
                validFlag = 1;

                mHour = tick / 3600; //tick 对 3600 取模赋值给 mHour
                mMin  = (tick % 3600) / 60; //tick 对 3600 取余后再对 60 取模赋值给 mMin
                mSec  = (tick % 3600) % 60; //tick 对 3600 取余后再对 60 取余赋值给 mSec
            }

            return validFlag;
        }

        public int GetTimeVal(int type) {
            int timeVal = 0;

            switch(type)
            {
                case TIME_VAL_HOUR:
                    timeVal = mHour;
                    break;
                case TIME_VAL_MIN:
                    timeVal = mMin;
                    break;
                case TIME_VAL_SEC:
                    timeVal = mSec;
                    break;
                default:
                    break;
            }

            return timeVal;
        }
    }
}
```

最后，按 F6 键编译和执行 Java 文件，在 Notepad++的 Console 栏，输入 80000 后回车，可以看到运行结果，即输出“Current time : 22-13-20”，说明实验成功。

3.3.4　本节任务

2020 年有 366 天，将 2020 年 1 月 1 日作为计数起点，即计数 1，2020 年 12 月 31 日作为计数终点，即计数 366。计数 1 代表“2020 年 1 月 1 日-星期三”，计数 10 代表“2020 年 1 月 10 日-星期五”。参考本节实验，基于方法的重载，通过键盘输入一个 1～366 之间的值，包括 1 和 366，将其转换为年、月、日、星期，并输出转换结果。

3.4　抽象类实验

3.4.1　实验内容

创建 ConvertTime 类，在类中定义一个 Time 抽象类，在抽象类中依次定义用于保存小时值、分钟值和秒值的成员变量 mHour、mMin 和 mSec，及用于显示时间的 DispTime()方法，该方法为抽象方法。然后定义一个继承抽象类的 CalcTime 子类，在子类中定义用于计算小时值的 CalcHour()方法，用于计算分钟值的 CalcMin()方法，用于计算秒值的 CalcSec()方法，最后，重写用于显示时间的 DispTime()方法。在 ConvertTime 类中，通过 new 操作符创建一个 CalcTime 型对象，该对象名为 ct，然后，在 ConvertTime 类中分别定义一个用于计算和显示时间的 CalcDispTime()方法。在 main()方法中获取键盘输入值（0～86399 之间的值，包括 0 和 86399），然后，实现秒值-时间值转换，并输出转换结果。

3.4.2　实验原理

1．抽象类

抽象类也是类，只是抽象类具备了一些特殊的性质。通常编写一个类时，会为这个类定义具体的属性和方法，但有一些情况只知道一个类需要哪些属性和方法，不知道这些方法具体是什么，这时就需要用到抽象类。

例如，产品经理定义了一个产品，要求设计一个成本不高于 80 元的电子血压计，能测量收缩压、舒张压和脉率。在这个例子中，产品就是一个抽象类，包括两个抽象属性：价格不高于 80 元和电子血压计，还包括三个抽象方法：测量收缩压、测量舒张压和测量脉率。现在工程师就可以按照产品经理的要求，即抽象类，去设计产品。抽象类就像一个大纲，规范了一个项目。

抽象类除了不能实例化对象，类的其他功能依然存在，成员变量、成员方法和构造方法的访问方式和普通类一样。抽象类不能实例化对象，所以抽象类必须被继承之后，才能被使用。

定义抽象类时，需要使用 abstract 关键字，定义抽象类的语法如下：

```
[权限修饰符] abstract class 类名 {
    //类体
}
```

在 Java 中抽象类有以下规定：

（1）抽象类不能被实例化，只有抽象类的非抽象子类才可以被实例化。

（2）抽象类中不一定包含抽象方法，但是有抽象方法的类一定是抽象类。

（3）抽象类中的抽象方法只是声明，不包含方法体。

（4）构造方法和类方法（用 static 修饰的方法）不能声明为抽象方法。

（5）抽象类的子类必须给出抽象类中的抽象方法的具体实现，除非该子类也是抽象类。

2．抽象方法

如果一个类中的方法的具体实现由它的子类确定，那么可以在父类中声明该方法为抽象方法。定义抽象方法时，同样需要使用 abstract 关键字，定义抽象方法的语法如下：

```
[权限修饰符] abstract 返回值类型 方法名(参数列表);
```

在 Java 中抽象方法有以下规定：

（1）抽象方法后面直接跟一个分号，而不是花括号。

（2）抽象方法的修饰符必须为 public 或 protected（如果为 private，则不能被子类继承），默认情况下为 public。

（3）任何子类必须重写父类的抽象方法，或者声明该子类为抽象类。

3. 继承抽象类

定义继承抽象类的子类时，需要使用 extends 关键字，语法如下：

```
[权限修饰符] class 子类名 extends 抽象类名 {
    //类体
}
```

4. 本节实验剖析

无论是需要显示时间的场合，还是既需要计算又需要显示时间的场合，都有一个共同点，就是需要有保存时间的三个变量，及显示时间的方法。因此，可以定义一个 Time 抽象类，在抽象类中依次定义用于保存小时值、分钟值和秒值的成员变量 mHour、mMin 和 mSec，以及用于显示时间的 DispTime()抽象方法。抽象类 Time 不能被实例化，因此，还需要创建一个继承 Time 抽象类的 CalcTime 子类。最后，在 ConvertTime 类中实例化一个 CalcTime 型对象，然后定义一个 CalcDispTime()方法用于计算和显示时间，如图 3-6 所示。

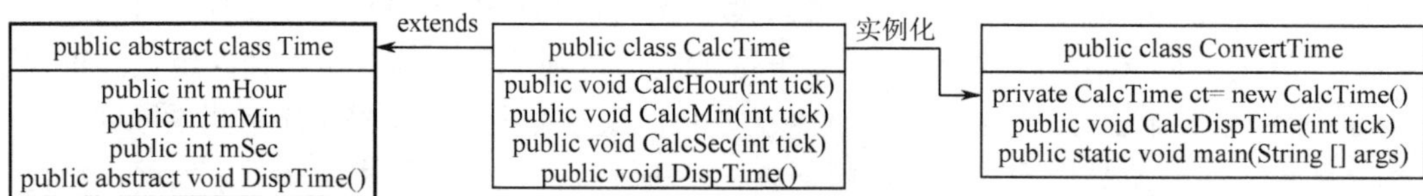

图 3-6　抽象类实验原理图

3.4.3　实验步骤

首先，基于 Notepad++软件，新建一个 ConvertTime.java 文件，保存至“D:\AndroidStudioTest\Product\OOP04.抽象类实验”文件夹中，然后，将程序清单 3-4 中的代码输入 ConvertTime.java 文件中。下面对关键语句进行解释。

（1）第 27 至 33 行代码：创建 Time 抽象类，在该类中定义用于保存计算结果的三个成员变量，分别是 mHour、mMin 和 mSec，以及用于显示时间的 DispTime()方法，该方法为抽象方法。

（2）第 35 至 52 行代码：定义一个继承抽象类的 CalcTime 子类，在子类中定义用于计算小时值、分钟值和秒值的 CalcHour()、CalcMin()和 CalcSec()方法，最后，重写用于显示时间的 DispTime()方法。

程序清单 3-4

```
1.   import java.util.Scanner;
2.
3.   public class ConvertTime {
4.
5.       private CalcTime ct = new CalcTime(); //创建一个 CalcTime 类的对象
6.
7.       public void CalcDispTime(int tick) {
8.           ct.CalcHour(tick);
9.           ct.CalcMin(tick);
10.          ct.CalcSec(tick);
11.          ct.DispTime();
12.      }
13.
```

```
    public static void main(String [] args) {

        ConvertTime convert = new ConvertTime();

        int tick = 0;   //0~86399

        System.out.println("Please input a tick between 0~86399");
        Scanner scan = new Scanner(System.in);
        tick = scan.nextInt();

        convert.CalcDispTime(tick);
    }

    public abstract class Time {
        public int mHour; //小时值
        public int mMin;  //分钟值
        public int mSec;  //秒值

        public abstract void DispTime();
    }

    public class CalcTime extends Time {
        public void CalcHour(int tick) {
            mHour = tick / 3600;        //tick 对 3600 取模赋值给 mHour
        }

        public void CalcMin(int tick) {
            mMin = (tick % 3600) / 60; //tick 对 3600 取余后再对 60 取模赋值给 mMin
        }

        public void CalcSec(int tick) {
            mSec = (tick % 3600) % 60; //tick 对 3600 取余后再对 60 取余赋值给 mSec
        }

        public void DispTime() {
            //打印转换之后的时间结果
            System.out.println("Current time : " + mHour + "-" + mMin + "-" + mSec);
        }
    }
}
```

最后，按 F6 键编译和执行 Java 文件，在 Notepad++的 Console 栏，输入 80000 后回车，可以看到运行结果，即输出“Current time : 22-13-20”，说明实验成功。

3.4.4　本节任务

2020 年有 366 天，将 2020 年 1 月 1 日作为计数起点，即计数 1，2020 年 12 月 31 日作为计数终点，即计数 366。计数 1 代表“2020 年 1 月 1 日-星期三”，计数 10 代表“2020 年 1 月 10 日-星期五”。参考本节实验，基于抽象类，通过键盘输入一个 1～366 之间的值，包括 1 和 366，将其转换为年、月、日、星期，并输出转换结果。

3.5　接口实验

3.5.1　实验内容

创建 ConvertTime 类，在类中定义一个接口 Time，在接口中依次定义小时值、分钟值、秒值的默认值 DEFAULT_HOUR、DEFAULT_MIN 和 DEFAULT_SEC；用于显示时间的 DispTime()方法，该方法为抽象方法。然后定义一个实现接口 Time 的 CalcTime 类，在该类中定义用于保存小时值、分钟值和秒值的成员变量 mHour、mMin 和 mSec；用于计算小时值、分钟值和秒值的 CalcHour()、CalcMin()和 CalcSec()方法；最后，重写用于显示时间的 DispTime()方法。在 ConvertTime 类中，通过 new 操作符创建一个 CalcTime 型对象，该对象名为 ct，然后，在 ConvertTime 类中分别定义一个用于计算和显示时间的 CalcDispTime()方法。在 main()方法中获取键盘输入值（0～86399 之间的值，包括 0 和 86399），然后，实现秒值-时间值转换，并输出转换结果。

3.5.2　实验原理

1. 接口

接口是抽象类的延伸，通常用 interface 来声明。一个类通过实现接口的方式，从而继承接口的抽象方法。接口并不是类，定义接口的方式和类相似，但它们属于不同的概念。类描述对象的属性和方法，接口则包含类要实现的方法。抽象类无法被实例化，但可以被继承，同样，接口无法被实例化，但是可以被实现。一个实现接口的类，必须实现接口内所描述的所有方法，否则就必须声明为抽象类。

例如，鸟都有 fly()和 eat()两个行为，因此可以定义一个抽象类，如下：

```
abstract class Bird {
    public abstract void fly();
    public abstract void eat();
}
```

也可以定义一个接口，如下：

```
interface Bird {
    public abstract void fly();
    public abstract void eat();
}
```

但如果需要解决通过鸟送信的问题，那该如何实现？以下有两种思路：

（1）将 fly()、eat()和 send()这三个行为都定义在抽象类中，送信的鸟继承该抽象类没有问题，但其他鸟类继承该抽象类后也具备了送信功能，这个并不是希望的结果。

（2）将 fly()、eat()和 send()这三个行为都定义在接口中，需要用到送信功能的类就需要实现这个接口中的 fly()和 eat()，但有些类根本就不具备 fly()和 eat()这两个功能，例如送信机器人。

从上面的分析可以看出，Bird 的 fly()、eat()和 send()根本就属于两个不同范畴的行为，fly()、eat()属于鸟固有的行为特性，而 send()属于延伸的附加行为。因此，最优化的解决办法是单独将送信设计为一个接口，包含 send()行为，Bird 设计为单独的一个抽象类，包含 fly()、eat()

两种行为。这样，就可以完美设计出一个送信鸟继承 Bird 类和实现 SendMail 接口，如下：

```
interface SendMail {
    public abstract void send();
}
abstract class Bird {
    public abstract void fly();
    public abstract void eat();
}
class MailBird extends Bird implements SendMail {
    public void fly() {
        //方法体
    }
    public void eat() {
        //方法体
    }
    public void send() {
        //方法体
    }
}
```

2. 抽象类与接口的区别

抽象类是对一种事物的抽象，即对类抽象；接口是对行为的抽象。抽象类是对整个类整体进行抽象，包括属性、行为，接口却是对类局部（行为）进行抽象。抽象类与接口的区别如下：

（1）抽象类可以包含构造方法，接口没有构造方法。

（2）抽象类既可以有抽象方法也可以有非抽象方法，接口中的方法必须是抽象方法。

（3）抽象类中的成员变量可以是各种类型，而接口中的成员变量只能是静态常量。

（4）抽象类可以包含静态代码块和静态代码，而接口中不能包含。

（5）一个类只能继承一个抽象类，却可以实现多个接口。

（6）继承抽象类使用 extends 关键字，实现接口使用 implements。

3. 接口的定义与实现

接口中可以含有变量和方法。接口中的变量会被隐式地指定为 public static final 变量，并且只能是 public static final 变量，所有的变量必须给出初始值，且绝对不会被修改；接口中的方法会被隐式地指定为 public abstract 方法，并且只能是 public abstract 方法；接口中所有的方法不能有具体的实现，即接口中的方法必须都是抽象方法。定义接口时，需要使用 interface 关键字，语法如下：

```
[权限修饰符] interface 接口名 [extends 父接口名列表] {
    [public] [static] [final] 常量;
    [public] [abstract] 方法;
}
```

一个类既可以实现一个接口，也可以实现多个接口，实现接口需要使用 implements 关键字，语法如下：

```
[权限修饰符] class 子类名 implements 接口名 1, 接口名 2, … {
    //类体
}
```

4．本节实验剖析

无论是需要显示时间的场合，还是既需要计算又需要显示时间的场合，都有一个共同点，就是需要有保存时间的三个变量，及显示时间的方法。除了通过抽象类的方式，还可以通过接口的方式，定义一个 Time 接口，在接口中依次定义小时值、分钟值和秒值的默认值常量 DEFAULT_HOUR、DEFAULT_MIN 和 DEFAULT_SEC，以及用于显示时间的 DispTime()抽象方法。接口不能被实例化，因此，还需要创建一个实现 Time 接口的 CalcTime 子类。最后，在 ConvertTime 类中实例化一个 CalcTime 型对象，然后定义一个 CalcDispTime()方法用于计算和显示时间，如图 3-7 所示。

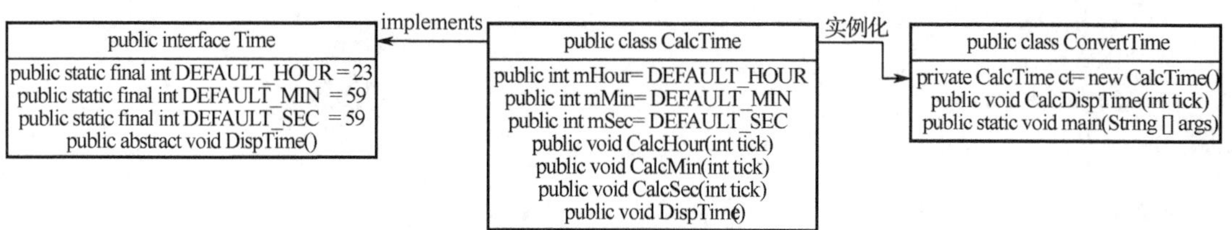

图 3-7　接口实验 1 原理图

有些需要显示时间的场合需要计算时间值，有些不需要，因此，再将计算时间值功能单独为一个 Time 接口。先定义一个 Time 接口，在接口中依次定义小时值、分钟值和秒值的默认值常量 DEFAULT_HOUR、DEFAULT_MIN 和 DEFAULT_SEC，及用于显示时间的 DispTime()抽象方法；再定义一个 Calc 接口，在接口中定义用于计算小时值、分钟值和秒值的 CalcHour()、CalcMin()、CalcSec()方法。创建一个实现 Time 和 Calc 接口的 CalcTime 子类。最后，在 ConvertTime 类中实例化一个 CalcTime 型对象，然后定义一个 CalcDispTime()方法用于计算和显示时间，如图 3-8 所示。

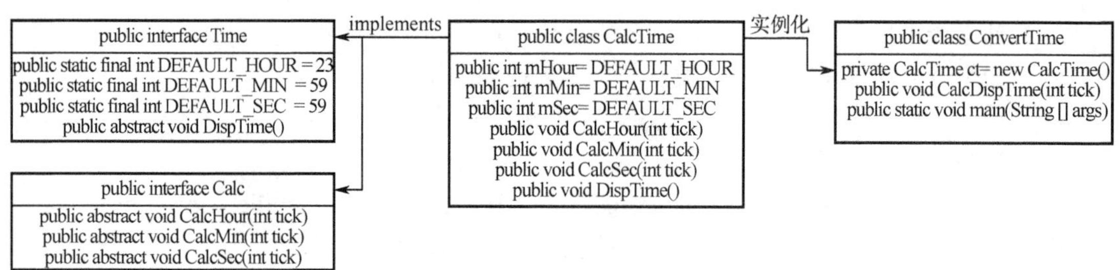

图 3-8　接口实验 2 原理图

3.5.3　实验步骤

首先，基于 Notepad++ 软件，新建一个 ConvertTime.java 文件，保存至“D:\AndroidStudioTest\Product\OOP05.1.接口实验”文件夹中，然后，将程序清单 3-5 中的代码输入 ConvertTime.java 文件中。下面对关键语句进行解释。

（1）第 25 至 31 行代码：定义一个 Time 接口，在接口中依次定义小时值、分钟值和秒值的默认值常量 DEFAULT_HOUR、DEFAULT_MIN 和 DEFAULT_SEC，用于显示时间的 DispTime()方法，该方法为抽象方法。

（2）第 33 至 54 行代码：定义一个实现接口 Time 的 CalcTime 类，在该类中定义用于保存小时值、分钟值和秒值的成员变量 mHour、mMin 和 mSec，用于计算小时值、分钟值和秒值的 CalcHour()、CalcMin()和 CalcSec()方法。最后，重写用于显示时间的 DispTime()方法。

程序清单 3-5

```
import java.util.Scanner;

public class ConvertTime {

    private CalcTime ct = new CalcTime(); //创建一个 CalcTime 类的对象

    public void CalcDispTime(int tick) {
        ct.CalcHour(tick);
        ct.CalcMin(tick);
        ct.CalcSec(tick);
        ct.DispTime();
    }

    public static void main(String [] args) {
        int tick = 0;    //0~86399

        System.out.println("Please input a tick between 0~86399");
        Scanner scan = new Scanner(System.in);
        tick = scan.nextInt();

        ConvertTime convert = new ConvertTime();
        convert.CalcDispTime(tick);
    }

    public interface Time {
        public static final int DEFAULT_HOUR = 23;
        public static final int DEFAULT_MIN  = 59;
        public static final int DEFAULT_SEC  = 59;

        public abstract void DispTime();
    }

    public class CalcTime implements Time {
        public int mHour = DEFAULT_HOUR; //小时值
        public int mMin  = DEFAULT_MIN;  //分钟值
        public int mSec  = DEFAULT_SEC;  //秒值

        public void CalcHour(int tick) {
            mHour = tick / 3600;        //tick 对 3600 取模赋值给 mHour
        }

        public void CalcMin(int tick) {
            mMin = (tick % 3600) / 60; //tick 对 3600 取余后再对 60 取模赋值给 mMin
        }

        public void CalcSec(int tick) {
            mSec = (tick % 3600) % 60; //tick 对 3600 取余后再对 60 取余赋值给 mSec
        }
```

```

        public void DispTime() {
            //打印转换之后的时间结果
            System.out.println("Current time : " + mHour + "-" + mMin + "-" + mSec);
        }
    }

}
```

按 F6 键编译和执行 Java 文件，在 Notepad++的 Console 栏，输入 80000 后回车，可以看到运行结果，即输出“Current time : 22-13-20”，说明实验成功。

基于 Notepad++软件，再新建一个 ConvertTime.java 文件，保存至“D:\AndroidStudioTest\Product\OOP05.2.接口实验”文件夹中，然后，将程序清单 3-6 中的代码输入 ConvertTime.java 文件中。下面对关键语句进行解释。

（1）第 33 至 37 行代码：定义一个 Calc 接口，在接口中依次定义用于计算小时值、分钟值和秒值的 CalcHour()、CalcMin()和 CalcSec()方法，这些方法均为抽象方法。

（2）第 39 至 60 行代码：定义一个实现接口 Time 和 Calc 的 CalcTime 类，在该类中定义用于保存小时值、分钟值和秒值的成员变量 mHour、mMin 和 mSec，重写用于计算小时值、分钟值和秒值的 CalcHour()、CalcMin()和 CalcSec()方法，及用于显示时间的 DispTime()方法。

程序清单 3-6

```
1.  import java.util.Scanner;
2.
3.  public class ConvertTime {
4.
5.      private CalcTime ct = new CalcTime(); //创建一个 CalcTime 类的对象
6.
7.      public void CalcDispTime(int tick) {
8.          ct.CalcHour(tick);
9.          ct.CalcMin(tick);
10.         ct.CalcSec(tick);
11.         ct.DispTime();
12.     }
13.
14.     public static void main(String [] args) {
15.         int tick = 0;    //0~86399
16.
17.         System.out.println("Please input a tick between 0~86399");
18.         Scanner scan = new Scanner(System.in);
19.         tick = scan.nextInt();
20.
21.         ConvertTime convert = new ConvertTime();
22.         convert.CalcDispTime(tick);
23.     }
24.
25.     public interface Time {
26.         public static final int DEFAULT_HOUR = 23;
27.         public static final int DEFAULT_MIN  = 59;
28.         public static final int DEFAULT_SEC  = 59;
29.
```

```
        public abstract void DispTime();
    }

    public interface Calc {
        public abstract void CalcHour(int tick);
        public abstract void CalcMin(int tick);
        public abstract void CalcSec(int tick);
    }

    public class CalcTime implements Time, Calc {
        public int mHour = DEFAULT_HOUR; //小时值
        public int mMin  = DEFAULT_MIN;  //分钟值
        public int mSec  = DEFAULT_SEC;  //秒值

        public void CalcHour(int tick) {
            mHour = tick / 3600;       //tick 对 3600 取模赋值给 mHour
        }

        public void CalcMin(int tick) {
            mMin = (tick % 3600) / 60; //tick 对 3600 取余后再对 60 取模赋值给 mMin
        }

        public void CalcSec(int tick) {
            mSec = (tick % 3600) % 60; //tick 对 3600 取余后再对 60 取余赋值给 mSec
        }

        public void DispTime() {
            //打印转换之后的时间结果
            System.out.println("Current time : " + mHour + "-" + mMin + "-" + mSec);
        }
    }

}
```

按 F6 键编译和执行 Java 文件，在 Notepad++的 Console 栏，输入 80000 后回车，可以看到运行结果，即输出“Current time : 22-13-20”，说明实验成功。

3.5.4　本节任务

2020 年有 366 天，将 2020 年 1 月 1 日作为计数起点，即计数 1，2020 年 12 月 31 日作为计数终点，即计数 366。计数 1 代表“2020 年 1 月 1 日-星期三”，计数 10 代表“2020 年 1 月 10 日-星期五”。参考本节实验，基于接口，通过键盘输入一个 1～366 之间的值，包括 1 和 366，将其转换为年、月、日、星期，并输出转换结果。

3.6　类包实验

3.6.1　实验内容

新建一个 CalcTime.java 文件，并在该文件中创建 CalcTime 类，并指定包名为 com.leyutek.calc。在 CalcTime 类中依次定义用于指定小时值、分钟值和秒值的常量

TIME_VAL_HOUR、TIME_VAL_MIN 和 TIM_VAL_SEC，用于保存小时值、分钟值和秒值的成员变量 mHour、mMin 和 mSec，用于计算小时值、分钟值和秒值的 CalcHour()、CalcMin()和 CalcSec()方法，用于计算三个时间值的 CalcTimeVal()方法，用于获取三个时间值的 GetTimeVal()方法。其中，CalcTimeVal()和 GetTimeVal()，及三个常量用 public 修饰，其余的成员变量和成员方法均用 private 修饰。新建一个 ConvertTime 类，通过 import 导入 CalcTime 类包，并在 ConvertTime 类中通过 new 操作符创建一个 CalcTime 型对象，该对象名为 ct，然后，在 ConvertTime 类中定义用于计算和显示时间的 DispTime()方法。在 main()方法中获取键盘输入值（0～86399 之间的值，包括 0 和 86399），然后，实现秒值-时间值转换，并输出转换结果。

3.6.2　实验原理

1. Java 类包

Java 中的类通过 Java 编译器编译之后，会生成一个扩展名为.class 的文件，随着程序规模变得越来越庞大，就有可能出现类名冲突的现象。而且，除了用户自行设计的 Java 类，JDK 也提供了具有各种功能的类。如何对这些类进行管理？Java 提供了一种管理类文件的机制，就是类包。

Java 中每个类都来自一个类包，无论是 JDK 中的类与接口，还是用户自定义的类都需要隶属于某一个类包，这个类包包含了若干个类。例如，在工学院与商学院都有一个姓名为“张三”的同学，但完全是两个人，如果不区分学院，就很难区分这两位同学。如果将两个“张三”分别隶属于不同的学院，就很容易找到目标对象。同样，如果在程序中要定义不少于两个同名但功能不同的类，就必须将这些类放置在不同的类包中。

类包除了可以包含类（class），还可以包含接口（interface）、枚举（enumerations）和注释（annotation）等，因此，类包也常常被称为包。由于包创建了新的命名空间，所以不会和其他包中的任何名字产生命名冲突。使用包这种机制，更容易实现访问控制，并且让定位相关类更加简单。

2. 创建包

创建包时需要为这个包取一个合适的名字，并且将 package 表达式放置在程序的非注释代码第一行，例如：

```
package com.leyutek;
public class Printer {
   //类体
}
```

实例代码中的 com.leyutek 即为包名，该包中的 Printer 类位于“...\com\leyutek”文件夹中。注意，包名应与工程文件结构相对应，没有定义包的类会被归纳到默认的预设包中，在实际开发中，建议为所有类设置包名，养成良好的编程习惯。

3. 导入包

如果某个类需要使用 Printer 类，编译器必须知道这个类属于哪个类包。此时，可以使用 Java 中的 import 关键字，例如：

```
import com.leyutek.Printer;
…
```

```
public Printer pt = new Printer(); //创建一个 Printer 类的对象
…
```

还有一种不使用 import 关键字的方法，直接在程序中使用 Printer 类时指定包名，例如：

```
public com.leyutek.Printer pt = new com.leyutek.Printer(); //创建一个 Printer 类的对象
```

在 Java 文件中，import 语句应位于 package 语句之后，所有类的定义之前，当然，可以没有或有多条 import 语句。在使用 import 关键字时，可以指定类的完整描述，如果为了使用包中更多的类，可以在使用 import 关键字时使用星号，这表示可以在程序中使用包中的所有类，例如：

```
import com.leyutek.*
```

4．本节实验剖析

当程序规模比较大时，常常需要将一些功能模块独立为一个个 Java 源文件，并将其归属于一个类包，在应用中，通过 import 关键字导入类包，就可以使用类包中的类，这样程序脉络会显得十分清晰。因此，将计算时间的 CalcTime 类归属于 com.leyutek.calc 类包，然后，在 ConvertTime 类，通过 import 导入 com.leyutek.calc 类包中的 CalcTime 类，在 ConvertTime 类中实例化一个 CalcTime 型对象，然后定义一个 DispTime()方法用于计算和显示时间，如图 3-9 所示。

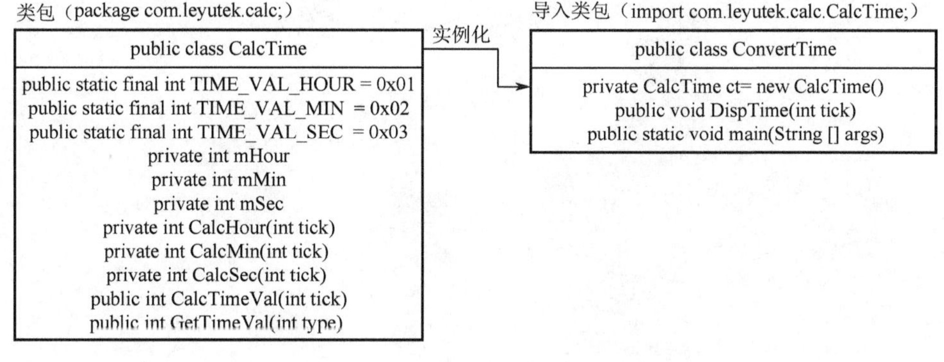

图 3-9　类包实验原理图

3.6.3　实验步骤

首先，在“D:\AndroidStudioTest\Product\OOP06.类包实验”文件夹中新建一个 com 文件夹，在 com 文件夹中新建一个 leyutek 文件夹，再在 leyutek 文件夹新建一个 calc 文件夹。基于 Notepad++软件，新建一个 CalcTime.java 文件，保存至“D:\AndroidStudioTest\Product\OOP06.类包实验\com\leyutek\calc”文件夹中，将程序清单 3-7 中的代码输入 CalcTime.java 文件中。下面按照顺序对这些语句进行解释

（1）第 1 行代码：package 关键字用于指定包名为 com.leyutek.calc。

（2）第 3 至 65 行代码：创建 CalcTime 类，在该类中实现小时值、分钟值和秒值的计算。

程序清单 3-7

```
1.  package com.leyutek.calc;
2.
3.  public class CalcTime {
```

```
    public static final int TIME_VAL_HOUR = 0x01;
    public static final int TIME_VAL_MIN  = 0x02;
    public static final int TIME_VAL_SEC  = 0x03;

    private int mHour; //小时值
    private int mMin;  //分钟值
    private int mSec;  //秒值

    private int CalcHour(int tick) {
        int hour;
        hour = tick / 3600; //tick 对 3600 取模赋值给 hour
        return(hour);
    }

    private int CalcMin(int tick) {
        int min;
        min = (tick % 3600) / 60; //tick 对 3600 取余后再对 60 取模赋值给 min
        return(min);
    }

    private int CalcSec(int tick) {
        int sec;
        sec = (tick % 3600) % 60; //tick 对 3600 取余后再对 60 取余赋值给 sec
        return(sec);
    }

    public int CalcTimeVal(int tick) {
        int validFlag = 0;

        if(tick >= 0 && tick <= 86399) {
            validFlag = 1;

            mHour = CalcHour(tick);
            mMin  = CalcMin(tick);
            mSec  = CalcSec(tick);
        }

        return validFlag;
    }

    public int GetTimeVal(int type) {
        int timeVal = 0;

        switch(type)
        {
            case TIME_VAL_HOUR:
                timeVal = mHour;
                break;
            case TIME_VAL_MIN:
                timeVal = mMin;
                break;
```

```
            case TIME_VAL_SEC:
                timeVal = mSec;
                break;
            default:
                break;
        }

        return timeVal;
    }
}
```

接着，新建一个 ConvertTime.java 文件，保存至“D:\AndroidStudioTest\Product\OOP06.类包实验”文件夹中，将程序清单 3-8 中的代码输入 ConvertTime.java 文件中。下面对关键语句进行解释。

（1）第 2 行代码：ConvertTime 类会使用到 CalcTime 类，但到底使用哪个包的类？import 关键字用于告知编译器，使用的是 com.leyutek.calc.CalcTime 类。注意，如果将第 2 行代码改为 com.leyutek.calc.*，则表示包名为 com.leyutek.calc 下的所有类都可以使用。

（2）第 6 行代码：通过 new 操作符创建一个 CalcTime 型对象，该对象名为 ct。如果省略第 2 行代码，也可以通过“private com.leyutek.calc.CalcTime ct = new com.leyutek.calc.CalcTime();”代码创建对象。

程序清单 3-8

```
1.  import java.util.Scanner;
2.  import com.leyutek.calc.CalcTime;
3.
4.  public class ConvertTime {
5.
6.      private CalcTime ct = new CalcTime(); //创建一个 CalcTime 类的对象
7.
8.      public void DispTime(int tick) {
9.          int hour; //小时值
10.         int min;  //分钟值
11.         int sec;  //秒值
12.
13.         if(ct.CalcTimeVal(tick) == 1) {
14.             hour = ct.GetTimeVal(ct.TIME_VAL_HOUR);
15.             min  = ct.GetTimeVal(ct.TIME_VAL_MIN);
16.             sec  = ct.GetTimeVal(ct.TIME_VAL_SEC);
17.
18.             //打印转换之后的时间结果
19.             System.out.println("Current time : " + hour + "-" + min + "-" + sec);
20.         }
21.     }
22.
23.     public static void main(String [] args) {
24.
25.         ConvertTime convert = new ConvertTime();
26.
27.         int tick = 0;   //0~86399
28.
```

```
        System.out.println("Please input a tick between 0~86399");
        Scanner scan = new Scanner(System.in);
        tick = scan.nextInt();

        convert.DispTime(tick);
    }
}
```

最后，按 F6 键编译和执行 Java 文件，在 Notepad++的 Console 栏，输入 80000 后回车，可以看到运行结果，即输出“Current time : 22-13-20”，说明实验成功。

3.6.4 本节任务

2020 年有 366 天，将 2020 年 1 月 1 日作为计数起点，即计数 1，2020 年 12 月 31 日作为计数终点，即计数 366。计数 1 代表“2020 年 1 月 1 日-星期三”，计数 10 代表“2020 年 1 月 10 日-星期五”。参考本节实验，基于类包，通过键盘输入一个 1～366 之间的值，包括 1 和 366，将其转换为年、月、日、星期，并输出转换结果。

3.7 异常处理实验

3.7.1 实验内容

创建 TickException 自定义异常类，实现构造方法。然后，创建 ConvertTime 类，在该类中依次定义用于保存小时值、分钟值和秒值的成员变量 mHour、mMin 和 mSec，用于计算和显示时间值的 CalcTimeVal()方法，如果 tick 值小于 0 或大于 86399，通过 throw 实例化 TickException 自定义异常类。在 main()方法中获取键盘输入值（0～86399 之间的值，包括 0 和 86399），然后，在 try 语句中通过调用 ct 对象的 CalcTimeVal()方法计算和显示时间值，在 catch 语句中输出异常信息，最后，在 finally 语句中关闭控制台输入对象。

3.7.2 实验原理

1. Java 异常处理

Java 中的异常又称为例外，是一个在程序执行期间发生的事件，它中断正在执行程序的正常指令流。为了能够及时有效地处理程序中的运行错误，必须使用异常类，这可以让程序具有更好的容错性和健壮性。

在 Java 中一个异常的产生，主要有以下 3 种原因：①Java 内部错误发生异常，Java 虚拟机产生的异常；②编写的程序代码中的错误所产生的异常，例如空指针异常、数组越界异常等；③通过 throw 语句手动生成的异常，通常用来告知该方法的调用者一些重要信息。

Java 通过面向对象的方法来处理异常。在一个方法的运行过程中，如果发生了异常，则这个方法会产生代表该异常的一个对象，并把它交给运行时系统，运行时系统会查找相应的代码来处理这一异常。

2. Java 异常类型

在 Java 中，所有的异常类都是从 java.lang.Exception 类继承的子类。Exception 类又是 Throwable 的子类，除了 Exception 类外，Throwable 类还有一个 Error 子类，如图 3-10 所示。Error 类及其子类用于描述 Java 运行系统中的内部错误及耗尽资源的错误，这类错误比较严重；Exception 类一般通过捕获处理后，程序可以继续执行，这种错误是非致命性的。Exception 类又分为 RuntimeException 类和非 RuntimeException 类。

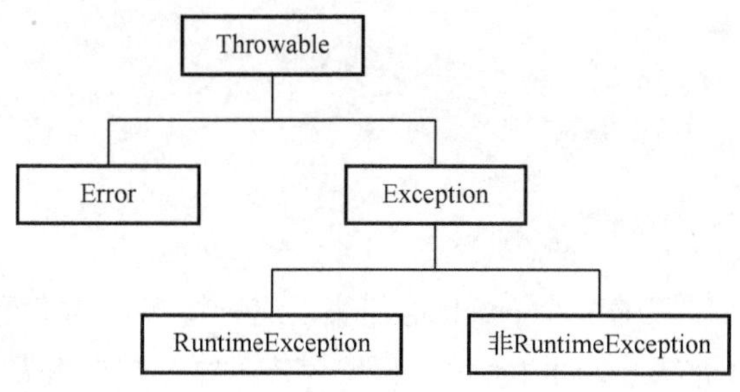

图 3-10　Java 异常类

Java 中常见的异常如表 3-2 所示。

表 3-2　Java 中常见的异常

异　常　类	说　　明
ClassCastException	类型转换异常
ClassNotFoundException	未找到相应类异常
ArithmeticException	算术异常
ArrayIndexOutOfBoundsException	数组下标越界异常
ArrayStoreException	数组中包含不兼容的值抛出的异常
SQLException	操作数据库异常类
NullPointerException	空指针异常
NoSuchFieldException	字段未找到异常
NoSuchMethodException	方法未找到抛出的异常
NumberFormatException	字符串转换为数字抛出的异常
NesativeArraySizeException	数组元素个数为负数抛出的异常
StringIndexOutOfBoundsException	字符串索引超出范围抛出的异常
IOException	输入输出异常
EOFException	文件已结束异常
FileNotFoundException	文件未找到异常

3. Java 捕获异常

在 Java 中，捕获异常会使用 try…catch…finally 语句。其中，try 语句块中是可能发生异常的代码，如果发生异常，那么异常对象就会被抛出，catch 语句块就会根据所抛出的异常对象进行捕获，并对这个异常做相应的处理；反之，catch 语句块将被忽略，程序将从 catch 语句块后的第一条语句开始执行，而不会执行 try 语句块中发生异常语句后面的代码；finally 语句块是异常处理结构的最后执行部分，无论 try 语句块中的代码是否产生异常，finally 语句块都将得到执行。try…catch…finally 语句块的语法如下：

```
try{
            //代码块
}catch(异常类名  异常对象名){
      //对异常进行处理
}
…
finally {
    //代码块
}
```

一个 try 语句块后可以跟随多个 catch 语句块，这种情况称为多重捕获。可以在 try 语句后面添加任意数量的 catch 块。如果 try 语句块中发生异常，那么异常对象就会被抛出给第一个 catch 语句块，如果该异常对象的类型与第一个异常类名匹配，就会执行第一个 catch 语句块；否则，与第二个异常类名匹配，以此类推。多重捕获语法如下：

```
try{
    //代码块
}catch(异常类名 1  异常对象名 1){
    //对异常进行处理
}
catch(异常类名 2  异常对象名 2) {
    //对异常进行处理
}
…
finally {
    //代码块
}
```

在catch语句块中，可以使用以下3个方法来输出相应的异常信息。分别是：①printStackTrace()方法，指出异常的类型、性质、栈层次及出现在程序中的位置；②getMessage()方法，输出错误的性质；③toString()方法，给出异常的类型与性质。

4．super()和 super(参数列表)语句用法

super 是指向父类的引用，如果构造方法没有显式地调用父类的构造方法，那么编译器会自动为它加上一个默认的 super()方法调用。如果在子类中需要调用父类不带参数的构造方法，还可以显式地使用 super()；如果在子类中需要调用父类带参数的构造方法，就必须使用 super(参数列表)。注意，super()或 super(参数列表)语句必须放在构造方法体的第一行。

5．通过 throw 关键字抛出异常

throw 关键字通常在方法体中使用，并且常常用于抛出一个用户自定义的异常对象。当程序执行到 throw 语句时立即终止，throw 后面的语句将不再执行。可以使用 try…catch…finally 语句捕获 throw 抛出的异常，通常将使用了 throw 关键字的方法放置到 try 语句块，然后，通过 catch 语句块对异常进行处理。

6．本节实验剖析

按照异常处理的思想，在计算小时值、分钟值和秒值实验中，如果用户输入一个小于 0 或大于 86399 的值，就应该抛出异常，并处理异常。因此，可以创建一个继承 Exception 类的 TickException 类，并在该类中通过 super()方法实现构造方法。由于 TickException 是自定义类，因此，需要使用 throw 关键字在 CalcTimeVal()方法中抛出 TickException 型异常对象。最后，在 main()方法中将可能出现异常的 CalcTimeVal()方法放置到 try 语句块；通过 catch 语句块输出异常信息；通过 finally 语句块关闭控制台输入对象。

3.7.3 实验步骤

首先，基于 Notepad++软件，新建一个 ConvertTime.java 文件，保存至“D:\AndroidStudioTest\Product\OOP07.异常处理实验”文件夹中，然后，将程序清单 3-9 中的代码输入 ConvertTime.java 文件中。下面对关键语句进行解释。

（1）第 3 至 8 行代码：创建继承 Exception 类的 TickException 类，并实现构造方法。

（2）第 15 至 27 行代码：定义用于计算和显示时间值的 CalcTImeVal()方法，如果 tick 值小于 0 或大于 86399，通过 throw 实例化 TickException 自定义异常类。

（3）第 37 至 45 行代码：在 try 语句中通过调用 ct 对象的 CalcTimeVal()方法计算和显示时间值，在 catch 语句中输出异常信息，最后，在 finally 语句中关闭控制台输入对象。

程序清单 3-9

```
1.  import java.util.Scanner;
2.
3.  //定义滴答值异常类，并继承异常类
4.  class TickException extends Exception {
5.      public TickException(String message) {
6.          super(message);
7.      }
8.  }
9.
10. public class ConvertTime {
11.     public int hour; //小时值
12.     public int min;  //分钟值
13.     public int sec;  //秒值
14.
15.     public void CalcTimeVal(int tick) throws TickException{
16.         if(tick < 0 || tick > 86399) {
17.             throw new TickException("Tick value is not valid");
18.         }
19.         else {
20.             hour = tick / 3600;          //tick 对 3600 取模赋值给 hour
21.             min  = (tick % 3600) / 60; //tick 对 3600 取余后再对 60 取模赋值给 min
22.             sec  = (tick % 3600) % 60; //tick 对 3600 取余后再对 60 取余赋值给 sec
23.
24.             //打印转换之后的时间结果
25.             System.out.println("Current time : " + hour + "-" + min + "-" + sec);
26.         }
27.     }
28.
29.     public static void main(String [] args) {
30.         ConvertTime ct = new ConvertTime();
31.         int tick = 0;   //0~86399
32.
33.         System.out.println("Please input a tick between 0~86399");
34.         Scanner scan = new Scanner(System.in);
35.         tick = scan.nextInt();
```

```
        
        try {
            ct.CalcTimeVal(tick);
        }
        catch(Exception e) {
            System.out.println(e.getMessage());
        }
        finally {
            scan.close(); //关闭控制台输入对象
        }
    }
}
```

最后，按 F6 键编译和执行 Java 文件，在 Notepad++的 Console 栏，输入 80000 后回车，可以看到运行结果，即输出“Current time : 22-13-20”，说明实验成功。

3.7.4　本节任务

2020 年有 366 天，将 2020 年 1 月 1 日作为计数起点，即计数 1，2020 年 12 月 31 日作为计数终点，即计数 366。计数 1 代表“2020 年 1 月 1 日-星期三”，计数 10 代表“2020 年 1 月 10 日-星期五”。参考本节实验，通过键盘输入一个值，如果该值在 1～366 之间（包括 1 和 366），将其转换为年、月、日、星期，并输出转换结果；否则，通过异常处理机制，输出异常信息。

本 章 任 务

本章共有 7 个实验，首先学习各节的实验原理，然后按照实验步骤完成实验，最后按照要求完成本节任务。

本 章 习 题

1．面向过程和面向对象有什么区别？
2．类与对象是面向对象程序设计中的两个最基本组成单元，简述类与对象的关系。
3．什么是成员变量？什么是局部变量？什么是类变量？
4．在定义一个类时，是否可以不定义构造方法，为什么？
5．类的封装有什么优点？
6．什么是类的继承？简述继承的优点和缺点。
7．子类通过什么关键字继承父类？子类通过什么关键字实现接口？
8．简述继承和接口的区别。
9．简述方法重载和方法重写的区别。
10．什么是抽象方法和抽象类？简述两者之间的关系。
11．为什么要使用 Java 类包？如何创建包和导入包？
12．什么是 Java 异常处理？
13．简述 this 与 super 的区别。
14．throw 和 throws 关键字都可以抛出异常，简述这两个关键字的区别。

第 4 章　Android 程序设计

在 Android 程序设计的过程中，有 4 个非常重要的基本组件需要熟练掌握，分别为 Activity、BroadcastReceiver、ContentProvider、Service，它们是整个 Android 系统学习的基石，本章将详细介绍这 4 个组件。

4.1　Activity

4.1.1　实验内容

Activity 是一种应用组件，用户可与其提供的屏幕内容进行交互，以执行拨打电话、拍摄照片、发送电子邮件或查看地图等操作。本节主要介绍 Activity 的创建、跳转、数据交互及其生命周期。

4.1.2　实验原理

1．Context

Context 表示上下文，在 Android 中 Context 分为 Application Context、Activity Context 和 Service Context 三种。

Context 描述的是一个应用程序环境的信息，通过它可以获取应用程序的资源和类，也包括一些应用级别操作，例如启动 Activity、发送广播和接收 Intent 信息等，下面用一段简单的代码来说明 Context 的使用框架。

```
Intent intent = new Intent(MainActivity.this, BluetoothListActivity.class);
startActivity(intent);                                  //使用 Activity 的 Context 启动 Activity

//使用 Activity 的 Context 实例化
BluetoothService mChatService = new BluetoothService(this, mHandler);
```

2．Intent

Intent 中文翻译为“意图”，在 Android Studio 中，它可用于开启新的 Activity，也可用于开启 Service 服务和发送广播消息。另外 Intent 可以用于不同组件之间进行数据传递，是 Android 程序中各个组件进行交互的一种重要方式，其主要分为两种类型。

（1）显式 Intent：如果 Intent 中明确包含了要启动的组件的完整类名（包名及类名），那么这个 Intent 就是显式的，使用显式 Intent 最典型的情形是在自己的 App 中启动一个组件。

（2）隐式 Intent：如果 Intent 没有包含要启动的组件的完整类名，那么这个 Intent 就是隐式的。虽然隐式的 Intent 没有指定要启动的组件的类名，但是一般情况下，隐式的 Intent 都要指定需要执行的 action，一般隐式 Intent 用在想通过自己的 App 启动另一个 App 的组件的时候，让另一个 App 的组件接收并处理该 Intent。

3．startActivityForResult() 和 onActivityResult()

关于 Android 的 startActivityForResult() 和 onActivityResult() 说明，在主界面（主 Activity）通过 startActivityForResult() 跳转至多个不同子 Activity，当子 Activity 的代码执行完毕后，再

次返回主页面，将子 Activity 中得到的数据显示在主界面或将完成的数据交给主 Activity 处理。这种带数据的意图跳转需要使用 Activity 的 onActivityResult() 方法。

在主 Activity 中重写 onActivityResult(int requestCode, int resultCode, Intent data) 方法，可以得到传回的数据。从子 Activity 回到主 Activity 的操作，requestCode 用于与 startActivityForResult 中的 requestCode 值进行比较判断，以便确认返回的数据是从哪个 Activity 返回的。resultCode 是由子 Activity 通过其 setResult() 方法返回。适用于多个 activity 都返回数据时，来标识到底是哪一个 Activity 返回的值。Intent 对象带有返回的数据可以通过"data.getXxxExtra( );"方法来获取指定数据类型的数据。下面用一段简单的代码来说明 Activity 的跳转和数据处理框架。

```
if (!mBluetoothAdapter.isEnabled()) {
   Intent enableIntent = new Intent(
          BluetoothAdapter.ACTION_REQUEST_ENABLE);
   startActivityForResult(enableIntent, REQUEST_ENABLE_BT);  //传入请求码
}

@Override
public void onActivityResult(int requestCode, int resultCode, Intent data) {
   super.onActivityResult(requestCode, resultCode, data);
   switch (requestCode) {   //根据请求码标识哪个 Activity 打开

}
switch(resultCode) {     //根据结果码标识哪个 Activity 返回

}
}
```

4．Activity 的生命周期

Activity 的生命周期即活动从开始到结束所经历的各个状态；换言之，从一个状态到另一个状态的转变，从无到有再到无，这样一个过程中所经历的状态称为生命周期。

Activity 本质上有 4 种状态。①运行：一个活动被移到了活动栈顶部或前台。②暂停：如果一个活动被另一个非全屏的活动所覆盖（如一个 Dialog），那么该活动就失去了焦点，它将会暂停（仍然保留所有的状态和成员信息，且仍然依附在 WindowsManager 上），在系统内存极度缺乏时会将其杀死。③停止：如果一个活动被另一个全屏活动完全覆盖，那么该活动处于停止状态（状态和成员信息会保留，但 Activity 已不再依附于 WindowsManager），在系统缺乏资源时会将它"杀死"（它会比暂停状态的活动先被"杀死"）。④重启：如果一个活动处于停止或暂停的状态，系统内存缺乏时会将其结束（finish）或"杀死"（kill）。在这种非正常情况下，系统在"杀死"或结束之前会调用 onSaveInstance() 方法来保存信息；与此同时，当 Activity 被移动到前台时，重新启动该 Activity 并调用 onRestoreInstance() 方法加载所保留的信息，以保持原有的状态。

4.1.3　实验步骤

1．创建 Activity

参考 1.5 节的内容，新建一个工程，将 Application name 设为 AndroidTest，Company domain 设为 leyutek.com，然后修改图 1-31 的步骤，除了选择 Add No Activity，其他步骤不变，为后

面学习如何创建 Activity 做准备。

完成工程创建后，有时会因为 Android Studio 自动更新 SdkVersion 版本而编译出错，如图 4-1 所示。

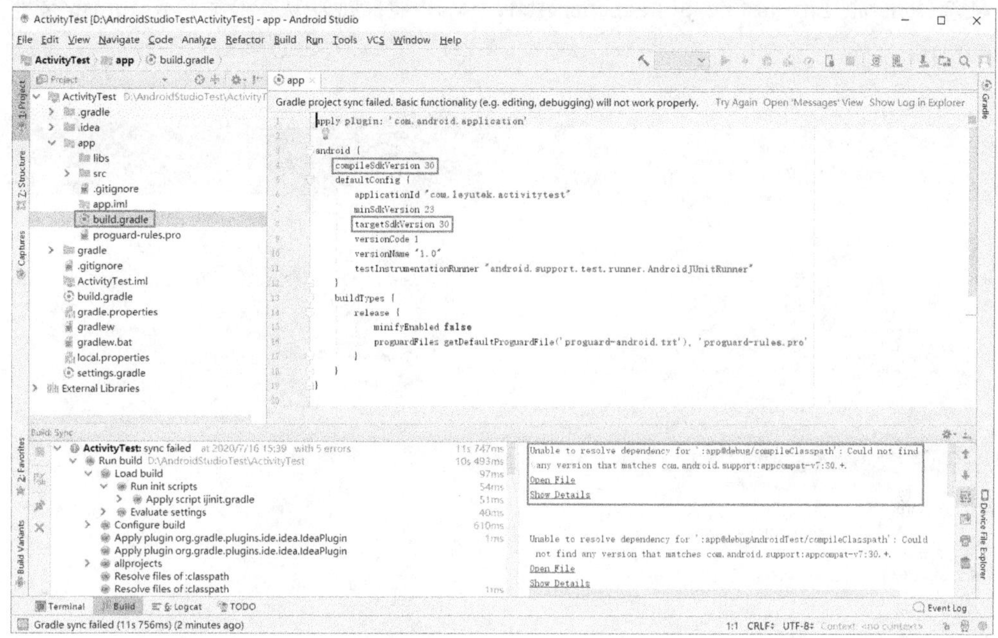

图 4-1　创建 Activity 步骤 1

这时需要将版本改回可编译的版本，本书使用的版本为 28，修改如图 4-2 所示，修改完成后单击 Try Again 重编译。

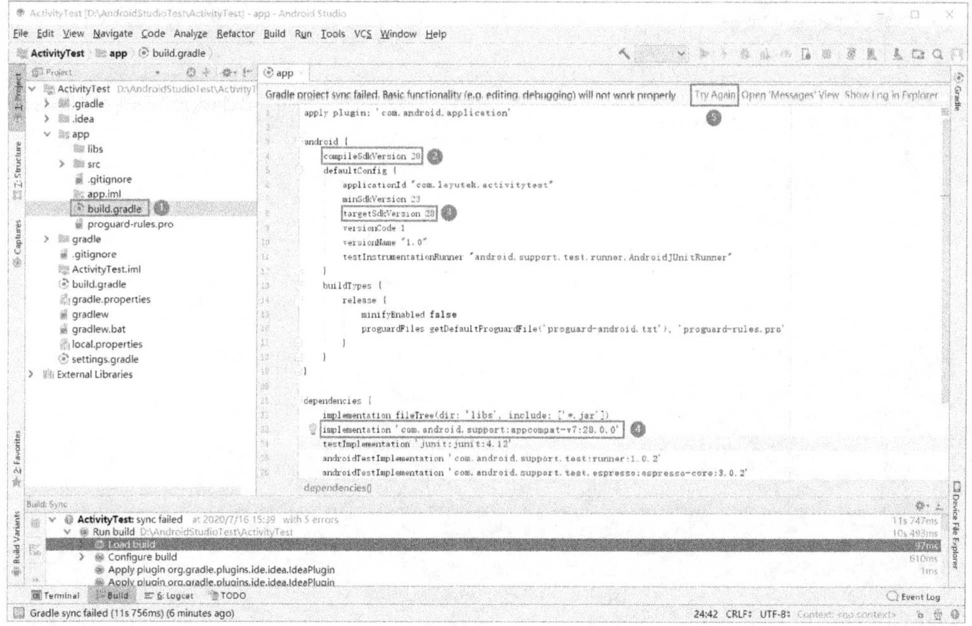

图 4-2　创建 Activity 步骤 2

编译通过后，打开 java 目录，如图 4-3 所示，可以看见这时还没有.java 文件，需要手动添加。

右键单击 com.leyutek.activitytest，选择 New→Activity→Empty Activity，在弹出的窗口中取消勾选 Generate Layout File 和 Launcher Activity，其他保持默认，最后单击 Finish 按钮，如图 4-4 所示。

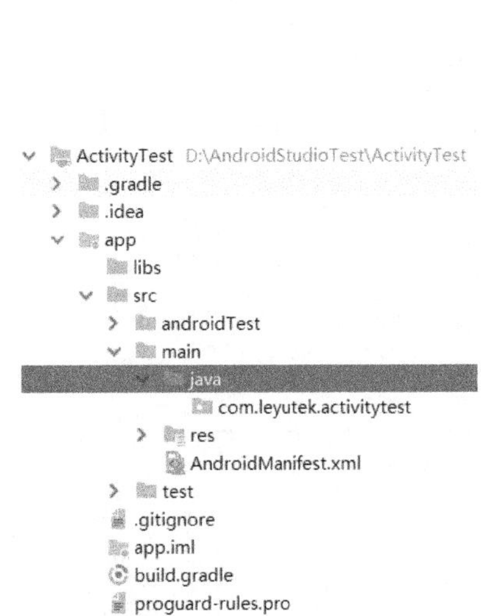

图 4-3　创建 Activity 步骤 3

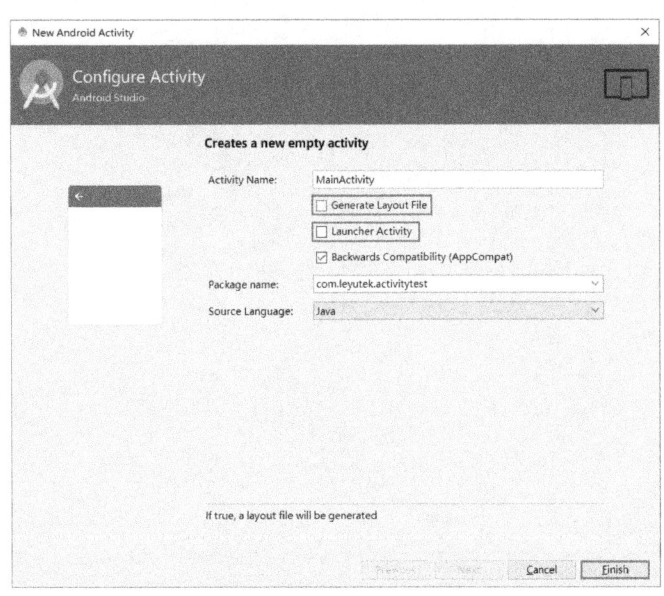

图 4-4　创建 Activity 步骤 4

完成后的效果如图 4-5 所示。

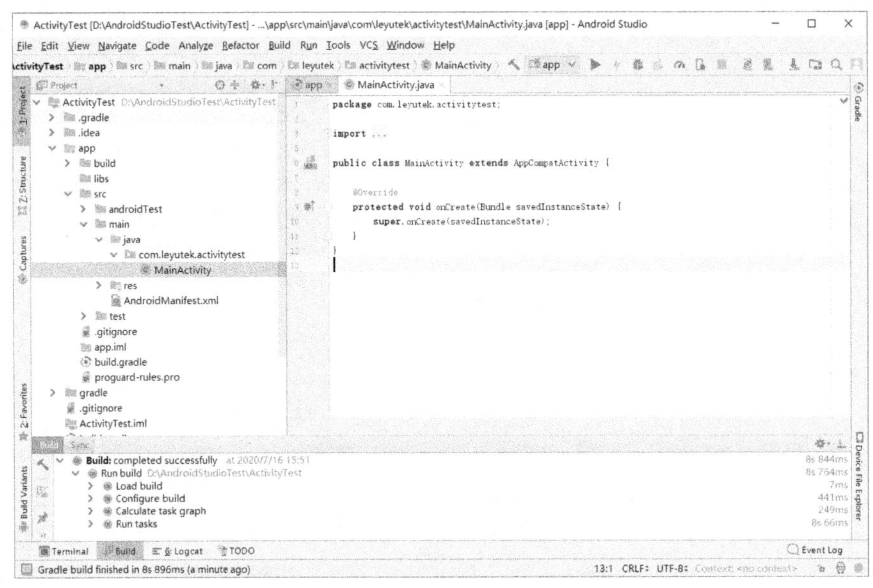

图 4-5　创建 Activity 步骤 5

完成创建活动后，开始创建界面布局文件，右键单击 res，选择 New→Directory，在弹出的窗口中输入 layout 作为文件名，完成效果如图 4-6 所示。

然后右键单击 layout，选择 New→Layout resource file，在弹出的窗口中将文件名设为 main_activity，布局方式默认为线性布局，如图 4-7 所示。

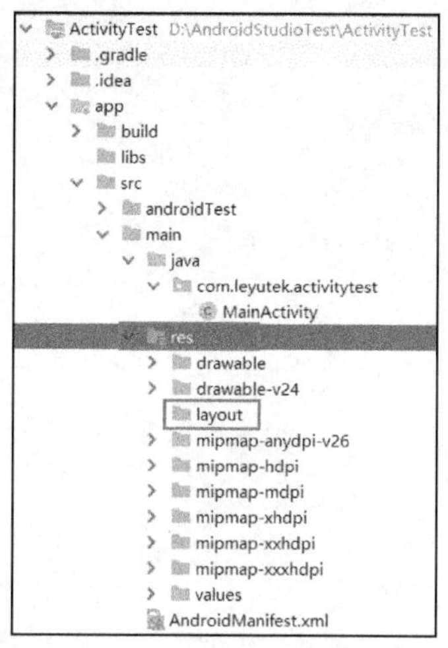

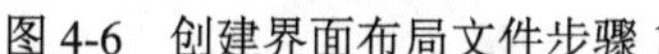

图 4-6　创建界面布局文件步骤 1

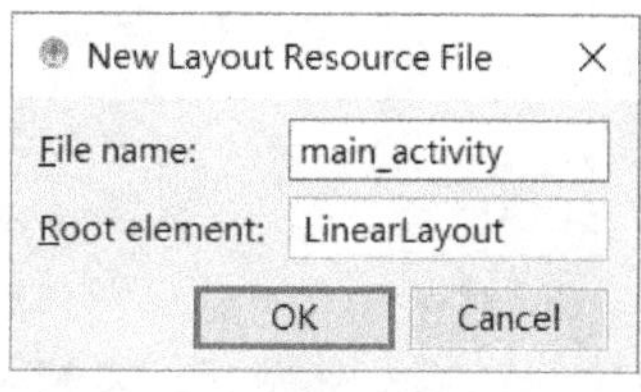

图 4-7　创建界面布局文件步骤 2

创建完成后在 main_activity.xml 文件中添加一个按钮控件，代码如程序清单 4-1 所示。

程序清单 4-1

```
<?xml version="1.0" encoding="utf-8"?>
<LinearLayout xmlns:android="http://schemas.android.com/apk/res/android"
    android:orientation="vertical"
    android:layout_width="match_parent"
    android:layout_height="match_parent">

    <Button
        android:id="@+id/btn1"
        android:layout_width="match_parent"
        android:layout_height="wrap_content"
        android:text="button1"/>

</LinearLayout>
```

完成后回到 MainActivity.java，调用 setContentView()方法来给当前的活动加载 main_activity 布局文件，代码如程序清单 4-2 第 15 行所示。

（1）第 10 与 17 行代码对 ID 名为 btn1 的按键实例化。

（2）第 18 至 24 行代码为 btn1 的监听方法，当 btn1 按下时，通过 Toast 打印信息。

程序清单 4-2

```
1.  package com.leyutek.activitytest;
2.
3.  import android.support.v7.app.AppCompatActivity;
4.  import android.os.Bundle;
5.  import android.view.View;
6.  import android.widget.Button;
7.  import android.widget.Toast;
8.
9.  public class MainActivity extends AppCompatActivity {
```

```
    private Button mbtn1;

    @Override
    protected void onCreate(Bundle savedInstanceState) {
        super.onCreate(savedInstanceState);
        setContentView(R.layout.main_activity);

        mbtn1 = (Button) findViewById(R.id.btn1);
        mbtn1.setOnClickListener(new View.OnClickListener() {
            @Override
            public void onClick(View view) {
                Toast.makeText(MainActivity.this, "button1 was clicked!",
                        Toast.LENGTH_SHORT).show();
            }
        });
    }
}
```

完成以上步骤后，还需对活动进行注册。打开 AndroidManifest.xml，可以看到 Android Studio 软件已经自动在<application>标签内注册了当前活动，如图 4-8 所示。

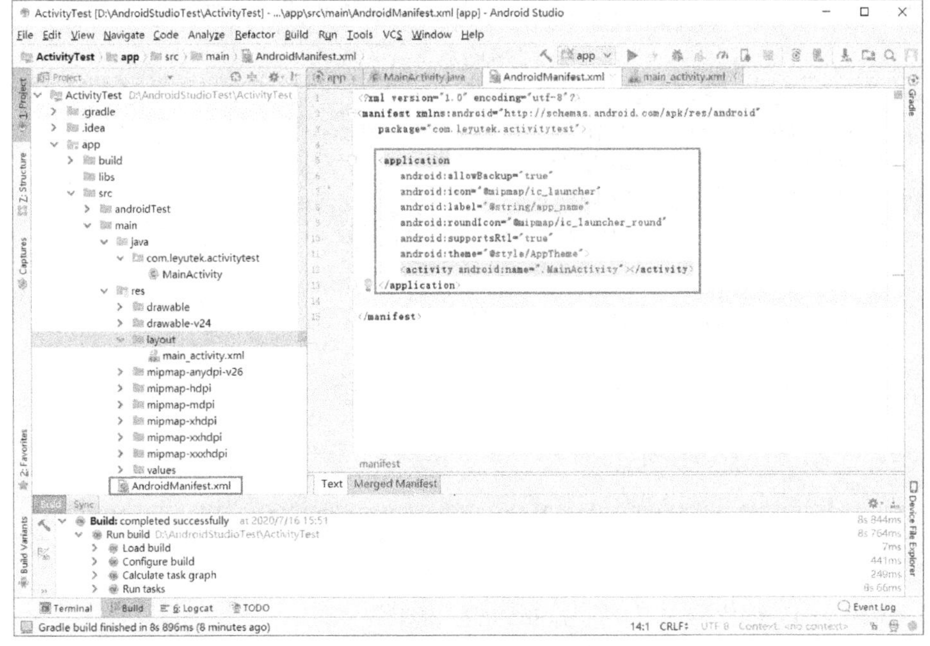

图 4-8　注册活动

不过仅注册了活动，程序仍不能正常运行，还需要配置主活动，方法为在<activity>标签内部加入<intent-filter>标签，并在这个标签内添加<action android:name="android.intent.action.MAIN" />和<category android: name="android.intent.category.LAUNCHER" />这两句声明，修改 AndroidManifest.xml，如程序清单 4-3 的第 13 至 18 行代码所示。

程序清单 4-3

```
1.  <?xml version="1.0" encoding="utf-8"?>
2.  <manifest xmlns:android="http://schemas.android.com/apk/res/android"
```

```
    package="com.leyutek.activitytest">

    <application
        android:allowBackup="true"
        android:icon="@mipmap/ic_launcher"
        android:label="@string/app_name"
        android:roundIcon="@mipmap/ic_launcher_round"
        android:supportsRtl="true"
        android:theme="@style/AppTheme">

        <activity android:name=".MainActivity">
            <intent-filter>
                <action android:name="android.intent.action.MAIN" />
                <category android:name="android.intent.category.LAUNCHER" />
            </intent-filter>
        </activity>
    </application>

</manifest>
```

完成配置后便可以在模拟器中正常运行程序了，运行程序效果如图 4-9 所示，当按键按下时会弹出提示。

图 4-9　运行程序效果

2. Activity 之间的跳转

学习完活动的创建之后，接下来学习活动之间的跳转，主要通过 Intent 来实现。

备份上一步中的 ActivityTest 工程，并将原工程命名为 Android01.ActivityTest01，备份的工程命名为 Android02.ActivityTest02，如图 4-10 所示。完成后打开工程 Android02.ActivityTest02，以下内容将基于此工程展开介绍。

在开始修改工程之前，首先执行菜单命令 Build→Clean Project，这样做是为了删除之前编译后的编译文件，并重新编译整个 Project，以防止之前编译文件的干扰，之后的每个工程都执行此操作。

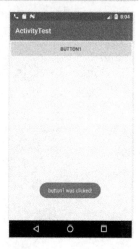

图 4-10　备份工程

既然是活动之间的跳转，那么需要再添加一个活动。在打开的 Android02.ActivityTest02 工程中，右键单击 com.leyutek.activitytest，选择 New→Activity→Empty Activity，在弹出的窗口中勾选 Generate Layout File 和 Launcher Activity，活动命名为 SubActivity，布局文件命名为 sub_activity，最后单击 Finish 按钮，如图 4-11 所示。

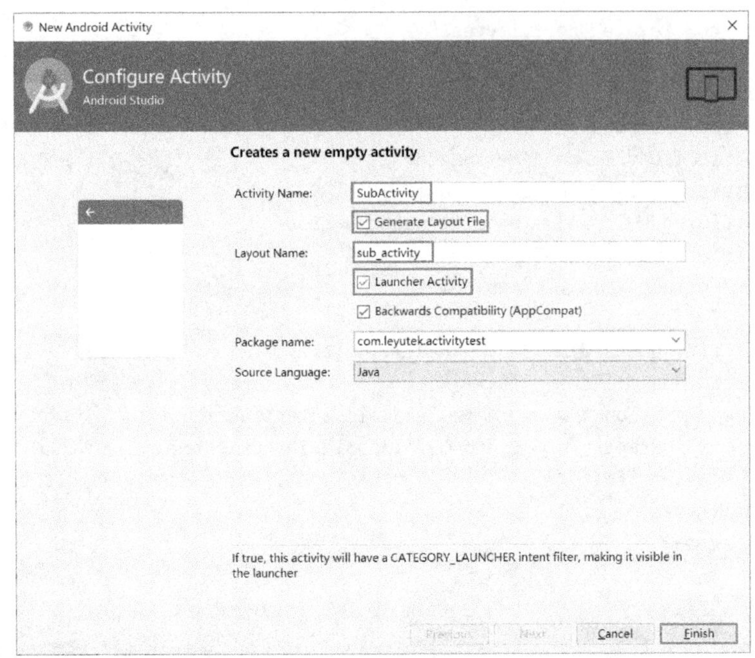

图 4-11　新建活动 1

完成后正常情况下需要在 AndroidManifest.xml 中对 SubActivity 进行注册，不过在新建活动时 Android Studio 软件已经自动注册好了，如图 4-12 所示。

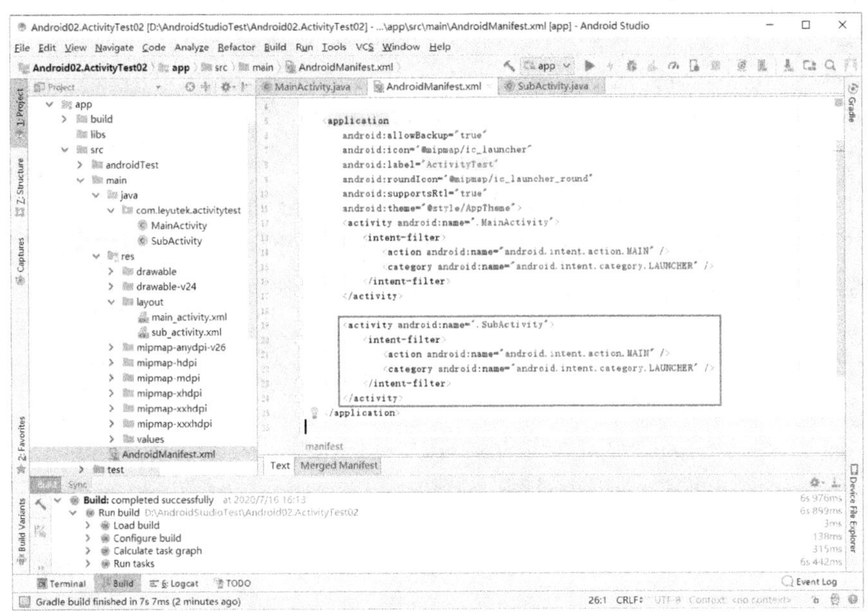

图 4-12　新建活动 2

之后修改 MainActivity 中的 btn1 监听方法，如程序清单 4-4 的第 14、15 行代码所示。当按键按下时，通过第 14 行代码新建一个 Intent，设定活动跳转为由 MainActivity 跳转到 SubActivity，然后通过第 15 行代码的 startActivity() 启动 Intent。

程序清单 4-4

```
package com.leyutek.activitytest;

import android.content.Intent;
import android.support.v7.app.AppCompatActivity;
import android.os.Bundle;
import android.view.View;
import android.widget.Button;

        ……
        mbtn1 = (Button) findViewById(R.id.btn1);
        mbtn1.setOnClickListener(new View.OnClickListener() {
            @Override
            public void onClick(View view) {
                Intent subActivityIntent = new Intent(MainActivity.this,
                                                          SubActivity.class);
                startActivity(subActivityIntent);
            }
        });
        ……
```

为了方便观察跳转的情况，修改 SubActivity 的界面布局文件 sub_activity，布局方式设为线性布局，然后定义一个按钮控件，代码如程序清单 4-5 所示。

程序清单 4-5

```
<?xml version="1.0" encoding="utf-8"?>
<LinearLayout xmlns:android="http://schemas.android.com/apk/res/android"
    android:orientation="vertical"
    android:layout_width="match_parent"
    android:layout_height="match_parent">

    <Button
        android:id="@+id/btn2"
        android:layout_width="match_parent"
        android:layout_height="wrap_content"
        android:text="button2"/>

</LinearLayout>
```

编译工程，然后在模拟器中运行程序，单击 BUTTON1 按钮便可以由 MainActivity 跳转到 SubActivity。

3．Activity 之间的数据交互

复制实验步骤 2 中的 Android02.ActivityTest02 工程，然后将复制的工程命名为 Android03.ActivityTest03，完成后打开工程 Android03.ActivityTest03，然后执行菜单命令 Build→Clean Project 重编译工程，本步骤的内容将基于此工程展开介绍。

首先在工程的 main_activity.xml 中添加一个文本控件，用于在界面上显示一段文本信息，其代码如程序清单 4-6 所示。

程序清单 4-6

```
<?xml version="1.0" encoding="utf-8"?>
<LinearLayout xmlns:android="http://schemas.android.com/apk/res/android"
```

```
    android:orientation="vertical"
    android:layout_width="match_parent"
    android:layout_height="match_parent">

    <Button
        android:id="@+id/btn1"
        android:layout_width="match_parent"
        android:layout_height="wrap_content"
        android:text="button1"/>

    <TextView
        android:id="@+id/text_info"
        android:layout_width="wrap_content"
        android:layout_height="wrap_content"
        android:text="Info from sub activity : ..." />

</LinearLayout>
```

然后，修改 MainActivity.java，代码如程序清单 4-7 所示。

这里修改了 Intent 的启动方式，如第 23 行代码所示，通过 startActivityForResult() 方法启动 Intent 的同时，设定 requestCode 为 1，用于在之后的回调中判断数据的来源。

然后重写 onActivityResult() 方法来处理返回的数据，该方法有 3 个参数，第一个参数 requestCode 为请求源标识码；第二个参数 resultCode 为返回数据时传入的处理结果标志；第三个参数 data 为带着返回数据的 Intent。因为 startActivityForResult() 方法可以启动多个不同的活动，而每个活动返回的数据都通过 onActivityResult() 方法来处理，所以要通过判断 requestCode 的值来判断数据来源。确定数据来源后，再通过 resultCode 的值来判断处理结果是否成功，最后将返回的 data 值通过 getStringExtra() 方法取出后，再用 setText() 方法打印在界面上，如第 28 至 41 行代码所示。

程序清单 4-7

```
1.  package com.leyutek.activitytest;
2.
3.  import android.content.Intent;
4.  import android.support.v7.app.AppCompatActivity;
5.  import android.os.Bundle;
6.  import android.view.View;
7.  import android.widget.Button;
8.  import android.widget.TextView;
9.
10. public class MainActivity extends AppCompatActivity{
11.     private Button mbtn1;
12.
13.     @Override
14.     protected void onCreate(Bundle savedInstanceState) {
15.         super.onCreate(savedInstanceState);
16.         setContentView(R.layout.main_activity);
17.
18.         mbtn1 = (Button) findViewById(R.id.btn1);
19.         mbtn1.setOnClickListener(new View.OnClickListener() {
20.             @Override
```

```
            public void onClick(View view) {
                Intent subActivityIntent = new Intent(MainActivity.this, SubActivity.class);
                startActivityForResult(subActivityIntent, 1);
            }
        });
    }

    @Override
    protected void onActivityResult(int requestCode, int resultCode, Intent data) {
        switch(requestCode) {
            case 1:
                if(resultCode == RESULT_OK) {
                    String subActivityInfo = data.getStringExtra("sub_activity_info");
                    TextView mSubActivityInfo = (TextView) findViewById(R.id.text_info);
                    mSubActivityInfo.setText("Info from sub activity : " + subActivityInfo);
                }
                break;
            default:
                break;
        }
    }
}
```

完成后开始修改 SubActivity.java 中的代码，代码如程序清单 4-8 所示。

首先将按键 btn2 实例化，当按键按下时，创建一个传递数据的 Intent，然后通过 putExtra() 方法来传递数据，该方法包含 2 个参数，第一个参数用于后面从 Intent 中取值，第二个参数为真正要传递的数据。之后调用 setResult() 方法将数据返回上一个活动，该方法包含 2 个参数，第一个参数返回处理结果，通常使用 RESULT_OK 或 RESULT_CANCELED 这两个值，第二个参数则把带有数据的 Intent 传递回去。最后调用 finish() 方法来销毁当前活动。如第 17 至 26 行代码所示。

除了通过按钮返回数据，还要考虑通过返回键返回的情况，这时可以通过调用 onBackPressed() 方法来监听 back 键，监听内容除返回数据外，基本与按键 btn2 的监听内容相同，如第 29 至 35 行代码所示。

程序清单 4-8

```
1.  package com.leyutek.activitytest;
2.
3.  import android.content.Intent;
4.  import android.support.v7.app.AppCompatActivity;
5.  import android.os.Bundle;
6.  import android.view.View;
7.  import android.widget.Button;
8.
9.  public class SubActivity extends AppCompatActivity {
10.     private Button mbtn2;
11.
12.     @Override
13.     protected void onCreate(Bundle savedInstanceState) {
14.         super.onCreate(savedInstanceState);
15.         setContentView(R.layout.sub_activity);
```

```

        mbtn2 = (Button)findViewById(R.id.btn2);
        mbtn2.setOnClickListener(new View.OnClickListener() {
            @Override
            public void onClick(View v) {
                        Intent mainActivityIntent = new Intent();
                        mainActivityIntent.putExtra("sub_activity_info", "button2 has been pushed!");
                        setResult(RESULT_OK, mainActivityIntent);
                        finish();
                }
        });
    }

    @Override
    public void onBackPressed() {
        Intent mainActivityIntent = new Intent();
        mainActivityIntent.putExtra("sub_activity_info", "Back has been pushed!");
        setResult(RESULT_OK, mainActivityIntent);
        finish();
    }
}
```

最后编译工程，在模拟器中运行程序，运行后的主界面如图 4-13（a）所示，当按下按键 BUTTON1 时，界面会跳转到如图 4-13（b）所示的界面。

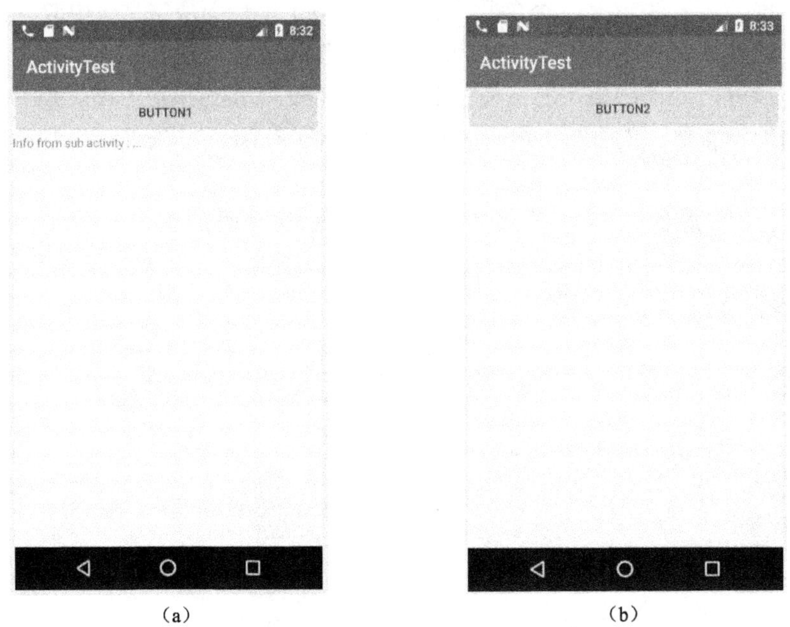

（a）　　（b）

图 4-13　界面显示

当按下 BUTTON2 按键时，程序会销毁当前活动并跳转回主活动，同时返回数据，这时主界面显示如图 4-14（a）所示。当按下底部的返回键时，主界面显示如图 4-14（b）所示。

（a）

（b）

图 4-14　显示结果

4．Activity 的生命周期

Activity 的生命周期执行顺序如下：

（1）onCreate()：当 Activity 第一次被创建时回调的方法，加载当前 Activity 的布局或初始化 View 或加载数据到集合等。

（2）onStart()：当 Activity 能够被用户看到时调用的方法。

（3）onResume()：当 Activity 能够与用户交互时回调的方法，或称为获取用户焦点时回调的方法。

（4）onPause()：当 Activity 失去用户焦点时回调的方法（不能与用户交互，暂停方法）启动了其他的 Activity 时就会回调。

（5）onStop()：当 Activity 完全被遮挡时回调的方法。

（6）onRestart()：当 Activity 重新被启动时回调的方法。

（7）onDestory()：当 Activity 被销毁时回调的方法。

接下来通过代码来观察 Activity 的生命周期执行顺序，

复制 Android01.ActivityTest01 工程，将复制的工程命名为 Android04.ActivityTest04，完成后打开工程 Android04.ActivityTest04，然后执行菜单命令 Build→Clean Project 重编译工程，以下内容将基于此工程展开介绍。

首先参考图 4-11 新建活动 DialogActivity，对应的界面布局文件命名为 dialog_activity，然后，新建活动 NormalActivity，对应的布局文件命名为 normal_activity，完成后如图 4-15 所示。

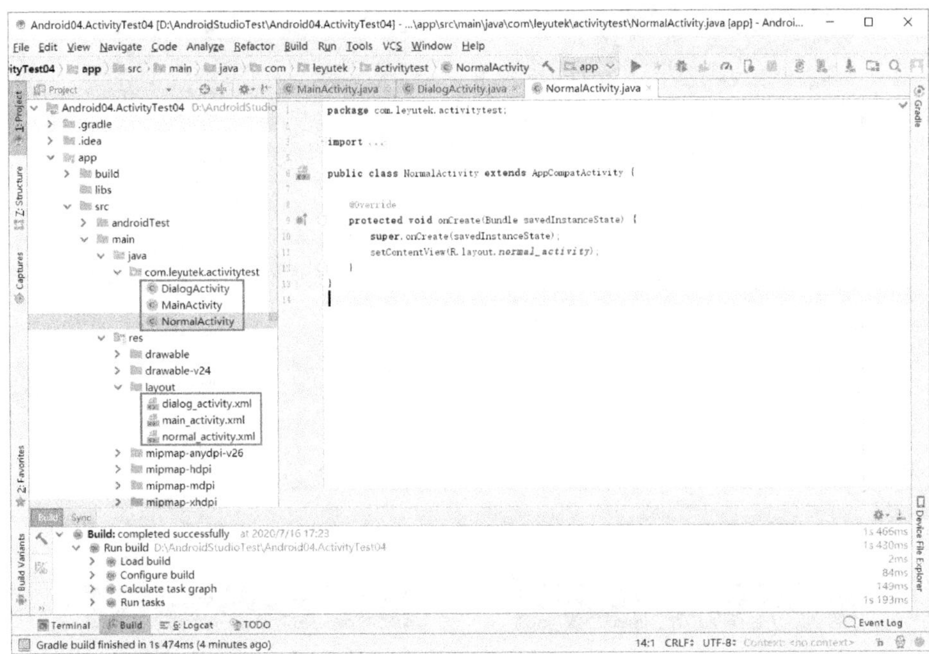

图 4-15　新建活动和布局

然后，修改 main_activity.xml 文件，代码如程序清单 4-9 所示，定义了两个按钮控件。

程序清单 4-9

```
<?xml version="1.0" encoding="utf-8"?>
<LinearLayout xmlns:android="http://schemas.android.com/apk/res/android"
    android:orientation="vertical"
    android:layout_width="match_parent"
    android:layout_height="match_parent">

    <Button
        android:id="@+id/btn_open_normal_activity"
        android:layout_width="match_parent"
        android:layout_height="wrap_content"
        android:text="open normal activity"/>

    <Button
        android:id="@+id/btn_open_dialog_activity"
        android:layout_width="match_parent"
        android:layout_height="wrap_content"
        android:text="open dialog activity"/>

</LinearLayout>
```

接着修改 dialog_activity.xml 文件，代码如程序清单 4-10 所示，布局方式修改为线性布局，然后定义一个文本控件，用于后面活动跳转时指示当前为哪个活动。

程序清单 4-10

```
<?xml version="1.0" encoding="utf-8"?>
<LinearLayout xmlns:android="http://schemas.android.com/apk/res/android"
    android:orientation="vertical"
```

```
    android:layout_width="match_parent"
    android:layout_height="match_parent">

    <TextView
        android:layout_width="match_parent"
        android:layout_height="wrap_content"
        android:text="Dialog activity"/>

</LinearLayout>
```

完成后修改 normal_activity.xml 文件，代码如程序清单 4-11 所示，布局方式修改为线性布局，然后定义一个文本控件，同样用于后面活动跳转时指示当前为哪个活动。

程序清单 4-11

```
<?xml version="1.0" encoding="utf-8"?>
<LinearLayout xmlns:android="http://schemas.android.com/apk/res/android"
    android:orientation="vertical"
    android:layout_width="match_parent"
    android:layout_height="match_parent">

    <TextView
        android:layout_width="match_parent"
        android:layout_height="wrap_content"
        android:text="Normal activity"/>

</LinearLayout>
```

完成界面布局的修改后，接下来修改 MainActivity.java 文件，代码如程序清单 4-12 所示。

首先，将按键 mbtn_open_normal_activity 与 mbtn_open_dialog_activity 实例化，如第 11 至 12 行代码和第 20 至 41 行代码所示，当按键 mbtn_open_normal_activity 按下时，程序由 MainActivity 跳转到 NormalActivity，当按键 mbtn_open_dialog_activity 按下时，程序由 MainActivity 跳转到 DialogActivity。

然后分别调用 onStart()、onResume()、onPause()、onStop()、onDestroy() 及 onRestart() 方法，并分别设定当调用该方法时通过日志打印工具打印对应的信息，如第 43 至 77 行代码所示。

程序清单 4-12

```
1.  package com.leyutek.activitytest;
2.
3.  import android.support.v7.app.AppCompatActivity;
4.  import android.content.Intent;
5.  import android.os.Bundle;
6.  import android.util.Log;
7.  import android.view.View;
8.  import android.widget.Button;
9.
10. public class MainActivity extends AppCompatActivity implements View.OnClickListener {
11.     private Button mbtn_open_normal_activity;
12.     private Button mbtn_open_dialog_activity;
13.
14.     @Override
15.     protected void onCreate(Bundle savedInstanceState) {
16.         super.onCreate(savedInstanceState);
```

```
        Log.d("MainActivity1", "onCreate");
        setContentView(R.layout.main_activity);

        mbtn_open_normal_activity = (Button)findViewById(R.id.btn_open_normal_activity);
        mbtn_open_dialog_activity = (Button)findViewById(R.id.btn_open_dialog_activity);

        mbtn_open_normal_activity.setOnClickListener(this);
        mbtn_open_dialog_activity.setOnClickListener(this);
    }

    @Override
    public void onClick(View v) {
        switch (v.getId()) {
            case R.id.btn_open_normal_activity:
                Intent normalIntent = new Intent(MainActivity.this, NormalActivity.class);
                startActivity(normalIntent);
                break;
            case R.id.btn_open_dialog_activity:
                Intent dialogIntent = new Intent(MainActivity.this, DialogActivity.class);
                startActivity(dialogIntent);
                break;
            default:
                break;
        }
    }

    @Override
    protected void onStart() {
        super.onStart();
        Log.d("MainActivity1", "onStart");
    }

    @Override
    protected void onResume() {
        super.onResume();
        Log.d("MainActivity1", "onResume");
    }

    @Override
    protected void onPause() {
        super.onPause();
        Log.d("MainActivity1", "onPause");
    }

    @Override
    protected void onStop() {
        super.onStop();
        Log.d("MainActivity1", "onStop");
    }

    @Override
    protected void onDestroy() {
```

```
        super.onDestroy();
        Log.d("MainActivity1", "onDestroy");
    }

    @Override
    protected void onRestart() {
        super.onRestart();
        Log.d("MainActivity1", "onRestart");
    }

}
```

完成后打开 AndroidManifest.xml，将 DialogActivity 设置为对话框式活动，如程序清单 4-13 的第 7 至 9 行代码所示。

程序清单 4-13

```
1.  <?xml version="1.0" encoding="utf-8"?>
2.  <manifest xmlns:android="http://schemas.android.com/apk/res/android"
3.      package="com.leyutek.activitytest">
4.
5.     … …
6.
7.          <activity android:name=".DialogActivity"
8.              android:theme="@style/Theme.AppCompat.Dialog">
9.          </activity>
10.
11.         <activity android:name=".NormalActivity">
12.         </activity>
13.     </application>
14.
15. </manifest>
```

最后编译工程，在模拟器中运行程序，运行后的主界面如图 4-16 所示。

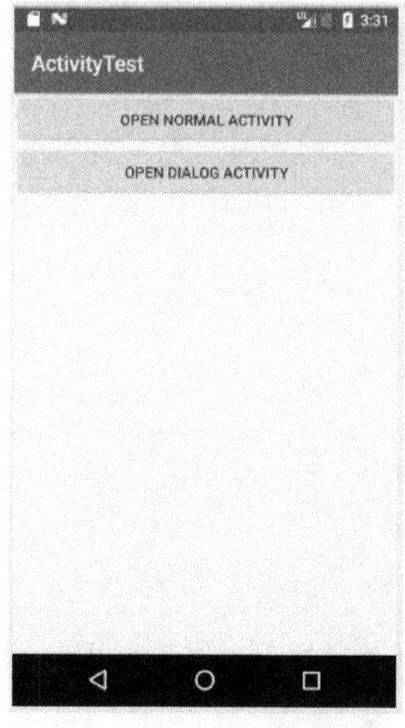

图 4-16　运行后的主界面

打开程序时，可以在工程界面的 Logcat 窗口中看到程序调用顺序为 onCreate()→onStart()→onResume() 方法，如图 4-17 所示。

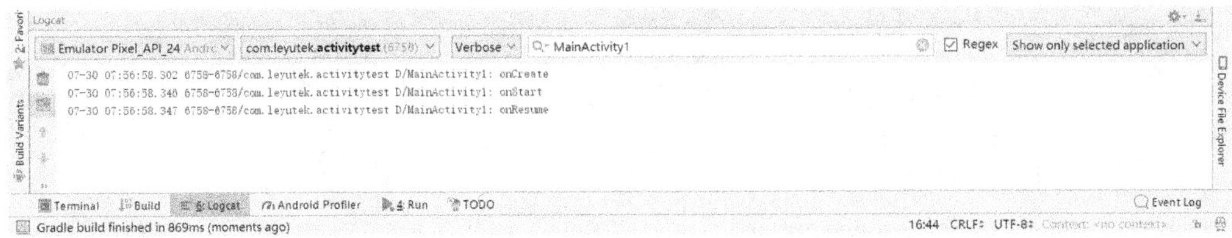

图 4-17　显示结果 1

然后单击 OPEN NORMAL ACTIVITY 按钮跳转到 NormalActivity 活动层，可以看到程序调用顺序为 onPause()→onStop() 方法，如图 4-18 所示。

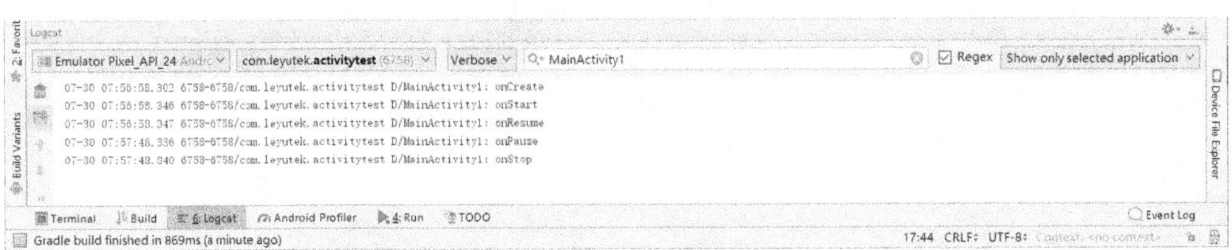

图 4-18　显示结果 2

单击返回键返回 MainActivity 活动层，可以看到程序调用顺序为 onRestart()→onStart()→onResume() 方法，如图 4-19 所示。

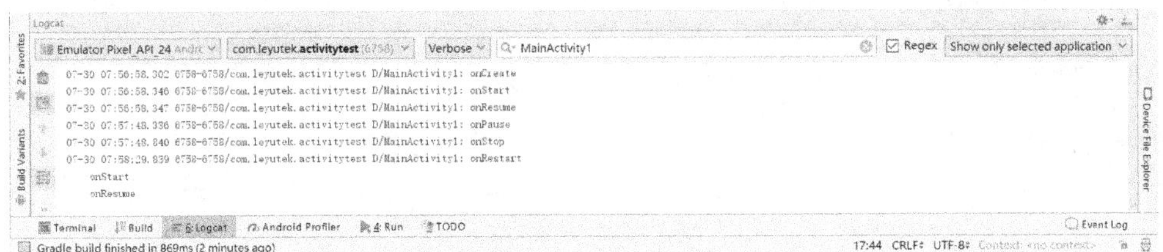

图 4-19　显示结果 3

单击 OPEN DIALOG ACTIVITY 按钮跳转到 DialogActivity 活动框，可以看到程序调用了 onPause() 方法，如图 4-20 所示

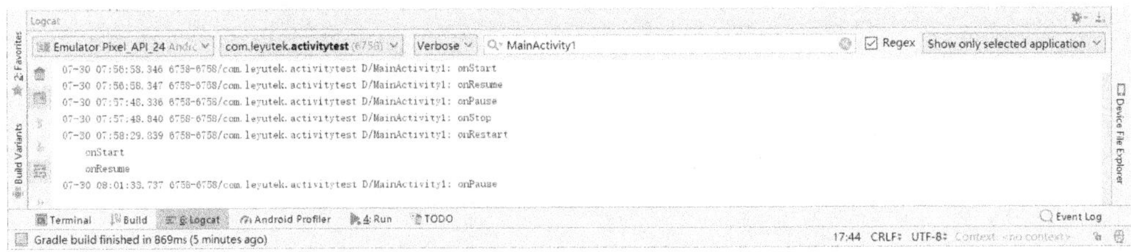

图 4-20　显示结果 4

单击空白处返回 MainActivity 活动层，可以看到程序调用了 onResume() 方法，如图 4-21 所示。

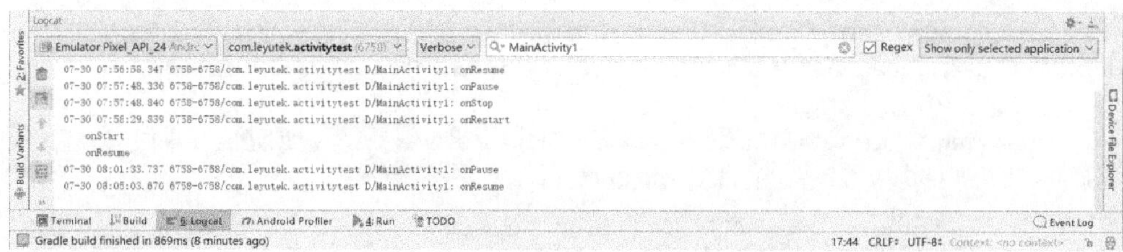

图 4-21　显示结果 5

最后单击返回键关闭程序，可以看到程序调用顺序为 onPause()→onStop()→onDestroy()方法，如图 4-22 所示。

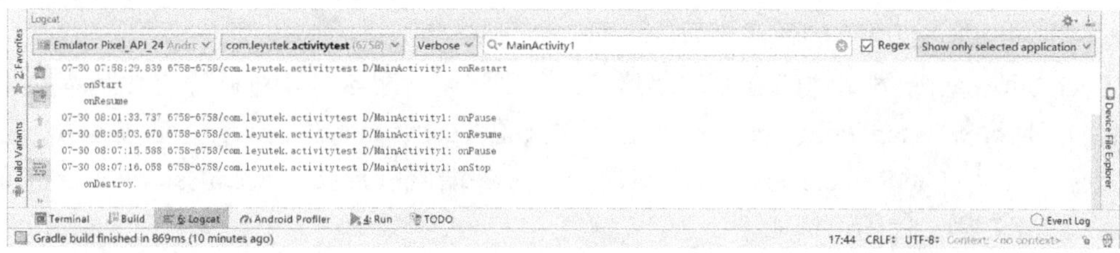

图 4-22　显示结果 6

4.1.4　本节任务

定义 3 个活动层，实现 3 个活动之间的相互跳转，并在对应的活动层显示是由哪个活动跳转过来的。

4.2　BroadcastReceiver

4.2.1　实验内容

在 Android 中，Broadcast 是一种广泛运用的在应用程序间传输信息的机制，而 BroadcastReceiver 意为“广播接收者”，顾名思义就是对发送过来的 Broadcast 进行过滤接收并响应的一类组件。本节将通过一个蓝牙连接的程序来介绍 BroadcastReceiver 的使用。

4.2.2　实验原理

1. 列表类组件 ListView

ListView 间接继承 ViewGroup 和 AdatperView，属于容器类组件，可显示多个列表项。要为 ListView 指定要显示的列表项，可通过为其设置 Adapter 来制定显示的列表项。对于纯文字的列表项，通常使用 ArrayAdapter 对象。

通过布局文件创建 ArrayAdapter 对象，可指定列表项的外观样式。然后使用 ListView 的 setAdapter()方法将适配器 Adapter 与 ListView 关联，最后创建 ListView 的监听事件，下面用一段简单的代码来说明 ListView 的使用框架。

```
ArrayAdapter<String> mPairedDevicesArrayAdapter =
newArrayAdapter<>(this, R.layout.device_name);       //通过布局文件创建 ArrayAdapter

ListView pairedListView = (ListView) findViewById(R.id.lv_devices);
```

```
pairedListView.setAdapter(mPairedDevicesArrayAdapter); //ListView 和 ArrayAdapter 关联
pairedListView.setOnItemClickListener(mDeviceClickListener);     //设置监听事件

private AdapterView.OnItemClickListener mDeviceClickListener     //创建监听事件
       = new AdapterView.OnItemClickListener() {
    @Override
   public void onItemClick(AdapterView<?> av, View v, int arg2, long arg3) {
   //按下列表执行
}

mPairedDevicesArrayAdapter.add("");      //添加项
mPairedDevicesArrayAdapter.clear();       //全部清除
```

2．BluetoothAdapter 的使用

BluetoothAdapter 为本地的蓝牙适配器，通过该蓝牙适配器可以对蓝牙进行基本操作。例如：启动扫描设备（startDiscovery），获取已配对设备（getBoundedDevices），通过 MAC 蓝牙地址获取蓝牙设备（getRemoteDevice），创建一个服务端监听连接（listenUsingRfcommonWithServiceRecord）等，代码示例如下：

```
BluetoothAdapter mBluetoothAdapter;
mBluetoothAdapter = BluetoothAdapter.getDefaultAdapter();//获取适配器对象

//获取绑定的蓝牙集合
Set<BluetoothDevice> pairedDevices = mBluetoothAdapter.getBondedDevices();

if (!mBluetoothAdapter.isEnabled()) {                    //蓝牙是否可用
}
mBluetoothAdapter.disable();                             //关闭蓝牙
if (mBluetoothAdapter.isDiscovering()) {                 //是否正在搜索
    mBluetoothAdapter.cancelDiscovery();                 //取消搜索
}
mBluetoothAdapter.startDiscovery();                      //开始搜索

//根据蓝牙的物理地址获取远程的蓝牙设备，如果地址不合法会产生异常
BluetoothDevice device = mBluetoothAdapter.getRemoteDevice(address);
//创建服务端监听连接
BluetoothServerSocket listenUsingRfcommonWithServiceRecord(String name, UUID uuid);
```

3．BroadcastReceiver 的注册

在创建完 BroadcastReceiver 后，它还不能直接工作，还需要注册一个指定的广播地址。下面介绍如何为 BroadcastReceiver 注册广播地址。

第一种方法为静态注册，直接在 AndroidManifest.xml 文件中进行配置，方法如下：在<receiver>标签内部加入<intent-filter>标签，并在这个标签内添加<action android:name="android.intent.action.MY_BROADCAST" />和<category android:name="android.intent.category.DEFAULT" />这两句声明。注意，这种注册方式是常驻型的，即应用关闭后如果还有广播信息传来，MyReceiver 还是会被系统调用而自动运行，示例代码如下：

```
<receiver android:name=".MyReceiver">
          <intent-filter>
              <action android:name="android.intent.action.MY_BROADCAST" />
```

```
        <category android:name="android.intent.category.DEFAULT" />
    </intent-filter>
</receiver>
```

第二种方法为动态注册，这种注册方式为直接在 Activity 中通过 Intent 方法指定广播地址，与静态注册相反，这种注册方式不是常驻型的，会随着程序的生命周期结束而销毁，示例代码如下：

```
IntentFilter filter = new IntentFilter();
filter.addAction("android.intent.action.MY_BROADCAST");
```

4.2.3　实验步骤

参考 1.5 节新建工程，在图 1-29 中将工程名命名为 BroadcastTest，其余步骤相同。完成编译后，首先修改布局文件 activity_main.xml 文件，采用相对布局的方式，定义一个 ListView 控件，用于显示扫描到的蓝牙设备，同时定义一个扫描蓝牙设备的按钮，用于启动蓝牙扫描功能，代码如程序清单 4-14 所示。

程序清单 4-14

```
<?xml version="1.0" encoding="utf-8"?>
<RelativeLayout xmlns:android="http://schemas.android.com/apk/res/android"
    android:orientation="vertical"
    android:layout_width="match_parent"
    android:layout_height="match_parent">

    <ListView
        android:id="@+id/lv_new_devices"
        android:layout_width="match_parent"
        android:layout_height="wrap_content"
        android:layout_above="@+id/button"
        android:layout_alignParentLeft="true"
        android:layout_alignParentTop="true" />

    <Button
        android:id="@+id/button"
        android:layout_width="match_parent"
        android:layout_height="wrap_content"
        android:layout_alignParentBottom="true"
        android:text="扫描蓝牙设备" />

</RelativeLayout>
```

完成后新建一个布局文件，右键单击 Layout，选择 New→Layout resource file，在弹出的对话框中将文件名设为 device_name，Root element 设为 TextView，然后单击 OK 按钮，如图 4-23 所示。

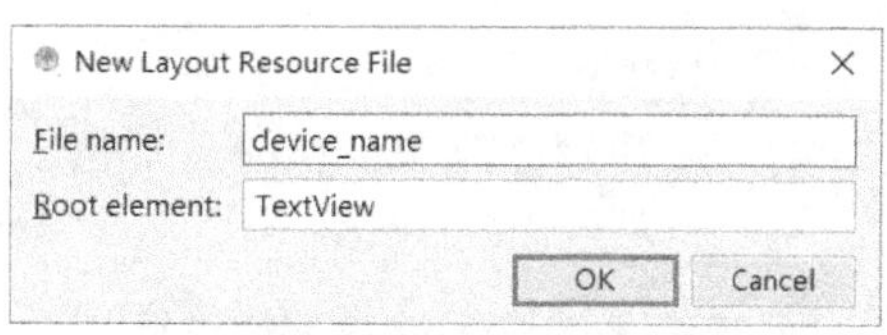

图 4-23　新建布局文件

创建完成后修改 device_name 的代码，该文件主要是用于显示扫描到的蓝牙设备名，在该文件中设定文本显示大小为 13sp，显示间隔为 5dp，如程序清单 4-15 所示。

程序清单 4-15

```
<?xml version="1.0" encoding="utf-8"?>
<TextView xmlns:android="http://schemas.android.com/apk/res/android"
    android:layout_width="match_parent"
    android:layout_height="match_parent"
    android:textSize="13sp"
    android:padding="5dp">

</TextView>
```

在完成布局文件的编写之后，开始编写 MainActivity.java 文件之前，要先在 AndroidManifest.xml 中授予蓝牙需要的权限，主要用到 4 个权限，如程序清单 4-16 的第 5 至 12 行代码所示。

程序清单 4-16

```
1.  <?xml version="1.0" encoding="utf-8"?>
2.  <manifest xmlns:android="http://schemas.android.com/apk/res/android"
3.      package="com.leyutek.broadcasttest">
4.
5.      //允许应用程序配对蓝牙设备，而无须用户交互
6.      <uses-permission android:name="android.permission.BLUETOOTH" />
7.      //允许程序发现和配对新的蓝牙设备
8.      <uses-permission android:name="android.permission.BLUETOOTH_ADMIN" />
9.      //允许程序通过 WiFi 或移动基站的方式获取用户粗略的经纬度信息
10.     <uses-permission android:name="android.permission.ACCESS_COARSE_LOCATION"/>
11.     //允许程序通过 GPS 芯片接收卫星的定位信息
12.     <uses-permission android:name="android.permission.ACCESS_FINE_LOCATION"/>
13.
14.     <application
15.         android:allowBackup="true"
16.         android:icon="@mipmap/ic_launcher"
17.         android:label="@string/app_name"
18.         android:roundIcon="@mipmap/ic_launcher_round"
19.         android:supportsRtl="true"
20.         android:theme="@style/AppTheme">
21.         <activity android:name=".MainActivity">
22.             <intent-filter>
23.                 <action android:name="android.intent.action.MAIN" />
24.                 <category android:name="android.intent.category.LAUNCHER" />
25.             </intent-filter>
26.         </activity>
27.     </application>
28.
29. </manifest>
```

接下来开始修改 MainActivity.java 文件，代码如程序清单 4-17 所示。

程序清单 4-17

```
package com.leyutek.broadcasttest;

import android.Manifest;
import android.support.v7.app.AppCompatActivity;
import android.bluetooth.BluetoothAdapter;
```

```
import android.bluetooth.BluetoothDevice;
import android.content.BroadcastReceiver;
import android.content.Context;
import android.content.Intent;
import android.content.IntentFilter;
import android.content.pm.PackageManager;
import android.os.Build;
import android.os.Bundle;
import android.os.Handler;
import android.os.Message;
import android.view.View;
import android.widget.AdapterView;
import android.widget.ArrayAdapter;
import android.widget.Button;
import android.widget.ListView;
import android.widget.TextView;
import android.widget.Toast;
import java.lang.reflect.InvocationTargetException;
import java.lang.reflect.Method;

public class MainActivity extends AppCompatActivity {
    private static final int REQUEST_LOCATION = 1;
    private static final int REQUEST_ENABLE_BT = 2;
    public static final int MESSAGE_TOAST_CONNECTED = 3;

    private Button bluetoothButton;
    private ArrayAdapter<String> mNewDevicesArrayAdapter;
    private BluetoothAdapter mBluetoothAdapter;

    @Override
    protected void onCreate(Bundle savedInstanceState) {
        super.onCreate(savedInstanceState);
        setContentView(R.layout.activity_main);

        //获取本地蓝牙设备
        mBluetoothAdapter = BluetoothAdapter.getDefaultAdapter();
        mNewDevicesArrayAdapter = new ArrayAdapter<>(this, R.layout.device_name);

        //判断是否打开蓝牙
        if (!mBluetoothAdapter.isEnabled()) {
            Intent enableIntent = new Intent(BluetoothAdapter.ACTION_REQUEST_ENABLE);
            startActivityForResult(enableIntent, REQUEST_ENABLE_BT);
        }

        bluetoothButton = (Button) findViewById(R.id.button);
        bluetoothButton.setOnClickListener(new View.OnClickListener() {
            @Override
            public void onClick(View view) {
                doDiscovery();
            }
        });
```

```
        ListView newDevicesListView = (ListView) findViewById(R.id.lv_new_devices);
        newDevicesListView.setAdapter(mNewDevicesArrayAdapter);
        newDevicesListView.setOnItemClickListener(mDeviceClickListener);

        //找到设备后注册广播
        IntentFilter filter1 = new IntentFilter(BluetoothDevice.ACTION_FOUND);
        this.registerReceiver(mReceiver, filter1);

        //蓝牙扫描结束后注册广播
        IntentFilter filter2 = new IntentFilter(BluetoothAdapter.ACTION_DISCOVERY_FINISHED);
        this.registerReceiver(mReceiver, filter2);

        //当蓝牙状态发生改变时注册广播
        IntentFilter filter3 = new IntentFilter(BluetoothDevice.ACTION_BOND_STATE_CHANGED);
        this.registerReceiver(mReceiver, filter3);
    }

    /**
     * @method 注册广播
     */
    private final BroadcastReceiver mReceiver = new BroadcastReceiver() {
        @Override
        public void onReceive(Context context, Intent intent) {
            String action = intent.getAction();
            BluetoothDevice device;
            //当扫描到可用蓝牙设备
            if (BluetoothDevice.ACTION_FOUND.equals(action)) {
                //获取可用蓝牙设备
                device = intent.getParcelableExtra(BluetoothDevice.EXTRA_DEVICE);
                //若为已配对，则不添加到可用蓝牙设备列表
                mNewDevicesArrayAdapter.add(device.getName() + "\n" + device.getAddress());
                //当扫描完成
            } else if (BluetoothAdapter.ACTION_DISCOVERY_FINISHED.equals(action)) {
                if (mNewDevicesArrayAdapter.getCount() == 0) {
                    String noDevices = getResources().getText(R.string.none_found).toString();
                    //mNewDevicesArrayAdapter.add(noDevices);
                }
            } else if (BluetoothDevice.ACTION_BOND_STATE_CHANGED.equals(action)) {
                //若扫描完成，则停止扫描
                if (mBluetoothAdapter.isDiscovering()) {
                    mBluetoothAdapter.cancelDiscovery();
                }
                device = intent.getParcelableExtra(BluetoothDevice.EXTRA_DEVICE);

                switch (device.getBondState()) {
                    case BluetoothDevice.BOND_BONDING: //正在配对
                        Toast.makeText(getApplicationContext(),"正在配对 ",
                                                                  Toast.LENGTH_SHORT).show();
                        break;
                    case BluetoothDevice.BOND_BONDED: //配对成功
                        Toast.makeText(getApplicationContext(),"完成配对 ",
                                                                  Toast.LENGTH_SHORT).show();
```

```
                        mNewDevicesArrayAdapter.remove(device.getName() + "\n" + device.getAddress());
                        break;
                    case BluetoothDevice.BOND_NONE: //取消配对或未配对
                        Toast.makeText(getApplicationContext(),"配对失败或取消 ", Toast.LENGTH_SHORT).show();
                        break;
                    default:
                        break;
                }
            }
        }
    };

    /**
     * @method 扫描蓝牙设备
     */
    private void doDiscovery() {
        //若已经扫描完成，则停止扫描
        if (mBluetoothAdapter.isDiscovering()) {
            mBluetoothAdapter.cancelDiscovery();
        }
        mNewDevicesArrayAdapter.clear();
        //开始扫描蓝牙设备
        //判断蓝牙权限是否打开，若未打开，则请求权限
        if(Build.VERSION.SDK_INT > Build.VERSION_CODES.M) {
            int permissionCheck = 0;
            permissionCheck = this.checkSelfPermission(Manifest.permission.ACCESS_FINE_LOCATION);
            permissionCheck += this.checkSelfPermission(Manifest.permission.ACCESS_COARSE_LOCATION);
            if (permissionCheck != 2) {
                this.requestPermissions( // 请求授权
                        new String[]{Manifest.permission.ACCESS_FINE_LOCATION,
                                Manifest.permission.ACCESS_COARSE_LOCATION}, REQUEST_LOCATION);
            }
            else { //开始搜索设备
                mBluetoothAdapter.startDiscovery();
            }
        }
        else { //开始搜索设备
            mBluetoothAdapter.startDiscovery();
        }
    }

    /**
     * @method 请求蓝牙权限界面关闭后
     * @param requestCode 标识请求的来源
     * @param permissions 具体权限
     * @param grantResults 授权结果
     */
```

```
    public void onRequestPermissionsResult(int requestCode, String[] permissions, int[] grantResults) {
        switch (requestCode) {
            case REQUEST_LOCATION:
                if (grantResults.length > 0 && grantResults[0] == PackageManager.PERMISSION_GRANTED) {
                    mBluetoothAdapter.startDiscovery(); //开始搜索设备
                } else {
                    Toast.makeText(getApplicationContext(), "蓝牙权限申请失败，无法搜索设备", Toast.LENGTH_SHORT).show();
                }
                break;
        }
    }

    /**
     * @method 按下可用蓝牙设备列表中的蓝牙设备后连接蓝牙设备
     */
    private AdapterView.OnItemClickListener mDeviceClickListener = new AdapterView.OnItemClickListener() {
        //选项点击事件
        @Override
        public void onItemClick(AdapterView<?> av, View v, int arg2, long arg3) {
            //停止扫描蓝牙设备
            mBluetoothAdapter.cancelDiscovery();
            //获取 MAC 地址
            String info = ((TextView) v).getText().toString();
            String address = info.substring(info.length() - 17);

            //根据地址获取蓝牙设备
            BluetoothDevice device = mBluetoothAdapter.getRemoteDevice(address);
            //作为客户端连接蓝牙设备
            if(device.getBondState() == BluetoothDevice.BOND_BONDED) {
                //作为客户端连接蓝牙设备
                Message msg = mHandler.obtainMessage(MESSAGE_TOAST_CONNECTED);
                mHandler.sendMessage(msg);
            } else {
                try {
                    Method createBond = BluetoothDevice.class.getMethod("createBond");
                    createBond.invoke(device);
                } catch (NoSuchMethodException | IllegalAccessException | InvocationTargetException e) {
                    e.printStackTrace();
                }
            }
        }
    };

    private final Handler mHandler = new Handler() {
        @Override
        public void handleMessage(Message msg) {
            switch (msg.what) {
```

```
                case MESSAGE_TOAST_CONNECTED:
                    Toast.makeText(getApplicationContext(),"Aleady Connected",
                                                      Toast.LENGTH_SHORT).show();
                    break;
            }
        }
    };

    @Override
    protected void onDestroy() {
        super.onDestroy();
        this.unregisterReceiver(mReceiver);
    }

    @Override
    public void onBackPressed()
    {
        finish();
    }
}
```

最后编译工程，因为涉及蓝牙连接，而电脑模拟器没有蓝牙相关的模块，所以需要生成.apk 文件并安装到手机进行测试，运行后的蓝牙界面如图 4-24 所示。

单击该界面的“扫描蓝牙设备”按钮开始扫描附近的蓝牙，蓝牙扫描结果如图 4-25 所示。

然后选择需要配对的蓝牙，输入密码，单击“确定”按钮，即可完成配对，如图 4-26 所示。

图 4-24　蓝牙界面显示

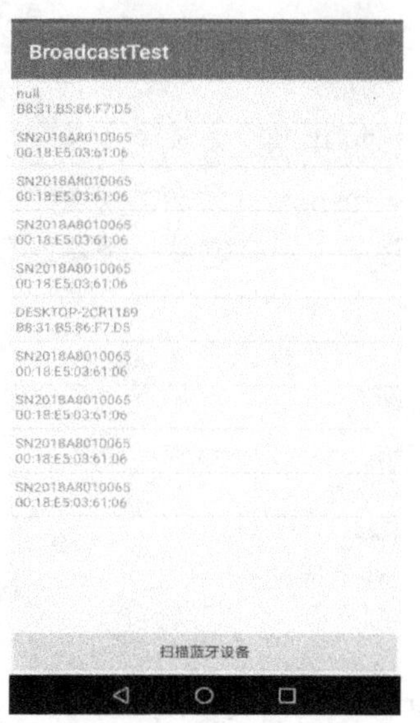

图 4-25　蓝牙扫描结果

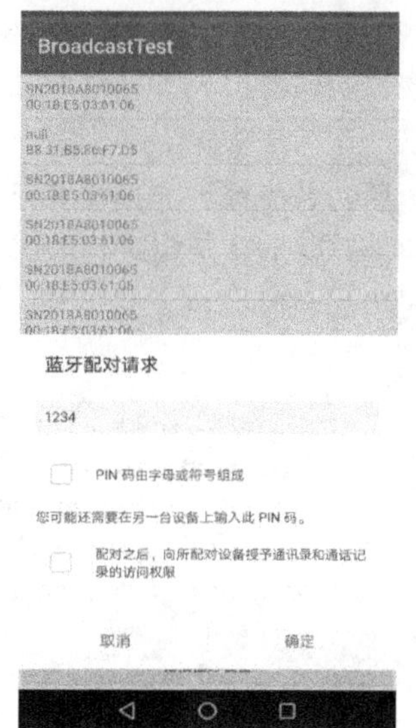

图 4-26　蓝牙配对过程

4.2.4　本节任务

在图 4-25 中可以看到，蓝牙在未找到新设备时会扫描显示重复的设备，基于此，本节任务要求优化蓝牙连接的代码，去除蓝牙扫描过程中已扫描到的重复设备，使其不显示在蓝牙界面中。

4.3　ContentProvider

4.3.1　实验内容

内容提供器（ContentProvider）主要用于不同应用程序之间共享数据，通过它可以允许一个程序访问另一个程序中的数据，而且可以选择只共享哪一部分的数据，保证了被访问数据的安全性，目前内容提供器是 Android 实现跨程序共享数据的标准方式。本节将通过一个获取本地联系人的程序来介绍内容提供器的使用方法。

4.3.2　实验原理

权限管理

既然内容提供器涉及程序之间的数据共享，那么就会涉及程序允许访问权限的问题，前面在 BroadcastReceiver 的介绍中已经初步使用到了权限授权，接下来介绍 Android 6.0 版本之后的一种权限授权方法，即运行时权限。

在 Android 6.0 之前，安装程序时通常程序会以列表的方式列出程序所需要授予的权限，然后用户根据自身是否接受来选择是否安装程序，如果选择安装程序，那么安装完成后列表中的所有权限将会被自动授予，这种方式存在安全隐患。

Android 6.0 版本之后出现的运行时权限解决了安全问题。当使用运行时权限时，一些高危权限会在应用运行的过程中动态申请，这样用户可以选择是否允许授权，以防止某些不必要的权限泄露用户信息。

4.3.3　实验步骤

参考 1.5 节新建工程，在图 1-29 中将工程名命名为 ContactsTest，其余步骤相同。完成编译后，首先修改布局文件 activity_main.xml 文件，采用相对布局的方式，定义一个 ListView 控件，用于显示获取到的联系人信息，同时定义一个获取联系人信息的按钮，用于启动程序，代码如程序清单 4-18 所示。

程序清单 4-18

```
<?xml version="1.0" encoding="utf-8"?>
<RelativeLayout xmlns:android="http://schemas.android.com/apk/res/android"
    android:orientation="vertical"
    android:layout_width="match_parent"
    android:layout_height="match_parent" >

    <ListView
        android:id="@+id/contacts_view"
        android:layout_width="match_parent"
        android:layout_height="wrap_content"
        android:layout_above="@+id/button"
        android:layout_alignParentLeft="true"
        android:layout_alignParentTop="true"/>

    <Button
        android:id="@+id/button"
        android:layout_width="match_parent"
```

```
        android:layout_height="wrap_content"
        android:layout_alignParentBottom="true"
        android:text="获取联系人信息"/>

</RelativeLayout>
```

接下来修改 MainActivity.java 文件，代码如程序清单 4-19 所示。

程序清单 4-19

```
package com.leyutek.contactstest;

import android.Manifest;
import android.content.pm.PackageManager;
import android.database.Cursor;
import android.provider.ContactsContract;
import android.support.v4.app.ActivityCompat;
import android.support.v4.content.ContextCompat;
import android.support.v7.app.AppCompatActivity;
import android.os.Bundle;
import android.view.View;
import android.widget.ArrayAdapter;
import android.widget.Button;
import android.widget.ListView;
import android.widget.Toast;

import java.util.ArrayList;
import java.util.List;

public class MainActivity extends AppCompatActivity {

    ArrayAdapter<String> adapter;
    List<String> contactsList = new ArrayList<>();

    private Button GET_CONTACTS;

    @Override
    protected void onCreate(Bundle savedInstanceState) {
        super.onCreate(savedInstanceState);
        setContentView(R.layout.activity_main);
        ListView contactsView = (ListView) findViewById(R.id.contacts_view);
        adapter = new ArrayAdapter<String>(this, android.R.layout.simple_list_item_1, contactsList);
        contactsView.setAdapter(adapter);
        if (ContextCompat.checkSelfPermission(this, Manifest.permission.READ_CONTACTS) !=
 PackageManager.PERMISSION_GRANTED) {
            ActivityCompat.requestPermissions(this, new String[]{ Manifest.permission.READ_CONTACTS }, 1);
        } else {
            readContacts();
        }
    }
```

```

    private void readContacts() {

        GET_CONTACTS = (Button)findViewById(R.id.button);
        GET_CONTACTS.setOnClickListener(new View.OnClickListener() {
            @Override
            public void onClick(View view) {
                Cursor cursor = null;
                try {
                    // 查询联系人数据
                    cursor = getContentResolver().query(ContactsContract.CommonDataKinds.Phone.CONTENT_URI, null, null, null, null);
                    if (cursor != null) {
                        while (cursor.moveToNext()) {
                            // 获取联系人姓名
                            String displayName =
cursor.getString(cursor.getColumnIndex(ContactsContract.CommonDataKinds.Phone.DISPLAY_NAME));
                            // 获取联系人手机号
                            String number =
cursor.getString(cursor.getColumnIndex(ContactsContract.CommonDataKinds.Phone.NUMBER));
                            contactsList.add(displayName + "\n" + number);
                        }
                        adapter.notifyDataSetChanged();
                    }
                } catch (Exception e) {
                    e.printStackTrace();
                } finally {
                    if (cursor != null) {
                        cursor.close();
                    }
                }
            }
        });
    }

    @Override
    public void onRequestPermissionsResult(int requestCode, String[] permissions, int[] grantResults) {
        switch (requestCode) {
            case 1:
                if (grantResults.length > 0 && grantResults[0] == PackageManager.PERMISSION_GRANTED) {
                    readContacts();
                } else {
                    Toast.makeText(this, "You denied the permission", Toast.LENGTH_SHORT).show();
                }
                break;
            default:
```

```
        }
    }

}
```

之后在 AndroidManifest.xml 文件中声明允许访问通信录的权限，如程序清单 4-20 第 5 行代码所示。

程序清单 4-20

```
1.  <?xml version="1.0" encoding="utf-8"?>
2.  <manifest xmlns:android="http://schemas.android.com/apk/res/android"
3.      package="com.leyutek.androidcontactstest">
4.
5.      <uses-permission android:name="android.permission.READ_CONTACTS" />
6.      … …
7.  </manifest>
```

最后编译工程，将.apk 文件安装到模拟器中，在运行程序之前，首先在 Contacts 中添加几个联系人，打开 Contacts，如图 4-27 所示。

在弹出的界面中添加联系人，单击按钮，然后输入姓名和手机号码，完成后单击右上角的按钮完成添加，如图 4-28 所示。

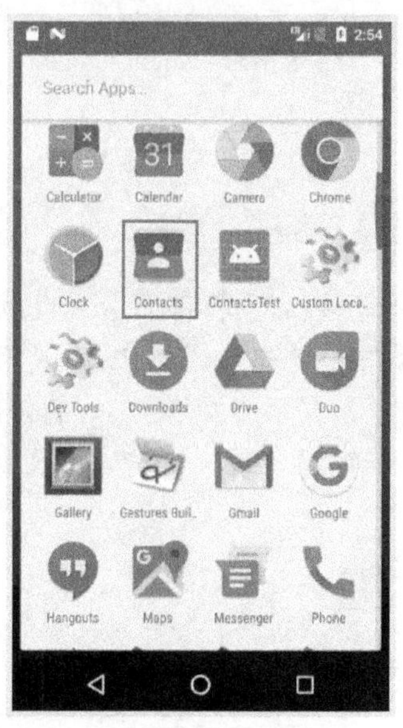

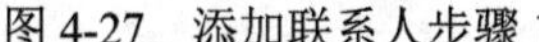

图 4-27　添加联系人步骤 1

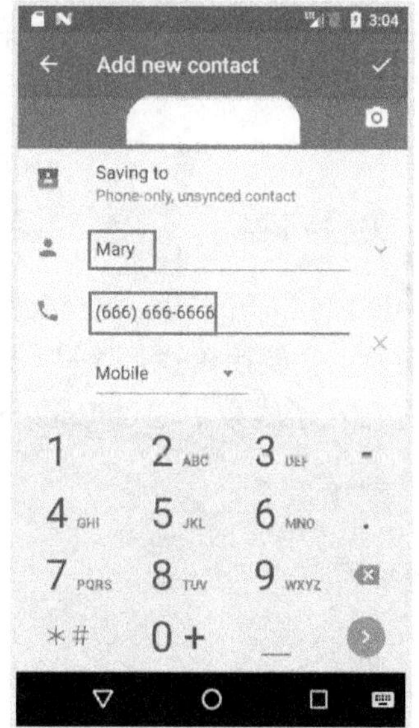

图 4-28　添加联系人步骤 2

按照上述步骤再添加几个联系人，然后打开之前安装好的程序，这时会弹出请求访问权限的提示框，如图 4-29 所示，若选择 DENY 拒绝权限，那么单击“获取联系人信息”按钮则无法获取联系人信息。

若选择 ALLOW 允许授权，那么单击“获取联系人信息”按钮则显示结果如图 4-30 所示。

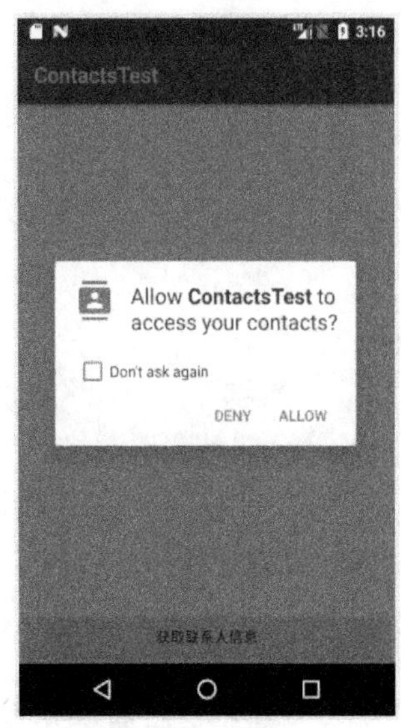
ContactsTest
Allow ContactsTest to access your contacts?
Don't ask again
DENY
ALLOW

图 4-29　显示结果 1

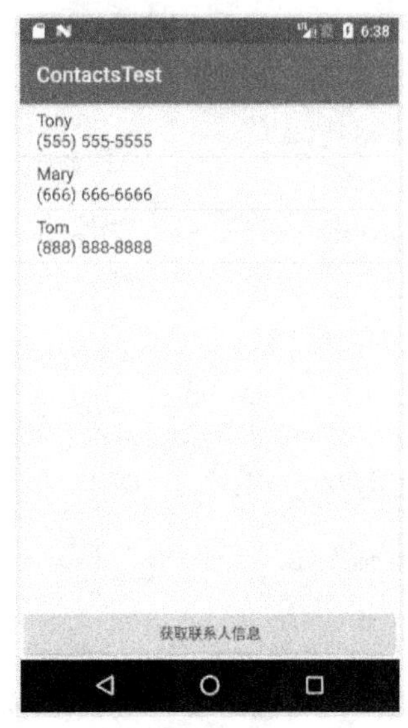
ContactsTest
Tony
(555) 555-5555
Mary
(666) 666-6666
Tom
(888) 888-8888
获取联系人信息

图 4-30　显示结果 2

4.3.4　本节任务

通过 ContentProvider 访问本地电话，实现拨打电话的功能。

4.4　Service

4.4.1　实验内容

在 Android Studio 开发中，Service 指后台服务，一旦被启动将在后台一直运行。它没有独立的用户界面，主要用于执行某些长期运行的任务。本节首先介绍与 Service 相关的线程的使用，然后介绍在子线程中通过 Handler 更新 UI 的方法，最后介绍 Service 的使用流程。

4.4.2　实验原理

1. 创建线程方式 Thread

Thread 是 Java 里面一种典型的创建线程方式，定义 Thread 类的子类，并重写父类的 run() 方法，方法里的内容就是线程运行时所执行的任务，run() 方法也称为线程执行体，下面用一段简单的代码来说明 Thread 的使用框架。

```
private class ConnectThread extends Thread {

  private ConnectThread(BluetoothDevice device) {
   //线程构造方法
}
   @Override
public void run() {
//执行的任务
}
private void cancel() {
//可销毁线程内对象
```

```
}
}

private ConnectThread mConnectThread;          //定义线程对象
mConnectThread = new ConnectThread(device);    //实例化线程对象
mConnectThread.start();                        //启动线程
```

线程的 5 种状态如表 4-1 所示。

表 4-1 线程的状态

线程的状态	描 述
新建	一旦被实例化之后就处于新建状态
就绪	调用了 start()方法之后就处于就绪状态，随时可能被 CPU 调度执行
运行	线程被 CPU 执行，调用 run 方法时就处于运行状态
阻塞	调用 join()、sleep()、wait()方法使线程处于阻塞状态
死亡	线程的 run()方法运行完毕或被中断或被异常退出，该线程结束生命周期

2. UI 线程和非 UI 线程

当应用启动时，系统会创建一个主线程（main thread）。这个主线程负责向 UI 组件分发事件（包括绘制事件），也是在这个主线程里，应用和 UI 组件发生交互。所以主线程也称 UI thread，即 UI 线程。

系统不会为每个组件单独创建线程，在同一个进程里的 UI 组件都会在 UI 线程里实例化，系统对每一个组件的调用都从 UI 线程分发出去。其结果就是，响应系统回调的方法（例如，响应用户动作的 onKeyDown() 和各种生命周期回调）永远都是在 UI 线程里运行。

如果所有任务都设定在 UI 线程，当执行一些比较耗时的任务时（如访问网络或数据库查询等），都会阻塞 UI 线程，导致事件停止分发（包括绘制事件）。从用户体验角度来看，应用看起来像是被卡住了，更坏的情况是，如果 UI 线程被阻塞的时间太长（大约超过 5s），用户就会看到 ANR（application not responding）的对话框。

另外，不能通过非 UI 线程来操纵 UI 组件，必须把所有的 UI 操作放在 UI 线程里，所以 Android 的单线程模型有两条原则：①不要阻塞 UI 线程；②不要在 UI 线程之外访问 Android UI 工具包（主要是包中的两个组件 android.widget 和 android.view）。

根据单线程模型的两条原则，首先，要保证应用的响应性，不能阻塞 UI 线程，所以执行比较耗时的任务时，应该把任务单独放进另外的非 UI 线程中（称为 worker 线程）。

3. 线程同步机制 synchronized

当线程同步机制 synchronized 用来修饰一个方法或一个代码块时，能够保证在同一时刻只有一个线程执行该段代码。防止当多个线程访问一个数据对象时，造成数据不一致的问题。有两种用法：synchronized 方法和 synchronized 代码块。

在 Java 中每一个对象都有一个内部锁，当使用 synchronized 关键字声明某个方法或某代码块时，该作用范围将受到对象锁的保护，这样一次就只能有一个线程可以进入该方法或该代码并获得该对象锁，其他线程要想调用该方法，只能排队等待。当获得对象锁的线程执行完该代码并释放对象锁后，其他线程才可以拿到对象锁进入该代码，下面用一段简单的代码来说明 synchronized 的使用框架。

```
//同步方法:
private synchronized void setState(int state) {
mState = state;                    //mState 为内部成员
}
//同步代码块:
public void write(byte[] out) {
ConnectedThread connetedThread;

synchronized (this) {               //获取对象的锁
if (mState != STATE_CONNECTED) {
        return;
}
      connetedThread = mConnectedThread;
}
connetedThread.write(out);
}
```

4．关于 Handler、Looper、Message 和 MessageQueue

在 Android 中引入 Handler 消息传送机制是为了在子线程中操作 UI 界面，Android 的运行机制规定不能在子线程中直接操作 UI 界面，例如，通过子线程改变主线程界面的文本 (tv.setText(“XXX”))，程序会立即崩溃，所以在子线程执行完某些任务后，改变界面就需要通过数据通信让主线程接收到信息后自身来改变 UI 界面。

下面介绍 Handler 消息传送机制相关的类。

（1）Handler 类：可以指定延迟时间和发送时间在任意线程将 Message 发送到 MessageQueue；在主线程中获取并处理消息。

（2）Looper 类：用来管理 MessageQueue。Looper 的字面意思是“循环者”，loop() 方法循环读取 MessageQueue 中的消息，读到消息就调用相应 Handler 对象的 handlerMessage() 方法处理，每个线程只能有一个 Looper 对象。

（3）Message 类：对消息的描述和任意的数据对象，Message 被存放在 MessageQueue 中，通过 Handler 发送、接收和处理。

（4）MessageQueue 类：消息队列，存放 Message，按照 FIFO（先进先出）的原则管理消息。创建 Looper 对象时，会在它的构造方法创建 MessageQueue 对象，所以一个线程对应一个 Looper，一个 Lopper 对应一个 MessageQueue。

若使用 Handler 传递消息，必须确保当前线程有 Looper 对象，在主线程中，系统已经初始化一个 Lopper 对象，所以可以直接创建 Handler 对象。本章主要是在主线程中使用 Handler，所以没有涉及创建 Lopper，若感兴趣可自行研究如何在子线程中创建 Handler。

Handler 类的方法描述如表 4-2 所示。

表 4-2　Handler 类的方法描述

方　法	描　述
handleMessage(Message msg)	处理消息的方法，通过重写该方法处理消息。
sendEmptyMessage(int what)	发送空消息
sendMessage(Message msg)	立即发送消息
ObtainMessage()	获取消息

Message 对象的属性说明如表 4-3 所示。

表 4-3　Message 对象的属性说明

属　性	类　型	描　述
agr1	int	存放整型数据
agr2	int	存放整型数据
What	int	用户自定义标识消息，以便用不同方式处理消息
Obj	Object	存放发送给 Object 类型的对象

如果要携带 int 型数据，优先使用 Message.arg1 和 Message.arg2 传递。若携带其他类型数据，可以先把数据存放在 Bundle 对象中，通过 setData() 方法添加到 Message 中。

可使用 new Message 创建 Message，而通常使用 Message.obtain() 或 Handler.obtainMessage() 方法从消息池里获取空消息对象，这样可以节省资源。Handler.obtainMessage(int what) 方法为从消息池里获取空消息并设置属性 what。Handler.obtainMessage(int what，Object obj) 方法为从消息池里获取空消息并设置属性 what 和 Object 类型数据。

4.4.3　实验步骤

1. Thread

首先通过一个应用程序来了解线程。参考 1.5 节新建工程，在图 1-29 步骤中将工程名命名为 ThreadTest，其余步骤相同。完成编译后，首先修改布局文件 activity_main.xml，采用线性布局的方式，定义两个按钮控件，分别用于开启和关闭线程，代码如程序清单 4-21 所示。

程序清单 4-21

```
<?xml version="1.0" encoding="utf-8"?>
<LinearLayout xmlns:android="http://schemas.android.com/apk/res/android"
    android:orientation="vertical"
    android:layout_width="match_parent"
    android:layout_height="match_parent">

    <Button
        android:id="@+id/btn_start"
        android:layout_width="match_parent"
        android:layout_height="wrap_content"
        android:text="start"/>

    <Button
        android:id="@+id/btn_stop"
        android:layout_width="match_parent"
        android:layout_height="wrap_content"
        android:text="stop"/>

</LinearLayout>
```

接下来修改 MainActivity.java 文件，代码如程序清单 4-22 所示。

程序清单 4-22

```
package com.leyutek.threadtest;

import android.app.Activity;
import android.os.Bundle;
import android.util.Log;
import android.view.View;
import android.widget.Button;

public class MainActivity extends Activity{
    private Button mStartButton;
    private Button mStopButton;

    private TestThread mThread;
    private int mCnt;

    private class TestThread extends Thread {

        @Override
        public void run() {
            while (!Thread.currentThread().isInterrupted() && mThread != null) {
                try {
                    Thread.sleep(1000);
                } catch (InterruptedException e) {
                    e.printStackTrace();
                }
                mCnt++;
                Log.i("MainActivity1", String.valueOf(mCnt));
            }
        }
    }

    @Override
    protected void onCreate(Bundle savedInstanceState) {
        super.onCreate(savedInstanceState);
        setContentView(R.layout.activity_main);

        mStartButton = (Button)findViewById(R.id.btn_start);
        mStopButton = (Button)findViewById(R.id.btn_stop);

        mStartButton.setOnClickListener(new View.OnClickListener() {
            @Override
            public void onClick(View v) {
                mCnt = 0;
                mThread = new TestThread();
                mThread.start();
            }
        });

        mStopButton.setOnClickListener(new View.OnClickListener() {
```

```
            @Override
            public void onClick(View v) {
                if (mThread != null) {
                    mThread.interrupt();
                    mThread = null;
                }
                Log.i("MainActivity1", "Interrupt thread.");
            }
        });
    }

    @Override
    protected void onDestroy() {
        if (mThread != null) {
            mThread.interrupt();
            mThread = null;
        }
        super.onDestroy();
    }
}
```

最后编译工程，在模拟器中运行程序，运行后的主界面如图 4-31 所示。

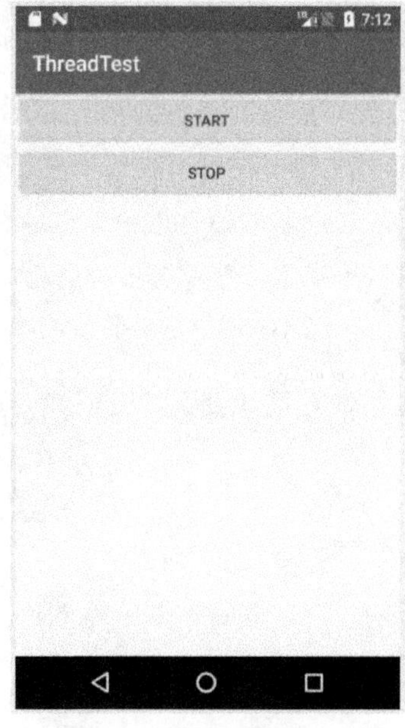

图 4-31　运行后的主界面

因为测试该程序需要用到日志打印工具，所以回到工程界面，选择底部的 Logcat，信息显示级别选择 Debug，关键词搜索填写 MainActivity1，如图 4-32 所示。

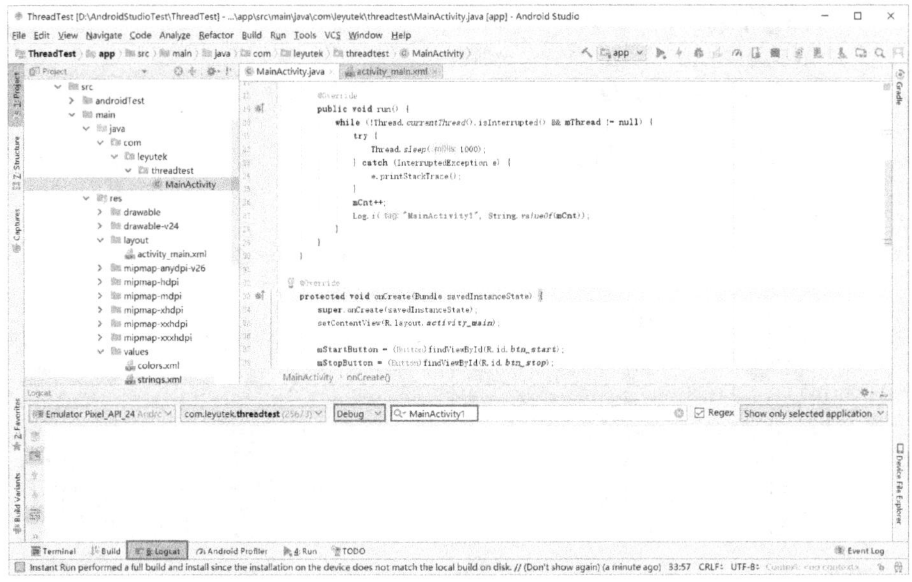

图 4-32　显示结果 1

完成设置后，在图 4-31 所示的界面中，单击 START 按钮打开线程，可以看到线程开始执行计数程序，并打印对应的信息，如图 4-33 所示。

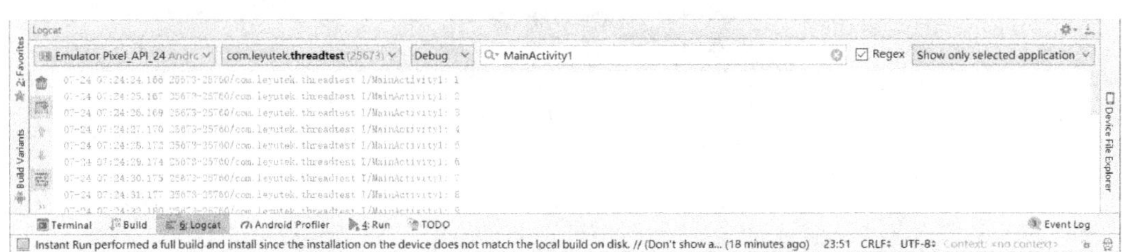

图 4-33　显示结果 2

单击 STOP 按钮便会中断线程，这时会通过日志工具打印中断线程的信息，如图 4-34 所示。

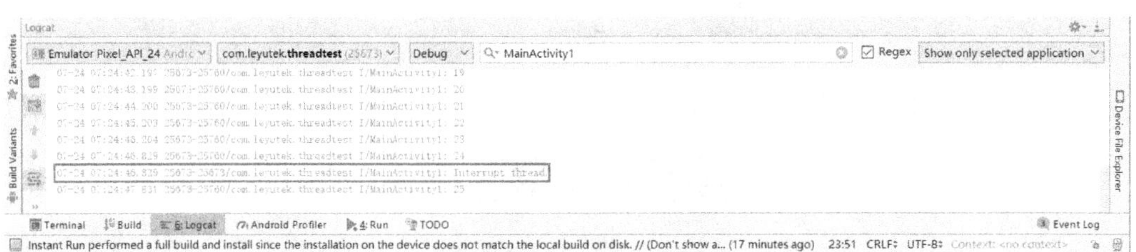

图 4-34　显示结果 3

2．Handler

学习完了线程，下面将通过一个判断密码对错的程序来学习 Handler。参考 1.5 节新建工程，在图 1-29 步骤中将工程名命名为 HandlerTest，其余步骤相同。完成编译后，首先修改布局文件 activity_main.xml，采用线性布局的方式，定义两个按钮控件，分别控制输入不同的密码，同时定义一个文本控件用于显示密码是否正确，如程序清单 4-23 所示。

程序清单 4-23

```
<?xml version="1.0" encoding="utf-8"?>
<LinearLayout xmlns:android="http://schemas.android.com/apk/res/android"
    android:orientation="vertical"
    android:layout_width="match_parent"
    android:layout_height="match_parent">

    <Button
        android:id="@+id/btn_pswd1"
        android:layout_width="match_parent"
        android:layout_height="wrap_content"
        android:text="Password1:1234" />

    <Button
        android:id="@+id/btn_pswd2"
        android:layout_width="match_parent"
        android:layout_height="wrap_content"
        android:text="Password2:0000" />

    <TextView
        android:id="@+id/text"
        android:layout_width="wrap_content"
        android:layout_height="wrap_content"
        android:text="Hello World!"
        android:textSize="20sp" />

</LinearLayout>
```

接下来修改 MainActivity.java 文件，代码如程序清单 4-24 所示。

程序清单 4-24

```
package com.leyutek.handlertest;

import android.support.v7.app.AppCompatActivity;
import android.os.Bundle;
import android.os.Handler;
import android.os.Message;
import android.view.View;
import android.widget.Button;
import android.widget.TextView;

public class MainActivity extends AppCompatActivity {
    public static final int PSWD = 1234;
    private TextView text;

    private Button mPswd1Button;
    private Button mPswd2Button;
    private int mPswd;
    private TestThread mThread;

    private class TestThread extends Thread {
        @Override
        public void run() {
```

```
                Message msg = new Message();
                msg.what = mPswd;
                handler.sendMessage(msg);
            }
        }

        @Override
        protected void onCreate(Bundle savedInstanceState) {
            super.onCreate(savedInstanceState);
            setContentView(R.layout.activity_main);
            text = (TextView)findViewById(R.id.text);
            mPswd1Button = (Button)findViewById(R.id.btn_pswd1);
            mPswd2Button = (Button)findViewById(R.id.btn_pswd2);

            mPswd1Button.setOnClickListener(new View.OnClickListener() {
                @Override
                public void onClick(View v) {
                    if (mThread != null) {
                        mThread.interrupt();
                        mThread = null;
                    }
                    mPswd = 1234;
                    mThread = new TestThread();
                    mThread.start();
                }
            });

            mPswd2Button.setOnClickListener(new View.OnClickListener() {
                @Override
                public void onClick(View v) {
                    if (mThread != null) {
                        mThread.interrupt();
                        mThread = null;
                    }
                    mPswd = 0000;
                    mThread = new TestThread();
                    mThread.start();
                }
            });
        }

        private Handler handler = new Handler() {
            public void handleMessage(Message msg) {
                switch (msg.what) {
                    case PSWD:
                        text.setText("Password success!");
                        break;
                    default:
                        text.setText("Password failed!");
                        break;
                }
            }
```

```
    };

    @Override
    protected void onDestroy() {
        if (mThread != null) {
            mThread.interrupt();
            mThread = null;
        }
        super.onDestroy();
    }

}
```

最后编译工程，在模拟器中运行程序，运行后的主界面如图 4-35 所示。

若按下 PASSWORD1:1234 按钮，输入密码 1234 与预设的密码对应，这时界面的文本控件会显示“Password success!”的提示，如图 4-36（a）所示，而若按下 PASSWORD2:0000 按钮，输入密码 0000 与预设的密码不对应，这时界面的文本控件则显示 Password failed!的提示，如图 4-36（b）所示。

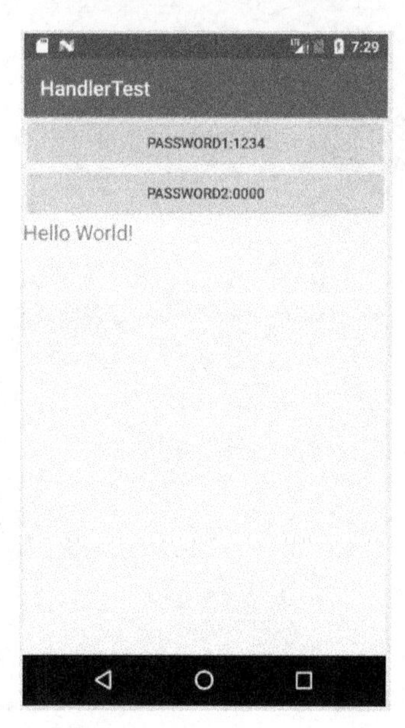

图 4-35　运行后的主界面

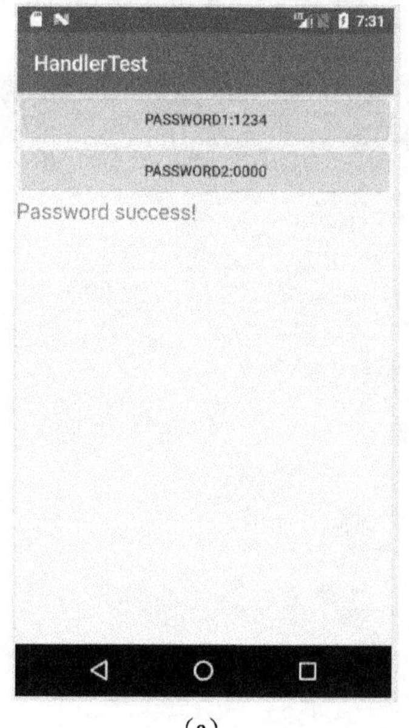

（a）

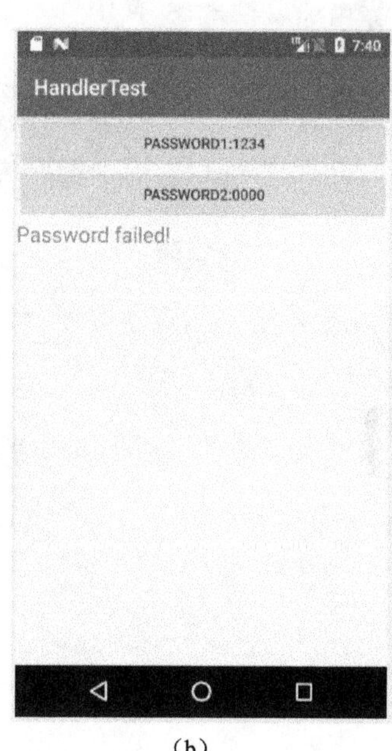

（b）

图 4-36　显示结果

3. Service 的应用 1

首先通过一个简单的程序来学习 Service 的使用框架及如何启动和关闭 Service。参考 1.5 节新建工程，在图 1-29 步骤中将工程名命名为 ServiceTest，其余步骤相同。完成编译后，首先修改布局文件 activity_main.xml，采用线性布局的方式，定义两个按钮控件，分别控制关闭和启动 Service，如程序清单 4-25 所示。

程序清单 4-25

```
<?xml version="1.0" encoding="utf-8"?>

<LinearLayout xmlns:android="http://schemas.android.com/apk/res/android"
```

```
    android:orientation="vertical"
    android:layout_width="match_parent"
    android:layout_height="match_parent">

    <Button
        android:id="@+id/btn_start"
        android:layout_width="match_parent"
        android:layout_height="wrap_content"
        android:text="Start Service" />

    <Button
        android:id="@+id/btn_stop"
        android:layout_width="match_parent"
        android:layout_height="wrap_content"
        android:text="Stop Service" />

</LinearLayout>
```

接下来定义一个服务，右键单击 com.leyutek.servicetest，选择 New→Service→Service，在弹出的对话框中默认选择，最后单击 Finish 按钮，如图 4-37 所示。

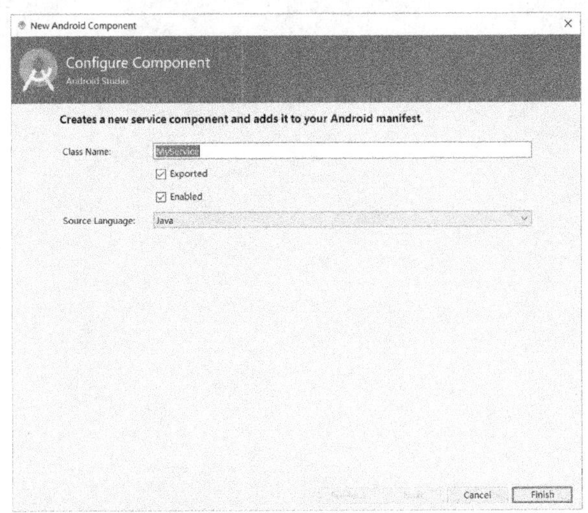

图 4-37　创建 Service

服务创建完成后，开始编写服务程序 MyService.java 的代码，如程序清单 4-26 所示。

程序清单 4-26

```
package com.leyutek.servicetest;

import android.app.Service;
import android.content.Intent;
import android.os.IBinder;
import android.util.Log;

public class MyService extends Service {

    private TestThread mThread;

```

```
    private class TestThread extends Thread {
        @Override
        public void run() {
            long endTime = System.currentTimeMillis() + 5 * 1000;
            while (System.currentTimeMillis() < endTime) {
                synchronized (this) {
                    try {
                        wait(endTime - System.currentTimeMillis());
                    } catch (Exception e) {
                        e.printStackTrace();
                    }
                }
            }
            Log.d("MyService", "Music finished!");
            stopSelf();
        }
    }

    @Override
    public IBinder onBind(Intent intent) {
        // TODO: Return the communication channel to the service.
        throw new UnsupportedOperationException("Not yet implemented");
    }

    @Override
    public void onCreate() {
        super.onCreate();
        Log.d("MyService", "onCreate executed");
    }

    @Override
    public int onStartCommand(Intent intent, int flags, int startId) {
        mThread = new TestThread();
        mThread.start();
        Log.d("MyService", "onStartCommand executed");
        return super.onStartCommand(intent, flags, startId);
    }

    @Override
    public void onDestroy() {
        super.onDestroy();
        Log.d("MyService", "onDestroy executed");
    }
}
```

然后，完善 MainActivity.java 的代码，如程序清单 4-27 所示。

程序清单 4-27

```
package com.leyutek.servicetest;

import android.support.v7.app.AppCompatActivity;
import android.content.Intent;
import android.os.Bundle;
import android.view.View;
import android.widget.Button;
```

```java

public class MainActivity extends AppCompatActivity {

    private Button mStartButton;
    private Button mStopButton;

    @Override
    protected void onCreate(Bundle savedInstanceState) {
        super.onCreate(savedInstanceState);
        setContentView(R.layout.activity_main);

        mStartButton = (Button)findViewById(R.id.btn_start);
        mStopButton = (Button)findViewById(R.id.btn_stop);

        mStartButton.setOnClickListener(new View.OnClickListener() {
            @Override
            public void onClick(View v) {
                Intent startIntent = new Intent(MainActivity.this, MyService.class);
                startService(startIntent);
            }
        });

        mStopButton.setOnClickListener(new View.OnClickListener() {
            @Override
            public void onClick(View v) {
                Intent stopIntent = new Intent(MainActivity.this, MyService.class);
                stopService(stopIntent);
            }
        });
    }
}
```

完成代码的编写后，按正常步骤还需要对 Service 进行注册，不过在完成新建 Service 之后，Android Studio 已经自动注册，如图 4-38 所示。

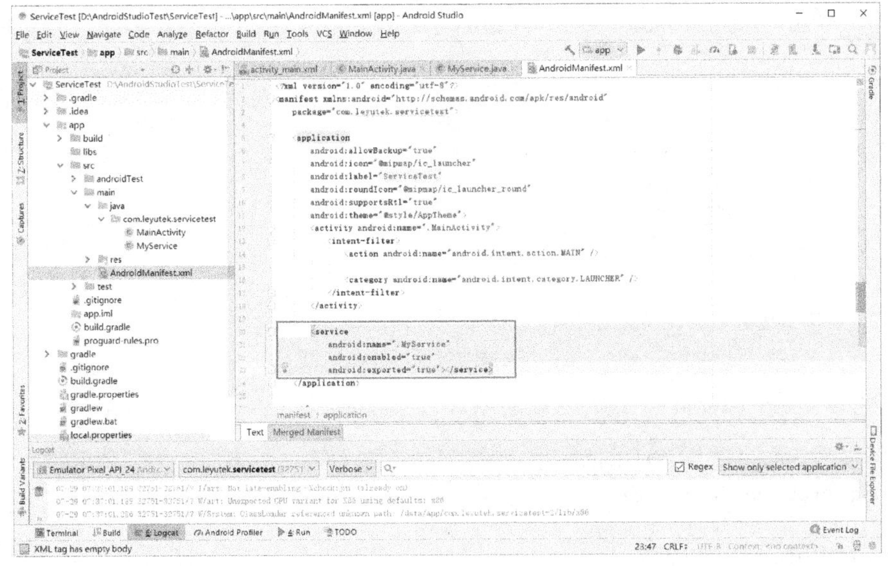

图 4-38　注册 Service

最后编译工程，在模拟器中运行程序，运行后的主界面如图 4-39 所示。

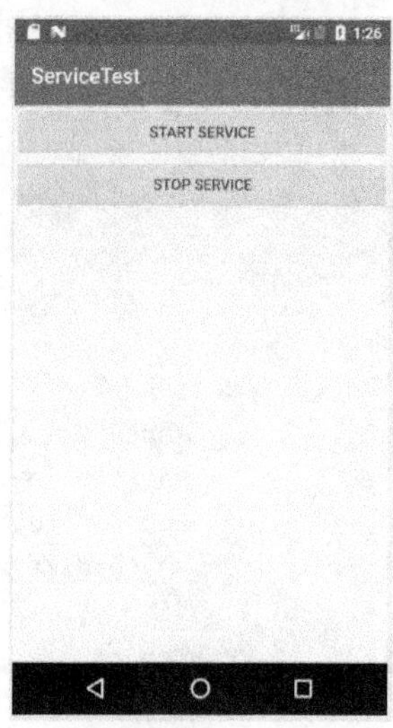
ServiceTest
START SERVICE
STOP SERVICE

图 4-39 运行后的主界面

单击 START SERVICE 按钮运行服务程序，可以在工程界面的 Logcat 窗口中看到 MyService 中的 onCreate() 和 onStartCommand() 方法成功执行，并打印对应的启动信息，说明启动服务成功，如图 4-40 所示。

单击 STOP SERVICE 关闭程序，可以看到 MyService 中的 onDestroy() 方法成功执行，说明成功关闭服务程序，如图 4-41 所示。

4．Service 的应用 2

初步学习 Service 后，接下来学习活动与 Service 进行通信的过程。备份上一步中的 ServiceTest 工程，并将原工程命名为 Android09.ServiceTest01，备份的工程命名为 Android10.ServiceTest02，如图 4-42 所示。完成后打开工程 Android10.ServiceTest02，以下内容将基于此工程展开介绍。

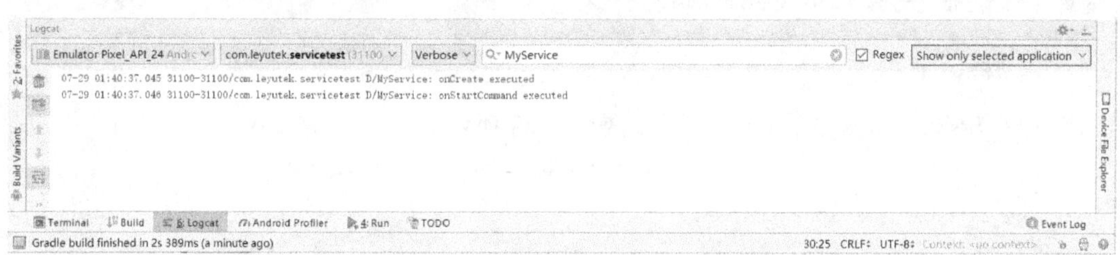

图 4-40 显示结果 1

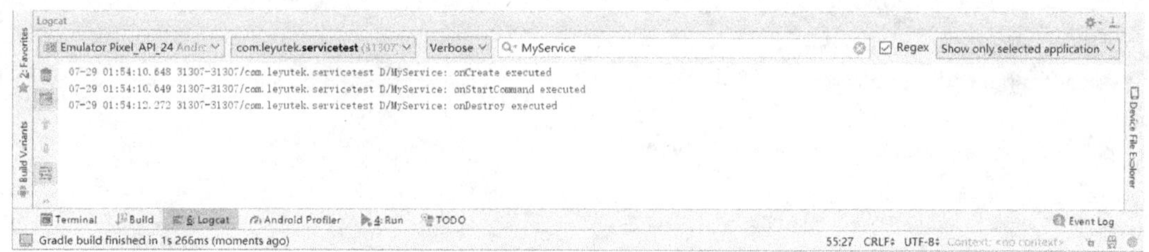

图 4-41 显示结果 2

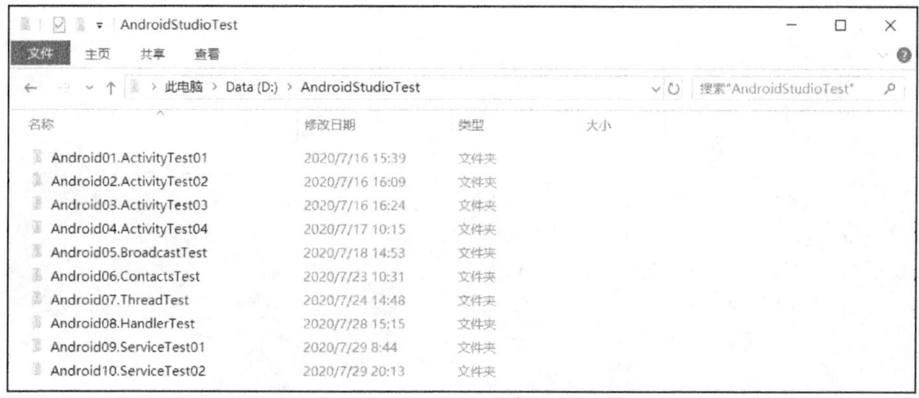
AndroidStudioTest
文件
主页
共享
查看
此电脑 › Data (D:) › AndroidStudioTest
搜索"AndroidStudioTest"
名称
修改日期
类型
大小
Android01.ActivityTest01 2020/7/16 15:39 文件夹
Android02.ActivityTest02 2020/7/16 16:09 文件夹
Android03.ActivityTest03 2020/7/16 16:24 文件夹
Android04.ActivityTest04 2020/7/17 10:15 文件夹
Android05.BroadcastTest 2020/7/18 14:53 文件夹
Android06.ContactsTest 2020/7/23 10:31 文件夹
Android07.ThreadTest 2020/7/24 14:48 文件夹
Android08.HandlerTest 2020/7/28 15:15 文件夹
Android09.ServiceTest01 2020/7/29 8:44 文件夹
Android10.ServiceTest02 2020/7/29 20:13 文件夹

图 4-42 工程列表

首先修改 Android10.ServiceTest02 的 activity_main.xml 文件，添加定义两个按钮，一个用于将活动与 Service 关联，一个用于取消关联，代码如程序清单 4-28 所示。

程序清单 4-28

```
<?xml version="1.0" encoding="utf-8"?>

… …

    <Button
        android:id="@+id/btn_bind"
        android:layout_width="match_parent"
        android:layout_height="wrap_content"
        android:text="Bind Service" />

    <Button
        android:id="@+id/btn_unbind"
        android:layout_width="match_parent"
        android:layout_height="wrap_content"
        android:text="Unbind Service" />

</LinearLayout>
```

修改 MyService.java 的代码，如程序清单 4-29 所示。

程序清单 4-29

```
package com.leyutek.servicetest;

import android.app.Service;
import android.content.Intent;
import android.os.Binder;
import android.os.IBinder;
import android.util.Log;

public class MyService extends Service {

    private TestThread mThread;
    private PlayMusicBinder mBinder = new PlayMusicBinder();

… …

    class PlayMusicBinder extends Binder {
        public void startPlayMusic() {
            Log.d("MyService", "startPlayMusic executed");
        }
    }

    @Override
    public IBinder onBind(Intent intent) {
        return mBinder;
    }

… …
}
```

继续修改 MainActivity.java 的代码，如程序清单 4-30 所示。

程序清单 4-30

```
package com.leyutek.servicetest;

import android.content.ComponentName;
import android.content.ServiceConnection;
import android.os.IBinder;
import android.support.v7.app.AppCompatActivity;
import android.content.Intent;
import android.os.Bundle;
import android.view.View;
import android.widget.Button;

public class MainActivity extends AppCompatActivity {

    … …
    private Button mBindButton;
    private Button mUnbindButton;

    private MyService.PlayMusicBinder playMusicBinder;

    private ServiceConnection conn = new ServiceConnection() {
        @Override
        public void onServiceConnected(ComponentName name, IBinder service) {
            playMusicBinder = (MyService.PlayMusicBinder) service;
            playMusicBinder.startPlayMusic();
        }

        @Override
        public void onServiceDisconnected(ComponentName name) {
        }
    };

    @Override
    protected void onCreate(Bundle savedInstanceState) {
        super.onCreate(savedInstanceState);
        setContentView(R.layout.activity_main);

        … …
        mBindButton = (Button)findViewById(R.id.btn_bind);
        mUnbindButton = (Button)findViewById(R.id.btn_unbind);

        … …

        mBindButton.setOnClickListener(new View.OnClickListener() {
            @Override
            public void onClick(View v) {
                Intent bindIntent = new Intent(MainActivity.this, MyService.class);
                bindService(bindIntent, conn, BIND_AUTO_CREATE);
            }
        });
```

```java

        mUnbindButton.setOnClickListener(new View.OnClickListener() {
            @Override
            public void onClick(View v) {
                unbindService(conn);
            }
        });
    }
}
```

最后编译工程，在模拟器中运行程序，运行后的主界面如图 4-43 所示。

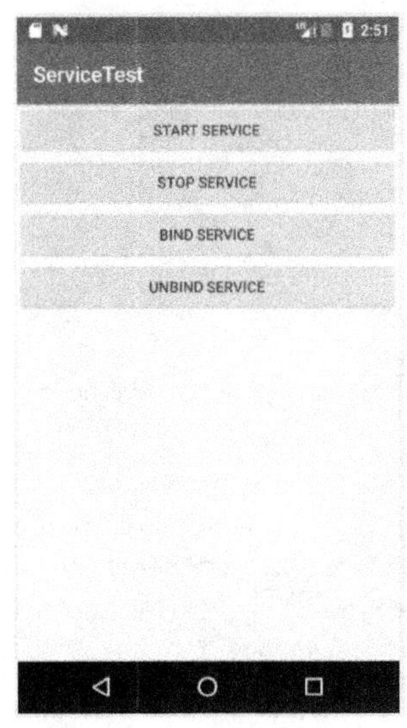

图 4-43　运行后的主界面

START SERVICE 与 STOP SERVICE 这两个按钮的功能与上一步中的相同，这里就不测试了。单击 BIND SERVICE 按钮，可以在工程界面的 Logcat 窗口中看到 MyService 中的 onCreate() 与 startPlayMusic() 方法被执行，说明成功通过活动调用了 Service 里的方法，如图 4-44 所示。

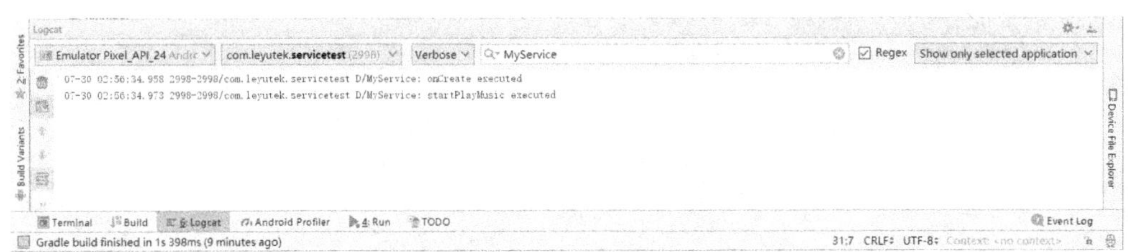

图 4-44　显示结果

4.4.4　本节任务

参考本节的几个实验，在服务程序中编写一个计数程序，间隔时间可以自定义，然后通过活动关联服务，在 Logcat 中显示计数过程。

本 章 任 务

本章共有 10 个小实验，首先掌握各实验的原理，然后按照实验步骤完成实验，最后按照要求完成各节任务。

本 章 习 题

1．Android 的四大组件分别是什么？简述四大组件的特点。

2．什么是运行时权限？

3．线程是什么？在线程中直接修改 UI 会发生什么错误？

4．简要说明可以通过什么方法在线程中修改 UI。

第 5 章　打包解包小工具设计实验

本书的目标是实现基于 Android 手机开发人体生理参数监测系统软件，在该软件（或称 App）中可将一系列控制命令（如启动血压测量、停止血压测量等）发送到人体生理参数监测系统硬件平台，然后硬件平台返回的五大生理参数（体温、血氧、呼吸、心电、血压）信息即可显示在 Android 手机上。为确保数据（或命令）在传输过程中的完整性和安全性，需要在发送之前对数据（或命令）进行打包处理，接收到数据（或命令）之后进行解包处理。因此，无论是软件还是硬件平台，都需要有一个共同的模块，即打包解包模块（PackUnpack），该模块遵照某种通信协议。本章将介绍 PCT 通信协议，以及 Android 中的部分控件，并通过开发一个打包解包 App，来深入理解和学习 PCT 通信协议。

5.1　实验内容

学习 PCT 通信协议及 Android 中的部分控件，如文本表示框（TextView）、文本编辑框（EditText）和按钮（Button）等。设计一个打包解包小工具，在文本编辑框中输入模块 ID、二级 ID 及 6 字节数据后，通过“打包”按钮实现打包操作，并将打包结果显示到打包结果显示区。另外，还可以根据用户输入的 10 字节待解包数据，通过“解包”按钮实现解包操作，并将解包结果显示到解包结果显示区。

5.2　实验原理

5.2.1　PCT 通信协议

从机常作为执行单元，用于处理一些具体的事务，而主机（如 Windows、Linux、Android 和 emWin 平台等）常用于与从机进行交互，向从机发送命令，或处理来自从机的数据，如图 5-1 所示。

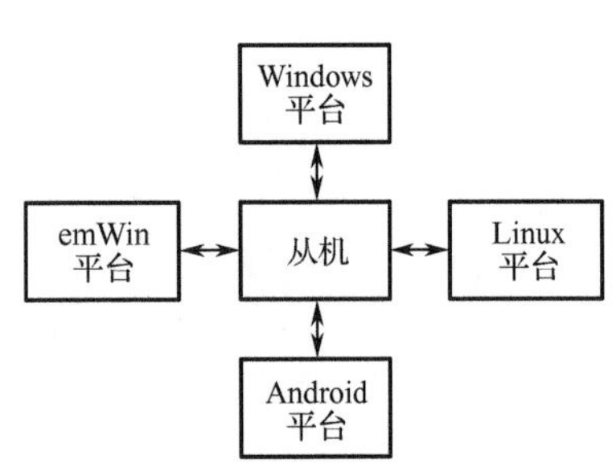

图 5-1　主机与从机交互框图

主机与从机之间的通信过程如图 5-2 所示。主机向从机发送命令的具体过程是：①主机对待发命令进行打包；②主机通过通信设备（串口、蓝牙、Wi-Fi 等）将打包好的命令发送出去；③从机在接收到命令之后，对命令进行解包；④从机按照相应的命令执行任务。

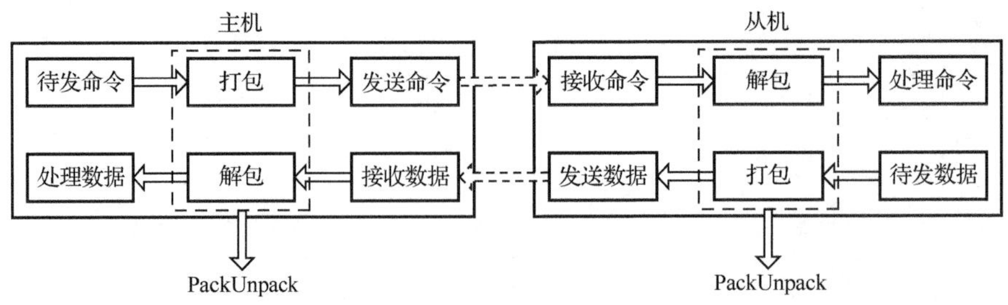

图 5-2　主机与从机之间的通信过程（打包/解包框架图）

从机向主机发送数据的具体过程是：①从机对待发数据进行打包；②从机通过通信设备（串口、蓝牙、Wi-Fi 等）将打包好的数据发送出去；③主机在接收到数据之后，对数据进行解包；④主机对接收到的数据进行处理，如进行计算、显示等。

1．PCT 通信协议格式

在主机与从机的通信过程中，主机和从机有一个共同的模块，即打包解包模块（PackUnpack），该模块遵循某种通信协议。通信协议有很多种，本实验采用的 PCT 通信协议由本书作者设计，该协议已经分别通过 C、C++、C#、Java 等编程语言实现。PCT 通信协议的数据包格式如图 5-3 所示。

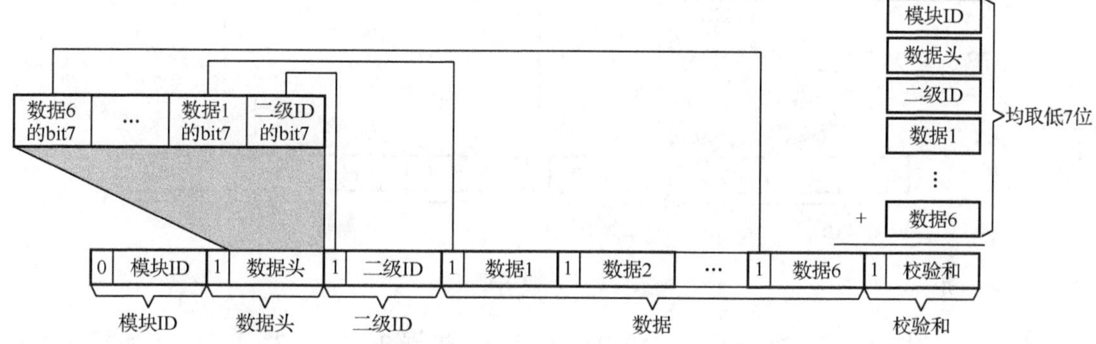

图 5-3　PCT 通信协议的数据包格式

PCT 通信协议规定：

（1）数据包由 1 字节模块 ID+1 字节数据头+1 字节二级 ID+6 字节数据+1 字节校验和构成，共计 10 字节。

（2）数据包中有 6 个数据，每个数据为 1 字节。

（3）模块 ID 的最高位 bit7 固定为 0。

（4）模块 ID 的取值范围为 0x00～0x7F，最多有 128 种类型。

（5）数据头的最高位 bit7 固定为 1，数据头的低 7 位按照从低位到高位的顺序，依次存放二级 ID 的最高位 bit7、数据 1 的最高位 bit7、数据 2 的最高位 bit7、数据 3 的最高位 bit7、数据 4 的最高位 bit7、数据 5 的最高位 bit7 和数据 6 的最高位 bit7。

（6）二级 ID、数据 1、数据 2、数据 3、数据 4、数据 5 和数据 6 的最高位 bit7 存放于数据头。

（7）校验和的低 7 位为模块 ID+数据头+二级 ID+数据 1+数据 2+…+数据 6 求和的结果（取低 7 位）。

（8）二级 ID、数据 1、数据 2、数据 3、数据 4、数据 5、数据 6 和校验和的最高位 bit7 固定为 1。

2．PCT 通信协议打包过程

PCT 通信协议的打包过程分为 4 步。

第 1 步，准备原始数据，原始数据由模块 ID（0x00～0x7F）、二级 ID、数据 1、数据 2、数据 3、数据 4、数据 5 和数据 6 组成，如图 5-4 所示。其中，模块 ID 的取值范围为 0x00～0x7F，二级 ID 和数据的取值范围为 0x00～0xFF。

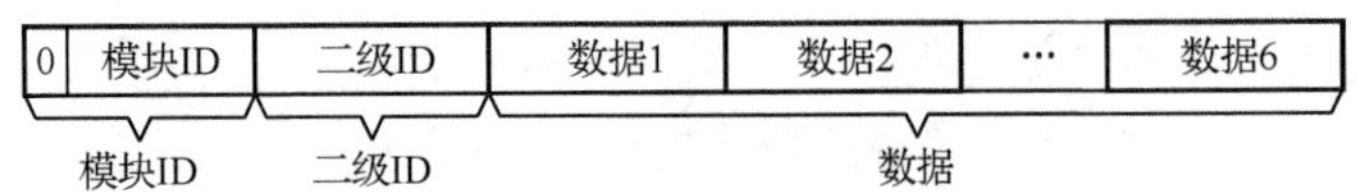

图 5-4　PCT 通信协议打包第 1 步

第 2 步，依次取出二级 ID、数据 1、数据 2、数据 3、数据 4、数据 5 和数据 6 的最高位 bit7，将其存放于数据头的低 7 位，按照从低位到高位的顺序依次存放二级 ID、数据 1、数据 2、数据 3、数据 4、数据 5 和数据 6 的最高位 bit7，如图 5-5 所示。

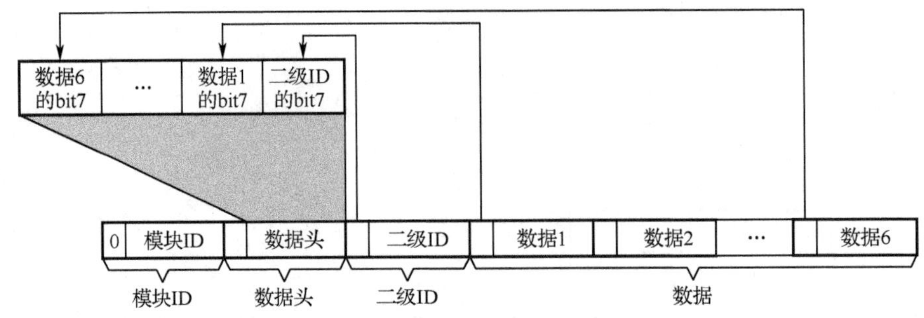

图 5-5　PCT 通信协议打包第 2 步

第 3 步，对模块 ID、数据头、二级 ID、数据 1、数据 2、数据 3、数据 4、数据 5 和数据 6 的低 7 位求和，取求和结果的低 7 位，将其存放于校验和的低 7 位，如图 5-6 所示。

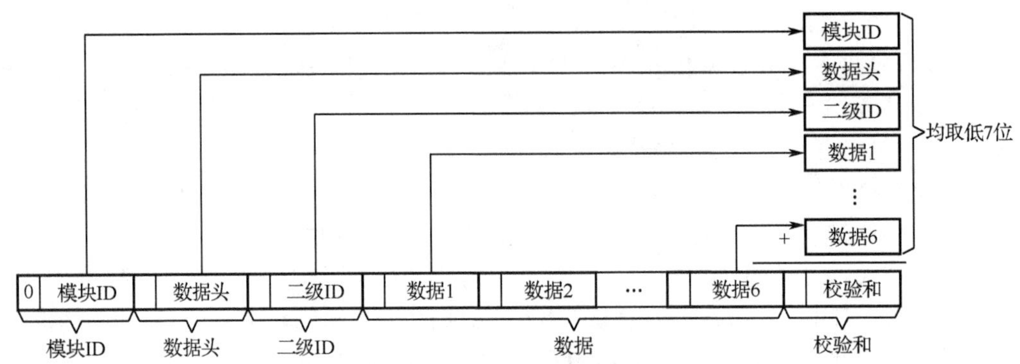

图 5-6　PCT 通信协议打包第 3 步

第 4 步，将数据头、二级 ID、数据 1、数据 2、数据 3、数据 4、数据 5、数据 6 和校验和的最高位置为 1，如图 5-7 所示。

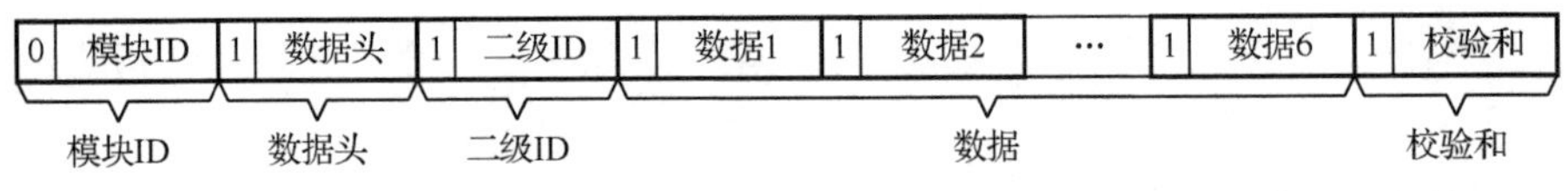

图 5-7　PCT 通信协议打包第 4 步

3. PCT 通信协议解包过程

PCT 通信协议的解包过程也分为 4 步。

第 1 步，准备解包前的数据包，原始数据包由模块 ID、数据头、二级 ID、数据 1、数据 2、数据 3、数据 4、数据 5、数据 6、校验和组成，如图 5-8 所示。其中，模块 ID 的最高位为 0，其余字节的最高位均为 1。

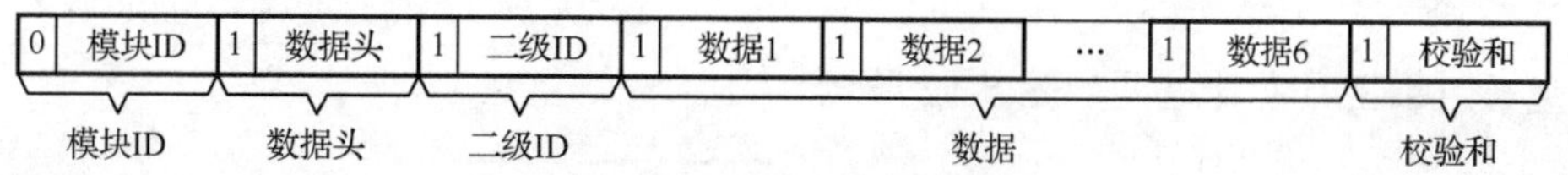

图 5-8　PCT 通信协议解包第 1 步

第 2 步，对模块 ID、数据头、二级 ID、数据 1、数据 2、数据 3、数据 4、数据 5 和数据 6 的低 7 位求和，如图 5-9 所示，取求和结果的低 7 位与数据包的校验和低 7 位对比，如果两个值的结果相等，则说明校验正确。

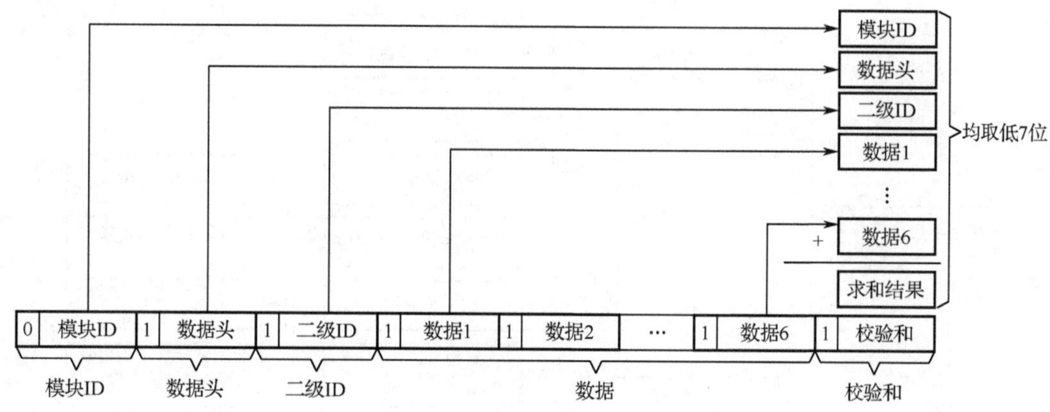

图 5-9　PCT 通信协议解包第 2 步

第 3 步，数据头的最低位 bit0 与二级 ID 的低 7 位拼接之后作为最终的二级 ID，数据头的 bit1 与数据 1 的低 7 位拼接之后作为最终的数据 1，数据头的 bit2 与数据 2 的低 7 位拼接之后作为最终的数据 2，以此类推，如图 5-10 所示。

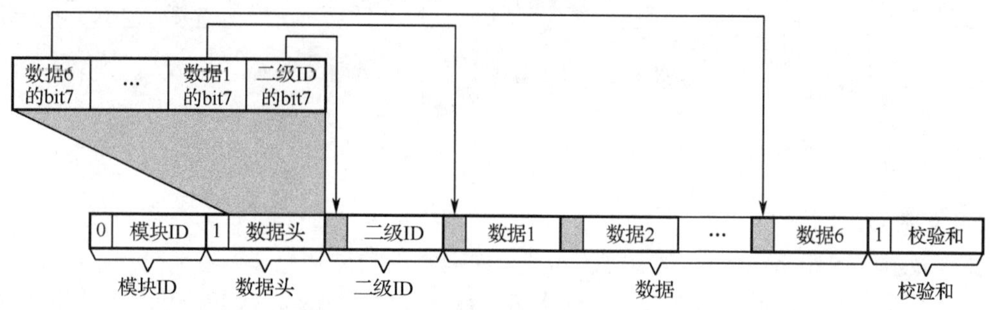

图 5-10　PCT 通信协议解包第 3 步

第 4 步，图 5-11 所示即为解包后的结果，由模块 ID、二级 ID、数据 1、数据 2、数据 3、数据 4、数据 5 和数据 6 组成。其中，模块 ID 的取值范围为 0x00～0x7F，二级 ID 和数据的取值范围为 0x00～0xFF。

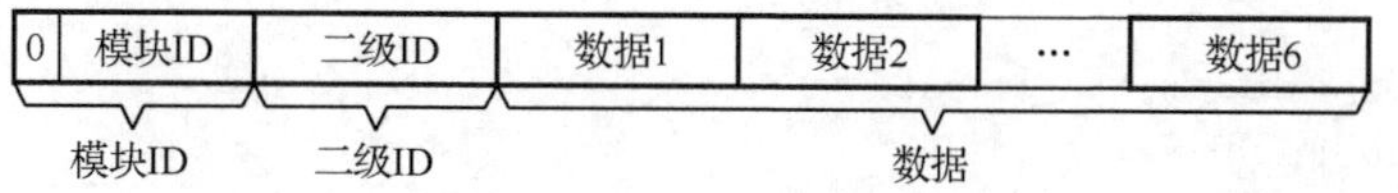

图 5-11　PCT 通信协议解包第 4 步

5.2.2　设计框图

打包解包小工具设计框图如图 5-12 所示。

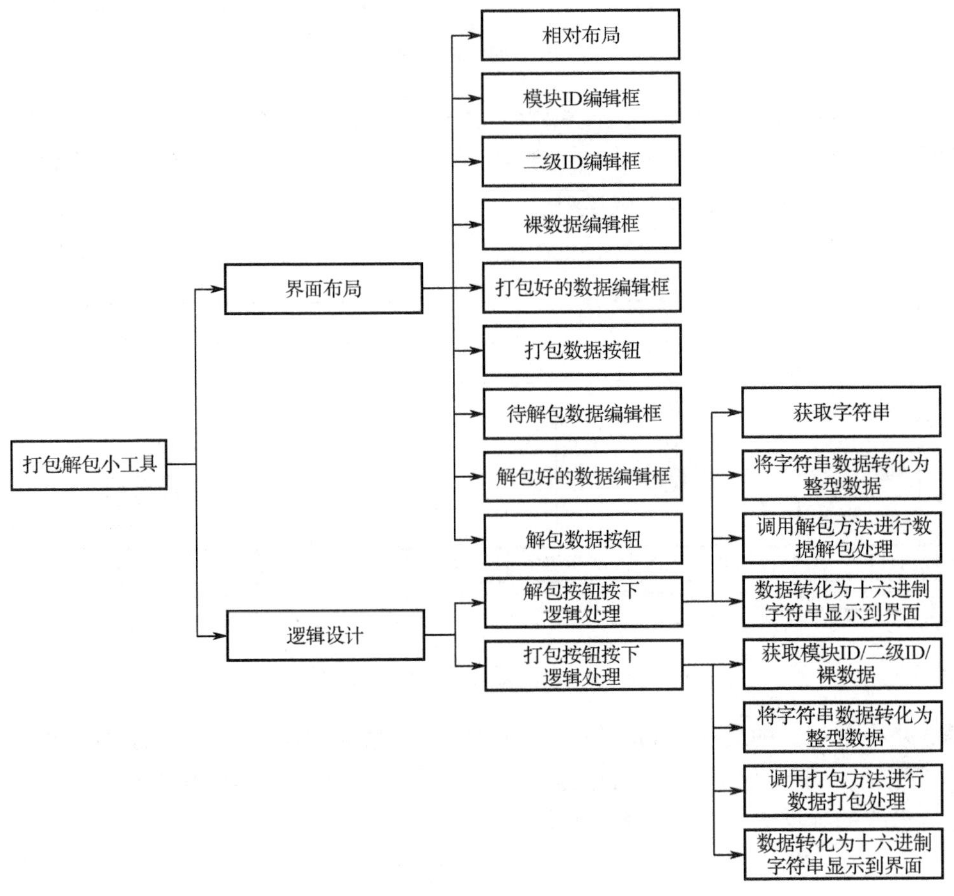

图 5-12　打包解包小工具设计框图

5.2.3　控件及其属性

1．文本显示框

文本显示框控件 TextView 是 Android 开发中最常用的控件之一，用于在界面中显示一段文本信息，该文本在界面中不可修改，只能通过程序设置。文本显示框的基本语法格式如下：

```
<TextView
    属性列表/>
```

下面用一段简单的代码来说明 TextView 的用法：

```
<TextView
    android:id="@+id/textView"
    android:layout_width="match_parent"
    android:layout_height="wrap_content"
    android:text="Hello world"/>
```

android:id 用于给控件指定一个唯一的标识符，后续通过引用标识符可以对该控件进行操作，通过"@+id/标识符"进行设置，此处将该 TextView 控件的标识符定义为 textView。android:layout_width 和 android:layout_height 是 Android 中所有控件都具备的属性，分别指定控件的宽度和高度，常用的可选值是 match_parent 和 wrap_content，match_parent 表示控件当前属性值与父布局一致，此处表示 TextView 控件与父布局一样宽，wrap_content 表示控件刚好能够包含控件里面的内容，此处表示 TextView 控件的高度刚好能够包含里面的内容。最后，使用 android:text 来指定 TextView 控件中显示的内容，此处 TextView 显示“Hello world”。

2．文本编辑框

文本编辑框控件 EditText 允许用户输入和编辑内容，是常用的可以实现程序与用户进行交互的控件。文本编辑框的基本语法格式如下：

```
<EditText
    属性列表/>
```

下面用一段简单的代码来说明 EditText 的用法：

```
< EditText
    android:id="@+id/ editText "
    android:layout_width="match_parent"
    android:layout_height="wrap_content"/>
```

可以看到 EditText 的用法与 TextView 相似，都是先定义控件 ID，再指定控件的宽度和高度，最后可以根据需要再添加一些控件特有的属性，如大多数编辑框都会在输入框提供提示信息，该属性可以通过 android:hint = "提示信息"来设置。若需要获取编辑框输入内容，可通过 getText() 方法实现，EditText.getText() 的返回值类型是一个 CharSequence 的接口，此接口对 char 序列提供统一的只读访问，使用 CharSequence.toString() 方法可获取字符串。若需要显示内容到编辑框上，可通过方法 setText 或 append 实现，setText 方法会把编辑框原来的内容清空，显示新内容；而 append 方法会在原来的内容后面加上新内容后再显示。示例代码如下：

```
EditText mInPackDataEditText = (EditText)findViewById(R.id.edtxt_inpack);
String packData = mInPackDataEditText.getText().toString();
mInPackDataEditText.setText("");
mInPackDataEditText.append("packData ");
```

3．按钮

按钮 Button 也是程序与用户进行交互的常用控件，用于触发一个指定的事件。按钮的基本语法格式如下：

```
<Button
    属性列表/>
```

下面用一段简单的代码来说明 Button 的用法：

```
< Button
    android:id="@+id/ button "
    android:layout_width=" wrap_content "
    android:layout_height="wrap_content"
    android:text="打包"/>
```

设置 android:text="打包"，为按钮上显示的内容，其他属性与 EditText 和 TextView 一致，不再赘述。若要操作布局文件中的控件，需要先通过 Android 提供的 findViewById 方法绑定控件 ID。而若要使按钮按下时能触发指定事件，则需要先为按钮添加单击事件监听器。Android 提供了两种为按钮添加单击事件监听器的方法，这里介绍其中一种，代码如下：

```
Button mPackButton = (Button)findViewById(R.id.btn_pack);
mPackButton.setOnClickListener(new View.OnClickListener(){
   @Override
   public void onClick(View v) {
     //要执行的事件代码
   }
});
```

4．相对布局管理器（RelativeLayout）

相对布局是通过相对定位的方式来决定控件在布局中的位置。在 XML 布局文件中定义相对布局管理器的基本语法格式如下：

```
<RelativeLayout xmlns:android="http://schemas.android.com/apk/res/android"
    属性列表 >
</RelativeLayout>
```

在相对布局管理器中，RelativeLayout 提供了一个内部类 RelativeLayout.LayoutParams，该类提供了大量的XML 属性，相对布局管理器中的子控件能够利用这些XML 属性灵活分布。RelativeLayout.LayoutParams 中常用的 XML 属性如表 5-1 所示。

表 5-1　XML 属性说明

XML 属性	描　述
android:layout_alignLeft	属性值为其他控件的 ID，指定该控件与哪个控件左边界对齐
android:layout_alignRight	属性值为其他控件的 ID，指定该控件与哪个控件右边界对齐
android:layout_below	属性值为其他控件的 ID，指定该控件位于哪个控件的下方
android:layout_above	属性值为其他控件的 ID，指定该控件位于哪个控件的上方
android:layout_toLeftOf	属性值为其他控件的 ID，指定该控件位于哪个控件的左侧
android:layout_toRightOf	属性值为其他控件的 ID，指定该控件位于哪个控件的右侧
android:layout_marginTop	设置顶外边距，与上方控件的距离
android:layout_marginLeft	设置左外边距，与左侧控件的距离

5.2.4　PackUnpack.java 文件

本书资料包提供的 PackUnpack.java 文件中包含了 PCT 通信协议的 Java 语言实现，其中包含 4 个 API 方法，分别是构造方法 PackUnpack、获得解包后的数据包方法 getUnPackResult、打包方法 packData、及解包方法 unPackData，如表 5-2 所示。

表 5-2　PackUnpack.java 的方法说明

方　法	说　明
public PackUnpack()	构造方法，对模块进行初始化

续表

方　法	说　明
public void packData(int[] packet)	待打包的数据必须是 8 字节，模块 ID 必须是 0x00 到 0x7F
public boolean unPackData(int data)	通过该方法逐个对数据进行解包和判断，解包后的数据通过 getUnPackResult()方法获取
public int[] getUnPackResult()	返回值为获得解包后的数据包

5.3　实验步骤

前面详细介绍了 PCT 通信协议，但具体如何通过 Java 语言实现 PCT 通信协议的打包解包，如何通过调用 PCT 通信协议的打包解包接口方法将 PCT 通信协议应用在具体的产品和项目中？本节将通过一个基于 Android 的打包解包小工具的设计，详细介绍 PCT 通信协议的 Java 语言实现及 Android 应用。

步骤 1：新建 PackUnpack 工程

首先，打开 Android Studio 软件，执行菜单命令 File→New→New Project，在弹出的 Create New Project 对话框中，修改 Application name（工程名）、Company domain（公司的域名或个人域名）、Project location（工程存放路径）和 Package name（包名）。

如图 5-13 所示，工程名填写 PackUnpack，域名填写 leyutek.com，工程路径选择 D:\AndroidStudioTest\PackUnpack，包名 com.leyutek.packunpack 会根据工程名和域名自动生成，最后，单击 Next 按钮。

注意，工程名采用 Pascal 命名法，即每个单词的首字母大写，其余字母均小写，域名是公司的网址。例如，谷歌公司，域名则填写 google.com。

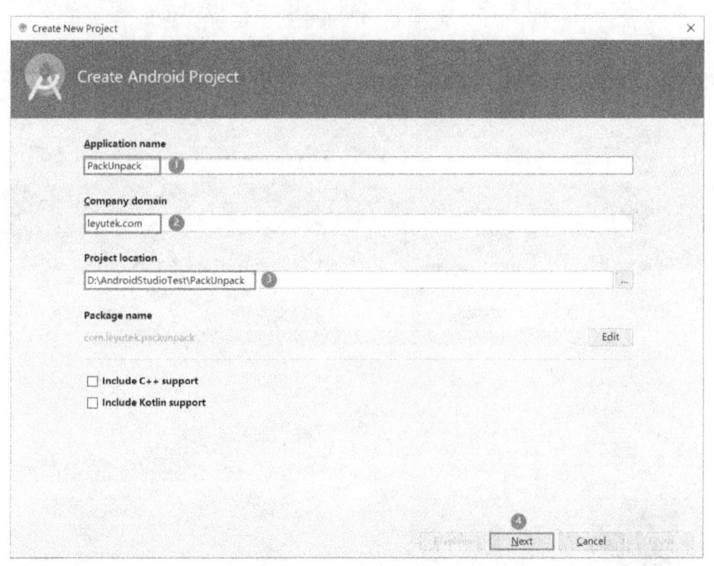

图 5-13　创建 PackUnpack 工程步骤 1

在弹出的如图 5-14 所示的对话框中，选择目标 Android 设备，这里可以选择 Project 中的 moudle 的类型及支持最低版本的 SDK，系统会默认选择 Phone and Tablet。以下是不同的 Android 设备说明。

（1）Phone and Tablet：moudle 是一个手机和平板项目。

（2）Wear：moudle 是一个可穿戴设备（如手环）项目。

（3）TV：moudle 是一个 Android TV 项目。

注意，版本越低支持的设备越多，但低版本提供更少的 API，如果特殊针对某一版本做开发，可选特定更高的版本。因此，建议选择 Phone and Tablet 下的 API23:Android6.0(Marshmallow)，这样，开发出来的 Android 工程就可以应用在更多的 Android 平台上。然后，单击 Next 按钮。

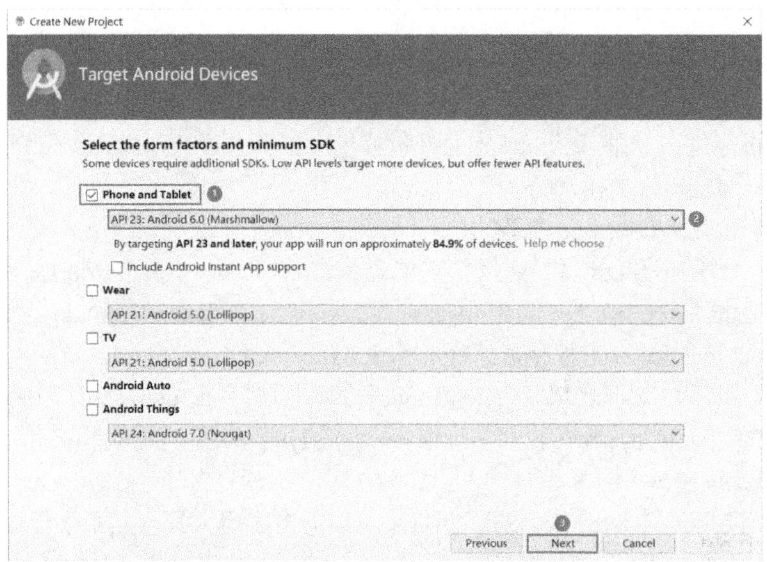

图 5-14　创建 PackUnpack 工程步骤 2

在如图 5-15 所示的对话框中，选择 Empty Activity 创建一个空的活动，然后单击 Next 按钮。

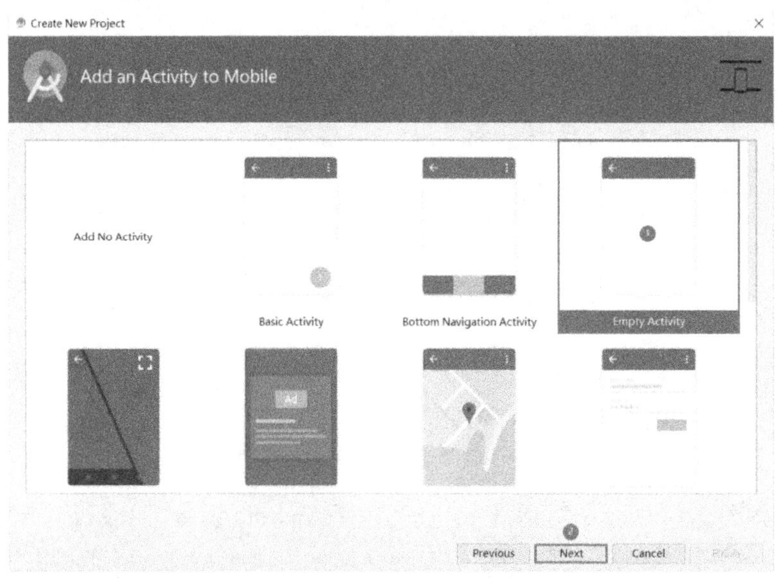

图 5-15　创建 PackUnpack 工程步骤 3

在弹出的如图 5-16 所示的对话框中，可以修改 Activity Name 和 Layout Name，此处 MainActivity 和 activity_main 都是系统自动生成的，通常保持默认，当然，也可以自定义。取消勾选 Backwards Compatibility（AppCompat），不启动向下兼容模式，这样可以避免 API 自动更新时编译出错，然后单击 Next 按钮，等待系统创建和编译 PackUnpack 工程。

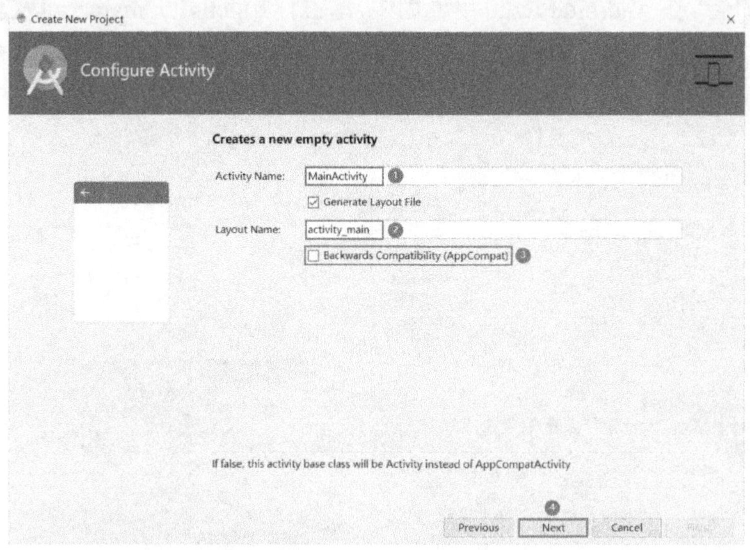

图 5-16　创建 PackUnpack 工程步骤 4

弹出如图 5-17 所示的界面，单击 Finish 按钮，完成新建工程。

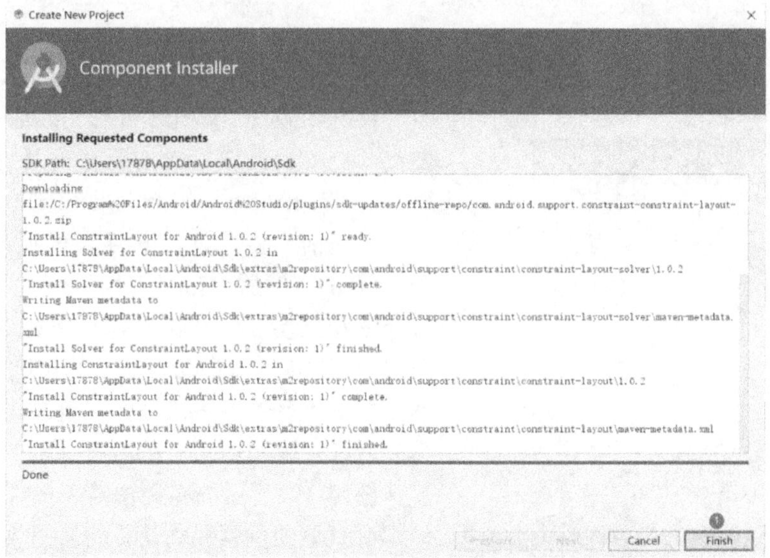

图 5-17　创建 PackUnpack 工程步骤 5

步骤 2：界面设计

Android Studio 中常用的编写界面的方式有两种，一种是通过可视化的界面编辑工具（Design）进行程序界面设计，另一种是通过编写 XML 代码（Text）进行界面设计。可视化的界面编辑工具允许使用拖拽控件的方式来编写布局，并能在视图上修改控件属性，不过这种方式不利于初学者真正了解界面背后的实现原理，而且制作出来的界面不具有很好的屏幕适配性，当需要编写较为复杂的界面时，可视化编辑工具将难以胜任。因此，建议通过编写 XML 代码来设计界面，掌握了这种方法后，无论是进行高复杂度的界面设计，还是分析和修改已有界面，都可以灵活应对。

如图 5-18 所示，在 Android Studio 主界面中，单击打开 activity_main.xml 文件。单击 Design 按钮，可以切换到可视化的界面编辑方式；单击 Text 按钮，可以切换到 XML 代码编写方式。这里单击 Text 按钮，通过编辑 activity_main.xml 文件进行界面设计。

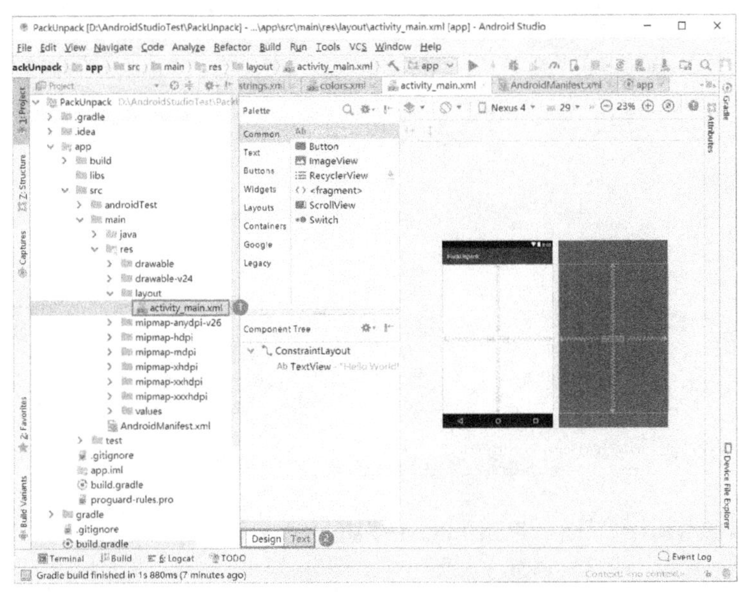

图 5-18　布局文件 activity_main.xml

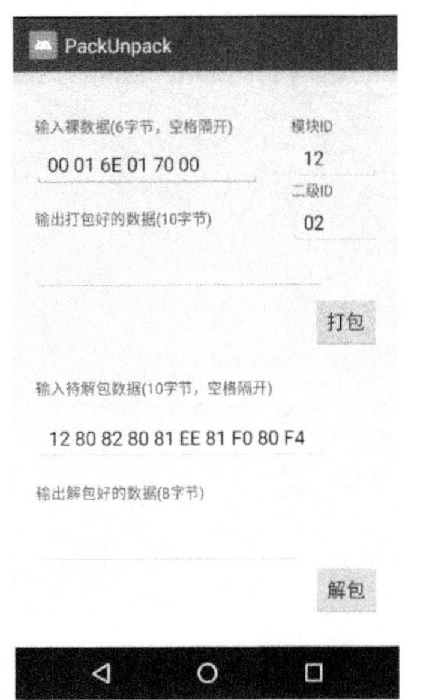

图 5-19　PackUnpack 工程最终布局完成界面

PackUnpack 工程的布局完成后的最终界面如图 5-19 所示。该界面主要有 3 种控件，分别为 Button、TextView 和 EditText。PackUnpack 是标题栏，打包前，要先填入 6 字节的裸数据及模块 ID 和二级 ID，然后单击“打包”按钮进行打包操作，打包的结果会显示在“输出打包好的数据（10 字节）”下方。解包前，要填入 10 字节的待解包数据，然后单击“解包”按钮进行解包操作，解包的结果会显示在“输出解包好的数据（8 字节）”下方。

图 5-19 所示的布局由若干控件组成，每个控件都有具体的位置和大小，如何摆放这些控件让界面显得整齐美观，需要借助布局来实现，布局是一种可用于放置很多控件的容器，可以按照一定的规律调整内部控件的位置，从而设计出精美的界面。

Android Studio 提供了几种最基本的布局方式，分别是线性布局（LinearLayout）、相对布局（RelativeLayout）、帧布局（FrameLayout）和表格

布局（TableLayout）。线性布局会将其所包含的控件在线性方向上依次排列，相对布局通过相对定位的方式让控件出现在布局的任何位置，帧布局将所有的控件都摆放在布局的左上角，表格布局是使用表格的方式按行列来拜访控件。

通常线性布局和相对布局使用最为广泛。本实验使用相对布局进行界面设计。

在 activity_main.xml 文件中，删除所有代码，输入如程序清单 5-1 所示的代码，解释如下。

（1）第 1 行代码：用于告知解析器和浏览器，该 XML 文件应该按照 1.0 版本的 XML 规则进行解析，并采用 utf-8 的编码格式。第 2 行和第 89 行代码说明，PCT 通信协议打包解包小工具的界面采用的是相对布局。第 5 行和第 6 行代码说明，界面的宽和高填满它的父控件，即界面的宽和高与设备屏幕的大小一致。

（2）第 9 至 15 行代码：添加一个 TextView 控件，并在 TextView 控件的内部增加属性。android:id 是给当前的元素定义一个唯一的标识符，之后就可以通过 text_pack_din 在代码中操作该控件。android:layout_width 和 android:layout_height 分别指定了当前控件的宽度和高度。wrap_content 表示当前控件的高度只能刚好包含里面的内容。android:layout_marginLeft 指定了当前控件左侧边缘相对父控件左侧边缘的距离，android:layout_marginTop 指定了当前控件顶部边缘相对父控件顶部边缘的距离，20dp 代表 20 个像素，40dp 则代表 40 个像素。android:text 指定了 TextView 控件中显示的文字内容，即“输入裸数据（6 字节，空格隔开）”。

（3）第 17 至 25 行代码：添加一个 EditView 控件，并在 EditView 控件的内部增加属性。android:id 是给当前的元素定义一个唯一的标识符，之后就可以通过 edit_pack_din 在代码中操作该控件。android:layout_alignLeft="@+id/text_pack_din"表示 EditView 控件与 text_pack_din 控件左侧对齐；android:layout_below="@+id/text_pack_din" 表示 EditView 控件位于 text_pack_din 控件的下方。android:ems="10"是将对应的控件宽度设为 10 个字符的宽度。

（4）第 80 至 87 行代码：添加一个 Button 控件，并在 Button 控件的内部增加属性。android:id 是给当前的元素定义一个唯一的标识符，之后就可以通过 btn_pack 在代码中操作该控件。android:text 指定了 Button 控件中显示的文字内容，即“打包”。

程序清单 5-1

```
1.   <?xml version="1.0" encoding="utf-8"?>
2.   <RelativeLayout
3.       xmlns:android="http://schemas.android.com/apk/res/android"
4.
5.       android:layout_height="match_parent"
6.       android:layout_width="match_parent"
7.       >
8.
9.       <TextView
10.          android:id="@+id/text_pack_din"
11.          android:layout_width="wrap_content"
12.          android:layout_height="wrap_content"
13.          android:layout_marginLeft="20dp"
14.          android:layout_marginTop="40dp"
15.          android:text="输入裸数据(6 字节，空格隔开)" />
16.
17.      <EditText
18.          android:id="@+id/edit_pack_din"
19.          android:layout_width="wrap_content"
```

```
            android:layout_height="wrap_content"
            android:layout_alignLeft="@+id/text_pack_din"
            android:layout_below="@+id/text_pack_din"
            android:layout_marginTop="5dp"
            android:ems="10"
            android:text="00 01 6E 01 70 00" />

        <TextView
            android:id="@+id/text_pack_dout"
            android:layout_width="wrap_content"
            android:layout_height="wrap_content"
            android:layout_alignLeft="@+id/edit_pack_din"
            android:layout_below="@+id/edit_pack_din"
            android:layout_marginTop="20dp"
            android:text="输出打包好的数据(10 字节)" />
        <EditText
            android:id="@+id/edit_pack_dout"
            android:layout_width="wrap_content"
            android:layout_height="wrap_content"
            android:layout_alignLeft="@+id/edit_pack_din"
            android:layout_below="@+id/text_pack_dout"
            android:layout_marginTop="16dp"
            android:ems="13"
            android:text="" />
        <TextView
            android:id="@+id/text_mod_id"
            android:layout_width="wrap_content"
            android:layout_height="wrap_content"
            android:layout_above="@+id/edit_pack_din"
            android:layout_marginLeft="29dp"
            android:layout_toRightOf="@+id/edit_pack_din"
            android:text="模块 ID" />

        <EditText
            android:id="@+id/edit_mod_id"
            android:layout_width="wrap_content"
            android:layout_height="wrap_content"
            android:layout_alignLeft="@+id/text_mod_id"
            android:layout_below="@+id/text_mod_id"
            android:layout_marginLeft="0dp"
            android:ems="4"
            android:text="12" />
        <TextView
            android:id="@+id/text_sec_id"
            android:layout_width="wrap_content"
            android:layout_height="wrap_content"
            android:layout_alignLeft="@+id/edit_mod_id"
            android:layout_alignStart="@+id/edit_mod_id"
            android:text="二级 ID"
            android:layout_below="@+id/edit_mod_id" />

        <EditText
```

```
            android:id="@+id/edit_sec_id"
            android:layout_width="wrap_content"
            android:layout_height="wrap_content"
            android:layout_alignLeft="@+id/text_sec_id"
            android:layout_alignStart="@+id/text_sec_id"
            android:layout_below="@+id/text_sec_id"
            android:ems="4"
            android:text="02" />
        <Button
            android:id="@+id/btn_pack"
            android:layout_width="wrap_content"
            android:layout_height="wrap_content"
            android:layout_alignRight="@+id/edit_sec_id"
            android:layout_below="@+id/edit_sec_id"
            android:layout_marginTop="46dp"
            android:text="打包"/>

</RelativeLayout>
```

这样就完成了界面的打包部分的布局，接下来实现解包部分。添加如程序清单 5-2 所示的第 18 至 60 行代码，代码解释与打包部分类似，不再赘述。

程序清单 5-2

```
1.  <?xml version="1.0" encoding="utf-8"?>
2.  <RelativeLayout
3.      xmlns:android="http://schemas.android.com/apk/res/android"
4.
5.      android:layout_height="match_parent"
6.      android:layout_width="match_parent"
7.      >
8.      … …
9.      <Button
10.         android:id="@+id/btn_pack"
11.         android:layout_width="wrap_content"
12.         android:layout_height="wrap_content"
13.         android:layout_alignRight="@+id/edit_sec_id"
14.         android:layout_below="@+id/edit_sec_id"
15.         android:layout_marginTop="46dp"
16.         android:text="打包"/>
17.
18.     <TextView
19.         android:id="@+id/text_unpack_din"
20.         android:layout_width="wrap_content"
21.         android:layout_height="wrap_content"
22.         android:layout_alignLeft="@+id/edit_pack_dout"
23.         android:layout_below="@+id/btn_pack"
24.         android:layout_marginTop="26dp"
25.         android:text="输入待解包数据(10 字节，空格隔开)" />
26.
27.     <EditText
28.         android:id="@+id/edit_unpack_din"
29.         android:layout_width="wrap_content"
30.         android:layout_height="wrap_content"
```

```
            android:layout_alignLeft="@+id/text_unpack_din"
            android:layout_below="@+id/text_unpack_din"
            android:layout_marginTop="16dp"
            android:ems="13"
            android:text="12 80 82 80 81 EE 81 F0 80 F4" />

        <TextView
            android:id="@+id/text_unpack_dout"
            android:layout_width="wrap_content"
            android:layout_height="wrap_content"
            android:layout_alignLeft="@+id/edit_unpack_din"
            android:layout_below="@+id/edit_unpack_din"
            android:layout_marginTop="20dp"
            android:text="输出解包好的数据(8 字节)" />
        <EditText
            android:id="@+id/edit_unpack_dout"
            android:layout_width="wrap_content"
            android:layout_height="wrap_content"
            android:layout_alignLeft="@+id/text_unpack_dout"
            android:layout_below="@+id/text_unpack_dout"
            android:layout_marginTop="16dp"
            android:ems="12"
            android:text="" />
        <Button
            android:id="@+id/btn_unpack"
            android:layout_width="wrap_content"
            android:layout_height="wrap_content"
            android:layout_below="@+id/edit_unpack_dout"
            android:layout_alignRight="@+id/btn_pack"
            android:text="解包" />

    </RelativeLayout>
```

步骤 3：创建 PackUnpack.java 文件

完成主界面设计之后，还需要创建 PackUnpack.java 文件，在该文件中包含打包、解包相关的接口方法。如图 5-20 所示，右键单击 com.leyutek.packunpack，选择 New→Java Class。

在如图 5-21 所示对话框中，在 Name 栏输入 PackUnpack，然后单击 OK 按钮。

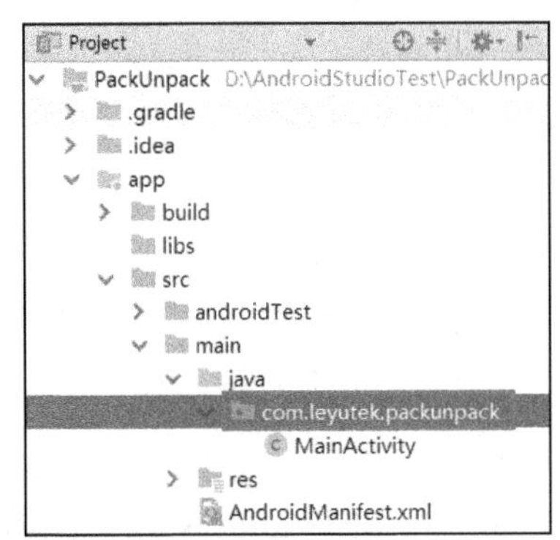

图 5-20　添加 PackUnpack 类步骤 1

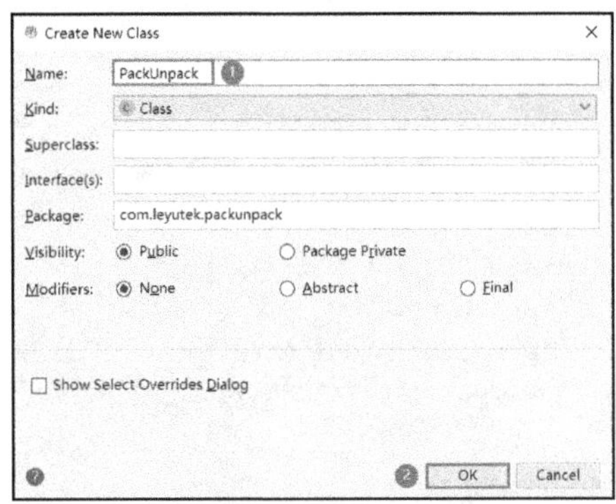

图 5-21　添加 PackUnpack 类步骤 2

PackUnpack.java 文件创建成功后，保存于“D:\AndroidStudioTest\PackUnpack\app\src\main\java\com\leyutek\packunpack”目录下，双击打开查看 PackUnpack.java 文件，如图 5-22 所示。

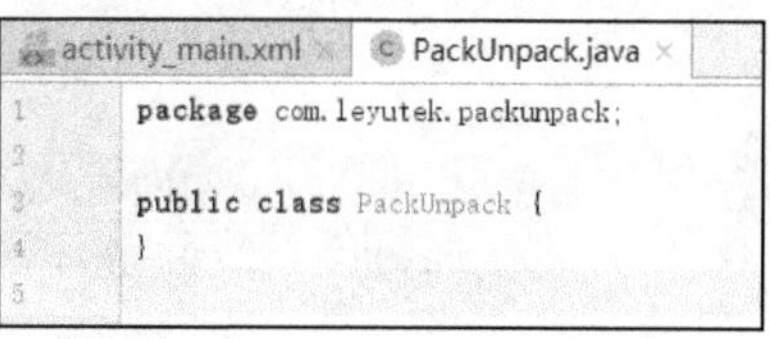

图 5-22　添加 PackUnpack 类步骤 3

删除 PackUnpack.java 文件中的所有代码，然后在本书配套资料包的“Material\02.PackUnpack-StepByStep\”目录下，将 PackUnpack.java 文件中的代码复制到 Android Studio 的 PackUnpack.java 文件中，如程序清单 5-3 所示。

程序清单 5-3

```
package com.leyutek.packunpack;

/**
 * @author SZLY(COPYRIGHT 2018 - 2020 SZLY. All rights reserved.)
 * @abstract 对数据进行打包解包
 * @version V1.0.0
 * @date 2020/09/01
 */
public class PackUnpack {
    /**
     * sPackLen 数据包长度
     * sGotModID 获得正确的模块 ID 即为 true，否则为 false
     * sRestByte 剩余字节数
     */
    private static int sPackLen;
    private static boolean sGotModID;
    private static int sRestByte;

    /**
     * mPackBuf[0]:   modID（模块 ID）
     * mPackBuf[1]:   dataHead（数据头）
     * mPackBuf[2]:   secID（二级 ID）
     * mPackBuf[3-8]: data（6 字节数据）
     * mPackBuf[9] :  checkSum（校验和）
     */
    private int[] mPackBuf = new int[10];

    /**
     * @method 类的构造方法，初始化该模块
     */
    public PackUnpack() {
        //模块 ID、数据头、二级 ID、数据及校验和均清零
        for (int i = 0; i < 10; i++) {
            mPackBuf[i] = 0;
        }
        //数据包的长度默认为 0，获取到数据包 ID 标志默认为 false，剩余的字节数默认为 0
        sPackLen = 0;
        sGotModID = false;
        sRestByte = 0;
    }

```

```
    /**
     * @method 获取解包结果
     * @return mPackBuf 解包后的数据包
     */
    public int[] getUnpackResult() {
        return (mPackBuf);
    }

    /**
     * @method 对数据进行打包
     * @param packet 待打包的数据包
     */
    public void packData(int[] packet) {
       //模块 ID 必须在 0x00-0x7F 之间, packDin[0]为模块 ID
        if (packet[0] < 0x80) {
            if (packet.length == 10) {
                 packWithCheckSum(packet);
            }
        }
    }

    /**
     * @method 对数据进行解包
     * @param data 接收的数据
     * @return findPack true - 获取到正确的数据包, 同时解包成功
     */
    public boolean unpackData(int data) {
        boolean findPack = false;

        //已经接收到模块 ID
        if (sGotModID) {
            //非模块 ID（数据头、二级 ID、数据、校验和）必须大于或等于 0X80
            if (data >= 0x80) {
                //存储包括除模块 ID 之外的 9 个字节, 因为第一个字节是模块 ID
                mPackBuf[sPackLen] = data;
                sPackLen++; //包长递增
                sRestByte--; //剩余字节数递减

                //已经接收到完整的数据包
                if (sRestByte <= 0 && sPackLen == 10) {
                    //接收到完整数据包后尝试解包
                    findPack = unpackWithCheckSum(mPackBuf);
                    //清除获取到模块 ID 标志, 即重新判断下一个数据包
                    sGotModID = false;
                }
            } else {
                sGotModID = false;
            }
        } else if (data < 0x80) {
            //如果当前的数据小于 0x80, 将其视为模块 ID
            sRestByte = 9; //包剩余字节为 9
            sPackLen = 1; //当前包长为 1
```

```
            mPackBuf[0] = data;//数据包的模块 ID
            sGotModID = true; //表示已经接收到模块 ID
        }
        return findPack; //如果获取到完整的数据包，并解包成功，findPack 为 true，否则为 false
    }

    /**
     * @method 带校验和的数据打包
     * @param packet 待打包的数据包（输入参数），打包好的数据包（输出参数）
     */
    private void packWithCheckSum(int[] packet) {
        int dataHead; //数据头，位于模块 ID 之后
        int checkSum; //校验和，数据包的最后一个字节

        checkSum = packet[0]; //取出模块 ID，赋值给校验和
        dataHead = 0; //数据头清零

        for (int i = 8; i > 1; i--) {
            dataHead <<= 1; //数据头左移
            packet[i] = ((packet[i - 1]) | 0x80); //最高位置为 1
            checkSum += packet[i]; //数据加到校验和
            dataHead |= (((packet[i - 1]) & 0x80) >> 7); //取出原始数据的最高位，与 dataHead 相或
        }
        packet[1] = (dataHead | (0x80)); //数据头的最高位也要置为 1
        checkSum += packet[1]; //将数据头加到校验和
        packet[9] = ((checkSum | 0x80) & 0x0ff); //校验和的最高位也要置为 1
    }

    /**
     * @method 带校验和的数据解包
     * @param packet 待解包的数据包（输入参数），解包之后的数据包（输出参数）
     * @return true - 解包成功，false - 解包不成功
     */
    private boolean unpackWithCheckSum(int[] packet) {
        int dataHead; //数据头，位于模块 ID 之后
        int checkSum; //校验和，数据包的最后一个字节

        checkSum = packet[0]; //取出模块 ID，加到校验和
        dataHead = packet[1]; //取出数据头，赋给 dataHead
        checkSum += dataHead; //将数据头加到校验和

        for (int i = 1; i < 8; i++) {
            checkSum += packet[i + 1]; //将数据依次加到校验和
            packet[i] = ((packet[i + 1] & 0x7F) | ((dataHead & 0x01) << 7)); //还原二级 ID 和数据
            dataHead >>= 1; //数据头右移一位
        }

        return (checkSum & 0x7F) == ((packet[9]) & 0x7F);
    }
}
```

也可将本书配套资料包中“Material\02.PackUnpack-StepByStep\”目录下的PackUnpack.java文件直接复制到本工程的com.leyutek.packunpack目录下，操作步骤如下。

复制PackUnpack.java文件后，右键单击com.leyutek.packunpack，选择Paste，如图5-23所示。

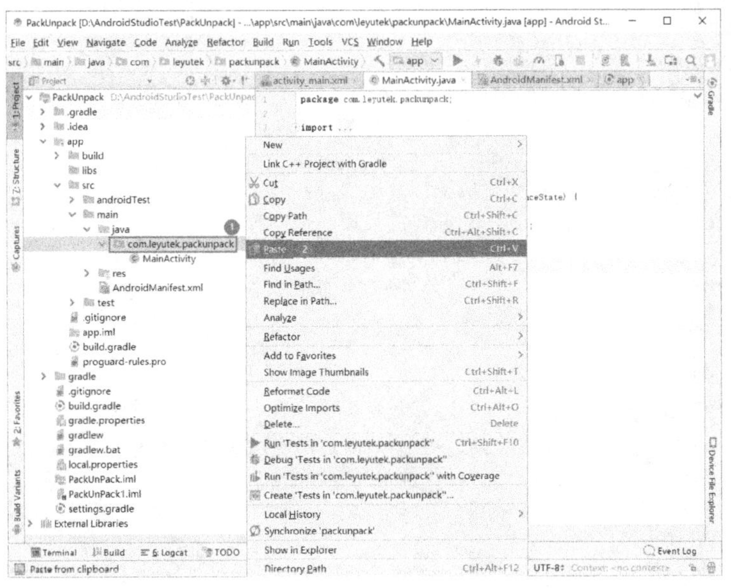

图 5-23　复制 PackUnpack.java 步骤 1

在如图5-24所示的对话框中，单击OK按钮，即可完成添加PackUnpack.java文件。

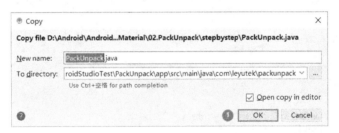

图 5-24　复制 PackUnpack.java 步骤 2

步骤 4：完善 MainActivity.java 文件

完成界面设计和PackUnpack.java文件的创建之后，接下来完善MainActivity.java文件。

首先，打开MainActivity.java文件，添加如程序清单5-4所示的第17至25行、第36至44行代码，解释如下。

（1）第17至25行代码：定义对象和控件，分别定义PackUnpack类型的对象mPackUnpack，Button类型的控件mPackButton和mUnPackButton，及EditText类型的控件mModIDEditText、mSecIDEditText、mPackDinEditText、mUnpackDinEditText、mUnpackDoutEditText和mPackDoutEditText。这些代码添加完成后，Button和EditText字体呈红色，表示代码有错误，这是因为没有包含相应的android.widget.Button和android.widget.EditText包。单击Button，按组合键Alt+Enter，然后选择“Import class”，“import android.widget.Button;”会自动添加到MainActivity.java文件的第5行。同理，在MainActivity.java文件的第6行添加“import android.widget.EditText;”。

（2）第 36 至 44 行代码：在 MainActivity.java 文件的 onCreate()方法内增加类的实例化并绑定控件。先调用 PackUnpack 的构造方法实例化打包解包对象 mPackUnpack，然后使用 findViewById() 方法获取在布局文件中定义的控件。以第 37 行代码为例，传入 R.id.btn_pack 得到打包按钮的实例，btn_pack 是在 main_layout.xml 文件中通过 android:id 属性指定的，findViewById() 方法返回的是一个 View 对象，因此需要向下转型将其转成 Button 对象。

程序清单 5-4

```
1.  package com.leyutek.packunpack;
2.
3.  import android.app.Activity;
4.  import android.os.Bundle;
5.  import android.view.View;
6.  import android.widget.Button;
7.  import android.widget.EditText;
8.
9.  /**
10.  * @author SZLY(COPYRIGHT 2018 - 2020 SZLY. All rights reserved.)
11.  * @abstract 主界面设计
12.  * @version V1.0.0
13.  * @date 2020/09/01
14.  */
15. public class MainActivity extends Activity {
16.
17.     private PackUnpack mPackUnpack;
18.     private Button mPackButton;
19.     private Button mUnPackButton;
20.     private EditText mModIDEditText;
21.     private EditText mSecIDEditText;
22.     private EditText mPackDinEditText;
23.     private EditText mUnpackDinEditText;
24.     private EditText mUnpackDoutEditText;
25.     private EditText mPackDoutEditText;
26.
27.     /**
28.      * @method onCreate 方法
29.      * @param savedInstanceState 用户按到 home 键，退出界面，用户再次打开时使用该参数恢复
                                                                        至原来状态
30.      */
31.     @Override
32.     protected void onCreate(Bundle savedInstanceState) {
33.         super.onCreate(savedInstanceState);
34.         setContentView(R.layout.activity_main);
35.
36.         mPackUnpack = new PackUnpack();
37.         mPackButton = (Button)findViewById(R.id.btn_pack);
38.         mUnPackButton = (Button)findViewById(R.id.btn_unpack);
39.         mModIDEditText = (EditText)findViewById(R.id.edit_mod_id);
40.         mSecIDEditText = (EditText)findViewById(R.id.edit_sec_id);
41.         mPackDinEditText = (EditText)findViewById(R.id.edit_pack_din);
42.         mPackDoutEditText = (EditText)findViewById(R.id.edit_pack_dout);
```

```
        mUnpackDinEditText = (EditText)findViewById(R.id.edit_unpack_din);
        mUnpackDoutEditText = (EditText)findViewById(R.id.edit_unpack_dout);

    }
}
```

添加打包按钮的处理事件，如程序清单 5-5 所示，添加第 10 至 45 行代码。

（1）第 11 至 13 行和第 44 至 45 行代码：调用 setOnClickListener() 方法为按钮注册一个监听器，单击按钮时就会执行监听器中的 onClick() 方法。这些代码添加完后，View 呈红色，这是因为没有包含相应的 android.view.View 包。单击 View，然后按组合键 Alt+Enter，“import android.view.View;” 会自动添加到 MainActivity.java 文件的第 5 行中。

（2）第 14 至 16 行代码：定义一个长度为 10 的整型数组 buffer，“mPackDoutEditText.setText("");” 是将待打包数据输入区清空，mPackDinEditText.getText().toString() 获取带空格的字符串；mPackDinEditText.getText().toString().split(" ") 将这些字符串以空格为分割，并取出这些分割的数据，然后，将每一个数据存进 string 类型的 data 数组。

（3）第 18 至 20 行代码：判断 “待打包数据输入区” 输入的数据的字节数是否等于 6，因为一个完整的待打包数据包应包括模块 ID、二级 ID 和 6 字节数据，如果数据的字节数不等于 6，则直接返回。

（4）第 21 至 28 行代码：取出模块 ID 控件和二级 ID 控件输入的内容，前提是确保控件输入的内容为非空，并把取出的内容转换为 int 类型，赋值给 buffer 数组。注意，buffer[0]存放模块 ID，buffer[1]存放二级 ID。

（5）第 29 至 43 行代码：将输入的 6 字节数据添加到 buffer 数组里，然后调用打包方法 packData 进行打包，最后将打包好的 buffer 转化为 16 进制数，并以空格隔开显示到打包好的数据显示，若数据小于 0x10，则在数字前面添加 0，类似于 01、03 和 05。

程序清单 5-5

```
1.  package com.leyutek.packunpack;
2.  
3.  ……
4.  public class MainActivity extends Activity {
5.      ……
6.      protected void onCreate(Bundle savedInstanceState) {
7.          … …
8.          mUnpackDoutEditText = (EditText)findViewById(R.id.edit_unpack_dout);
9.  
10.         //按下打包按钮
11.         mPackButton.setOnClickListener(new View.OnClickListener(){
12.             @Override
13.             public void onClick(View v) {
14.                 int[] buffer = new int[10];
15.                 mPackDoutEditText.setText("");
16.                 String[] packDin = mPackDinEditText.getText().toString().split(" ");
17.  
18.                 if (packDin.length != 6) {
19.                     return;
20.                 }
21.                 if (!mModIDEditText.getText().toString().equals("") ){
22.                     int packModID = Integer.parseInt(mModIDEditText.getText().toString(),
```

```
                                                                       16);
                    buffer[0] = packModID;
                }
                if (!mSecIDEditText.getText().toString().equals("")) {
                    int packSecID = Integer.parseInt(mSecIDEditText.getText().toString(),
                                                                       16);
                    buffer[1] = packSecID;
                }
                for (int i = 0; i < packDin.length; i++) {
                    buffer[i + 2] = Integer.parseInt(packDin[i], 16);
                }
                mPackUnpack.packData(buffer);

                for(int i = 0; i < buffer.length; i++){
                    String packDout = Integer.toHexString(buffer[i]);

                    if (buffer[i] < 0x10) {
                        packDout = "0" + packDout;
                    }

                    mPackDoutEditText.append(packDout);
                    mPackDoutEditText.append(" ");
                }
            }
        });

    }
}
```

添加解包按钮的处理事件，如程序清单 5-6 所示，添加第 12 至 42 行代码，解释如下。

（1）第 13 至 15 行和第 41 至 42 行代码：调用 setOnClickListener() 方法为解包按钮注册一个监听器，单击按钮时就会执行监听器中的 onClick() 方法。

（2）第 16 至 19 行代码：定义一个长度为 10 的整型数组 buffer 和 string 类型变量 unpackDout，将显示解包后数据的控件内容清空；“mUnpackDoutEditText.setText("");”是将待解包数据输入区清空，mUnpackDinEditText.getText().toString() 获取带空格的字符串；mUnpackDinEditText.getText().toString().split(" ") 将这些字符串的数据用空格进行分割并取出，然后将数据存进 string 类型的 data 数组。

（3）第 21 至 23 行代码：判断待解包数据输入区输入的数据是否为 10 字节，因为一个完整的待解包数据包应包括模块 ID、数据头、二级 ID、6 字节数据和校验和共 10 字节，如果数据包的字节数不为 10，则直接返回。

（4）第 25 至 40 行代码：将 stirng 类型数据转化为 int 类型数据，然后调用解包方法 unpackData，若解包成功则表示收到正确的数据包，返回 true，再通过调用 getUnpackResult 方法获取解包后的结果，并将结果存放到 buffer 数组中。将 buffer 数组中的数据转化为 16 进制数据，并以空格隔开，显示到解包好的数据显示区。

程序清单 5-6

```
1.  package com.leyutek.packunpack;
2.
3.  ……
```

```
public class MainActivity extends Activity {
    ……
    protected void onCreate(Bundle savedInstanceState) {
        … …

        //按下打包按钮
        ……

        //按下解包按钮
        mUnPackButton.setOnClickListener(new View.OnClickListener(){
            @Override
            public void onClick(View v) {
                int[] buffer = new int[10];
                String unpackDout;
                mUnpackDoutEditText.setText("");
                String[] unpackDin = mUnpackDinEditText.getText().toString(). split(" ");

                if (unpackDin.length != 10) {
                    return;
                }

                for (int i = 0; i < unpackDin.length; i++) {
                    buffer[i] = Integer.parseInt(unpackDin[i], 16);
                    if(mPackUnpack.unpackData(buffer[i])) {
                        buffer =  mPackUnpack.getUnpackResult();

                        for(int j = 0; j < 8; j++) {
                            unpackDout = Integer.toHexString(buffer[j]);
                            if ((buffer[j] < 0x10)) {
                                unpackDout = "0" + unpackDout;
                            }

                            mUnpackDoutEditText.append(unpackDout);
                            mUnpackDoutEditText.append(" ");
                        }
                    }
                }
            }
        });
    }
}
```

步骤 5：编译运行

第 1 章已经介绍过如何编译工程，并通过 USB 线将.apk 文件安装到 Android 手机上。这里介绍另外一种方法，即先编译工程，再生成.apk 文件，最后将.apk 文件发送或复制到 Android 手机上。

执行菜单命令 Build→Make Project 对 PackUnpack 工程进行编译，编译成功后，再执行菜单命令 Build→Build APK 生成.apk 文件，最终生成的.apk 文件位于“D:\AndroidStudioTest\packunpack\app\build\outputs\apk\debug”目录下，名称为 app-debug.apk。将 app-dubug.apk 文件发送到手机上，类似于一般的手机应用程序，在手机上打开后直接安装，安装成功后的界面如图 5-25 所示，基于该 PackUnpack 应用程序进行打包解包操作。

步骤 6：程序验证

修改输入的裸数据，单击“打包”按钮，再将打包好的数据复制到待解包数据输入区，单击“解包”按钮，验证是否能还原为裸数据，如图 5-26 所示。如果解包后的数据与裸数据一致，说明当前的打包和解包操作成功。

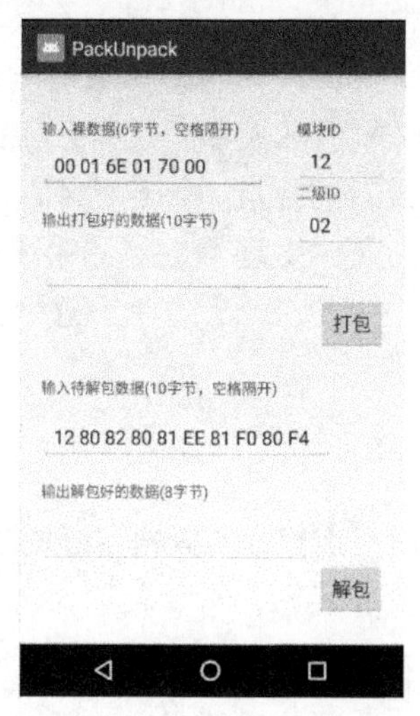

图 5-25　打包解包小工具界面图

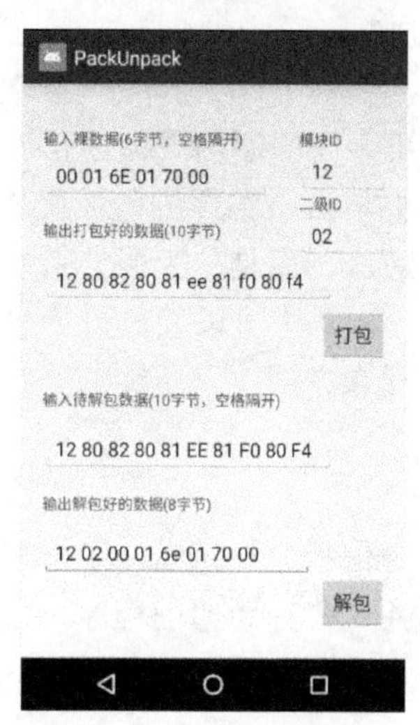

图 5-26　验证打包解包操作

本 章 任 务

按照 PCT 通信协议规定，模块 ID 的最高位固定为 0，这意味着其取值范围只能在 0x00～0x7F 之间，那么在进行程序验证时，如果在模块 ID 编辑框中输入的值大于 7F，会出现什么情况？经过验证后发现此时在打包结果显示区仍然会显示数据，显然这是不符合 PCT 通信协议的，这个问题在解包过程中也同样存在，尝试解决该问题，当模块 ID 不在规定范围内时弹出错误提示信息，并要求重新输入。

本 章 习 题

1．根据 PCT 通信协议，模块 ID 和二级 ID 分别有多少种？

2．PCT 通信协议规定第 8 点提到二级 ID 的最高位固定为 1，那么当一组待打包数据的二级 ID 小于 0x80 时，这组数据能否通过打包解包小工具打包得到正确结果？为什么？

3．在遵循 PCT 通信协议规定的前提下，随机写一组数据，手动推演得出打包解包结果，熟练掌握基于 PCT 通信协议具体的打包解包流程。

4．打包解包小工具共有 6 个 EditText 控件，向每个 EditText 的输入框中添加一句对应的提示文本，如模块 ID 输入框提示“请输入模块 ID”。

第 6 章　蓝牙通信小工具设计实验

基于 Android 手机的人体生理参数监测系统 App 作为人机交互平台，既要显示五大生理参数（体温、血氧、呼吸、心电、血压），又要作为控制平台，发送控制命令（如启动血压测量、停止血压测量等）到人体生理参数监测系统硬件平台。人体生理参数监测系统硬件平台与 Android 手机之间的通信载体通常选择蓝牙方式。可能很多人都听过蓝牙 1.0、蓝牙 2.0、蓝牙 3.0 之类的以数字结尾的蓝牙版本号，实际上在最新的标准中，已经不再使用数字版本号来区分蓝牙版本，而是分为经典蓝牙和低功耗蓝牙。人体生理参数监测系统硬件平台采用的是经典蓝牙，本章也将以经典蓝牙来介绍蓝牙通信，并通过一个简单的蓝牙 App 的开发来详细介绍其原理和方法，为后续的开发打好扎实的基础。

6.1　实验内容

学习蓝牙通信相关知识点，了解蓝牙通信过程，然后通过 Android Studio 完成蓝牙应用的界面布局，并完善蓝牙通信程序，设计出一个蓝牙通信 App。

6.2　实验原理

6.2.1　设计框图

蓝牙通信小工具的设计框图如图 6-1 所示。

6.2.2　蓝牙通信相关知识点

1．线性布局管理器（LinearLayout）

线性布局指将控件按照垂直或水平方向布局，控件一个紧挨着一个排列，如表 6-1 所示为蓝牙通信工程布局中用到的相关 XML 属性。

表 6-1　蓝牙通信工程布局中的 XML 属性

XML 属性	描　述
android:orientation	指定布局管理器内控件的排列方式，可选 horizontal（水平排列）和 vertical（垂直排列）
android:background	指定控件的背景，可以是背景图片或颜色
android:visible	指定控件是否可见，true 可见，false 不可见
android:paddingLeft	属性值为其他控件的 ID，当控件层叠于另一个控件上时，指定上层控件离下层控件的左边界距离
android:textColor	指定控件字体颜色，可使用 android:textColor = “@color/colort_white”

2．StringBuilder、String 和 StringBuffer 的区别

String 为字符串常量，StringBuilder 和 StringBuffer 均为字符串变量，当程序需要不断操作某个字符变量时，String 的执行速度比 StringBuilder 和 StringBuffer 慢。

在线程安全上，StringBuilder 是线程不安全的，而 StringBuffer 是线程安全的，StringBuffer 中很多方法带有关键字 synchronized。如果要进行的操作是多线程的，那么就要使用 StringBuffer，但在单线程的情况下，建议使用速度比较快的 StringBuilder。

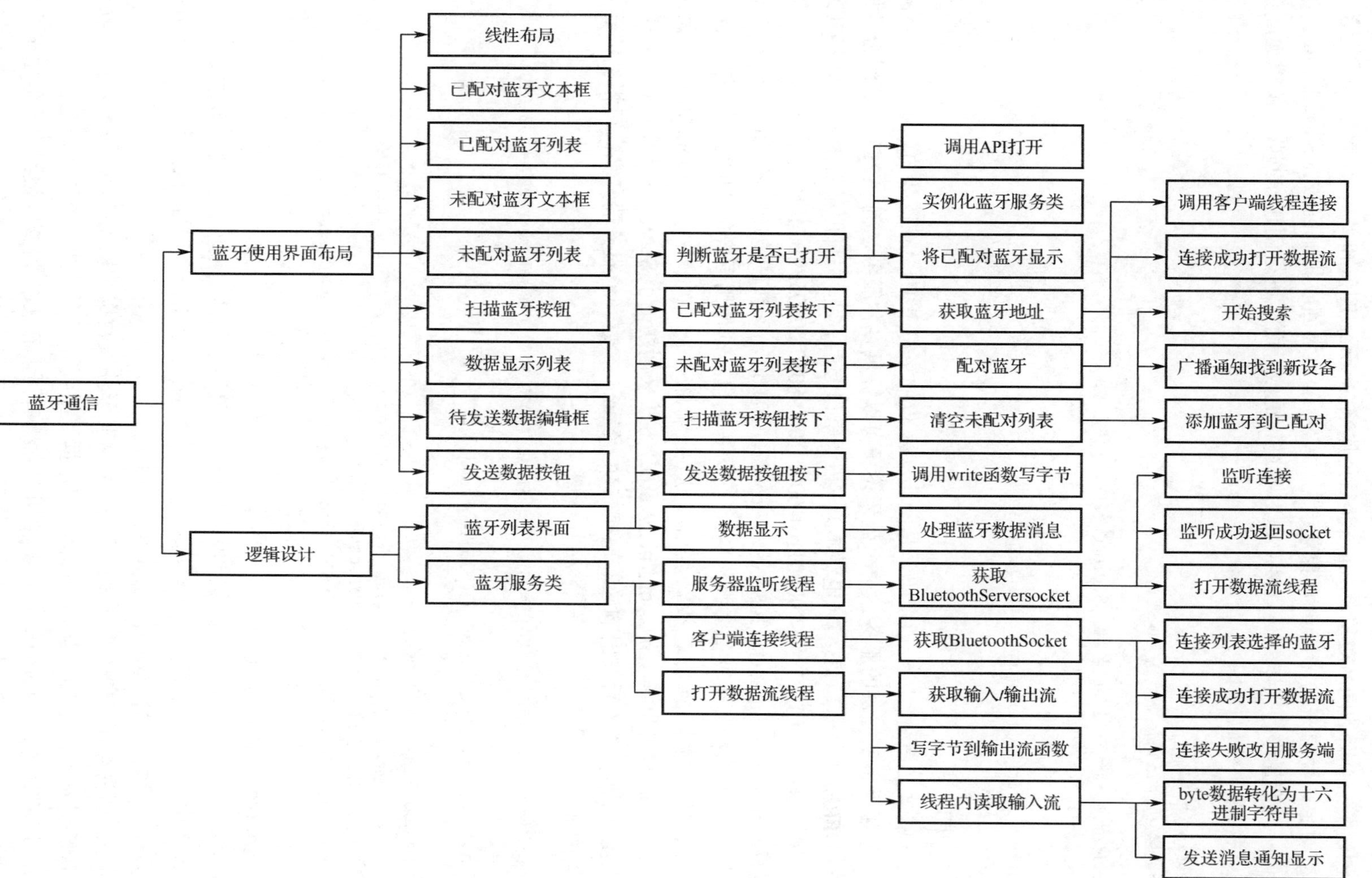

图6-1 蓝牙通信小工具设计框图

例如，首先创建一个 String 对象 string，并把“1”赋值给 string，对其进行操作，实际上 JVM 又创建了一个新的同名对象 string，然后把原来的 string 的值和“1”加起来再赋值给新的 string 对象，而原来的 string 对象就会被 JVM 的垃圾回收机制回收。StringBuilder 和 StringBuffer 对变量进行操作就是直接对该对象进行更改，而不进行创建和回收，所以速度要比 String 快很多，代码如下：

```
String string = "1";
string = string + "1";

StringBuilder stringBuilder = new StringBuilder("1");
stringBuilder.append("1");

StringBuffer stringBuffer = new StringBuffer ("1");
stringBuffer.append("1");
```

3. UUID

UUID 的含义是通用唯一识别码，是一个 128 位的字符串 ID，在蓝牙协议中，UUID 被用来标识蓝牙设备所提供的服务，一个蓝牙设备可以提供多种服务，例 A2DP（蓝牙音频传输）、HEADFREE（免提）、PBAP（电话本）、SPP（串口通信）等，每种服务都对应一个 UUID。

蓝牙串口服务的 UUID 为“00001101-0000-1000-8000-00805F9B34FB”，当作为客户端连接时，需要 createRfcommSocketToServiceRecord (UUID uuid) 接口来创建一个 Bluetoothsocket，并用这个 socket 连接蓝牙设备（服务端），而服务端也必须使用同样的 UUID 来创建 server 端，socket 监听才可成功连接。当作为服务端监听时，使用 BluetoothAdapter 类的 listenUsingRfcommWithServiceRecord(name,uuid) 方法来创建一个 ServerSocket，当监听到带有同样 UUID 的连接请求后作出响应，连接成功。Name 参数表示服务端名字，可根据需要命名，代码如下：

```
private static final UUID MY_UUID =UUID.fromString("00001101-0000-1000-8000 -00805F9B34FB");

private static final String NAME = "BluetoothChat";

//客户端通过 UUID 创建 Bluetoothsocket
BluetoothSocket tmp = BluetoothDevice.createRfcommSocketToServiceRecord(MY_UUID);
//服务端通过 UUID 创建 BluetoothServersocket
BluetoothServerSocket serverSocket = bluetoothAdapter.listenUsingRfcommWithServiceRecord (NAME,
                                                                                        MY_UUID);
```

4. Handler 的内存泄漏

Java 中使用 GC（垃圾）回收对象，当一个对象不被其他引用所指向时，该对象被 GC 发现便会被回收。当使用内部类（包括匿名类）来创建 Handler 时，Handler 对象会隐式地持有一个外部类对象（通常是一个 Activity）的引用。

Handler 通常会伴随着一个耗时的线程（如从蓝牙获取数据）出现，这个线程执行完毕后，通过消息机制通知 Handler，然后 Handler 把数据更新到界面中。然而，如果在过程中关闭了 Activity，正常情况下，Activity 不再被使用，它就有可能在 GC 检查时被回收，但由于这时线程尚未执行完，而该线程持有 Handler 的引用， Handler 又持有 Activity 的引用，就导致该 Activity 无法被回收（即内存泄漏）。

内存泄漏会使虚拟机占用内存过高，导致 OOM（OutOfMemoery：内存溢出），程序出错。不过内存泄漏是可以避免的，下面介绍两种方法。

（1）通过程序逻辑来避免内存泄漏。

①在关闭 Activity 时关闭线程。线程停掉，相当于关闭了 Handler 和外部的引用，Activity 会在合适的时候被回收。②使用 Handler 的 removeCallbacks() 方法，把消息对象从消息队列中移除。

（2）将 Handler 声明为静态类。

①在 Java 中，非静态的内部类和匿名内部类都会隐式地持有其外部类的引用，但是静态的内部类不会持有外部类的引用。②静态类不持有外部类的对象，Activity 可以随意被回收。由于 Handler 不再持有外部类对象的引用，导致程序不允许在 Handler 中操作 Activity 中的对象。所以需要在 Handler 中增加一个对 Activity 的弱引用（WeakReference）。

GC 在回收时会忽略弱引用，即就算有弱引用指向某对象，但只要该对象没有被强引用指向，那么该对象就会在被 GC 检查到时回收掉。用户关闭 Activity 后，即便后台线程还没结束，但由于仅有一条来自 Handler 的弱引用指向 Activity，因此 GC 仍然会在检查时把 Activity 回收掉。在静态内部类中使用 Activity 的弱引用示例如下：

```
private static class BlueToothHandler extends Handler{
private WeakReference<Activity> mActivty;

    private BlueToothHandler (Activity mActivty) {
        this.mActivty = new WeakReference<Activity>(mActivty);
    }
@Override
    public void handleMessage(Message msg) {
     super.handleMessage(msg);
     Activity activity = mActivty.get();
     if (activity != null){
       //
   }
  }
}
```

6.2.3　经典蓝牙通信流程

经典蓝牙的通信流程如图 6-2 所示。

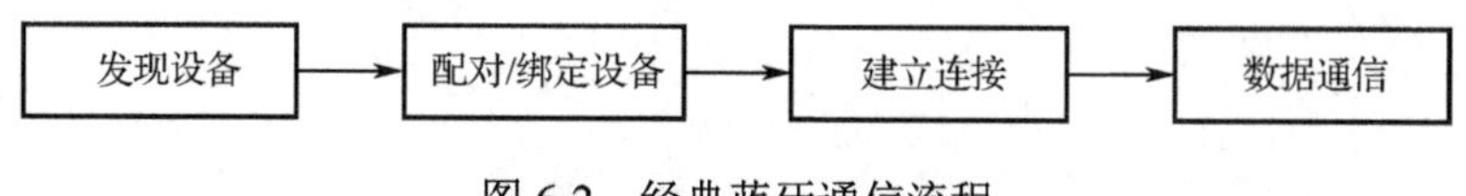

图 6-2　经典蓝牙通信流程

（1）经典蓝牙设备发现其他经典蓝牙设备的方式是，调用 BluetoothAdapter 的 startDiscovery() 方法，该方法只能够发现经典蓝牙设备。经典蓝牙配对前，如果没有扫描过程，通过蓝牙地址直接配对，配对对话框可能不出现，以消息通知栏的方式呈现。如果扫描过，则会弹出配对对话框。

（2）配对的作用在于与设备做相互确认，一方面确定要操作的设备，另一方面考虑到安全因素。

（3）建立连接的方式实际上就是 Socket 连接的建立。只不过这里不是直接用 Socket，而是 BluetoothSocket。获取 BluetoothSocket 的方式也很简单，利用搜索找到的 BluetoothDevice，调用 BluetoothDevice 中的方法 createRfcommSocketToServiceRecord(UUID)，再调用方法 connect() 就建立了经典蓝牙设备之间的连接通道。

（4）当建立连接后，就可以直接使用 BluetoothSocket 的 getOutputStream() 方法获取输出流写入需要发送的数据。读取发送回来的数据，则是调用 BluetoothSocket 的 getInputStream() 方法获取输入流读取。这一点与 Java 中的 Socket 通信几乎是一模一样。

6.3　实验步骤

步骤 1：新建 Bluetooth 工程

新建工程不再做详细介绍，具体可参考新建 PackUnpack 工程，工程名填写 Bluetooth，域名填写 leyutek.com，工程路径选择 D:\AndroidStudioTest\Bluetooth，包名是根据工程名、域名自动生成的，自动生成的包名为 com.leyutek.bluetooth，如图 6-3 所示。

步骤 2：主界面布局

Bluetooth 工程需要设计两个界面，分别是主界面和蓝牙使用界面，如图 6-4 所示。主界面有一个“蓝牙使用”按钮，单击该按钮可跳转到蓝牙使用界面。

在 Android Studio 主界面中，单击 Bluetooth 工程的 activity_main.xml 文件，单击 Text 按钮，切换到 XML 代码编写方式，本章的蓝牙 App 主界面采用了相对布局的方式。

删除 Bluetooth 工程的 activity_main.xml 文件中的所有代码，输入如程序清单 6-1 所示的代码。

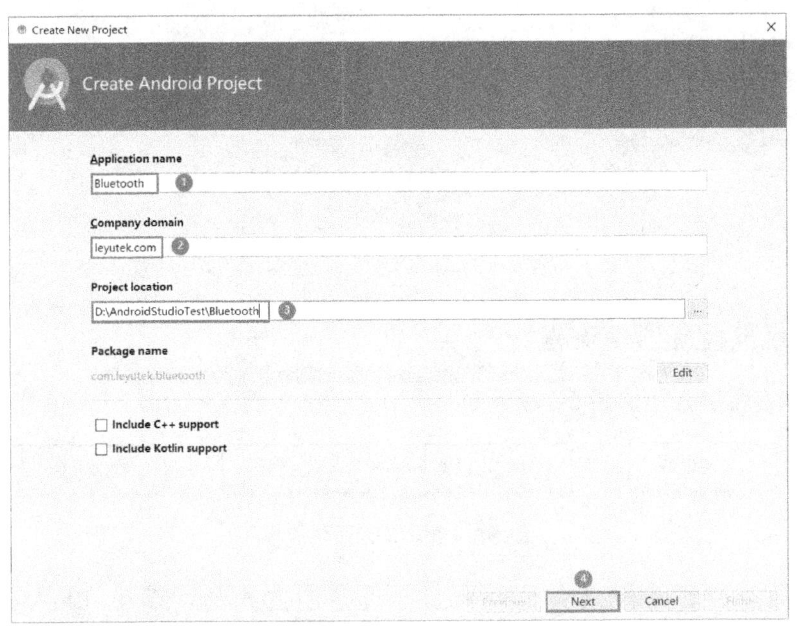

图 6-3　新建 Bluetooth 工程

（1）第 11 行代码：android:textSize 指定了 Button 控件中显示的文字大小。

（2）第 12 行代码：android: layout_centerInParent 指定 Button 控件显示在界面的正中心。其他属性在 5.3 节步骤 2 中已介绍，这里不再赘述。

程序清单 6-1

```
<?xml version="1.0" encoding="utf-8"?>
<RelativeLayout xmlns:android="http://schemas.android.com/apk/res/android"
    android:layout_width="match_parent"
    android:layout_height="match_parent">

    <Button
        android:id = "@+id/btn_bluetooth"
        android:layout_width="wrap_content"
        android:layout_height="wrap_content"
        android:text="蓝牙使用"
        android:textSize="30sp"
        android:layout_centerInParent="true"
     />
</RelativeLayout>
```

添加完 activity_main.xml 的代码后编译工程，执行菜单命令 Build→Make Project 进行编译，编译成功之后方可继续添加代码。

步骤 3：蓝牙使用界面布局

蓝牙使用界面采用的是线性布局，上半部分是查找与连接设备区，由两个 ListView 和一个 Button 控件组成，这三个控件采用的是线性布局中的垂直布局；下半部分是发送接收区，由 ListView、EditText 和 Button 控件组成，这三个控件采用的也是线性布局中的垂直布局，如图 6-5 所示。

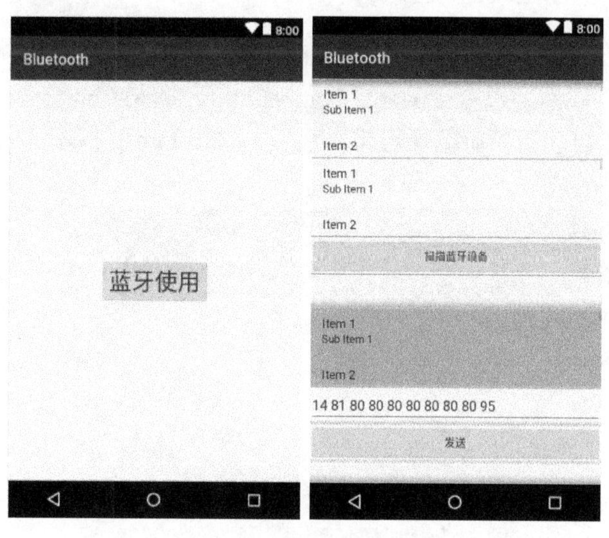

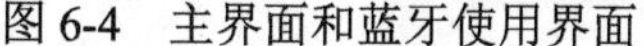

图 6-4　主界面和蓝牙使用界面

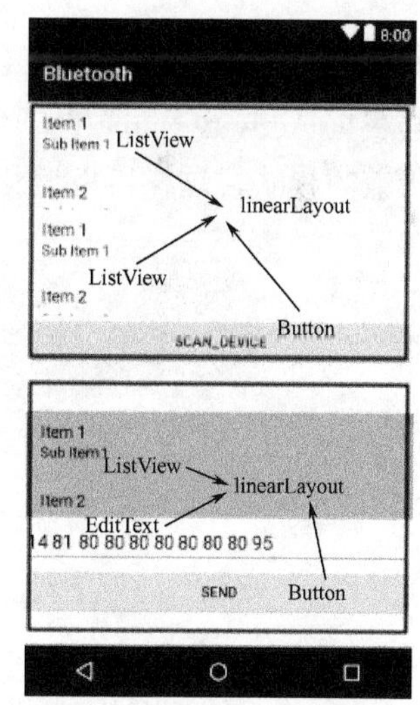

图 6-5　蓝牙使用界面布局

Button、TextView、EditText 在前面章节已经介绍过，这里重点介绍 ListView。ListView 是 Android 最常用的控件之一，几乎所有的应用程序都会用到它。由于手机屏幕空间有限，能够一次性在屏幕上显示的内容并不多，当程序中有大量的数据需要展示时，就可以借助 ListView 来实现。ListView 允许用户通过手指上下滑动的方式将屏幕外的数据滚动到屏幕内，同时屏幕上原有的数据则会滚动出屏幕。对于任何一个具有蓝牙功能的程序而言，已配对设备和可用设备往往都有若干个。如图 6-5 所示的蓝牙使用界面，上面的 ListView 用于罗列已配对的设备，下面的 ListView 用于罗列可用设备。

新建 BluetoothListActivity.Java 和 activity_bluetooth_list.xml 文件，如图 6-6 所示，右键单击 com.leyutek.bluetooth，选择 New→Activity→Empty Activity。

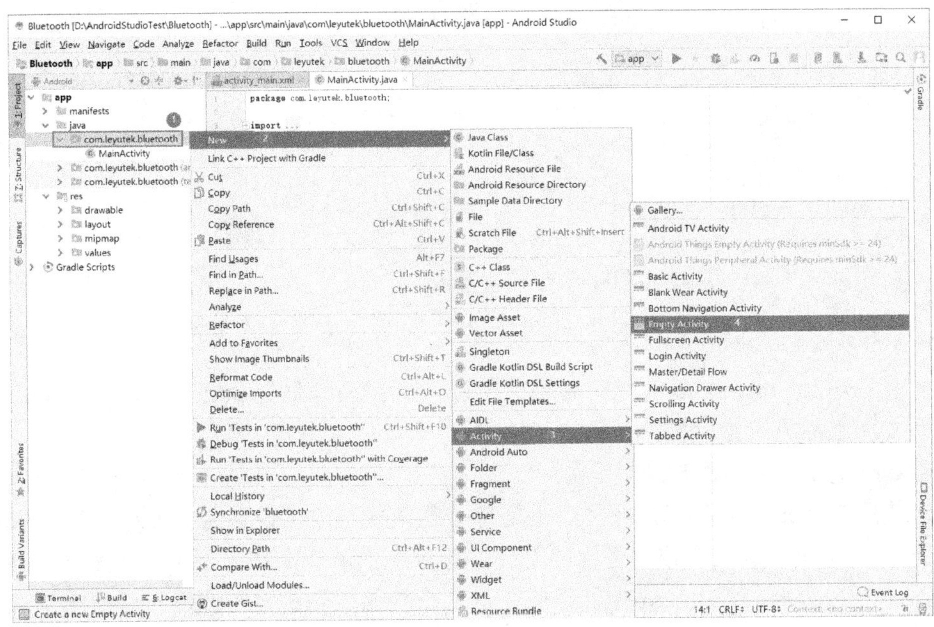

图 6-6　新建 BluetoothListActivity 步骤 1

弹出如图 6-7 所示的对话框，在 Activity Name 栏输入 BluetoothListActivity，Layout Name 通常会根据 Activity Name 自动生成。取消勾选 Backwards Compatibility（App Compat），不启动向下兼容模式，这样可以避免 API 自动更新时编译出错。最后，单击 Finish 按钮。

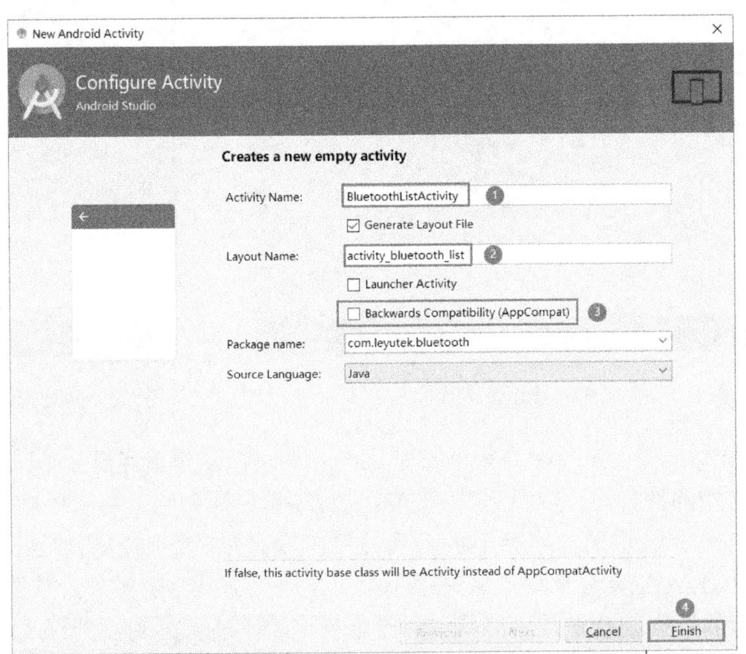

图 6-7　新建 BluetoothListActivity 步骤 2

BluetoothListActivity.Java 和 activity_bluetooth_list.xml 文件创建成功后，BluetoothListActivity.Java 文件如图 6-8 所示。

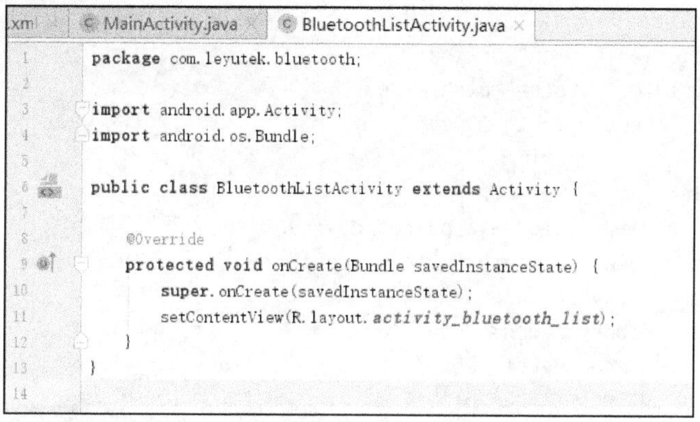

```
package com.leyutek.bluetooth;

import android.app.Activity;
import android.os.Bundle;

public class BluetoothListActivity extends Activity {

    @Override
    protected void onCreate(Bundle savedInstanceState) {
        super.onCreate(savedInstanceState);
        setContentView(R.layout.activity_bluetooth_list);
    }
}
```

图 6-8　新建 BluetoothListActivity 步骤 3

AndroidManifest.xml 会自动注册此 Activity，不需要手动添加，如图 6-9 所示。

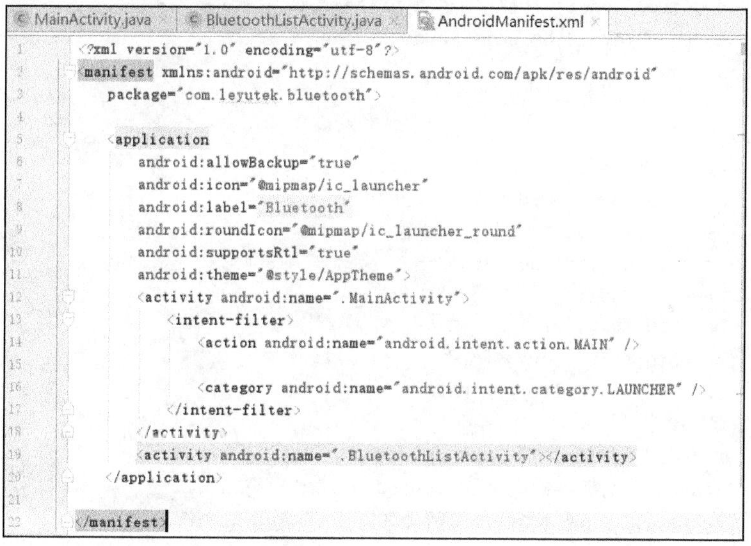

```
<?xml version="1.0" encoding="utf-8"?>
<manifest xmlns:android="http://schemas.android.com/apk/res/android"
    package="com.leyutek.bluetooth">

    <application
        android:allowBackup="true"
        android:icon="@mipmap/ic_launcher"
        android:label="Bluetooth"
        android:roundIcon="@mipmap/ic_launcher_round"
        android:supportsRtl="true"
        android:theme="@style/AppTheme">
        <activity android:name=".MainActivity">
            <intent-filter>
                <action android:name="android.intent.action.MAIN" />

                <category android:name="android.intent.category.LAUNCHER" />
            </intent-filter>
        </activity>
        <activity android:name=".BluetoothListActivity"></activity>
    </application>

</manifest>
```

图 6-9　新建 BluetoothListActivity 步骤 4

蓝牙使用界面使用线性布局，删除 activity_bluetooth_list.xml 文件中的所有代码，输入如程序清单 6-2 所示的代码，完成界面上半部分的布局。

（1）第 17 行代码：android:background 指定了已配对设备标题的背景色。

（2）第 18 行代码：android:paddingLeft 指定了已配对设备标题内容距离左边的尺寸为 5dp。

（3）第 20 行代码：android:textColor 指定了已配对设备标题的内容颜色。

（4）第 21 行代码：android:visibility 指定了已配对设备标题栏为不可见。

程序清单 6-2

```
1.  </LinearLayout>
2.  <?xml version="1.0" encoding="utf-8"?>
3.  <LinearLayout xmlns:android="http://schemas.android.com/apk/res/android"
4.      android:orientation="vertical"
```

```
    android:layout_width="match_parent"
    android:layout_height="match_parent">

    <LinearLayout
        android:orientation="vertical"
        android:layout_width="match_parent"
        android:layout_height="290dp"
        android:weightSum="1">
        <TextView
            android:id="@+id/text_paired_devices"
            android:layout_width="match_parent"
            android:layout_height="wrap_content"
            android:background="#666"
            android:paddingLeft="5dp"
            android:text="已配对蓝牙设备"
            android:textColor="#fff"
            android:visibility="gone" />
        <ListView
            android:id="@+id/lv_paired_devices"
            android:layout_width="match_parent"
            android:layout_height="100dp" >
        </ListView>

        <TextView
            android:id="@+id/text_new_devices"
            android:layout_width="match_parent"
            android:layout_height="wrap_content"
            android:background="#666"
            android:paddingLeft="5dp"
            android:text="可用蓝牙设备"
            android:textColor="#fff"
            android:visibility="gone" />
        <ListView
            android:id="@+id/lv_new_devices"
            android:layout_width="match_parent"
            android:layout_height="100dp" >
        </ListView>
        <Button
            android:id="@+id/btn_scan"
            android:layout_width="match_parent"
            android:layout_height="wrap_content"
            android:text="扫描蓝牙设备" />
    </LinearLayout>

</LinearLayout>
```

接下来完成界面的下半部分，添加如程序清单 6-3 所示的第 11 至 28 行代码。

程序清单 6-3

```
1.  <?xml version="1.0" encoding="utf-8"?>
2.  <LinearLayout xmlns:android="http://schemas.android.com/apk/res/android"
3.      android:orientation="vertical"
4.      android:layout_width="match_parent"
```

```
        android:layout_height="match_parent">

        <LinearLayout
            ··· ···
        </LinearLayout>

        <ListView
            android:layout_width="fill_parent"
            android:layout_height="100dip"
            android:transcriptMode="alwaysScroll"
            android:id = "@+id/lv_receive"
            android:background="#aaa">
        </ListView>

        <EditText
            android:id="@+id/edit_send"
            android:layout_width="fill_parent"
            android:layout_height="wrap_content"
            android:text="14 81 80 80 80 80 80 80 80 95" />
        <Button
            android:id="@+id/btn_send"
            android:layout_width="fill_parent"
            android:layout_height="wrap_content"
            android:text="发送" />
    </LinearLayout>
```

蓝牙使用界面中的 ListView 中的内容还需要进一步设置布局属性、字体大小和边距，因此需要新建一个 device_name.xml 文件，如图 6-10 所示。

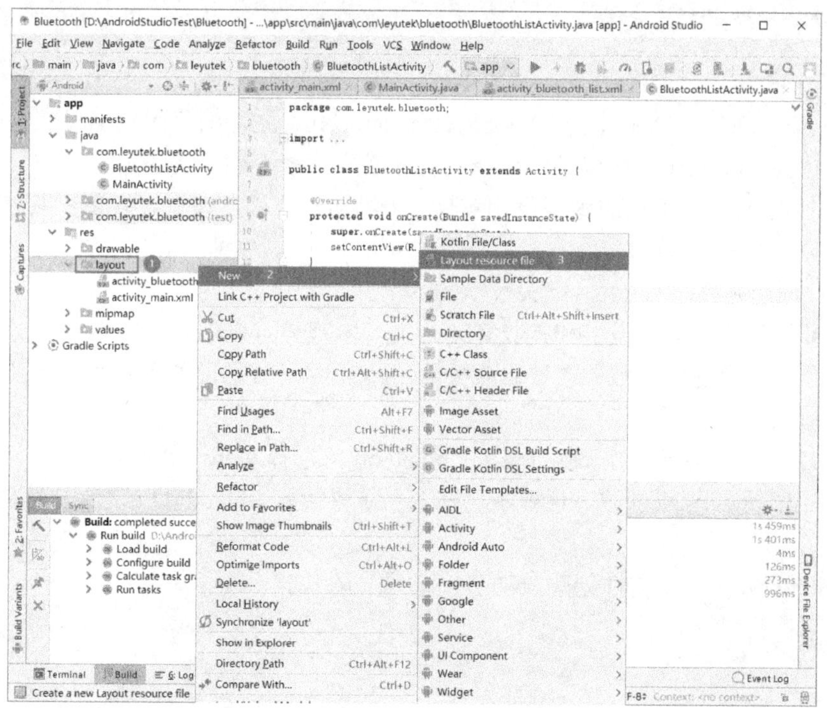

图 6-10　新建 device_name.xml 步骤 1

在如图 6-11 所示的对话框中，在 File Name 栏输入 device_name，然后单击 OK 按钮。

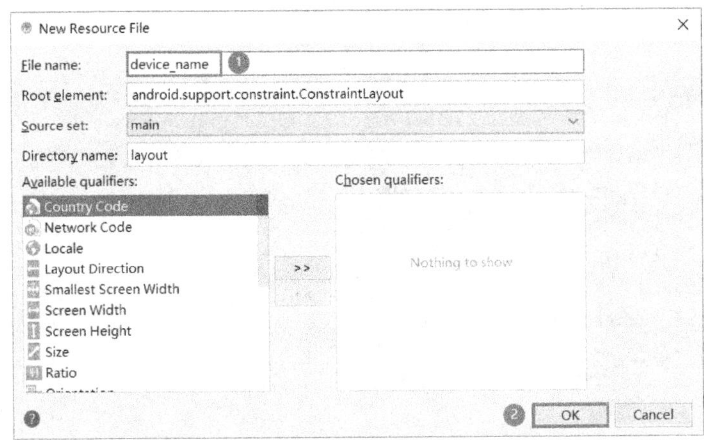

图 6-11　新建 device_name.xml 步骤 2

删除 device_name.xml 文件中的所有代码，输入如程序清单 6-4 所示的代码。

（1）第 5 行代码：android:textSize 指定了 ListView 中的内容的字体大小为 13sp。

（2）第 6 行代码：android:padding 指定了 ListView 中的内容距离边距的尺寸为 5dp。

程序清单 6-4

```
1.  <?xml version="1.0" encoding="utf-8"?>
2.  <TextView xmlns:android="http://schemas.android.com/apk/res/android"
3.      android:layout_width="match_parent"
4.      android:layout_height="match_parent"
5.      android:textSize="13sp"
6.      android:padding="5dp">
7.
8.  </TextView>
```

添加完 BluetoothListActivity.xml 和 device_name.xml 文件的代码后编译工程，执行菜单命令 Build→Make Project 进行编译，编译成功之后方可继续添加代码。

下面进入 Bluetooth 工程的程序设计部分。每添加一次程序清单，务必要编译工程，编译成功之后方可添加后续代码。

步骤 4：创建并完善 BluetoothService.Java

此类主要用于连接蓝牙设备和接收蓝牙数据。本蓝牙可以作为客户端或服务端连接其他蓝牙设备。当某一设备作为服务端开启服务器 socket 时，另一设备作为客户端使用服务端的 MAC 地址进行连接。

如图 6-12 所示，右键单击 com.leyutek.bluetooth，选择 New→Java Class。

在弹出的如图 6-13 所示的对话框中，在 Name 栏输入 BluetoothService，然后，单击 OK 按钮。

BluetoothService.Java 文件创建成功后，代码如图 6-14 所示。

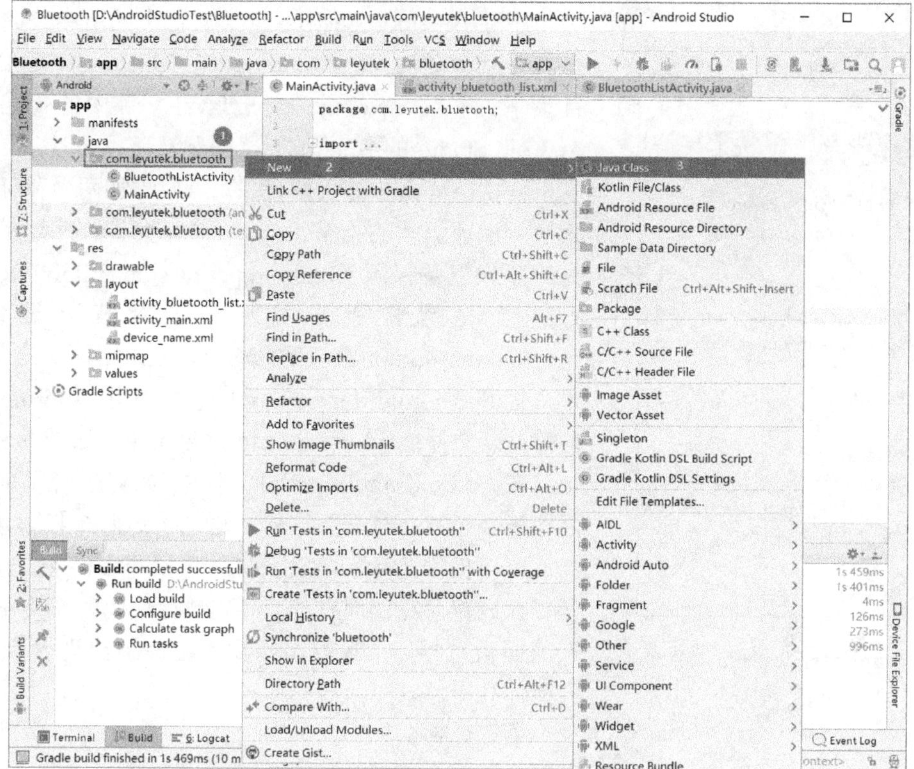

图 6-12　创建 BluetoothService.Java 步骤 1

图 6-13　创建 BluetoothService.Java 步骤 2

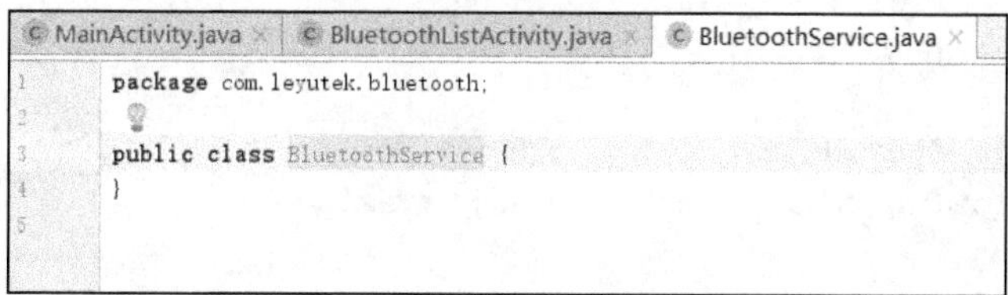


```
package com.leyutek.bluetooth;

public class BluetoothService {
}
```

图 6-14　BluetoothListActivity.Java 创建成功

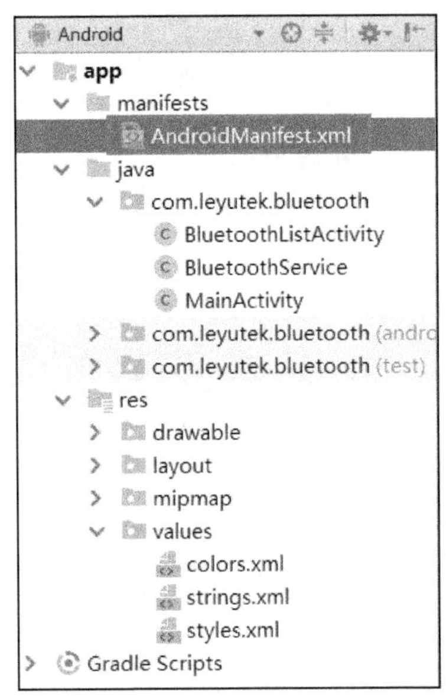

图 6-15　AndroidManifest.xml 文件位置

删除 BluetoothService.Java 文件中的所有代码，然后，在本书配套资料包的“Material\03. Bluetooth-StepByStep\”目录下，将 BluetoothService.Java 文件中的代码复制到 Android Studio 的 BluetoothService.Java 文件中。

使用 Android 的蓝牙设备，需要添加两个蓝牙权限声明才可保证蓝牙的正常工作，一个是允许程序连接到已配对的蓝牙设备权限（android.permission.BLUETOOTH），另一个是允许程序发现和配对蓝牙设备权限（android.permission.BLUETOOTH_ADMIN）。

打开 AndroidManifest.xml 文件，使用 Android 目录结构时，该文件位于\app\mainfests 目录下，如图 6-15 所示。

在 AndroidManifest.xml 文件中，如程序清单 6-5 所示，添加第 5 至 6 行代码，这样就添加了这两个权限声明，用户就可以使用蓝牙的相关功能，包括开启设备、查询周边设备、设置可见的时间等。第 25 行代码的作用是避免输入法面板遮挡 Activity，当输入法面板出现时，Activity 会整体往上移。

程序清单 6-5

```
1.  <?xml version="1.0" encoding="utf-8"?>
2.  <manifest xmlns:android="http://schemas.android.com/apk/res/android"
3.      package="com.szly.bluetooth">
4.
5.      <uses-permission android:name="android.permission.BLUETOOTH" />
6.      <uses-permission android:name="android.permission.BLUETOOTH_ADMIN" />
7.      <uses-permission android:name="android.permission.ACCESS_COARSE_LOCATION"/>
8.      <uses-permission android:name="android.permission.ACCESS_FINE_LOCATION"/>
9.
10.     <application
11.         android:allowBackup="true"
12.         android:icon="@mipmap/ic_launcher"
13.         android:label="@string/app_name"
14.         android:roundIcon="@mipmap/ic_launcher_round"
15.         android:supportsRtl="true"
16.         android:theme="@style/AppTheme">
17.         <activity android:name=".MainActivity">
18.             <intent-filter>
19.                 <action android:name="android.intent.action.MAIN" />
20.
21.                 <category android:name="android.intent.category.LAUNCHER" />
22.             </intent-filter>
23.         </activity>
24.         <activity android:name=".BluetoothListActivity"
25.             android:windowSoftInputMode="adjustPan" ></activity>
26.     </application>
27.
28. </manifest>
```

步骤 5：完善 BluetoothListActivity

BluetoothListActivity 类主要使用了 ListView 显示已与手机配对的蓝牙和扫描到的蓝牙设备，以及实现客户端连接、显示接收到的蓝牙数据和发送数据。

在新建工程时已自动添加了 onCreate 方法，如程序清单 6-6 所示，添加第 11 至 16 行和第 50 至 53 行注释，添加第 18 至 48 行代码。此时，EditText、Button、ListView、BluetoothAdapter 和 ArrayAdapter 呈红色，通过按组合键 Alt+Enter，“import android.bluetooth.BluetoothAdapter;”“import android.widget.ArrayAdapter;”“import android.widget.Button;”“import android.widget.EditText;”和“import android.widget.ListView;”会自动添加到 BluetoothListActivity.Java 文件中。

（1）第 18 至 19 行代码：定义了 BluetoothListActivity 的日志开关和日志标签。

（2）第 20 至 21 行代码：定义蓝牙名字和 TOAST 的 Key，装进 Bunble，用于从 Bunble 中获取数据。

（3）第 23 行代码：定义用于 Intent 打开 activity 的请求码。

（4）第 24 至 27 行代码：蓝牙名字、TOAST 和蓝牙接收数据消息的标识 ID，用于区别消息。

（5）第 29 至 32 行代码：定义四个控件。

（6）第 34 至 35 行代码：定义蓝牙适配器和 BluetoothService 对象。

（7）第 40 行代码：为已经配对的蓝牙创建一个 string 型的适配器。适配器就是把数据变成符合界面风格的形式，并且通过 ListView 显示出来，是数据和界面之间的桥梁。

（8）第 44 和 48 行代码：同样为扫描到的蓝牙和蓝牙接收的数据各创建一个 string 型的适配器。

程序清单 6-6

```
1.  package com.leyutek.bluetooth;
2.
3.  import android.app.Activity;
4.  import android.bluetooth.BluetoothAdapter;
5.  import android.os.Bundle;
6.  import android.widget.ArrayAdapter;
7.  import android.widget.Button;
8.  import android.widget.EditText;
9.  import android.widget.ListView;
10.
11. /**
12.  * @author SZLY(COPYRIGHT 2018 - 2020 SZLY. All rights reserved.)
13.  * @abstract 蓝牙扫描、连接和数据交互
14.  * @version V1.0.0
15.  * @date  2020/09/01
16.  */
17. public class BluetoothListActivity extends Activity {
18.     private static final boolean D = true;
19.     private static final String TAG = "BluetoothChat";
20.     public static final String DEVICE_NAME = "device_name";
21.     public static final String TOAST = "toast";
22.     private static final int REQUEST_LOCATION = 1;
23.     private static final int REQUEST_ENABLE_BT = 2;
24.     public static final int MESSAGE_DEVICE_NAME = 1;
25.     public static final int MESSAGE_TOAST_FAIL = 2;
26.     public static final int MESSAGE_TOAST_LOST = 3;
```

```
    public static final int MESSAGE_BLUETOOTH_DATA = 4;

    private EditText sendEditView;
    private Button scanButton;
    private Button sendButton;
    private ListView receiveListView;

    private BluetoothAdapter mBluetoothAdapter;
    private BluetoothService mChatService;

    /**
     * 已经配对蓝牙设备
     */
    private ArrayAdapter<String> mPairedDevicesArrayAdapter;
    /**
     * 扫描到的蓝牙设备
     */
    private ArrayAdapter<String> mNewDevicesArrayAdapter;
    /**
     * 蓝牙接收到的数据
     */
    private ArrayAdapter<String> mBluetoothReceiveData;

    /**
     * @method onCreate 方法
     * @param savedInstanceState 用户按到 home 键，退出界面，用户再次打开时使用该参数恢复至原来状态
     */
    @Override
    protected void onCreate(Bundle savedInstanceState) {
        super.onCreate(savedInstanceState);
        setContentView(R.layout.activity_bluetooth_list);
    }
}
```

如图 6-16 所示，打开 strings.xml 文件，在 Android 目录结构下，该文件路径为“\app\res\values\string.xml”。

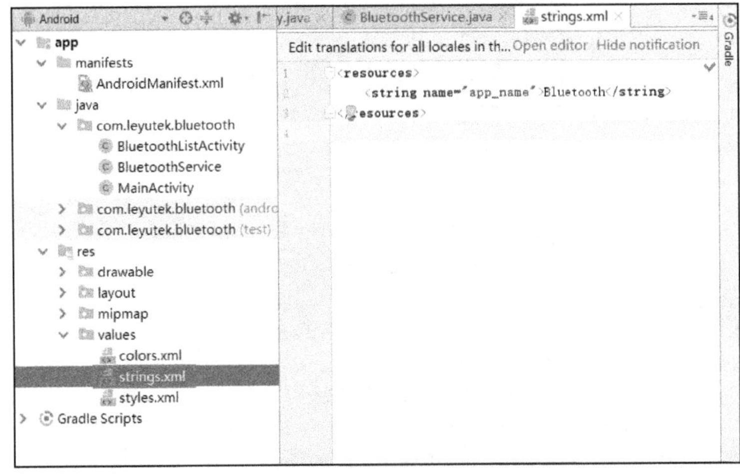

图 6-16　strings.xml 文件位置

如程序清单 6-7 所示，添加第 3 至 14 行代码。定义有关蓝牙状态的字符串如 No Device Has Been Paired、device is scanning 和 scan finish 等。

程序清单 6-7

```
1.  <resources>
2.      <string name="app_name">Bluetooth</string>
3.      <string name="none_paired">No Device Has Been Paired</string>
4.      <string name="scanning">device is scanning</string>
5.      <string name="scan_finish">scan finish</string>
6.      <string name="none_found">no device found</string>
7.      <string name="fail_to_pair">fail to pair</string>
8.      <string name="device_lost">device lost</string>
9.      <string name="connecting">connecting device</string>
10.     <string name="pairing_device">pairing device</string>
11.     <string name="device_already_paired">device already paired</string>
12.     <string name="device_already_connected">device already connected</string>
13.     <string name="wait_for_connecting">wait for connecting</string>
14.     <string name="bt_not_enabled_leaving">Bluetooth was not enabled. Leaving Bluetooth Chat</string>
15. </resources>
```

打开 BluetoothListActivity.Java 文件，如程序清单 6-8 所示，添加第 12 至 47 行代码。代码添加完之后，Log 和 View 呈红色，通过按组合键 Alt+Enter，“import android.util.Log;”和“import android.view.View;”会自动添加到 BluetoothListActivity.Java 文件中。

第 12 至 47 行代码：搜索蓝牙设备方法，搜索时把标题设置为 device is scanning，并让 TextView 配对控件可见，用于提示搜索到的设备。如果蓝牙正在搜索则停止搜索，将新搜索到的蓝牙容器清空，最后开始搜索设备。

程序清单 6-8

```
1.  package com.leyutek.bluetooth;
2.
3.  ... ...
4.  public class BluetoothListActivity extends Activity {
5.      ... ...
6.      @Override
7.      protected void onCreate(Bundle savedInstanceState) {
8.          super.onCreate(savedInstanceState);
9.          setContentView(R.layout.activity_bluetooth_list);
10.     }
11.
12.     /**
13.      * @method 扫描蓝牙设备
14.      */
15.     private void doDiscovery() {
16.         if (D) {
17.             Log.d(TAG, "doDiscovery()");
18.         }
19.         setTitle(R.string.scanning);
20.         //使可用蓝牙设备文本框可见
21.         findViewById(R.id.text_new_devices).setVisibility(View.VISIBLE);
22.
```

```
        //若已经扫描完成，则停止扫描
        if (mBluetoothAdapter.isDiscovering()) {
            mBluetoothAdapter.cancelDiscovery();
        }
        mNewDevicesArrayAdapter.clear();
        //开始扫描蓝牙设备
        //判断蓝牙权限是否打开，若未打开，则请求权限
        if(Build.VERSION.SDK_INT > Build.VERSION_CODES.M)
        {
            int permissionCheck = 0;
            permissionCheck = this.checkSelfPermission(Manifest.permission.ACCESS_
                                                        FINE_LOCATION);
            permissionCheck += this.checkSelfPermission(Manifest.permission.ACCESS_
                                                        COARSE_LOCATION);
            if (permissionCheck != 2) {
                this.requestPermissions( // 请求授权
                        new String[]{Manifest.permission.ACCESS_FINE_LOCATION,
                                Manifest.permission.ACCESS_COARSE_LOCATION},
                                                        REQUEST_LOCATION);
            }
            else {//开始搜索设备
                mBluetoothAdapter.startDiscovery();
            }
        }
        else {//开始搜索设备
            mBluetoothAdapter.startDiscovery();
        }
    }

}
```

如程序清单 6-9 所示，添加第 14 至 32 行代码。

程序清单 6-9

```
1.  package com.leyutek.bluetooth;
2.
3.  ... ...
4.  public class BluetoothListActivity extends Activity {
5.      ... ...
6.
7.      /**
8.       * @method 扫描蓝牙设备
9.       */
10.     private void doDiscovery() {
11.         ... ...
12.     }
13.
14.     /**
15.      * @method 请求蓝牙权限界面关闭后
16.      * @param requestCode 标识请求的来源
17.      * @param permissions 具体权限
18.      * @param grantResults 授权结果
19.      */
```

```
    public void onRequestPermissionsResult(int requestCode, String[] permissions, int[] grantResults) {
        switch (requestCode) {
            case REQUEST_LOCATION:
                if (grantResults.length > 0
                        && grantResults[0] == PackageManager.PERMISSION_GRANTED) {
                    //开始搜索设备
                    mBluetoothAdapter.startDiscovery();
                } else {
                    Toast.makeText(getApplicationContext(), "蓝牙权限申请失败，无法搜索设备", Toast.LENGTH_SHORT).show();
                }
                break;
        }
    }
}
```

如程序清单 6-10 所示，添加第 11 至 72 行代码。这些代码添加完之后，BroadcastReceiver、Context、Intent、BluetoothDevice 和 Toast 呈红色，通过按组合键 Alt+Enter，“import android.content.BroadcastReceiver;”“import android.content.Context;”“import android.content.Intent;”“import android.widget.Toast;” 和 “import android.bluetooth.BluetoothDevice;” 会自动添加到 BluetoothListActivity.Java 文件中。

（1）第 11 至 18 行代码：定义接收广播对象和 intent 变量，重写回调方法 onReceive 获取 intent 里的蓝牙状态，定义 BluetoothDevice 变量。

（2）第 20 至 27 行代码：action 为 BluetoothDevice.ACTION_FOUND 表示发现周围设备。这时的 intent 携带两个值，一个是 BluetoothDevice.EXTRA_DEVIC，表示一个具体的蓝牙设备；另一个是 BluetoothDevice.EXTRA_CLASS，表示该设备的类型。所以通过 intent.getParcelableExtra(BluetoothDevice.EXTRA_DEVICE) 可获取蓝牙设备。周围设备有可能为已绑定的，只需要将未绑定蓝牙的蓝牙和地址添到新设备容器上。

（3）第 30 至 34 行代码：action 为 BluetoothDevice. ACTION_DISCOVERY_FINISHED 时表示搜索完成，若没有发现未绑定设备，ListView 显示 no device found。

（4）第 35 至 40 行代码：BluetoothDevice.ACTION_BOND_STATE_CHANGED.equals 为广播的 action，表示设备的绑定状态发生改变。

（5）第 42 至 48 代码：判断该设备的绑定状态，若为正在绑定，则需要 Toast 提示和改变标题为 pairing device。

（6）第 49 至 60 行代码：绑定状态为绑定成功，改变标题为 device already paired 和 Toast 提示，将设备移除未配对容器，添加到已配对蓝牙容器中，最后进行客户端连接该蓝牙设备，改变标题为 connecting device。

（7）第 61 至 66 行代码：绑定状态为失败，需要 Toast 提示和改变标题为 fail to pair。

程序清单 6-10

```
1.  package com.leyutek.bluetooth;
2.
3.  … …
4.  public class BluetoothListActivity extends Activity {
5.      … …
```

```
    public void onRequestPermissionsResult(int requestCode, String[] permissions, int[] grantResults) {
        … …
    }

    /**
     * @method 注册广播
     */
    private final BroadcastReceiver mReceiver = new BroadcastReceiver() {
        @Override
        public void onReceive(Context context, Intent intent) {
            String action = intent.getAction();
            BluetoothDevice device;
            //当扫描到可用蓝牙设备
            if (BluetoothDevice.ACTION_FOUND.equals(action)) {
                //获取可用蓝牙设备
                device = intent.getParcelableExtra(BluetoothDevice.EXTRA_DEVICE);
                //若为已配对，则不添加到可用蓝牙设备列表
                if (device.getBondState() != BluetoothDevice.BOND_BONDED) {
                    mNewDevicesArrayAdapter.add(device.getName() + "\n"
                            + device.getAddress());
                }

                //当扫描完成
            } else if (BluetoothAdapter.ACTION_DISCOVERY_FINISHED.equals(action)) {
                if (mNewDevicesArrayAdapter.getCount() == 0) {
                    String noDevices = getResources().getText(R.string.none_found).toString();
                    //mNewDevicesArrayAdapter.add(noDevices);
                }
            } else if (BluetoothDevice.ACTION_BOND_STATE_CHANGED.equals(action)) {
                //若扫描完成，则停止扫描
                if (mBluetoothAdapter.isDiscovering()) {
                    mBluetoothAdapter.cancelDiscovery();
                }
                device = intent.getParcelableExtra(BluetoothDevice.EXTRA_DEVICE);

                switch (device.getBondState()) {
                    case BluetoothDevice.BOND_BONDING: //正在配对
                        Toast.makeText(getApplicationContext(),
                                "正在配对 ",
                                Toast.LENGTH_SHORT).show();
                        setTitle(R.string.pairing_device);
                        break;
                    case BluetoothDevice.BOND_BONDED: //配对成功
                        setTitle(R.string.device_already_paired);
                        Toast.makeText(getApplicationContext(),
                                "完成配对 ",
                                Toast.LENGTH_SHORT).show();
                        mNewDevicesArrayAdapter.remove(device.getName() + "\n"
                                + device.getAddress());
```

```
                        mPairedDevicesArrayAdapter.add(device.getName() + "\n" +
                                device.getAddress());
                        mChatService.connect(device);
                        setTitle(R.string.connecting);
                        break;
                    case BluetoothDevice.BOND_NONE: //取消配对或未配对
                        Toast.makeText(getApplicationContext(),
                                "配对失败或取消 ",
                                Toast.LENGTH_SHORT).show();
                        setTitle(R.string.fail_to_pair);
                        break;
                    default:
                        break;
                }
            }
        }
    };

}
```

如程序清单 6-11 所示，添加第 11 至 43 行代码。此时，AdapterView、TextView、Method 和 InvocationTargetException 呈红色，通过按组合键 Alt+Enter，"import android.widget.AdapterView;" " import Java.lang.reflect.Method; " " import Java.lang.reflect. InvocationTargetException; " 和 "import android.widget.TextView;" 会自动添加到 BluetoothListActivity.Java 文件中。

（1）第 14 至 18 行代码：ListView 按下后的监听器，重写 OnItemClick 方法获取按下的 ListView 的 View。

（2）第 20 至 27 行代码：停止搜索设备，因为显示时名字和 MAC 地址分行，所以获取时分行获取，打印该地址信息到日志。

（3）第 29 至 32 行代码：根据 MAC 地址获取 BluetoothDevice 设备。若此设备已绑定，则直接作为客户端连接设备。

（4）第 33 至 40 行代码：获取 BluetoothDevice 的 createBond 方法为此设备与本设备进行绑定。

程序清单 6-11

```
1.  package com.leyutek.bluetooth;
2.
3.  … …
4.  public class BluetoothListActivity extends Activity {
5.      … …
6.
7.      private final BroadcastReceiver mReceiver = new BroadcastReceiver() {
8.          … …
9.      };
10.
11.     /**
12.      * @method 按下可用蓝牙设备列表中的蓝牙设备后连接蓝牙设备
13.      */
14.     private AdapterView.OnItemClickListener mDeviceClickListener
15.             = new AdapterView.OnItemClickListener() {
```

```
        //选项点击事件
        @Override
        public void onItemClick(AdapterView<?> av, View v, int arg2, long arg3) {
            //停止扫描蓝牙设备
            mBluetoothAdapter.cancelDiscovery();
            //获取 MAC 地址
            String info = ((TextView) v).getText().toString();
            String address = info.substring(info.length() - 17);

            Log.e(TAG, "address"+ address);
            //根据地址获取蓝牙设备
            BluetoothDevice device = mBluetoothAdapter.getRemoteDevice(address);
            //作为客户端连接蓝牙设备
            if(device.getBondState() == BluetoothDevice.BOND_BONDED) {
                //作为客户端连接蓝牙设备
                setTitle(R.string.connecting);
                mChatService.connect(device);
            } else{
                try{
                    Method createBond = BluetoothDevice.class.getMethod("createBond");
                    createBond.invoke(device);
                } catch (NoSuchMethodException | IllegalAccessException
                        | InvocationTargetException e) {
                    e.printStackTrace();
                }
            }
        }
    };

}
```

如程序清单 6-12 所示，添加第 12 至 52 行代码。此时，Handler 和 Message 是红色的，通过按组合键 Alt+Enter，“import android.os.Handler;”和“import android.os.Message;”会自动添加到 BluetoothListActivity.Java 文件中。

（1）第 15 至 18 行代码：定义 Handler 对象重写 handleMessage 方法处理 BluetoothService 传递过来的消息。

（2）第 20 至 25 行代码：蓝牙数据消息处理，将蓝牙接收数据显示到数据 ListView 上。

（3）第 26 至 33 行代码：蓝牙名字消息处理，连接成功后，需要 Toast 提示并设置标题为 device already paired。

（4）第 34 至 40 行代码：蓝牙连接失败消息处理，需要 Toast 提示并设置标题为 wait for connecting。

（5）第 41 至 47 行代码：蓝牙突然断开连接消息处理，需要 Toast 提示并设置标题为 device lost。

程序清单 6-12

```
1.  package com.leyutek.bluetooth;
2.
3.  … …
4.  public class BluetoothListActivity extends Activity {
```

```
5.      … …
6.  
7.      private AdapterView.OnItemClickListener mDeviceClickListener
8.              = new AdapterView.OnItemClickListener() {
9.          … …
10.     };
11. 
12.     /**
13.      * 处理 BluetoothService 发送过来的消息
14.      */
15.     private final Handler mHandler = new Handler() {
16.         @Override
17.         public void handleMessage(Message msg) {
18.             switch (msg.what) {
19.                 // 接收到的数据
20.                 case MESSAGE_BLUETOOTH_DATA:
21.                     String readMessage = (String) msg.obj;
22.                     Log.d(TAG,readMessage);
23. 
24.                     mBluetoothReceiveData.add(readMessage);
25.                     break;
26.                 case MESSAGE_DEVICE_NAME:
27.                     String mConnectedDeviceName
28.                             = msg.getData().getString(DEVICE_NAME);
29.                     setTitle(R.string.device_already_connected);
30.                     Toast.makeText(getApplicationContext(),
31.                             "Connected to " + mConnectedDeviceName,
32.                             Toast.LENGTH_SHORT).show();
33.                     break;
34.                 case MESSAGE_TOAST_FAIL:
35.                     //客户端连接失败
36.                     setTitle(R.string.wait_for_connecting);
37.                     Toast.makeText(getApplicationContext(),
38.                             msg.getData().getString(TOAST), Toast.LENGTH_SHORT)
39.                             .show();
40.                     break;
41.                 case MESSAGE_TOAST_LOST:
42.                     //连接失败或断掉信息
43.                     setTitle(R.string.device_lost);
44.                     Toast.makeText(getApplicationContext(),
45.                             msg.getData().getString(TOAST), Toast.LENGTH_SHORT)
46.                             .show();
47.                     break;
48.                 default:
49.                     break;
50.             }
51.         }
52.     };
53. 
54. }
```

如程序清单 6-13 所示，添加第 11 至 54 行代码。此时，Set 呈红色，通过按组合键 Alt+Enter，

“import Java.util.Set;” 会自动添加到 BluetoothListActivity.Java 文件中。

（1）第 18 至 20 行代码：从子 Activity 回到本 Activity 的操作，requestCode 用于与 startActivityForResult 中的 requestCode 中值进行比较判断，以便确认返回的数据是从哪个 Activity 返回的。resultCode 由子 Activity 通过其 setResult() 方法返回。适用于多个 Activity 都返回数据时，用于标识到底是哪一个 Activity 返回的值。Intent 对象，带有返回的数据。可以通过 “data.getXxxExtra( );” 方法来获取指定数据类型的数据。

（2）第 22 至 41 行代码：打开本地蓝牙 Activity 的返回，如果为同意开启蓝牙，则实例化蓝牙服务对象，将每个已绑定的蓝牙显示出来。

（3）第 42 至 50 行代码：如果为不同意开启本地蓝牙，则 TOAST 提示并退出界面。

程序清单 6-13

```
1.  package com.leyutek.bluetooth;
2.
3.  … …
4.  public class BluetoothListActivity extends Activity {
5.      … …
6.
7.      private final Handler mHandler = new Handler() {
8.          … …
9.      };
10.
11.     /**
12.      * @method 从另一 Activity 回到本 Activity 的操作
13.      * @param requestCode 请求码
14.      * @param resultCode 返回码
15.      * @param data 传递的数据
16.      */
17.     @Override
18.     public void onActivityResult(int requestCode, int resultCode, Intent data) {
19.         super.onActivityResult(requestCode, resultCode, data);
20.         switch (requestCode) {
21.             //打开蓝牙设备
22.             case REQUEST_ENABLE_BT:
23.                 if (resultCode == Activity.RESULT_OK) {
24.                     mChatService = new BluetoothService(this, mHandler);
25.                     //将每个已配对蓝牙设备显示出来
26.                     Set<BluetoothDevice> pairedDevices
27.                             = mBluetoothAdapter.getBondedDevices();
28.
29.                     if (pairedDevices.size() > 0) {
30.                         findViewById(R.id.text_paired_devices).setVisibility(View.VISIBLE);
31.
32.                         for (BluetoothDevice device : pairedDevices) {
33.                             mPairedDevicesArrayAdapter.add(device.getName() +
34.                                     "\n" + device.getAddress());
35.                         }
36.                     } else {
37.                         String noDevices
38.                                 = getResources().getText(R.string.none_paired).toString();
39.                         mPairedDevicesArrayAdapter.add(noDevices);
```

```
                }
            } else {
                if (D) {
                    Log.d(TAG, "BT not enabled");
                }
                //用户不允许打开蓝牙设备，退出界面
                Toast.makeText(this, R.string.bt_not_enabled_leaving,
                        Toast.LENGTH_SHORT).show();
                finish();
            }
            break;
        default:
            break;
    }
}

}
```

如程序清单 6-14 所示，在 onCreat() 方法中，添加第 16 至 78 行代码。此时，IntentFilter 呈红色，通过按组合键 Alt+Enter，“import android.content.IntentFilter;”会自动添加到 BluetoothListActivity.Java 文件中。

（1）第 16 至 19 行代码：绑定四个控件的 ID。

（2）第 21 至 25 行代码：ArrayAdapter 构造方法 ArrayAdapter<String>(Context context, int resource)，resource 为每一个 item 的样式（列表单项的布局文件），这里已配对列表、未配对列表和蓝牙数据显示列表都使用了 device_name.xml 显示蓝牙名字和地址的布局文件。

（3）第 27 行代码：蓝牙数据显示列表设置容器 ArrayAdapter。

（4）第 30 至 38 行代码：绑定已配对 ListView 控件，给 ListView 设置 ArrayAdapter，绑定该 ListView 按下监听器，对未配对 ListView 执行同样操作。

（5）第 41 至 49 行代码：注册发现蓝牙设备广播、扫描结束广播和绑定状态改变广播。

（6）第 52 行代码：获取本地蓝牙适配器。

（7）第 54 至 59 行代码：判断本地蓝牙是否已开启，如果没有开启则调用系统 API 方法去打开蓝牙设备，该方式会弹出一个对话框样式的 Activity 供用户选择是否打开蓝牙设备。

（8）第 60 至 76 行代码：判断蓝牙已开启就实例化蓝牙服务对象，将每个已绑定的蓝牙显示出来。

程序清单 6-14

```
1.  package com.leyutek.bluetooth;
2.
3.  ... ...
4.  public class BluetoothListActivity extends Activity {
5.      ... ...
6.
7.      /**
8.       * @method onCreate 方法
9.       * @param savedInstanceState 用户按到 home 键，退出界面，用户再次打开时使用该参数恢复至原来状态
10.      */
11.     @Override
```

```
    protected void onCreate(Bundle savedInstanceState) {
        super.onCreate(savedInstanceState);
        setContentView(R.layout.activity_bluetooth_list);

        scanButton = (Button)findViewById(R.id.btn_scan);
        sendEditView = (EditText)findViewById(R.id.edit_send);
        sendButton = (Button)findViewById(R.id.btn_send);
        receiveListView = (ListView) findViewById(R.id.lv_receive);

        mPairedDevicesArrayAdapter = new ArrayAdapter<>(this, R.layout.device_name);

        mNewDevicesArrayAdapter = new ArrayAdapter<>(this, R.layout.device_name);

        mBluetoothReceiveData = new ArrayAdapter<String>(this, R.layout.device_name);

        receiveListView.setAdapter(mBluetoothReceiveData);

        //已配对列表
        ListView pairedListView = (ListView) findViewById(R.id.lv_paired_devices);
        //列表格式
        pairedListView.setAdapter(mPairedDevicesArrayAdapter);
        //按下监听
        pairedListView.setOnItemClickListener(mDeviceClickListener);

        ListView newDevicesListView = (ListView) findViewById(R.id.lv_new_devices);
        newDevicesListView.setAdapter(mNewDevicesArrayAdapter);
        newDevicesListView.setOnItemClickListener(mDeviceClickListener);

        //找到设备后注册广播
        IntentFilter filter = new IntentFilter(BluetoothDevice.ACTION_FOUND);
        this.registerReceiver(mReceiver, filter);

        //蓝牙扫描结束后注册广播
        filter = new IntentFilter(BluetoothAdapter.ACTION_DISCOVERY_FINISHED);
        this.registerReceiver(mReceiver, filter);

        filter = new IntentFilter(BluetoothDevice.ACTION_BOND_STATE_CHANGED);
        this.registerReceiver(mReceiver, filter);

        //获取本地蓝牙设备
        mBluetoothAdapter = BluetoothAdapter.getDefaultAdapter();
        //判断是否打开蓝牙
        if (!mBluetoothAdapter.isEnabled()) {
            Intent enableIntent = new Intent(
                    BluetoothAdapter.ACTION_REQUEST_ENABLE);
            startActivityForResult(enableIntent, REQUEST_ENABLE_BT);
            //Otherwise, setup the chat session
        } else {
            if (mChatService == null) {
                mChatService = new BluetoothService(this, mHandler);

                //将每个已配对蓝牙显示出来
```

```
                Set<BluetoothDevice> pairedDevices = mBluetoothAdapter.getBondedDevices();

                if (pairedDevices.size() > 0) {
                    findViewById(R.id.text_paired_devices).setVisibility(View.VISIBLE);

                    for (BluetoothDevice device : pairedDevices) {
                        mPairedDevicesArrayAdapter.add(device.getName() +
                                "\n" + device.getAddress());
                    }
                } else {
                    String noDevices = getResources().getText(R.string.none_paired).
                                                                            toString();
                    mPairedDevicesArrayAdapter.add(noDevices);
                }
            }
        }
    }

    private void doDiscovery() {
        … …
    };
    … …

}
```

如程序清单 6-15 所示，在 BluetoothListActivity.Java 文件中，添加第 23 至 47 行代码。

（1）第 23 至 28 行代码：实现扫描按钮监听器，调用蓝牙扫描方法。

（2）第 30 至 47 行代码：实现发送数据按钮监听器，一次发 10 字节，所以定义一个长度为 10 的 byte 数组，首先获取 sendEditView 待发送内容，以空格隔开。将 String 类型的数据转化为十六进制的 int 型再强制转化为 byte 型，最后调用 BluetoothService 的 write 方法将字节流写进 outputStream。

程序清单 6-15

```
1.  package com.leyutek.bluetooth;
2.
3.  … …
4.  public class BluetoothListActivity extends Activity {
5.      … …
6.
7.       /**
8.       * @method onCreate 方法
9.       * @param savedInstanceState 用户按到 home 键，退出界面，用户再次打开时使用该参数恢复
                                                                            至原来状态
10.      */
11.     @Override
12.     protected void onCreate(Bundle savedInstanceState) {
13.         super.onCreate(savedInstanceState);
14.         setContentView(R.layout.activity_bluetooth_list);
15.
16.         … …
17.         //判断是否打开蓝牙
```

```
        if (!mBluetoothAdapter.isEnabled()) {
            ... ...
        } else {
            ... ...
        }
        scanButton.setOnClickListener(new View.OnClickListener() {
            @Override
            public void onClick(View v) {
                doDiscovery();
            }
        });

        sendButton.setOnClickListener(new View.OnClickListener() {
            @Override
            public void onClick(View v) {
                //获取待发送内容，发送字节流
                byte[] sendBuffer;

                if (sendEditView.getText() != null) {
                    String[] stringBuffer = sendEditView.getText().toString().split(" ");
                    sendBuffer = new byte[stringBuffer.length];
                    for (int i = 0; i < stringBuffer.length; i++) {
                        sendBuffer[i] = (byte) Integer.parseInt(stringBuffer[i], 16);
                    }
                    if (mChatService.getState() == 3) {
                        mChatService.write(sendBuffer);
                    }
                }
            }
        });
    }

    private void doDiscovery() {
        ... ...
    };
    ... ...

}
```

如程序清单 6-16 所示，添加第 11 至 28 行代码。

（1）第 15 至 20 行代码：重写销毁方法，释放此 Activity 占用的资源，停止蓝牙服务，清除 Handler 的待处理消息，注销广播。

（2）第 26 至 28 行代码：重写手机返回键方法，finish 方法用于结束 Activity 的生命周期，会调用 onDestroy 方法，也是用于释放此 Activity 占用的资源。

程序清单 6-16

```
1.  package com.leyutek.bluetooth;
2.
3.  ... ...
4.  public class BluetoothListActivity extends Activity {
5.      ... ...
6.
```

```
    public void onActivityResult(int requestCode, int resultCode, Intent data) {
        ……
    }

    /**
     * @method 关闭 BluetoothListAcitity 触发
     */
    @Override
    protected void onDestroy() {
        super.onDestroy();
        mChatService.stop();
        mHandler.removeCallbacksAndMessages(null);
        this.unregisterReceiver(mReceiver);
    }

    /**
     * @method 手机返回键
     */
    @Override
    public void onBackPressed() {
        finish();
    }

}
```

步骤 6：完善 MainActivity

如程序清单 6-17 所示，在 MainActivity.java 文件中，添加第 9 至 14 行、第 18 至 21 行注释，然后再添加第 17 行、第 27 至 35 行代码。

添加完上述之后，Button、View 和 Intent 呈红色，通过按组合键 Alt+Enter，“import android.widget.Button;”“import android.view.View;”和“import android.content.Intent;”会自动添加到 MainActivity.Java 文件中。

在 MainActivity 中主要实现单击按钮后跳转 Activity，这里由 MainActivity 跳转到 BluetoothListActivity。

程序清单 6-17

```
1.  package com.leyutek.bluetooth;
2.
3.  import android.app.Activity;
4.  import android.content.Intent;
5.  import android.os.Bundle;
6.  import android.view.View;
7.  import android.widget.Button;
8.
9.  /**
10.  * @author SZLY(COPYRIGHT 2018 - 2020 SZLY. All rights reserved.)
11.  * @abstract 首页按键监听
12.  * @version V1.0.0
13.  * @date 2020/09/01
14.  */
15.
16. public class MainActivity extends Activity {
```

```
    private Button bluetoothButton;
    /**
     * @method onCreate 方法
     * @param savedInstanceState 用户按到 home 键，退出界面，用户再次打开时使用该参数恢复
                                                                              至原来状态
     */
    @Override
    protected void onCreate(Bundle savedInstanceState) {
        super.onCreate(savedInstanceState);
        setContentView(R.layout.activity_main);

        bluetoothButton = (Button) findViewById(R.id.btn_bluetooth);

        bluetoothButton.setOnClickListener(new View.OnClickListener(){
            @Override
            public void onClick(View v) {
                Intent intent = new Intent(com.leyutek.bluetooth.MainActivity.this,
                                                      BluetoothListActivity.class);
                startActivity(intent);
            }
        });
    }
}
```

步骤 7：编译运行

代码编写完成后，参考 5.3 节步骤 5 编译工程，并通过 USB 线将.apk 文件安装到 Android 手机。或生成.apk 文件，再将.apk 文件发送或复制到 Android 手机上。安装成功后的界面如图 6-17 所示，基于该应用程序进行蓝牙操作。

步骤 8：程序验证

单击应用主界面的“蓝牙使用”按钮，跳转到 BluetoothListActivity，如图 6-18 所示。

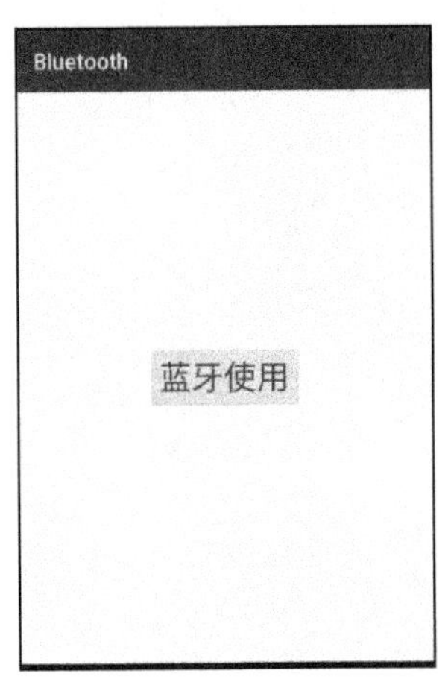

图 6-17　Bluetooth 主界面

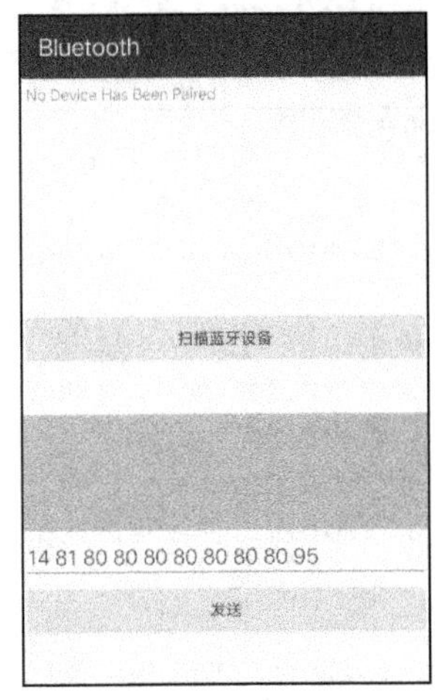

图 6-18　蓝牙使用界面

单击“扫描蓝牙设备”按钮后，扫描到可用蓝牙设备（人体生理参数监测系统硬件平台），如图 6-19 所示。

配对成功后验证数据收发，使用人体生理参数监测系统硬件平台进行收发数据，如图 6-20 所示。

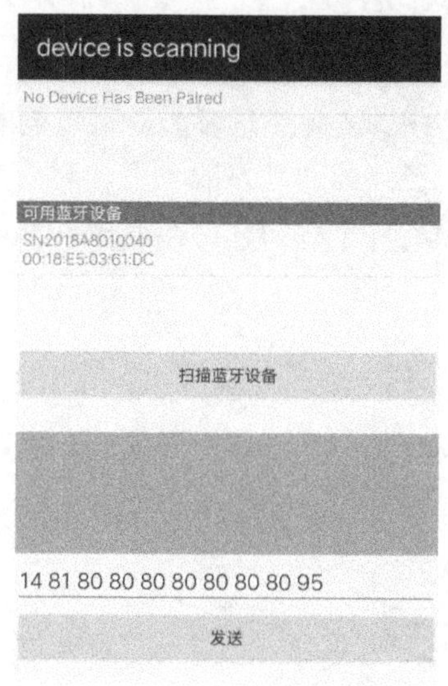

图 6-19　扫描设备

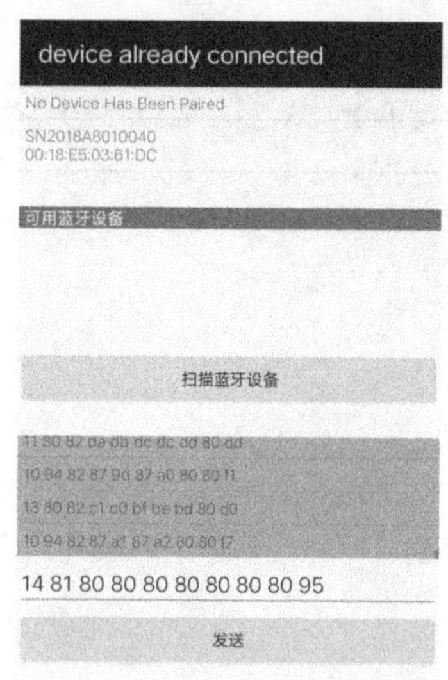

图 6-20　数据收发

本 章 任 务

基于本章提供的代码，实现血压的启动和停止测量功能。首先，在图 6-20 所示的界面基础上，将“发送”按钮名改为“血压启动测量”，单击该按钮，Android 手机会向人体生理参数监测系统发送启动测量命令包（14 81 80 80 80 80 80 80 80 95）；其次，在“血压启动测量”按钮下新增一个 TextView 控件和 Button 控件，其中，TextView 控件默认显示内容为“14 81 81 80 80 80 80 80 80 96”，Button 控件名默认为“血压停止测量”，单击“血压停止测量”按钮，Android 手机会向人体生理参数监测系统发送停止测量命令包（14 81 81 80 80 80 80 80 80 96）。测试时，参考附录 A，将人体生理参数监测系统的“数据模式”“通信模式”和“参数模式”分别设置为“实时模式”“BT”和“血压”，单击“血压启动测量”按钮，气泵开始充气进行血压测量；单击“血压停止测量”按钮，气泵停止充气。

本 章 习 题

1．什么是蓝牙技术？简述蓝牙技术的特点。

2．简述蓝牙技术在生活中的应用。

3．简述经典蓝牙的通信过程。

4．什么是 UUID？有什么作用？

5．蓝牙通信工程中使用 Handler 的 removeCallbacks() 方法以防止 Handler 内存泄漏。除了此方法，还有什么方法可以防止 Handler 内存泄漏，请简要说明。

第 7 章　人体生理参数监测系统软件平台布局实验

人体生理参数监测系统软件平台主要用于监测常规的人体生理参数，可以同时监测 5 种生理参数，分别为心电、血氧、呼吸、体温和血压。经过前面几章的学习，对于界面布局方面有了一定的了解，本章将对人体生理参数监测系统软件平台的界面布局展开介绍，同时深入讲解界面布局方面的知识。

7.1　实验内容

布局方式有线性布局（LinearLayout）、相对布局（RelativeLayout）、帧布局（FrameLayout）、表格布局（TableLayout）。本实验要求熟练掌握常用的线性布局与相对布局的用法，然后完成人体生理参数监测系统软件平台的界面布局。

7.2　实验原理

7.2.1　设计框图

人体生理参数监测系统软件平台布局设计框图如图 7-1 所示。

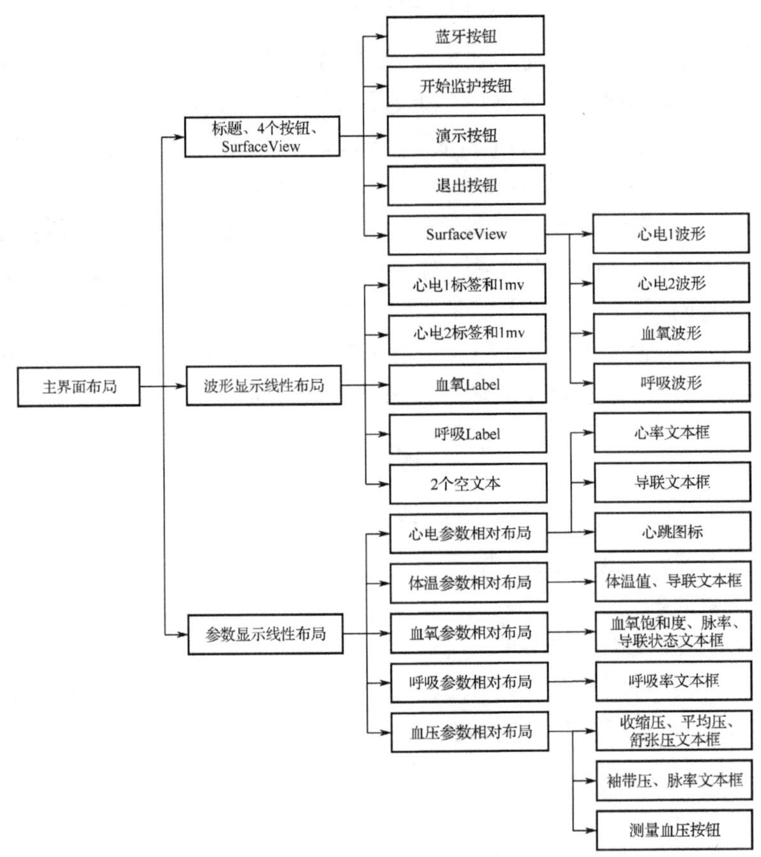

图 7-1　人体生理参数监测系统软件平台布局设计框图

7.2.2　布局相关知识点说明

1. XML 属性

主界面使用相对布局管理器，再嵌套参数显示线性布局、波形显示线性布局。表 7-1 是布局出现的新属性。

表 7-1　XML 属性说明

XML 属性	描　述
android:layout_alignParentRight	属性值为 true 或 false，设置控件的右边缘与父控件的右边缘对齐
android:gravity	设置控件的文本内容显示在控件中的位置
android:layout_weight	设置控件的比例，通常在线性布局下使用该属性

2. android:layout_weight

layout_weight 用于给线性布局中的诸多视图的权重赋值。所有视图都有 layout_weight 值，默认为零，其含义是需要显示多大的视图就占据多大的屏幕空间。若赋一个大于零的值，则将父视图中的可用空间分割，分割大小取决于每一个视图的 layout_weight 值，以及该值在当前屏幕布局的整体 layout_weight 值和在其他视图屏幕布局的 layout_weight 值中所占的比例。Android Studio 系统会按照设置的 orientation（方向）对控件该方向上进行权重设置，下面以水平（horizontal）摆放的控件为例来说明。

如果控件宽度的 layout_width 属性为 wrap_content，则系统首先给控件分配宽度值（足以包含控件文本内容），然后把剩下的屏幕空间按照 weight1∶weight2∶weight3 的比例分配给控件。参考以下代码，将其全部复制到布局文件中，控件比例为 1∶2∶3。

```
<LinearLayout
    xmlns:android="http://schemas.android.com/apk/res/android"
    android:layout_width="match_parent"
    android:layout_height="match_parent"
    android:orientation="horizontal">
    <TextView
        android:layout_width="wrap_content"
        android:layout_height="wrap_content"
        android:layout_weight="1"
        android:text=" 111111"
        android:background="#ff0000" />

    <TextView
        android:layout_width="wrap_content"
        android:layout_height="wrap_content"
        android:layout_weight="2"
        android:text="2"
        android:background="#00ff00" />

    <TextView
        android:layout_width="wrap_content"
        android:layout_height="wrap_content"
        android:layout_weight="3"
```

```
        android:text="3"
        android:background="#0000ff" />
</LinearLayout>
```

图 7-2　控件宽度 1∶2∶3 分配

如图 7-2 所示，屏幕宽度减去控件显示的文本所占的宽度，再按比例 1∶2∶3 分割屏幕剩下的宽度。

若控件宽度的 layout_width 属性为 match_parent，按照控件比例 1∶2∶2，将以下代码复制到布局文件中：

```
<LinearLayout
    xmlns:android="http://schemas.android.com/apk/res/android"
    android:layout_width="match_parent"
    android:layout_height="match_parent"
    android:orientation="horizontal">
    <TextView
        android:layout_width="match_parent"
        android:layout_height="wrap_content"
        android:layout_weight="1"
        android:text="111111"
        android:background="#ff0000" />

    <TextView
        android:layout_width="match_parent"
        android:layout_height="wrap_content"
        android:layout_weight="2"
        android:text="2"
        android:background="#00ff00" />

    <TextView
        android:layout_width="match_parent"
        android:layout_height="wrap_content"
        android:layout_weight="2"
        android:text="3"
        android:background="#0000ff" />
</LinearLayout>
```

由于 3 个控件宽度都设置为 match_parent，即屏幕宽度，因此，剩余空间 = 1 个 parent_width- 3 个 parent_width = −2 个 parent_width。

第一个 TextView 实际所占宽度 = parent_width ＋ 1/5（所占剩余空间的权重比例）×剩余空间大小（-2 parent_width）=3/5parent_width。

第二个 TextView 实际所占宽度= parent_width ＋ 2/5（所占剩余空间的权重比例）×剩余空间大小（-2 parent_width）=1/5parent_width。

第三个 TextView 实际所占宽度 = 1/5parent_ width。

所以，最后显示结果是 3∶1∶1。

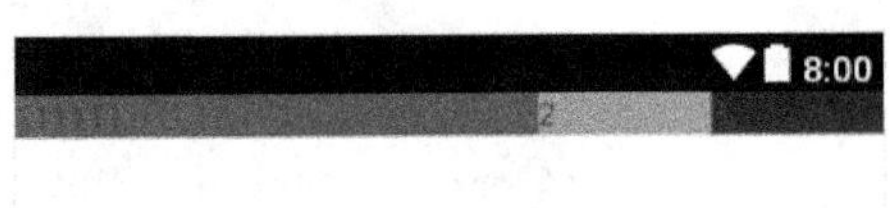

图 7-3　控件 3∶1∶1 分配

3. 图像资源 drawable

将扩展名为.png、.jpg 和.gif 的图片资源复制到 res/drawable 目录中，可以用作屏幕或按钮的背景，图片可按照屏幕尺寸或按钮大小改变，方式如下：

```
<Button
    android:id="@+id/btn_start_bt"
    android:layout_width="45dp"
    android:layout_height="48dp"
    android:textSize="8sp"
    android:text="bt"
    android:layout_toLeftOf="@+id/btn_start"
    android:background="@drawable/bt"            //使用 drawable 资源作按钮背景
    android:gravity="bottom|center_horizontal" />
```

4. drawable 资源与 mipmap 资源的区别

mipmap 用于存放原生图片（ic_launcher.png），其他用于存放不同分辨率图片的目录有 mipmap-xxxhdpi（超超超高）、mipmap-xxhdpi（超超高）、mipmap-xhdpi（超高）、mipmap-hdpi（高）和 mipmap-mdpi（中）这 5 个目录分别存放不同分辨率的图片。

存储在 mipmap 目录和 drawable 目录的资源只存在工作机制上的差别。

建议把 App 的启动图标放在 mipmap 目录中，把其他图片资源放在 drawable 目录下。

7.2.3 界面设计

主界面的设计主要使用 RelativeLayout 进行布局，而 RelativeLayout 中又包含波形显示的 LinearLayout 和参数显示的 LinearLayout，即多种布局的嵌套使用，布局效果如图 7-4 所示。

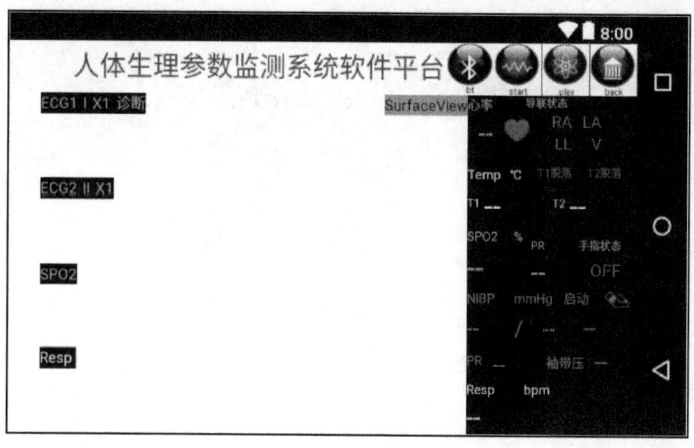

图 7-4　生理参数主界面设计图

7.3 实验步骤

步骤 1：新建人体生理参数监测系统软件平台工程

新建人体生理参数监测系统软件平台工程的具体方法可参考 5.3 节步骤 1。工程名为 MainActivityLayout，域名为 leyutek.com，并选择指定路径。包名自动修改为 com.leyutek.mainactivitylayout，如图 7-5 所示。

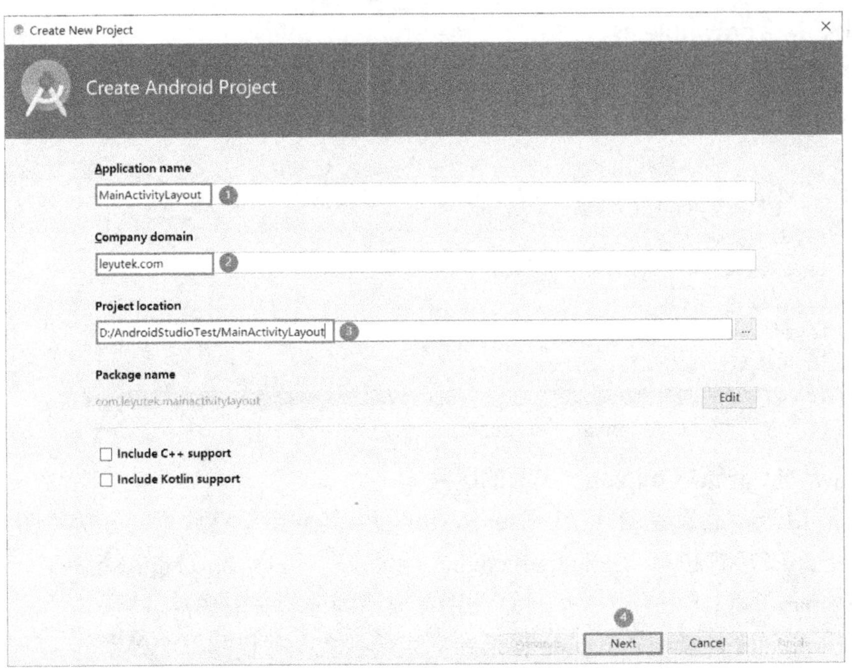

图 7-5　新建人体生理参数监测系统软件平台工程

步骤 2：完善 color.xml 文件

在 Android Studio 中打开 colors.xml 文件，colors.xml 文件位于\app\res\values\目录下，如图 7-6 所示。

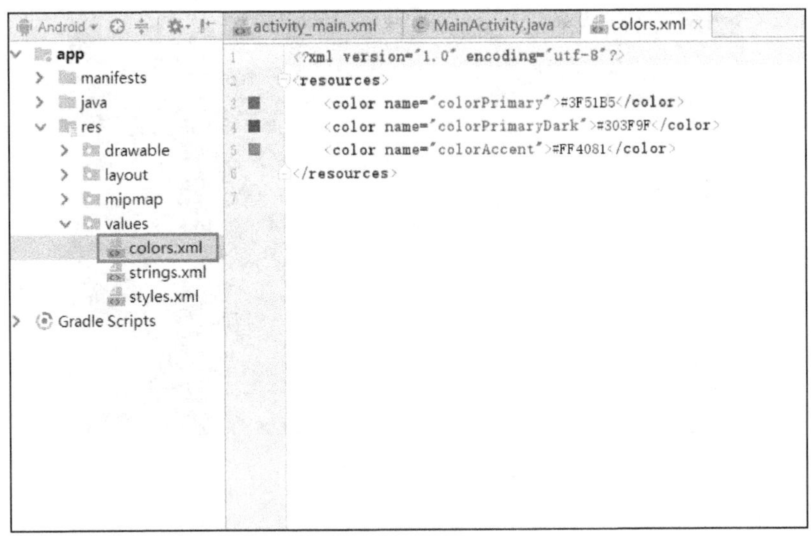

图 7-6　colors.xm 文件位置

如程序清单 7-1 所示，添加第 6 至 13 行代码，定义部分颜色值。

程序清单 7-1

```
1.  <?xml version="1.0" encoding="utf-8"?>
2.  <resources>
3.      <color name="colorPrimary">#3F51B5</color>
```

```
    <color name="colorPrimaryDark">#303F9F</color>
    <color name="colorAccent">#FF4081</color>
    <color name="color_black">#ff000000</color>
    <color name="color_green">#00ff00</color>
    <color name="color_red">#DC143C</color>
    <color name="color_blue">#36c7d1</color>
    <color name="color_yellow">#FFFF00</color>
    <color name="color_purple">#FF00FF</color>
    <color name="color_white">#f7f8f8</color>
    <color name="color_light_white">#ffffff</color>
</resources>
```

步骤 3：复制图标

在本书配套资料包的“04.例程资料\Material\04.MainActivityLayout-StepByStep\”目录中，将 wave.png、nibp.png、heart.png、display.png、bt.png、bt_connect.png、back.png 这 7 个文件复制到“D:\AndroidStudioTest\MainActivityLayout\app\src\main\res\drawable\”目录中。

步骤 4：更改预览设置

打开 activity_main.xml 文件，如图 7-7 所示，单击 Design 按钮，切换到可视化的界面编辑方式。最后，单击 AppTheme 按钮。

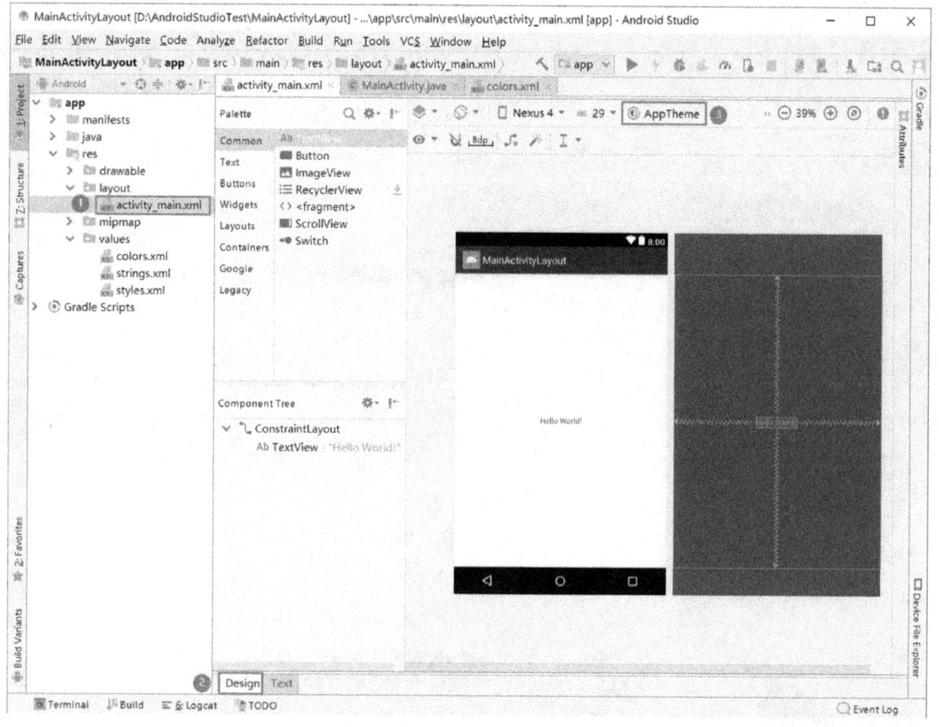

图 7-7　选择主题步骤 1

在弹出的如图 7-8 所示的 Select Theme 对话框中，单击左侧的 Light，然后选择 Light.NoTitleBar，最后单击 OK 按钮。注意，这里只是改变显示预览，并不会改变在手机上显示的主题。

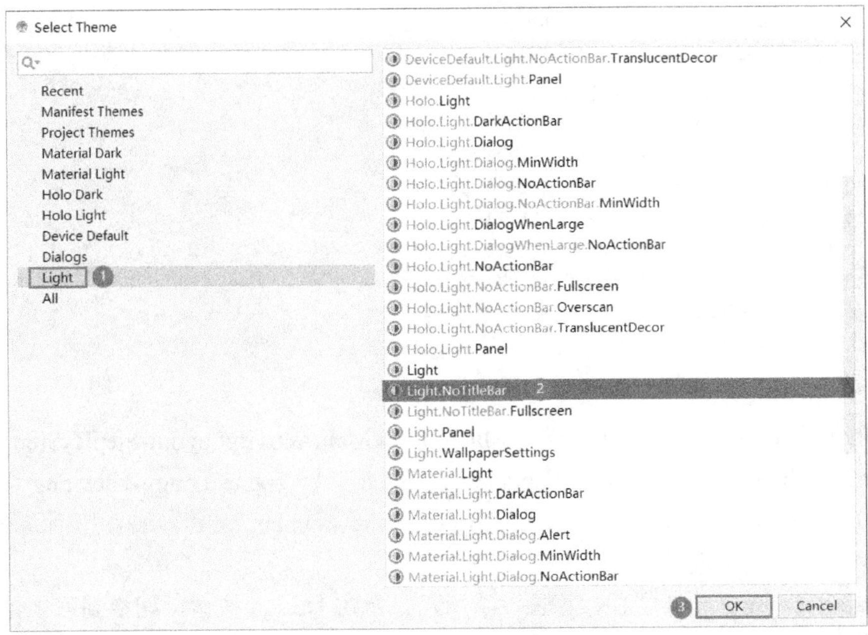

图 7-8　选择主题步骤 2

在显示预览中，将设计外观由 Design + Blueprint 方式更改为 Design 方式，如图 7-9 所示。

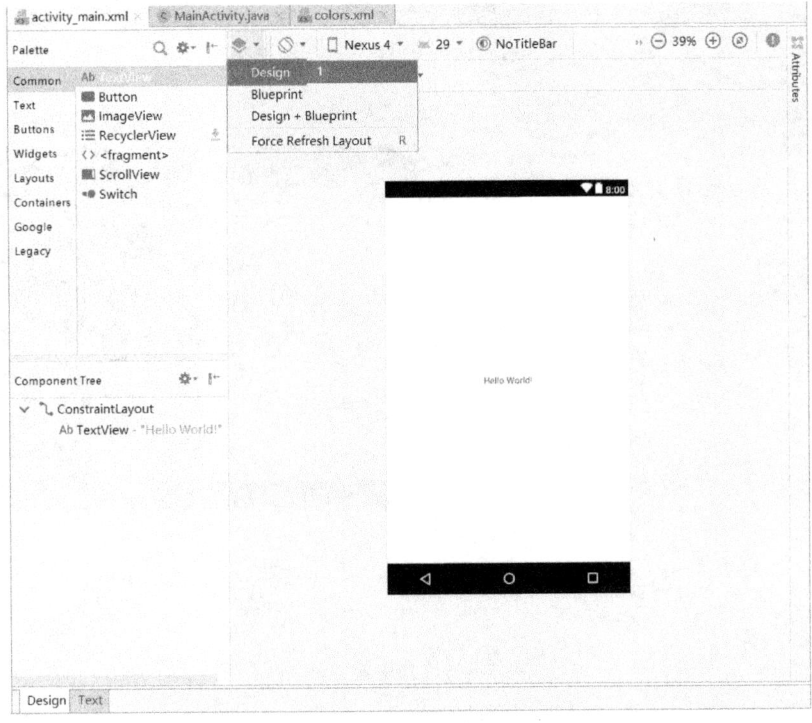

图 7-9　选择设计外观

在显示预览中，还需要将预览方向改为横向显示，如图 7-10 所示。

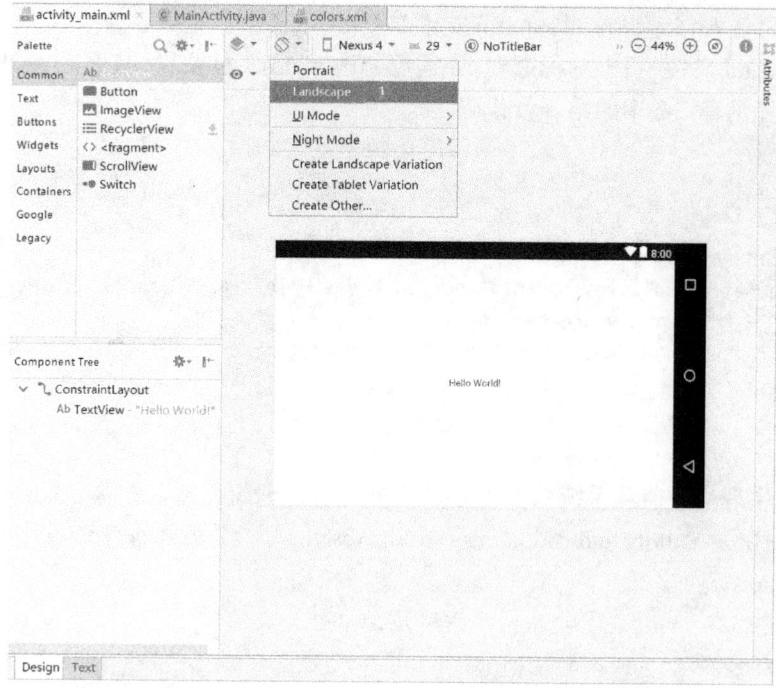

图 7-10　选择横向显示

最终的预览效果如图 7-11 所示。

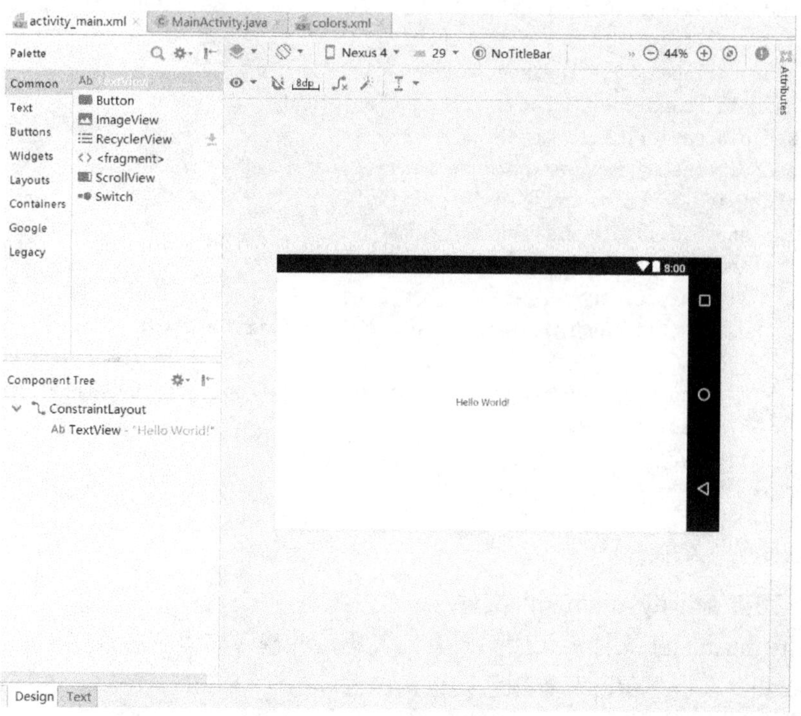

图 7-11　最终的预览效果

步骤 5：完善 AndroidManifest.xml 文件

想要删除 Android 手机上的标题栏，还需要修改 styles.xml 文件。打开 res\values\styles.xml 文件，添加程序清单 7-2 中的第 6 行代码。

程序清单 7-2

```
1.  <resources>
2.
3.      <!-- Base application theme. -->
4.      <style name="AppTheme" parent="android:Theme.Holo.Light.DarkActionBar">
5.          <!-- Customize your theme here. -->
6.          <item name="android:windowNoTitle">true</item>
7.      </style>
8.
9.  </resources>
```

由于人体生理参数监测系统软件平台是横屏显示，因此还需要删除 AndroidManifest.xml 文件中原有的代码<activity android:name=".MainActivity">，并添加程序清单 7-3 中的第 12 至 14 行代码。

程序清单 7-3

```
1.  <?xml version="1.0" encoding="utf-8"?>
2.  <manifest xmlns:android="http://schemas.android.com/apk/res/android"
3.      package="com.leyutek.a04mainactivitylayout">
4.
5.      <application
6.          android:allowBackup="true"
7.          android:icon="@mipmap/ic_launcher"
8.          android:label="@string/app_name"
9.          android:roundIcon="@mipmap/ic_launcher_round"
10.         android:supportsRtl="true"
11.         android:theme="@style/AppTheme">
12.         <activity android:name=".MainActivity"
13.             android:label="@string/app_name"
14.             android:screenOrientation="landscape">
15.             <intent-filter>
16.                 <action android:name="android.intent.action.MAIN" />
17.
18.                 <category android:name="android.intent.category.LAUNCHER" />
19.             </intent-filter>
20.         </activity>
21.     </application>
22.
23. </manifest>
```

步骤 6：完善 activity_main.xml 文件

在 activity_main.xml 文件中，删除原有的代码，并输入如程序清单 7-4 所示的代码。界面采用相对布局，横屏显示，背景颜色设置为白色。

程序清单 7-4

```
<?xml version="1.0" encoding="utf-8"?>
<RelativeLayout
    xmlns:android="http://schemas.android.com/apk/res/android"
```

```
    android:layout_width="match_parent"
    android:layout_height="match_parent"
    android:orientation="horizontal"
    android:background="@color/color_light_white">
</RelativeLayout>
```

如程序清单 7-5 所示，添加第 9 至 48 行代码。定义 4 个 button，靠右水平放置。

程序清单 7-5

```
1.  <?xml version="1.0" encoding="utf-8"?>
2.  <RelativeLayout
3.      xmlns:android="http://schemas.android.com/apk/res/android"
4.      android:layout_width="match_parent"
5.      android:layout_height="match_parent"
6.      android:orientation="horizontal"
7.      android:background="@color/color_light_white">
8.  
9.      <Button
10.         android:id="@+id/btn_back"
11.         android:layout_width="45dp"
12.         android:layout_height="49dp"
13.         android:textSize="8sp"
14.         android:layout_alignParentRight="true"
15.         android:text="back"
16.         android:background="@drawable/back"
17.         android:gravity="bottom|center_horizontal" />
18. 
19.     <Button
20.         android:id="@+id/btn_play"
21.         android:layout_width="45dp"
22.         android:layout_height="49dp"
23.         android:textSize="8sp"
24.         android:text="play"
25.         android:layout_toLeftOf="@+id/btn_back"
26.         android:background="@drawable/display"
27.         android:gravity="bottom|center_horizontal" />
28. 
29.     <Button
30.         android:id="@+id/btn_start"
31.         android:layout_width="45dp"
32.         android:layout_height="49dp"
33.         android:textSize="8sp"
34.         android:text="start"
35.         android:background="@drawable/wave"
36.         android:gravity="bottom|center_horizontal"
37.         android:layout_alignParentTop="true"
38.         android:layout_toLeftOf="@+id/btn_play" />
39. 
40.     <Button
41.         android:id="@+id/btn_start_bt"
42.         android:layout_width="45dp"
43.         android:layout_height="48dp"
44.         android:textSize="8sp"
```

```
            android:text="bt"
            android:layout_toLeftOf="@+id/btn_start"
            android:background="@drawable/bt"
            android:gravity="bottom|center_horizontal" />

    </RelativeLayout>
```

如程序清单 7-6 所示，添加第 19 至 27 行代码。定义一个 TextView，显示系统标题，靠左边显示。

程序清单 7-6

```
1.  <?xml version="1.0" encoding="utf-8"?>
2.  <RelativeLayout
3.      xmlns:android="http://schemas.android.com/apk/res/android"
4.      android:layout_width="match_parent"
5.      android:layout_height="match_parent"
6.      android:orientation="horizontal"
7.      android:background="@color/color_light_white">
8.      ... ...
9.      <Button
10.         android:id="@+id/btn_start_bt"
11.         android:layout_width="45dp"
12.         android:layout_height="48dp"
13.         android:textSize="8sp"
14.         android:text="bt"
15.         android:layout_toLeftOf="@+id/btn_start"
16.         android:background="@drawable/bt"
17.         android:gravity="bottom|center_horizontal" />
18.
19.     <TextView
20.         android:id="@+id/text_para_monitor_title"
21.         android:layout_width="wrap_content"
22.         android:layout_height="wrap_content"
23.         android:layout_alignParentTop="true"
24.         android:layout_marginTop="5dp"
25.         android:layout_marginLeft="60dp"
26.         android:text="人体生理参数监测系统软件平台"
27.         android:textSize="25sp" />
28.
29. </RelativeLayout>
```

如程序清单 7-7 所示，添加第 20 至 35 行代码。

（1）第 20 至 27 行代码：定义一个线性布局，位置在 4 个 button 下方，靠右边放置，主要用于显示心电、体温、血氧、血压、呼吸等参数。

（2）第 29 至 35 行代码：定义一个线性布局，位置在 4 个 button 下方，在布局 @+id/ll_text_info 的左边。

程序清单 7-7

```
1.  <?xml version="1.0" encoding="utf-8"?>
2.  <RelativeLayout
3.      xmlns:android="http://schemas.android.com/apk/res/android"
4.      android:layout_width="match_parent"
```

```
    android:layout_height="match_parent"
    android:orientation="horizontal"
    android:background="@color/color_light_white">

    … …
    <TextView
        android:id="@+id/text_para_monitor_title"
        android:layout_width="wrap_content"
        android:layout_height="wrap_content"
        android:layout_alignParentTop="true"
        android:layout_marginTop="5dp"
        android:layout_marginLeft="60dp"
        android:text="人体生理参数监测系统软件平台"
        android:textSize="25sp" />

    <LinearLayout
        android:id = "@+id/ll_text_info"
        android:orientation="vertical"
        android:layout_width="160dp"
        android:layout_height="match_parent"
        android:layout_below="@+id/btn_start_bt"
        android:layout_alignParentRight="true">
    </LinearLayout>

    <LinearLayout
        android:orientation="vertical"
        android:layout_width="match_parent"
        android:layout_height="match_parent"
        android:layout_below="@+id/btn_start_bt"
        android:layout_toLeftOf="@+id/ll_text_info">
    </LinearLayout>

</RelativeLayout>
```

如程序清单 7-8 所示，添加第 19 至 24 行代码。定义一个 SurfaceView 控件，在 4 个 button 下方。

程序清单 7-8

```
1.  <?xml version="1.0" encoding="utf-8"?>
2.  <RelativeLayout
3.      xmlns:android="http://schemas.android.com/apk/res/android"
4.      android:layout_width="match_parent"
5.      android:layout_height="match_parent"
6.      android:orientation="horizontal"
7.      android:background="@color/color_light_white">
8.
9.      … …
10.     <LinearLayout
11.         android:id = "@+id/ll_text_info"
12.         android:orientation="vertical"
13.         android:layout_width="160dp"
14.         android:layout_height="match_parent"
15.         android:layout_below="@+id/btn_start_bt"
```

```
            android:layout_alignParentRight="true">
    </LinearLayout>

    <SurfaceView
        android:id="@+id/sfv_wave"
        android:layout_width="wrap_content"
        android:layout_height="wrap_content"
        android:layout_below="@+id/btn_start_bt"
        android:layout_toLeftOf="@+id/ll_text_info" />

    <LinearLayout
        android:orientation="vertical"
        android:layout_width="match_parent"
        android:layout_height="match_parent"
        android:layout_below="@+id/btn_start_bt"
        android:layout_toLeftOf="@+id/ll_text_info">
    </LinearLayout>

</RelativeLayout>
```

参数显示位于显示屏的右侧，参数显示区包含 5 个布局，分别是心电 RelativeLayout、体温 RelativeLayout、血氧 RelativeLayout、血压 RelativeLayout 和呼吸 RelativeLayout。

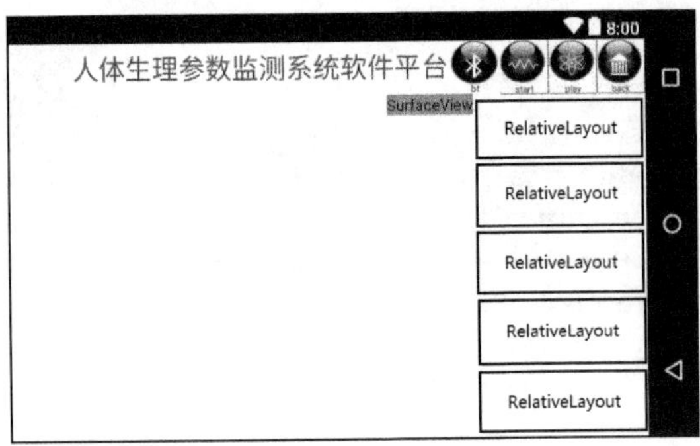

图 7-12　参数布局

如程序清单 7-9 所示，添加第 18 至 56 行代码。定义 5 个 RelativeLayout 布局，分别用来显示心电、体温、血氧、血压、呼吸五大参数。

程序清单 7-9

```
1.  <?xml version="1.0" encoding="utf-8"?>
2.  <RelativeLayout
3.      xmlns:android="http://schemas.android.com/apk/res/android"
4.      android:layout_width="match_parent"
5.      android:layout_height="match_parent"
6.      android:orientation="horizontal"
7.      android:background="@color/color_light_white">
8.
9.      ... ...
10.     <LinearLayout
11.         android:id = "@+id/ll_text_info"
12.         android:orientation="vertical"
13.         android:layout_width="160dp"
```

```
    android:layout_height="match_parent"
    android:layout_below="@+id/btn_start_bt"
    android:layout_alignParentRight="true">

    <RelativeLayout
      android:id="@+id/rl_ecg_text_info"
      android:layout_width="fill_parent"
      android:layout_height="wrap_content"
      android:layout_weight="1"
      android:background="@color/color_black">
    </RelativeLayout>

    <RelativeLayout
      android:id="@+id/rl_temp_text_info"
      android:layout_width="fill_parent"
      android:layout_height="wrap_content"
      android:layout_weight="2"
      android:background="@color/color_black">
    </RelativeLayout>

    <RelativeLayout
      android:id="@+id/rl_spo2_text_info"
      android:layout_width="fill_parent"
      android:layout_height="wrap_content"
      android:layout_weight="2"
      android:background="@color/color_black">
    </RelativeLayout>

    <RelativeLayout
      android:id="@+id/rl_nibp_text_info"
      android:layout_width="fill_parent"
      android:layout_height="wrap_content"
      android:layout_weight="2"
      android:background="@color/color_black">
    </RelativeLayout>

    <RelativeLayout
      android:id="@+id/ll_resp_text_info"
      android:layout_width="fill_parent"
      android:layout_height="wrap_content"
      android:layout_weight="1"
      android:background="@color/color_black">
    </RelativeLayout>
  </LinearLayout>

  … …
</RelativeLayout>
```

心电参数主要包括心率、导联状态和心跳。其中，心率是解析得到的心率值；心电导联包括 RA、LA、LL 和 V，若某一导联脱落，则显示红色，反之显示绿色；心跳控件为心形图标，每 1s 闪烁一次。

如程序清单 7-10 所示，添加第 17 至 97 行代码。添加 8 个 TextView，用于显示心电参数。

程序清单 7-10

```
<?xml version="1.0" encoding="utf-8"?>
<RelativeLayout
    xmlns:android="http://schemas.android.com/apk/res/android"
    android:layout_width="match_parent"
    android:layout_height="match_parent"
    android:orientation="horizontal"
    android:background="@color/color_light_white">

     … …
        <RelativeLayout
            android:id="@+id/rl_ecg_text_info"
            android:layout_width="fill_parent"
            android:layout_height="wrap_content"
            android:layout_weight="1"
            android:background="@color/color_black">

            <TextView
                android:id="@+id/text_heart_rate"
                android:layout_width="wrap_content"
                android:layout_height="wrap_content"
                android:text="心率"
                android:textColor="@color/color_green"
                android:textSize="12sp" />

            <TextView
                android:id="@+id/text_hr"
                android:layout_width="wrap_content"
                android:layout_height="wrap_content"
                android:layout_below="@+id/text_heart_rate"
                android:layout_marginLeft="10dp"
                android:layout_marginTop="0dp"
                android:text="--"
                android:textColor="@color/color_green"
                android:textSize="25sp" />

            <TextView
                android:id="@+id/text_heart"
                android:layout_width="25dp"
                android:layout_height="25dp"
                android:layout_marginLeft="10dp"
                android:layout_marginTop="20dp"
                android:layout_toRightOf="@+id/text_hr"
                android:background="@drawable/heart" />

            <TextView
                android:id="@+id/text_ecg_lead"
                android:layout_width="50dp"
                android:layout_height="wrap_content"
                android:layout_marginLeft="20dp"
                android:layout_toRightOf="@+id/text_hr"
                android:gravity="right"
```

```
                android:text="导联状态"
                android:textColor="@color/color_green"
                android:textSize="10sp" />

            <TextView
                android:id="@+id/text_lead_ra"
                android:layout_width="wrap_content"
                android:layout_height="wrap_content"
                android:layout_below="@+id/text_ecg_lead"
                android:layout_marginLeft="20sp"
                android:layout_toRightOf="@+id/text_heart"
                android:text="RA"
                android:textColor="@color/color_red"
                android:textSize="15sp" />

            <TextView
                android:id="@+id/text_lead_la"
                android:layout_width="wrap_content"
                android:layout_height="wrap_content"
                android:layout_below="@+id/text_ecg_lead"
                android:layout_marginLeft="10dp"
                android:layout_toRightOf="@+id/text_lead_ra"
                android:text="LA"
                android:textColor="@color/color_red"
                android:textSize="15sp" />

            <TextView
                android:id="@+id/text_lead_ll"
                android:layout_width="wrap_content"
                android:layout_height="wrap_content"
                android:layout_alignEnd="@+id/text_lead_ra"
                android:layout_alignRight="@+id/text_lead_ra"
                android:layout_below="@+id/text_lead_la"
                android:text="LL"
                android:textColor="@color/color_red"
                android:textSize="15sp" />

            <TextView
                android:id="@+id/text_lead_v"
                android:layout_width="wrap_content"
                android:layout_height="wrap_content"
                android:layout_alignRight="@+id/text_lead_la"
                android:layout_below="@+id/text_lead_la"
                android:text="V"
                android:textColor="@color/color_red"
                android:textSize="15sp" />
        </RelativeLayout>

    … …
</RelativeLayout>
```

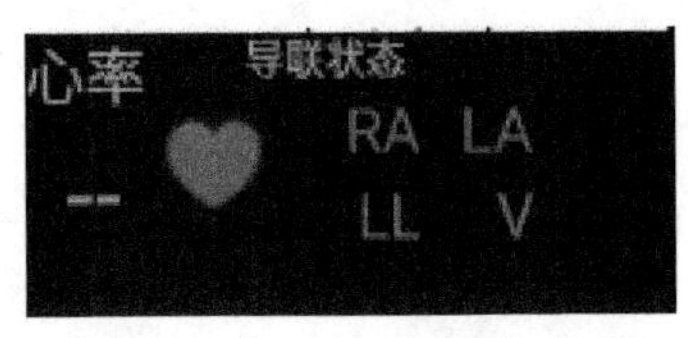

图 7-13　心电参数布局效果图

添加完心电参数控件后，界面显示效果如图 7-13 所示。

体温参数主要包括体温通道 1 和通道 2 的体温值及导联信息。其中，体温值是解析得到的体温计算结果；导联信息指示体温探头与人体生理参数监测系统是否连接，若探头未连接，则显示红色 T1 脱落或 T2 脱落，反之显示白色的 T1 导联或 T2 导联。

如程序清单 7-11 所示，添加第 17 至 89 行代码。

程序清单 7-11

```
1.  <?xml version="1.0" encoding="utf-8"?>
2.  <RelativeLayout
3.      xmlns:android="http://schemas.android.com/apk/res/android"
4.      android:layout_width="match_parent"
5.      android:layout_height="match_parent"
6.      android:orientation="horizontal"
7.      android:background="@color/color_light_white">
8.
9.       … …
10.         <RelativeLayout
11.             android:id="@+id/rl_temp_text_info"
12.             android:layout_width="fill_parent"
13.             android:layout_height="wrap_content"
14.             android:layout_weight="2"
15.             android:background="@color/color_black">
16.
17.             <TextView
18.                 android:id="@+id/text_temp_unit"
19.                 android:layout_width="wrap_content"
20.                 android:layout_height="wrap_content"
21.                 android:layout_marginTop="10dp"
22.                 android:text="Temp   ℃"
23.                 android:textColor="@color/color_white"
24.                 android:textSize="12sp" />
25.
26.             <TextView
27.                 android:id="@+id/text_temp1_label"
28.                 android:layout_width="wrap_content"
29.                 android:layout_height="wrap_content"
30.                 android:layout_below="@+id/text_temp_unit"
31.                 android:layout_marginTop="12dp"
32.                 android:text="T1"
33.                 android:textColor="@color/color_white"
34.                 android:textSize="10sp" />
35.
36.             <TextView
37.                 android:id="@+id/text_t1"
38.                 android:layout_width="wrap_content"
39.                 android:layout_height="wrap_content"
40.                 android:layout_below="@+id/text_temp_unit"
41.                 android:layout_marginLeft="4dp"
```

```
                android:layout_toRightOf="@+id/text_temp1_label"
                android:text="--"
                android:textColor="@color/color_white"
                android:textSize="30sp" />

            <TextView
                android:id="@+id/text_temp1_lead"
                android:layout_width="wrap_content"
                android:layout_height="wrap_content"
                android:layout_marginLeft="15dp"
                android:layout_marginTop="10dp"
                android:layout_toRightOf="@+id/text_temp_unit"
                android:text="T1 脱落"
                android:textColor="@color/color_red"
                android:textSize="10sp" />

            <TextView
                android:id="@+id/text_temp2_lead"
                android:layout_width="wrap_content"
                android:layout_height="wrap_content"
                android:layout_marginLeft="15dp"
                android:layout_marginTop="10dp"
                android:layout_toRightOf="@+id/text_temp1_lead"
                android:text="T2 脱落"
                android:textColor="@color/color_red"
                android:textSize="10sp" />

            <TextView
                android:id="@+id/text_temp2_label"
                android:layout_width="wrap_content"
                android:layout_height="wrap_content"
                android:layout_below="@+id/text_temp_unit"
                android:layout_marginLeft="80dp"
                android:layout_marginTop="12dp"
                android:text="T2"
                android:textColor="@color/color_white"
                android:textSize="10sp" />

            <TextView
                android:id="@+id/text_t2"
                android:layout_width="wrap_content"
                android:layout_height="wrap_content"
                android:layout_below="@+id/text_temp_unit"
                android:layout_marginLeft="4dp"
                android:layout_toRightOf="@+id/text_temp2_label"
                android:text="--"
                android:textColor="@color/color_white"
                android:textSize="30sp" />
        </RelativeLayout>

    … …
</RelativeLayout>
```

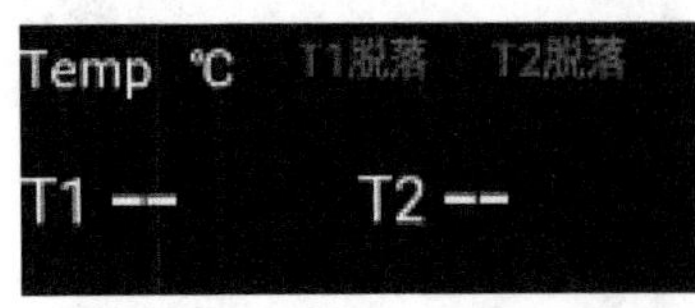

图 7-14　体温参数布局效果图

添加完体温参数控件后，界面显示效果如图 7-14 所示。

血氧参数主要包括血氧饱和度、脉率和手指导联信息。其中，血氧饱和度是解析得到的血氧饱和度结果；脉率是解析得到的脉率值；手指导联信息指示手指是否脱落，若手指脱落，则显示红色 OFF，反之显示蓝色 ON。如程序清单 7-12 所示，添加第 17 至 74 行代码。

程序清单 7-12

```
1.  <?xml version="1.0" encoding="utf-8"?>
2.  <RelativeLayout
3.      xmlns:android="http://schemas.android.com/apk/res/android"
4.      android:layout_width="match_parent"
5.      android:layout_height="match_parent"
6.      android:orientation="horizontal"
7.      android:background="@color/color_light_white">
8.  
9.       … …
10.         <RelativeLayout
11.             android:id="@+id/rl_spo2_text_info"
12.             android:layout_width="fill_parent"
13.             android:layout_height="wrap_content"
14.             android:layout_weight="2"
15.             android:background="@color/color_black">
16. 
17.             <TextView
18.                 android:id="@+id/text_spo2_unit"
19.                 android:layout_width="wrap_content"
20.                 android:layout_height="wrap_content"
21.                 android:text="SPO2     %"
22.                 android:textColor="@color/color_blue"
23.                 android:textSize="12sp" />
24. 
25.             <TextView
26.                 android:id="@+id/text_spo2_data"
27.                 android:layout_width="wrap_content"
28.                 android:layout_height="wrap_content"
29.                 android:layout_below="@+id/text_spo2_unit"
30.                 android:gravity="right"
31.                 android:text="--"
32.                 android:textColor="@color/color_blue"
33.                 android:textSize="30sp" />
34. 
35.             <TextView
36.                 android:id="@+id/text_pr_unit"
37.                 android:layout_width="wrap_content"
38.                 android:layout_height="wrap_content"
39.                 android:layout_marginLeft="60dp"
40.                 android:layout_marginTop="10dp"
41.                 android:text="PR"
42.                 android:textColor="@color/color_blue"
```

```
                android:textSize="10sp" />

            <TextView
                android:id="@+id/text_spo2_pr"
                android:layout_width="wrap_content"
                android:layout_height="wrap_content"
                android:layout_alignLeft="@+id/text_pr_unit"
                android:layout_below="@+id/text_pr_unit"
                android:text="--"
                android:textColor="@color/color_blue"
                android:textSize="25sp" />

            <TextView
                android:id="@+id/text_spo2_finger_sts_label"
                android:layout_width="wrap_content"
                android:layout_height="wrap_content"
                android:layout_marginLeft="105dp"
                android:layout_marginTop="10dp"
                android:text="手指状态"
                android:textColor="@color/color_blue"
                android:textSize="10sp" />

            <TextView
                android:id="@+id/text_spo2_finger_sts"
                android:layout_width="wrap_content"
                android:layout_height="wrap_content"
                android:layout_alignRight="@+id/text_spo2_finger_sts_label"
                android:layout_below="@+id/text_spo2_finger_sts_label"
                android:layout_marginTop="5dp"
                android:text="OFF"
                android:textColor="@color/color_red"
                android:textSize="16sp" />
        </RelativeLayout>

        … …
</RelativeLayout>
```

添加完血氧参数控件后，界面显示效果如图 7-15 所示。

血压参数主要包括收缩压、舒张压、平均压、脉率和实时袖带压。其中，收缩压、平均压和舒张压是解析得到的三压值；脉率是解析得到的脉率值；实时袖带压是解析得到的动态袖带压力值，在测量过程中会实时地显示。另外，启动/停止血压测量按钮在界面上显示为血压测量图标，用户可以通过单击该图标启动或停止血压测量。如程序清单 7-13 所示，添加第 17 至 131 行代码。

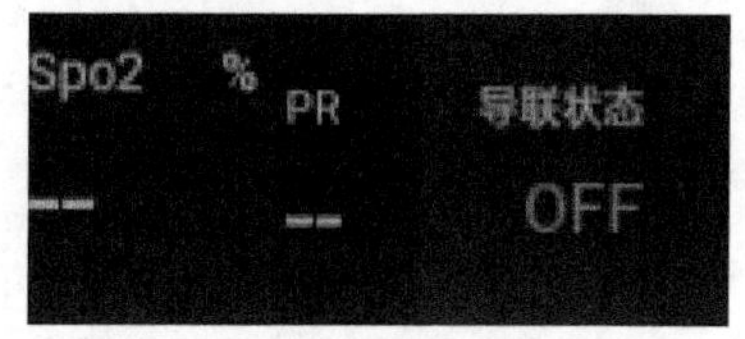

图 7-15　血氧参数布局效果图

程序清单 7-13

```
1.  <?xml version="1.0" encoding="utf-8"?>
2.  <RelativeLayout
3.      xmlns:android="http://schemas.android.com/apk/res/android"
4.      android:layout_width="match_parent"
```

```
    android:layout_height="match_parent"
    android:orientation="horizontal"
    android:background="@color/color_light_white">

     … …
        <RelativeLayout
            android:id="@+id/rl_nibp_text_info"
            android:layout_width="fill_parent"
            android:layout_height="wrap_content"
            android:layout_weight="2"
            android:background="@color/color_black">

            <TextView
                android:id="@+id/text_nibp_unit"
                android:layout_width="wrap_content"
                android:layout_height="wrap_content"
                android:text="NIBP      mmHg"
                android:textColor="@color/color_purple"
                android:textSize="12sp" />

            <TextView
                android:id="@+id/text_nibp_start"
                android:layout_width="wrap_content"
                android:layout_height="wrap_content"
                android:layout_marginLeft="10dp"
                android:layout_toRightOf="@+id/text_nibp_unit"
                android:text="启动"
                android:textColor="@color/color_purple"
                android:textSize="12sp" />

            <TextView
                android:id="@+id/text_sys"
                android:layout_width="wrap_content"
                android:layout_height="wrap_content"
                android:layout_below="@+id/text_nibp_unit"
                android:layout_marginTop="6dp"
                android:text="--"
                android:textColor="@color/color_purple"
                android:textSize="20sp" />

            <TextView
                android:id="@+id/text_nibp_slash"
                android:layout_width="wrap_content"
                android:layout_height="wrap_content"
                android:layout_above="@+id/text_nibp_pr_label"
                android:layout_marginLeft="45dp"
                android:text="/"
                android:textColor="@color/color_purple"
                android:textSize="20sp" />

            <TextView
                android:id="@+id/text_cp_label"
```

```
            android:layout_width="wrap_content"
            android:layout_height="wrap_content"
            android:layout_below="@+id/text_sys"
            android:layout_marginLeft="75dp"
            android:layout_marginTop="10dp"
            android:text="袖带压"
            android:textColor="@color/color_purple"
            android:textSize="12sp" />

        <TextView
            android:id="@+id/text_map"
            android:layout_width="wrap_content"
            android:layout_height="wrap_content"
            android:layout_below="@+id/text_nibp_unit"
            android:layout_marginLeft="110dp"
            android:layout_marginTop="5dp"
            android:text="--"
            android:textColor="@color/color_purple"
            android:textSize="20sp" />

        <TextView
            android:id="@+id/text_nibp_pr_label"
            android:layout_width="wrap_content"
            android:layout_height="wrap_content"
            android:layout_below="@+id/text_sys"
            android:layout_marginTop="8dp"
            android:text="PR"
            android:textColor="@color/color_purple"
            android:textSize="12sp" />

        <TextView
            android:id="@+id/text_dia"
            android:layout_width="wrap_content"
            android:layout_height="wrap_content"
            android:layout_below="@+id/text_nibp_unit"
            android:layout_marginLeft="18sp"
            android:layout_marginTop="5sp"
            android:layout_toRightOf="@+id/text_nibp_slash"
            android:text="--"
            android:textColor="@color/color_purple"
            android:textSize="10pt" />

        <TextView
            android:id="@+id/text_cp"
            android:layout_width="wrap_content"
            android:layout_height="wrap_content"
            android:layout_below="@+id/text_sys"
            android:layout_marginLeft="10dp"
            android:layout_marginTop="3dp"
            android:layout_toRightOf="@+id/text_cp_label"
            android:text="--"
            android:textColor="@color/color_purple"
```

```
                    android:textSize="20sp" />

                <TextView
                    android:id="@+id/text_nibp_pr"
                    android:layout_width="wrap_content"
                    android:layout_height="wrap_content"
                    android:layout_below="@+id/text_sys"
                    android:layout_marginLeft="10sp"
                    android:layout_marginTop="5sp"
                    android:layout_toRightOf="@+id/text_nibp_pr_label"
                    android:text="--"
                    android:textColor="@color/color_purple"
                    android:textSize="10pt" />

                <Button
                    android:id="@+id/btn_nibp_start"
                    android:layout_width="30dp"
                    android:layout_height="25dp"
                    android:layout_marginLeft="14dp"
                    android:layout_toRightOf="@+id/text_nibp_start"
                    android:background="@drawable/nibp"
                    android:text=""
                    android:textColor="@color/color_purple" />
            </RelativeLayout>

        … …
</RelativeLayout>
```

添加完血压参数控件后，界面显示效果如图 7-16 所示。

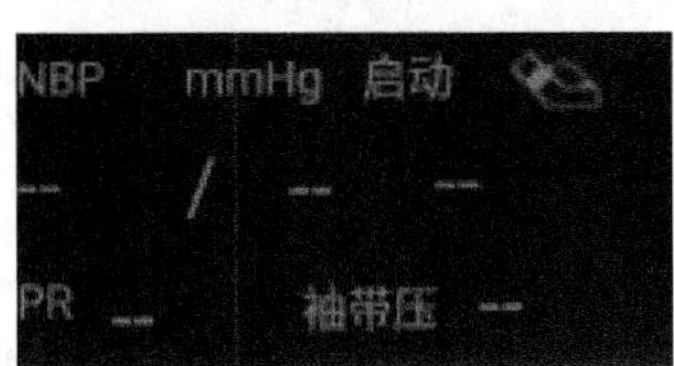

图 7-16　血压参数布局效果图

呼吸参数主要包括呼吸率，呼吸率是解析得到的呼吸率值。如程序清单 7-14 所示，添加第 17 至 32 行代码。

程序清单 7-14

```
1.  <?xml version="1.0" encoding="utf-8"?>
2.  <RelativeLayout
3.      xmlns:android="http://schemas.android. com/apk/res/android"
4.      android:layout_width="match_parent"
5.      android:layout_height="match_parent"
6.      android:orientation="horizontal"
7.      android:background="@color/color_light_white">
8.
9.       … …
10.         <RelativeLayout
11.             android:id="@+id/ll_resp_text_info"
```

```
            android:layout_width="fill_parent"
            android:layout_height="wrap_content"
            android:layout_weight="1"
            android:background="@color/color_black">

            <TextView
                android:id="@+id/text_resp_unit"
                android:layout_width="wrap_content"
                android:layout_height="wrap_content"
                android:text="Resp         bpm"
                android:textColor="@color/color_yellow"
                android:textSize="12sp" />

            <TextView
                android:id="@+id/text_rr"
                android:layout_width="wrap_content"
                android:layout_height="wrap_content"
                android:layout_below="@+id/text_resp_unit"
                android:text="--"
                android:textColor="@color/color_yellow"
                android:textSize="25sp" />
        </RelativeLayout>

     … …
</RelativeLayout>
```

添加完呼吸参数控件后，界面显示效果如图 7-17 所示。

所有参数显示布局代码添加完成后，参数布局效果图如图 7-18 所示。

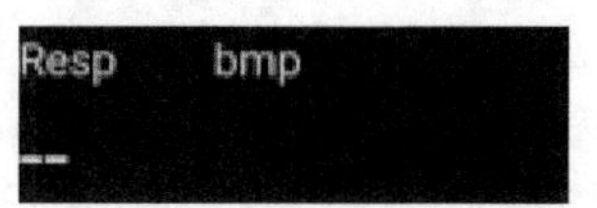

图 7-17　呼吸参数布局效果图

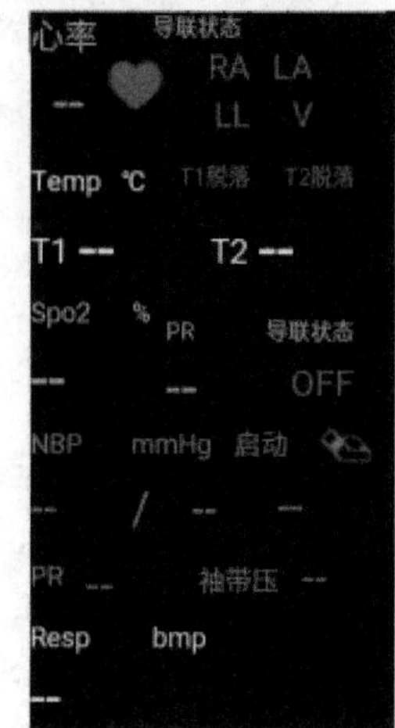

图 7-18　所有参数布局效果图

波形显示区还需要显示几个参数，包括心电标题、血氧标题和呼吸标题。如程序清单 7-15 所示，添加第 17 至 134 行代码。

（1）第 17 至 100 行代码：设置心电波形图绘制区域，使用 LinearLayout 和 TextView 标示。

（2）第 102 至 117 行代码：设置血氧波形图绘制区域，使用两个 TextView 标示。

（3）第 119 至 134 行代码：设置呼吸波形图绘制区域，使用两个 TextView 标示。

程序清单 7-15

```
<?xml version="1.0" encoding="utf-8"?>
<RelativeLayout
    xmlns:android="http://schemas.android.com/apk/res/android"
    android:layout_width="match_parent"
    android:layout_height="match_parent"
    android:orientation="horizontal"
    android:background="@color/color_light_white">

    … …
     <LinearLayout
        android:orientation="vertical"
        android:layout_width="match_parent"
        android:layout_height="match_parent"
        android:layout_below="@+id/btn_start_bt"
        android:layout_toLeftOf="@+id/ll_text_info">

        <LinearLayout
            android:id="@+id/ll_ecg1_wave_info"
            android:layout_width="wrap_content"
            android:layout_height="0dp"
            android:layout_marginLeft="30dp"
            android:layout_weight="0.1"
            android:background="@color/color_black"
            android:orientation="horizontal">

            <TextView
                android:layout_width="wrap_content"
                android:layout_height="match_parent"
                android:text="ECG1"
                android:textColor="@color/color_green" />

            <TextView
                android:layout_width="wrap_content"
                android:layout_height="match_parent"
                android:layout_marginLeft="5dp"
                android:text="I"
                android:textColor="@color/color_green" />

            <TextView
                android:layout_width="wrap_content"
                android:layout_height="match_parent"
                android:layout_marginLeft="5dp"
                android:text="X1"
                android:textColor="@color/color_green" />

            <TextView
                android:layout_width="wrap_content"
                android:layout_height="match_parent"
                android:layout_marginLeft="5dp"
                android:text="诊断"
                android:textColor="@color/color_green" />
```

```
        </LinearLayout>

        <TextView
            android:id="@+id/text_ecg_scale1"
            android:layout_width="wrap_content"
            android:layout_height="wrap_content"
            android:layout_weight="0.2"
            android:gravity="center_vertical"
            android:textColor="@color/color_green"
            android:textSize="15sp" />

        <LinearLayout
            android:id="@+id/ll_ecg2_wave_info"
            android:layout_width="wrap_content"
            android:layout_height="0dp"
            android:layout_marginLeft="30dp"
            android:layout_weight="0.1"
            android:background="@color/color_black"
            android:orientation="horizontal">

            <TextView
                android:layout_width="wrap_content"
                android:layout_height="match_parent"
                android:text="ECG2"
                android:textColor="@color/color_green" />

            <TextView
                android:layout_width="wrap_content"
                android:layout_height="match_parent"
                android:layout_marginLeft="5dp"
                android:text="II"
                android:textColor="@color/color_green" />

            <TextView
                android:layout_width="wrap_content"
                android:layout_height="match_parent"
                android:layout_marginLeft="5dp"
                android:text="X1"
                android:textColor="@color/color_green" />
        </LinearLayout>

        <TextView
            android:id="@+id/text_ecg_scale2"
            android:layout_width="wrap_content"
            android:layout_height="wrap_content"
            android:layout_weight="0.2"
            android:gravity="center_vertical"
            android:textColor="@color/color_green"
            android:textSize="15sp" />

        <TextView
            android:id="@+id/text_spo2_wave_info"
```

```
            android:layout_width="wrap_content"
            android:layout_height="0dp"
            android:layout_marginLeft="30dp"
            android:layout_weight="0.1"
            android:background="@color/color_black"
            android:text="SPO2"
            android:textColor="@color/color_blue" />

        <TextView
            android:id="@+id/text_spo2_scale"
            android:layout_width="wrap_content"
            android:layout_height="wrap_content"
            android:layout_weight="0.2"
            android:background="@color/color_black" />

        <TextView
            android:id="@+id/text_resp_wave_info"
            android:layout_width="wrap_content"
            android:layout_height="0dp"
            android:layout_marginLeft="30dp"
            android:layout_weight="0.1"
            android:background="@color/color_black"
            android:text="Resp "
            android:textColor="@color/color_yellow" />

        <TextView
            android:id="@+id/text_resp_scale"
            android:layout_width="wrap_content"
            android:layout_height="wrap_content"
            android:layout_weight="0.2"
            android:background="@color/color_black" />
    </LinearLayout>

</RelativeLayout>
```

activity_main.xml 文件完善之后，人体生理参数监测系统软件平台的布局也就完成了，布局效果图如图 7-19 所示。

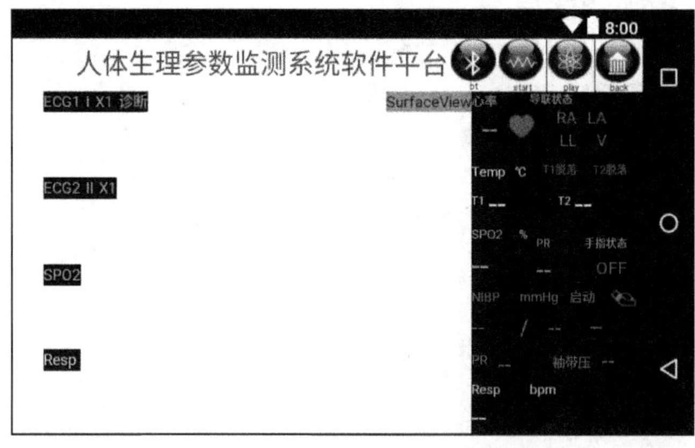

图 7-19　软件平台完整布局效果图

本 章 任 务

基于对本章实验的理解，分别设计体温、血压、呼吸、血氧和心电的独立参数测量界面，为后续实验做准备。

本 章 习 题

1．Android 界面布局的方式主要有哪几种？各有什么特点？

2．简述 android:layout_weight 属性的作用。

第 8 章　体温监测与显示实验

完成软件平台界面的布局之后，接下来开始构建系统的底层驱动。本章涉及的底层驱动程序包括打包解包程序、蓝牙通信程序及体温数据处理程序。其中，打包解包程序与蓝牙通信程序可使用第 5 章和第 6 章的程序，本章重点介绍体温数据处理过程的实现。

8.1　实验内容

了解体温数据处理过程，学习体温数据包的 PCT 通信协议及 Android Studio 中的部分方法和命令，然后完善处理体温数据的底层代码，最后通过 Android 手机对系统进行验证。

8.2　实验原理

8.2.1　体温测量原理

体温指人体内部的温度，是物质代谢转化为热能的产物。人体的一切生命活动都是以新陈代谢为基础的，而恒定的体温是保证新陈代谢和生命活动正常进行的必要条件。体温过高或过低，都会影响酶的活性，从而影响新陈代谢的正常运行，使各种细胞、组织和器官的功能发生紊乱，严重时还会导致死亡。可见，体温的相对稳定，是维持机体内环境稳定，保证新陈代谢等生命活动正常进行的必要条件。

正常人体体温不是一个具体的温度点，而是一个温度范围。临床上所说的体温是指平均深部温度。一般以口腔、直肠和腋窝的体温为代表，其中直肠体温最接近深部体温。正常值分别如下：口腔舌下温度为 36.3～37.2℃；直肠温度为 36.5～37.7℃，比口腔温度高 0.2～0.5℃；腋下温度为 36.0～37.0℃。体温会因年龄、性别等的不同而在较小的范围内变动。新生儿和儿童的体温稍高于成年人；成年人的体温稍高于老年人；女性的体温平均比男性高 0.3℃。同一个人的体温，一般凌晨 2～4 时最低，下午 2～8 时最高，但体温的昼夜差别不超过 1℃。

常见的体温计有 3 种：水银体温计、热敏电阻电子体温计和非接触式红外体温计。

水银体温计虽然价格便宜，但有诸多弊端。例如，水银体温计遇热或安置不当容易破裂，人体接触水银后会中毒，而且采用水银体温计测温需要相当长的时间（5～10min），使用不便。

热敏电阻通常用半导体材料制成，体积小，而且热敏电阻的阻值随温度变化十分灵敏，因此被广泛应用于温度测量、温度控制等。热敏电阻电子体温计具有读数方便、测量精度高、能记忆、有蜂鸣器提示和使用安全方便等优点，特别适合家庭、医院等场合使用。但采用热敏电阻电子体温计测温也需要较长的时间。

非接触式红外体温计是根据辐射原理通过测量人体辐射的红外线来测量温度的，它实现了体温的快速测量，具有稳定性好、测量安全、使用方便等特点。但非接触式红外体温计价格较高，功能较少，精度不高。

本实验以热敏电阻为测温元件，实现对温度的精确测量，以及对体温探头脱落情况的实时监测。其中，模块 ID 为 0x12、二级 ID 为 0x02 的体温数据包包含由从机向主机发送的双通道体温值和探头信息，具体可参见附录 B。Android 手机（主机）接收到人体生理参数监测系统（从机）发送的体温数据包后，通过 App 实时显示温度值和探头脱落状态。

8.2.2　设计框图

体温监测与显示应用的设计框图如图 8-1 所示。

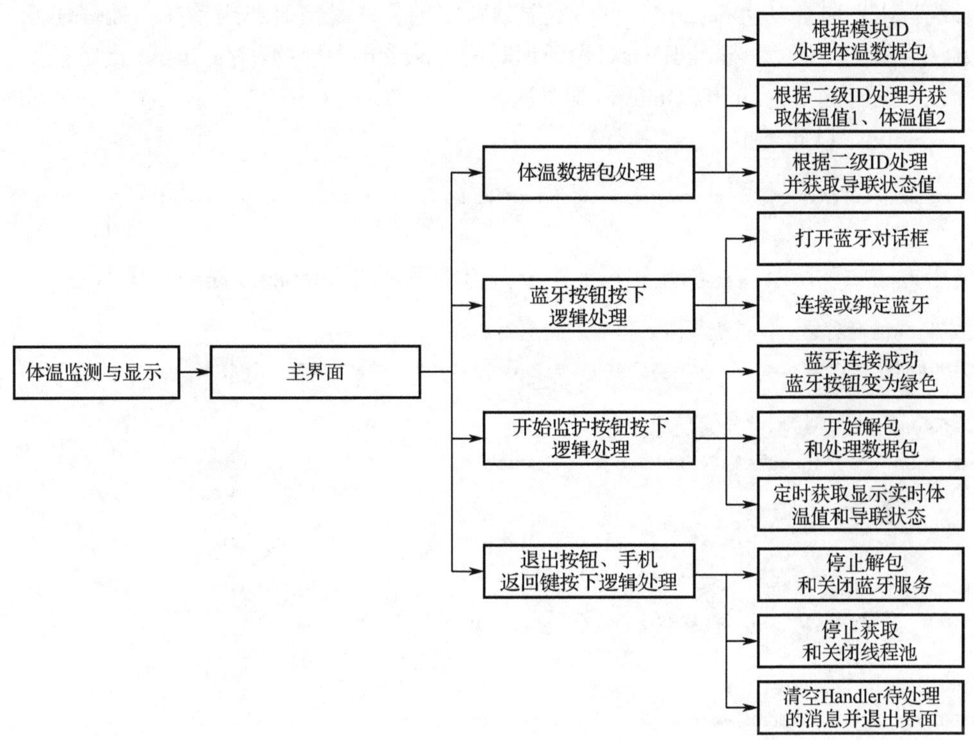

图 8-1　体温监测与显示应用设计框图

8.2.3　体温监测要点

1．使用 Runnable 创建线程

Java 创建线程有两种方法，一种是前文提及的继承 Thread 类，另外一种是实现 Runnable 接口。定义 Runnable 接口的实现类，并重写其中的 run 方法，代码如下：

```
class MyRunnable implements Runnable{              //定义实现 Runnable 接口
    @Override
    public synchronized void run() {               //重写 run 方法
    //执行任务
}
}

MyRunnable myRunnable = new MyRunnable ();        //创建实例对象
//用该实例作为 Thread 的参数来创建 Thread 对象
Thread thread = new Thread(myRunnable);
thread.start();                                    //调用 start()方法启动线程
```

2．定时线程池（ScheduledThreadPool）的使用

线程池是一种对象池，在程序启动时开辟一块内存空间，里面存放了众多未“死亡”的线程，池中线程执行调度由池管理器来处理。当有线程任务时，从池中取一个线程对象，执

行完成后线程对象归池，这样可以避免反复创建线程对象所带来的性能开销，节省了系统的资源。

定时线程池（ScheduledThreadPool）的核心线程数量固定，非核心线程数量无限制，但非核心线程闲置时会马上被回收。使用定时线程池的目的是定时或周期性地处理任务。

方法原型如下所示，initialDelay 为延迟时间，period 为周期，Runnable 指定任务。第一次执行任务的时间点为 initialDelay，第二次为 initialDelay + period，第三次为 initialDelay + period + period，以此类推。

```
Public ScheduledFuture<?> scheduleAtFixedRate(Runnable command, long initialDelay, long period,
                                                                         TimeUnit unit);
```

使用方法如下所示，先创建线程池对象，再将写好的 Runnable 提交到线程池。

```
//创建定时线程池对象，设置线程池线程数量固定为 7
ScheduledExecutorService mExecutorService = Executors.newScheduledThreadPool(7);

//创建好 Runnable 类线程并向线程池提交任务
mExecutorService.scheduleAtFixedRate(new Runnable() {
     @Override
      public void run() {
        //执行的任务
     }
}, 0, 1000, TimeUnit.MILLISECONDS);  // 延迟 0s 执行 1s 任务

//关闭线程池
mExecutorService.shutdown();
```

3. 线程池的详细介绍

线程池包括表 8-1 所示的 4 个基本部分。

表 8-1 线程池的组成部分

线程池的组成	描 述
线程池管理器（ThreadPool）	管理线程池，包括创建线程池、销毁线程池和添加新任务
工作线程（WorkThread）	线程池中线程，在没有任务时处于等待状态
任务接口（Task）	每个任务必须实现的接口，以供工作线程调度任务的执行，它主要规定了任务的入口，任务执行完后的收尾工作，任务的执行状态等
任务队列（taskQueue）	存放未处理的任务

当一个新的任务提交到线程池之后，线程池的处理方法如下：

（1）如果线程池中的线程数量未达到核心线程的数量，则直接启动一个核心线程来执行任务。

（2）如果线程池中的线程数量已经达到或超过核心线程的数量，那么任务会被插入任务队列中排队等待执行。

（3）如果任务队列已满，且未达到规定的最大线程数量，则启动一个非核心线程来执行任务。

（4）如果第 3 步中线程数量超过规定的最大值，则拒绝任务并通知调用者。

4．定义线程实现 Runnable 接口和继承 Thread 类的区别

实现 Runnable 接口相对于继承 Thread 类来说，更适合多个相同代码的线程去共享资源，也可以避免 Java 的单继承局限。Runnable 接口与 Thread 类的区别如表 8-2 所示。

表 8-2　Runnable 接口与 Thread 类的区别

Runnable 接口	Thread 类
可继承多个接口	只能继承一个父类
多个线程共同完成一个任务	多个线程分别完成自己的任务
适合资源共享	资源共享时需要加上同步机制

5．textView 的 setTextColor()方法

颜色资源通常用于设置文字和背景颜色。在 Android 中，颜色值通过 RGB 色值和一个透明度值表示，示例如下：

```
textView.setTextColor(0xFFFFFF);                        //
textView.setTextColor(Color.GRAY);                      //使用 Color 类的颜色
textView.setTextColor(Color.rgb(255, 255, 255));        //通过 argb 值的方式
// 使用颜色资源
textView.setTextColor(ContextCompat.getColor(MainActivity.this,R.color.colorPrimar);
```

8.2.4　体温监测与显示应用程序运行效果

在开始程序设计之前，先通过一个 App 来了解体温监测的效果。打开本书配套资料包中的“03.Android 手机应用程序 apk”目录，将 TempMonitor.apk 安装在 Android 手机上。完成后，打开软件，单击图 8-2 所示的 bt 按钮，在弹出对话框中可选择连接到人体生理参数监测系统硬件平台。

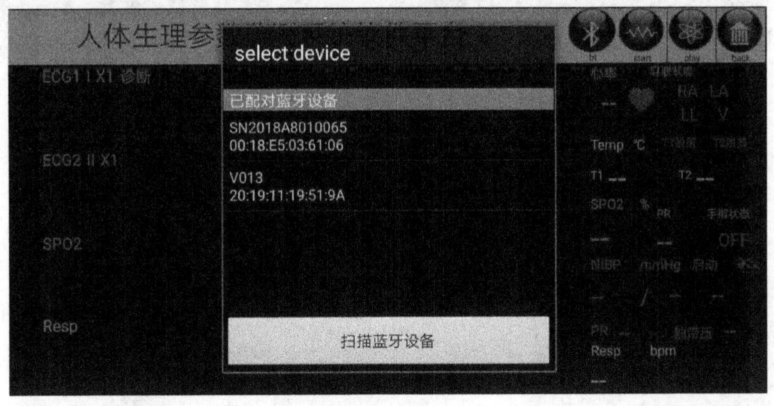

图 8-2　连接蓝牙

连接成功后，蓝牙按钮将变成绿色，如图 8-3 所示。

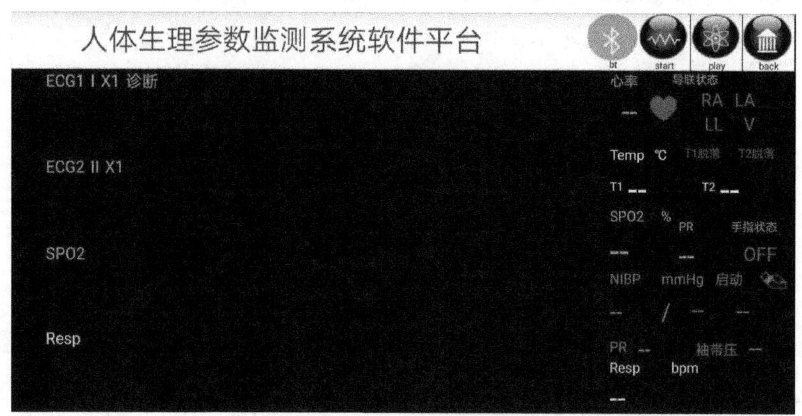

图 8-3　蓝牙连接成功图

将人体生理参数监测系统硬件平台设置为输出体温数据，单击软件中的 start 按钮开始监测，即可看到体温值和导联状态，如图 8-4 所示。

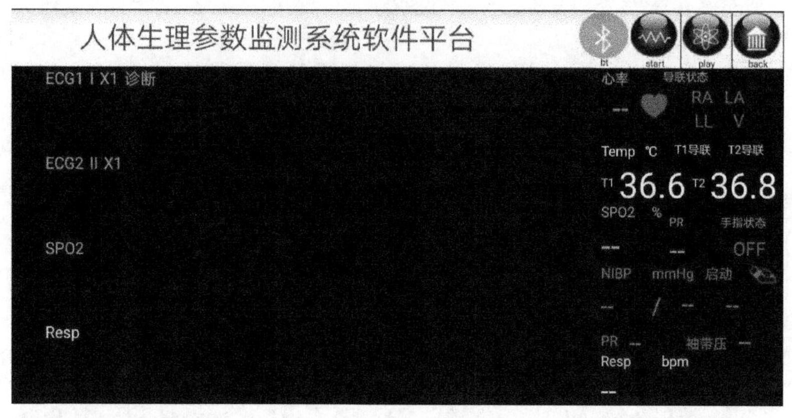

图 8-4　体温监测与显示效果图

8.3　实验步骤

步骤 1：复制基准工程

首先，将本书配套资料包中的“Material\05.TempMonitor\TempMonitor”文件夹复制到“D:\AndroidStudioTest”目录下。然后，在 Android Studio 中打开 TempMonitor 工程。实际上，已经打开的 TempMonitor 工程是第 7 章的实验工程，因此也可以基于第 7 章完成的 MainActivityLayout 工程开展本章实验。

步骤 2：复制并完善 PackUnpack.Java 文件

在本工程中，需要对蓝牙接收到的数据进行解包，因此首先添加相关的打包解包数据文件。新建一个包。单击 按钮，取消勾选 Hide Empty Middle Packages，如图 8-5 所示。

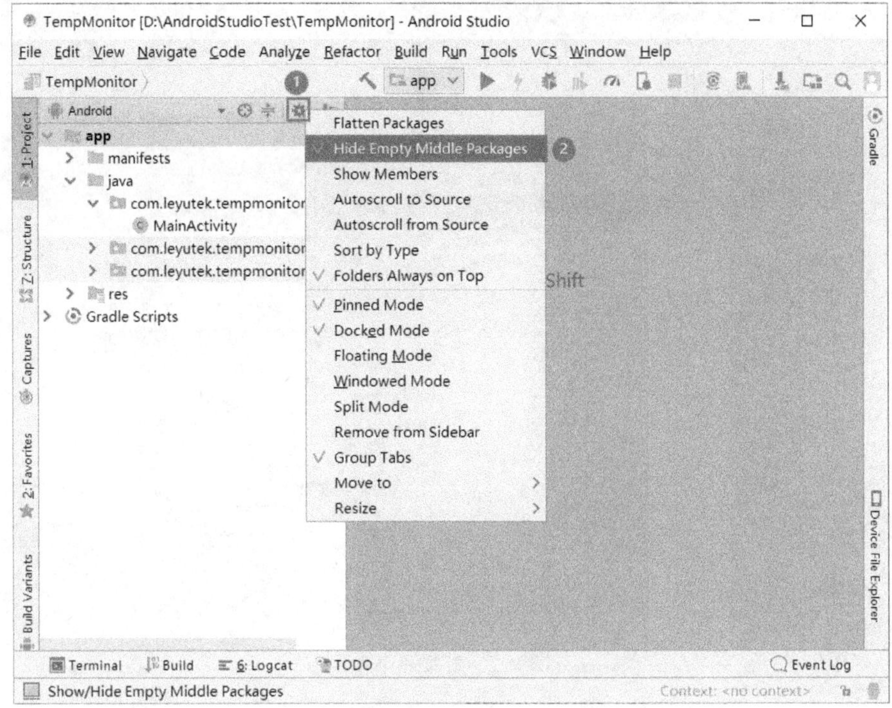

图 8-5　修改 Hide Empty Middle Packages 选项

此时，包名分解为多级文件夹的目录形式，如图 8-6 所示。

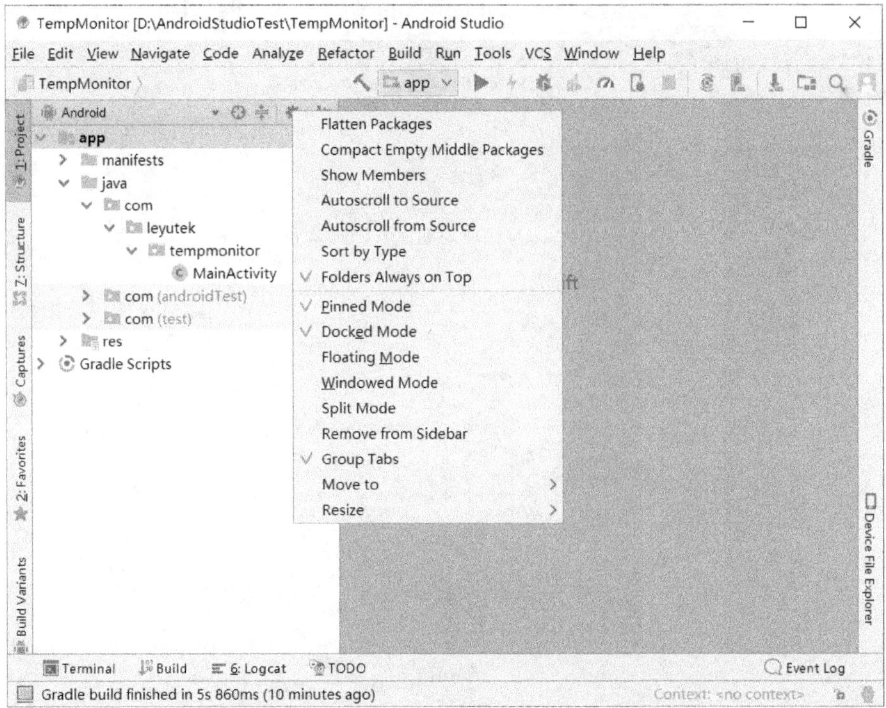

图 8-6　修改 Hide Empty Middle Packages 选项效果图

右键单击 tempmonitor，选择 New→Package，如图 8-7 所示。

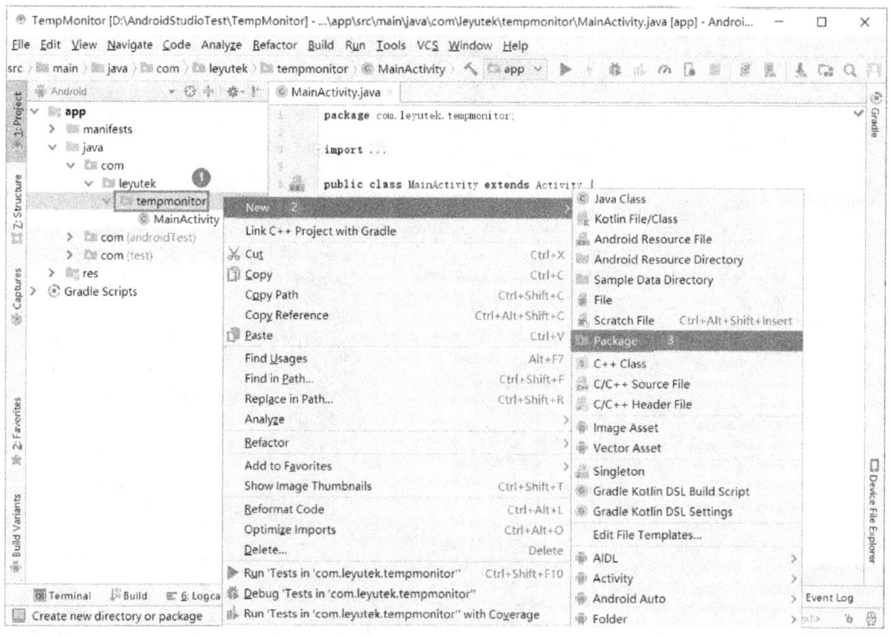

图 8-7　新建一个包

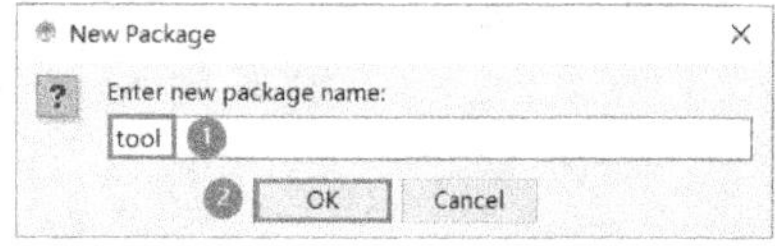

图 8-8　新建包的命名

在 New Package 对话框中输入 tool，再单击 OK 按钮，如图 8-8 所示。

在本书配套资料包的“\Material\05.TempMonitor\StepByStep\”目录下，将 PackUnpack.Java 文件复制到 Andriod Studio 工程的 tool 文件夹下，操作步骤参考 5.3 节步骤 3。复制完成后，如图 8-9 所示。

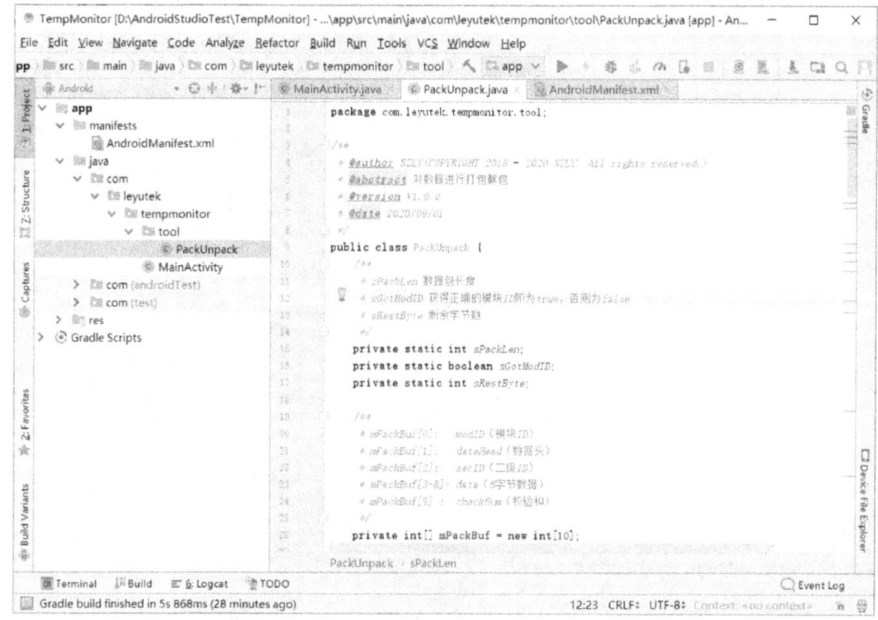

图 8-9　复制完成的效果图

如程序清单 8-1 所示，在 PackUnpack.Java 文件中添加第 10 至 50 行代码，定义关于模块 ID 和二级 ID 的变量。

程序清单 8-1

```
1.  package com.leyutek.packunpack;
2.  
3.  /**
4.   * @author SZLY(COPYRIGHT 2018 - 2020 SZLY. All rights reserved.)
5.   * @abstract 对数据进行打包解包
6.   * @version V1.0.0
7.   * @date 2020/09/01
8.   */
9.  public class PackUnpack {
10.     /**
11.      * 模块 ID，分别是系统信息、心电、呼吸、体温、血氧和无创血压。
12.      */
13.     public static final int MODULE_SYS  = 0x01;
14.     public static final int MODULE_ECG  = 0x10;
15.     public static final int MODULE_RESP = 0x11;
16.     public static final int MODULE_TEMP = 0x12;
17.     public static final int MODULE_SPO2 = 0x13;
18.     public static final int MODULE_NIBP  = 0x14;
19. 
20.     /**
21.      * 体温数据 二级 ID
22.      */
23.     public static final int DAT_TEMP_DATA = 0x02;
24. 
25.     /**
26.      * 血压数据 二级 ID
27.      */
28.     public static final int DAT_NIBP_CUFPRE = 0x02;
29.     public static final int DAT_NIBP_END    = 0x03;
30.     public static final int DAT_NIBP_RSLT1  = 0x04;
31.     public static final int DAT_NIBP_RSLT2  = 0x05;
32. 
33.     /**
34.      * 呼吸数据 二级 ID
35.      */
36.     public static final int DAT_RESP_WAVE = 0x02;
37.     public static final int DAT_RESP_RR   = 0x03;
38. 
39.     /**
40.      * 血氧数据 二级 ID
41.      */
42.     public static final int DAT_SPO2_WAVE  = 0x02;
43.     public static final int DAT_SPO2_DATA  = 0x03;
44. 
45.     /**
46.      * 心电数据 二级 ID 心电波形、导联信息、心率
47.      */
48.     public static final int DAT_ECG_WAVE = 0x02;
```

```
    public static final int DAT_ECG_LEAD = 0x03;
    public static final int DAT_ECG_HR   = 0x04;
    /**
     * sPackLen 数据包长度
     * sGotModID 获得正确的模块 ID 即为 true，否则为 false
     * sRestByte 剩余字节数
     */
    private static int sPackLen;
    private static boolean sGotModID;
    private static int sRestByte;
    ... ...
}
```

参考 6.3 节步骤 4，在 tool 文件夹中新建一个 Java 类文件，命名为 ProParaBoardData。然后在 ProParaBoardData 后面添加 extends PackUnpack 表示继承 PackUnpack，如图 8-10 所示。

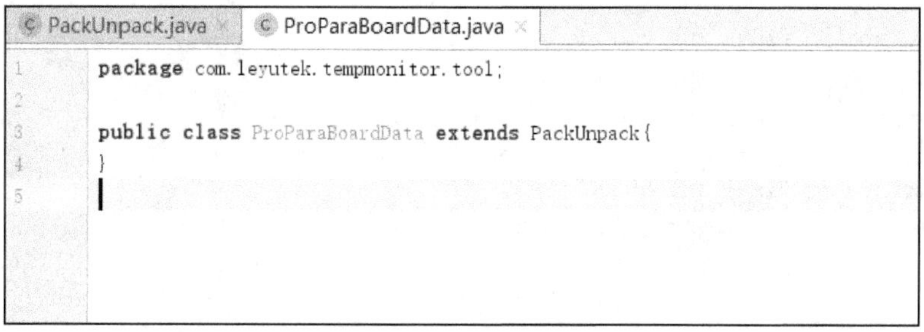

```
PackUnpack.java    ProParaBoardData.java

package com.leyutek.tempmonitor.tool;

public class ProParaBoardData extends PackUnpack{
}
```

图 8-10　ProParaBoardData 新建后代码

如程序清单 8-2 所示，添加第 3 至 8 行注释、第 11 至 63 行代码。

（1）第 11 至 12 行代码：定义最大体温值为 500，最小体温值为 0。

（2）第 17 至 18 行代码：定义两个通道的体温值变量。

（3）第 19 至 20 行代码：定义两个通道的体温导联状态变量。

（4）第 25 至 31 行代码：ProParaBoardData 类的构造方法，初始化两个通道的体温值和导联状态值。

（5）第 37 至 39 行代码：获取体温通道 1 导联状态。

（6）第 45 至 47 行代码：获取体温通道 2 导联状态。

（7）第 53 至 55 行代码：获取体温通道 1 体温值。

（8）第 61 至 63 行代码：获取体温通道 2 体温值。

程序清单 8-2

```
1.  package com.leyutek.tempmonitor.tool;
2.
3.  /**
4.   * @author SZLY(COPYRIGHT 2018 - 2020 SZLY. All rights reserved.)
5.   * @abstract 处理接收解包后的数据
6.   * @version V1.0.0
7.   * @date 2020/09/01
8.   */
9.  public class ProParaBoardData extends PackUnpack{
10.
11.     private static final float TEMP_MAX = 500;
```

```
    private static final float TEMP_MIN = 0;

    /**
     * 体温参数 两个通道的体温值和导联状态
     */
    private float mTemp1;
    private float mTemp2;
    private boolean mTemp1Lead;
    private boolean mTemp2Lead;

    /**
     * @method 类的构造方法，初始化该模块
     */
    public ProParaBoardData() {
        //体温参数初始化
        mTemp1 = 0;
        mTemp2 = 0;
        mTemp1Lead = false;
        mTemp2Lead = false;
    }

    /**
     * @method 获取体温通道 1 导联信息
     * @return mTemp1Lead 体温通道 1 导联信息
     */
    public boolean getTemp1Lead() {
        return (mTemp1Lead);
    }

    /**
     * @method 获取体温通道 2 导联信息
     * @return mTemp2Lead 体温通道 2 导联信息
     */
    public boolean getTemp2Lead() {
        return (mTemp2Lead);
    }

    /**
     * @method 获取体温通道 1 温度值
     * @return mTemp1 体温通道 1 温度值
     */
    public float getTemp1() {
        return (mTemp1);
    }

    /**
     * @method 获取体温通道 2 温度值
     * @return mTemp2 体温通道 2 温度值
     */
    public float getTemp2() {
        return (mTemp2);
    }
```

```

}
```

如程序清单 8-3 所示，添加第 14 至 45 行代码。通过已解包的体温数据包更新体温数据和导联状态。

（1）第 19 行代码：定义整型变量 data 获取包数据。

（2）第 20 行代码：参考图 B-14，解包后数据包的第 3 个字节表示体温探头状态，将其赋值给 data。

（3）第 22 至 24 行代码：参考表 B-11，data 的第 8 位表示体温通道 1 的导联状态（0 表示体温探头接上，1 表示体温探头脱落），data 的第 7 位表示体温通道 2 的导联状态（0 表示体温探头脱落，1 表示体温探头脱落）。（data&0x01）获取最低位，若 data 第 8 位为 1，则不导联，判断（1！＝1），判断为假，所以 mTemp1Lead 为 false。当最低位为 0（即导联连接），判断（0！＝1），判断为真，所以 mTempLead 为 true。体温通道 2 的导联状态同理可得。

（4）第 26 至 34 行代码：参考图 B-14，解包后数据包的第 4 个字节为通道 1 体温值的高字节，第 5 个字节为通道 1 体温值的低字节，合并后除以 10 得到 float 类型的通道 1 体温值。判断体温值是否在规定的体温值范围内，若小于最小值或大于最大值，则令体温值为最小值或最大值。通道 2 的体温值同理可得。

程序清单 8-3

```
1.  package com. leyutek.tempmonitor.tool;
2.  ……
3.  public class ProParaBoardData extends PackUnpack {
4.
5.      private static final float TEMP_MAX = 500;
6.      private static final float TEMP_MIN = 0;
7.
8.      ……
9.
10.     public float getTemp2() {
11.         return (temp2);
12.     }
13.
14.     /**
15.      * @method 体温数据处理
16.      * @param unpacked 已解包的体温数据包
17.      */
18.     private void proTempData(int[] unpacked) {
19.         int data;
20.         data = unpacked[2];
21.
22.         mTemp1Lead = (data & 0x01) != 1;
23.
24.         mTemp2Lead = ((data >> 1) & 0x01) != 1;
25.
26.         data = (unpacked[3] << 8) | unpacked[4];
27.         mTemp1 = (float) (data / 10.0);
28.
29.         if (mTemp1 < TEMP_MIN) {
30.             mTemp1 = TEMP_MIN;
```

```
        }
        if (mTemp1 > TEMP_MAX) {
            mTemp1 = TEMP_MAX;
        }

        data = (unpacked[5] << 8) | unpacked[6];
        mTemp2 = (float) (data / 10.0);

        if (mTemp2 < TEMP_MIN) {
            mTemp2 = TEMP_MIN;
        }
        if (mTemp2 > TEMP_MAX) {
            mTemp2 = TEMP_MAX;
        }
    }
}
```

如程序清单 8-4 所示，添加第 7 至 31 行代码。

（1）第 11 至 15 行代码：判断体温包的二级 ID 是否为体温数据包（0x02），若是，则调用体温数据处理方法。

（2）第 21 至 31 行代码：调用体温二级 ID 处理数据方法，判断数据包的模块 ID 是否为体温包（0x12）。

程序清单 8-4

```
1.  public class ProParaBoardData extends PackUnpack {
2.      ……
3.
4.      private void proTempPara(int[] unpacked) {
5.      ……
6.      }
7.      /**
8.       * @method 根据体温二级 ID 处理体温数据
9.       * @param unpacked 已解包的体温数据包
10.      */
11.     private void proTempPara(int[] unpacked) {
12.         if (unpacked[1] == DAT_TEMP_DATA) {
13.             proTempData(unpacked);
14.         }
15.     }
16.
17.     /**
18.      * @method 根据模块 ID 分别处理数据包
19.      * @param unpacked 已解包的数据包
20.      */
21.     public void proAllPara(int[] unpacked) {
22.         int recModID = unpacked[0];
23.
24.         switch (recModID) {
25.             case MODULE_TEMP:
26.                 proTempData(unpacked);
27.                 break;
28.             default:
```

```
                    break;
            }
        }
}
```

步骤 3：复制 BluetoothService.Java 文件

先在 MainActivity.Java 文件中添加 BluetoothService.Java 需要用到的变量。然后在 MainActivity.Java 文件中，如程序清单 8-5 所示，添加第 7 至 11 行代码，主要是用于消息 ID 和 Bunble 的 Key。

程序清单 8-5

```
1.  package com.leyutek.tempmonitor;
2.
3.  import android.app.Activity;
4.  import android.os.Bundle;
5.
6.  public class MainActivity extends Activity {
7.      public static final String DEVICE_NAME = "device_name";
8.      public static final String TOAST = "toast";
9.      public static final int MESSAGE_DEVICE_NAME = 1;
10.     public static final int MESSAGE_TOAST_FAIL = 2;
11.     public static final int MESSAGE_TOAST_LOST = 3;
12.
13.     @Override
14.     protected void onCreate(Bundle savedInstanceState) {
15.         super.onCreate(savedInstanceState);
16.         setContentView(R.layout.activity_main);
17.     }
18. }
```

修改 AndroidManifest.xml 文件，如程序清单 8-6 所示，在 AndroidManifest.xml 文件中，添加第 5 至 8 行代码，开启蓝牙权限。

程序清单 8-6

```
1.  <?xml version="1.0" encoding="utf-8"?>
2.  <manifest xmlns:android="http://schemas.android.com/apk/res/android"
3.      package="com.leyutek.tempmonitor">
4.
5.      <uses-permission android:name="android.permission.BLUETOOTH" />
6.      <uses-permission android:name="android.permission.BLUETOOTH_ADMIN" />
7.      <uses-permission android:name="android.permission.ACCESS_COARSE_LOCATION"/>
8.      <uses-permission android:name="android.permission.ACCESS_FINE_LOCATION"/>
9.
10.     <application
11.         android:allowBackup="true"
12.         android:icon="@mipmap/ic_launcher"
13.         android:label="@string/app_name"
14.         android:roundIcon="@mipmap/ic_launcher_round"
15.         android:supportsRtl="true"
16.         android:theme="@style/AppTheme">
17.         <activity android:name=".MainActivity"
18.             android:label="@string/app_name"
```

```
            android:screenOrientation="landscape">
            <intent-filter>
                <action android:name="android.intent.action.MAIN" />

                <category android:name="android.intent.category.LAUNCHER" />
            </intent-filter>
        </activity>
    </application>

</manifest>
```

在本书配套资料包的"\Material\05.TempMonitor\StepByStep\"目录下，参考 5.3 节步骤 3，将 BluetoothService.Java 文件复制到 com.leyutek.tempmonitor 包中，复制完成后如图 8-11 所示。

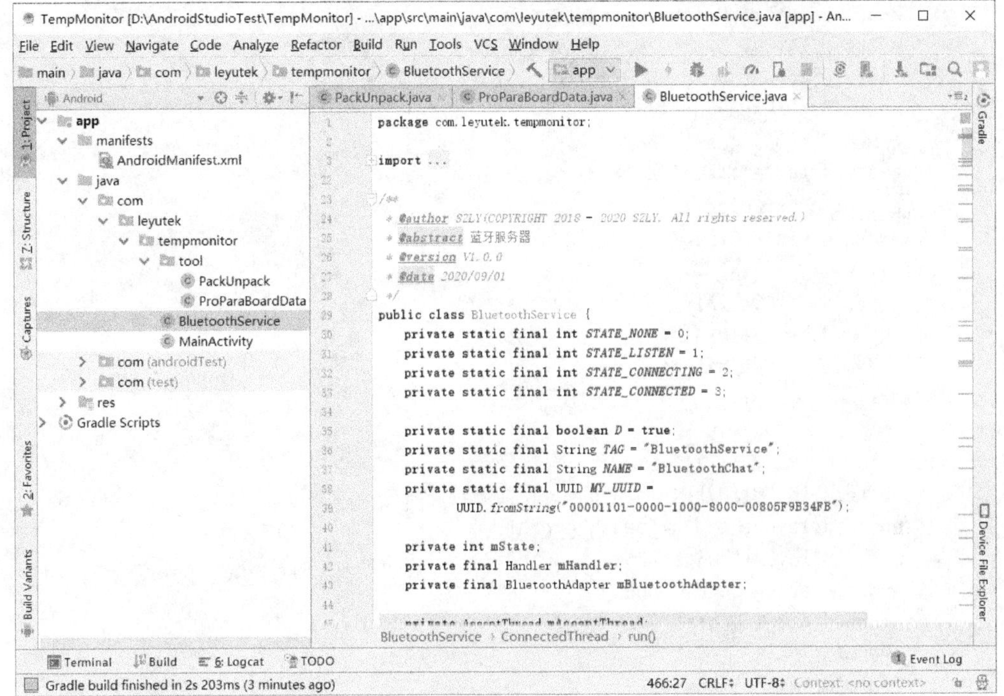

图 8-11　BluetoothService.Java 复制完成图

步骤 4：完善 BluetoothListActivity.Java 文件

在本书配套资料包的"\Material\05.TempMonitor\StepByStep\"目录下，将 device_name.xml 文件复制到\res\layout 文件夹中，将 strings.xml 文件复制到\res\values 文件夹中。然后，在弹出的对话框中单击 Overwrite 按钮，如图 8-12 所示。

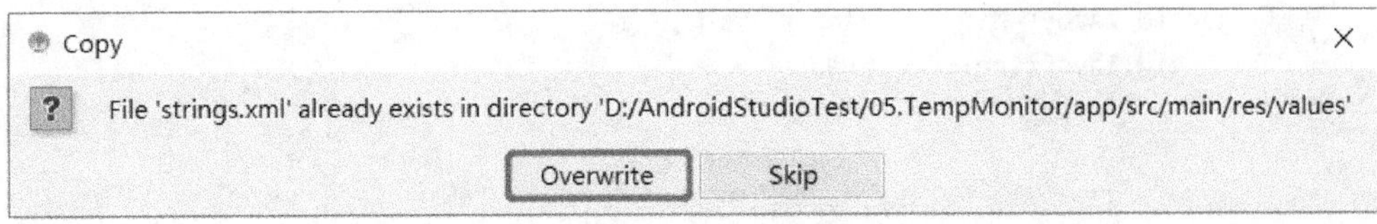

图 8-12　复制 strings.xml 文件

在 com.leyutek.tempmonitor 包中，参考图 8-6 和图 8-7，新建 BluetoothListActivity.Java

和 activity_bluetooth_list.xml 文件，取消勾选 Backwards Compatibility(AppCompat)，不启动向下兼容模式，这样可以避免 API 自动更新时编译出错。

删除 activity_bluetooth_list.xml 文件中的所有代码，输入如程序清单 8-7 所示的代码。最后，执行菜单命令 Build→Make Project 进行编译，编译成功后方可继续添加代码。

程序清单 8-7

```
<?xml version="1.0" encoding="utf-8"?>
<LinearLayout xmlns:android="http://schemas.android.com/apk/res/android"
    android:orientation="vertical"
    android:layout_width="match_parent"
    android:layout_height="match_parent">

    <TextView
        android:id="@+id/text_paired_devices"
        android:layout_width="match_parent"
        android:layout_height="wrap_content"
        android:background="#666"
        android:paddingLeft="5dp"
        android:text="已配对蓝牙设备"
        android:textColor="#fff"
        android:visibility="gone" />
    <ListView
        android:id="@+id/lv_paired_devices"
        android:layout_width="match_parent"
        android:layout_height="100dp" >
    </ListView>

    <TextView
        android:id="@+id/text_new_devices"
        android:layout_width="match_parent"
        android:layout_height="wrap_content"
        android:background="#666"
        android:paddingLeft="5dp"
        android:text="可用蓝牙设备"
        android:textColor="#fff"
        android:visibility="gone" />
    <ListView
        android:id="@+id/lv_new_devices"
        android:layout_width="match_parent"
        android:layout_height="78dp" >
    </ListView>
    <Button
        android:id="@+id/btn_scan"
        android:layout_width="match_parent"
        android:layout_height="wrap_content"
        android:text="扫描蓝牙设备" />

</LinearLayout>
```

在 strings.xml 文件中，将第 2 行代码中的 Bluetooth 修改为 TempMonitor，如程序清单 8-8 所示，然后添加第 5 至 9 行代码。将有关选择蓝牙设备和体温导联状态的字符串（如 T1 导联、T1 脱落、T2 导联和 T2 脱落）定义在 string.xml 资源文件内。

程序清单 8-8

```
<resources>
    <string name="app_name">TempMonitor</string>
    … …
    <string name="bt_not_enabled_leaving">Bluetooth was not enabled. Leaving Bluetooth Chat</string>
    <string name="select_device">select device</string>
    <string name="temp_lead1_on">T1 导联</string>
    <string name="temp_lead1_off">T1 脱落</string>
    <string name="temp_lead2_on">T2 导联</string>
    <string name="temp_lead2_off">T2 脱落</string>
</resources>
```

在 BluetoothListActivity.Java 文件中，如程序清单 8-9 所示，添加第 9 至 14 行和第 33 至 36 行注释，添加第 16 至 31 行代码。此时，Button、BluetoothAdapter 和 ArrayAdapter 呈红色，通过按组合键 Alt+Enter，“import android.bluetooth.BluetoothAdapter;”“import android.widget.ArrayAdapter;”和“import android.widget.Button;”将自动添加到 BluetoothListActivity.Java 文件中。

（1）第 16 至 17 行代码：定义 BluetoothListActivity 的日志开关标志和日志标签。

（2）第 18 行代码：定义用于 Bunble 传递的 KEY 值。

（3）第 21 行代码：定义扫描蓝牙按钮。

（4）第 23 行代码：定义蓝牙适配器。

（5）第 27 行代码：为已经配对的蓝牙创建一个 string 型的适配器。适配器就是把数据变成符合界面风格的形式，并且通过 ListView 显示出来，是数据和界面之间的桥梁。

（6）第 31 代码：为扫描到的蓝牙创建一个 string 型的适配器。

程序清单 8-9

```
1.  package com.leyutek.tempmonitor;
2.
3.  import android.app.Activity;
4.  import android.bluetooth.BluetoothAdapter;
5.  import android.os.Bundle;
6.  import android.widget.ArrayAdapter;
7.  import android.widget.Button;
8.
9.  /**
10.  * @author SZLY(COPYRIGHT 2018 - 2020 SZLY. All rights reserved.)
11.  * @abstract 蓝牙扫描和连接
12.  * @version V1.0.0
13.  * @date 2020/09/01
14.  */
15. public class BluetoothListActivity extends Activity {
16.     private static final boolean D = true;
17.     private static final String TAG = "BluetoothChat";
18.     public static String DEVICE_ADDRESS = "device_address";
19.     private static final int REQUEST_LOCATION = 1;
20.
21.     private Button scanButton;
```

```

    private BluetoothAdapter mBluetoothAdapter;
    /**
     * 已经配对蓝牙设备
     */
    private ArrayAdapter<String> mPairedDevicesArrayAdapter;
    /**
     * 扫描到的蓝牙设备
     */
    private ArrayAdapter<String> mNewDevicesArrayAdapter;

    /**
     * @method onCreate 方法
     * @param savedInstanceState 用户按到 home 键，退出界面，用户再次打开时使用该参数恢复至原来状态
     */
    @Override
    protected void onCreate(Bundle savedInstanceState) {
        super.onCreate(savedInstanceState);
        setContentView(R.layout.activity_bluetooth_list);
    }
}
```

如程序清单 8-10 所示，添加第 8 至 43 行代码。此时，Log 和 View 呈红色，通过按组合键 Alt+Enter，“import android.util.Log;”和“import android.view.View;”将自动添加到 BluetoothListActivity.Java 文件中。

第 8 至 43 行代码：搜索蓝牙设备方法，搜索时把标题设置为 device is scanning，并令 TextView 配对控件可见，用于提示搜索到的设备。如果蓝牙正在搜索，则停止搜索，将新搜索到的蓝牙容器清空，然后开始搜索设备。

程序清单 8-10

```
1.  public class BluetoothListActivity extends Activity{
2.      ... ...
3.      protected void onCreate(Bundle savedInstanceState) {
4.          super.onCreate(savedInstanceState);
5.          setContentView(R.layout.activity_bluetooth_list);
6.      }
7.
8.      /**
9.       * @method 扫描蓝牙设备
10.      */
11.     private void doDiscovery() {
12.         if (D) {
13.             Log.d(TAG, "doDiscovery()");
14.         }
15.         setTitle(R.string.scanning);
16.         //使可用蓝牙设备文本框可见
17.         findViewById(R.id.text_new_devices).setVisibility(View.VISIBLE);
18.
19.         //已经扫描完成，则停止扫描
20.         if (mBluetoothAdapter.isDiscovering()) {
```

```
            mBluetoothAdapter.cancelDiscovery();
        }
        mNewDevicesArrayAdapter.clear();
        //开始扫描蓝牙设备
        //判断蓝牙权限是否打开，若未打开，则请求权限
        if(Build.VERSION.SDK_INT > Build.VERSION_CODES.M)
        {
            int permissionCheck = 0;
            permissionCheck = this.checkSelfPermission(Manifest.permission.ACCESS_FINE_LOCATION);
            permissionCheck += this.checkSelfPermission(Manifest.permission.ACCESS_COARSE_LOCATION);
            if (permissionCheck != 2) {
                this.requestPermissions( //请求授权
                        new String[]{Manifest.permission.ACCESS_FINE_LOCATION,
                                Manifest.permission.ACCESS_COARSE_LOCATION},
                        REQUEST_LOCATION);
            }
            else { //开始扫描蓝牙设备
                mBluetoothAdapter.startDiscovery();
            }
        }
        else { //开始扫描蓝牙设备
            mBluetoothAdapter.startDiscovery();
        }
    }
}
```

在 BluetoothListActivity.Java 文件中，如程序清单 8-11 所示，添加第 6 至 11 行注释，添加第 12 至 24 行代码。

程序清单 8-11

```
1.  public class BluetoothListActivity extends Activity{
2.      ... ...
3.      private void doDiscovery() {
4.          ... ...
5.      }
6.      /**
7.       * @method 请求蓝牙权限界面关闭后
8.       * @param requestCode 标识请求的来源
9.       * @param permissions 具体权限
10.      * @param grantResults 授权结果
11.      */
12.     public void onRequestPermissionsResult(int requestCode, String[] permissions, int[] grantResults) {
13.         switch (requestCode) {
14.             case REQUEST_LOCATION:
15.                 if (grantResults.length > 0
16.                         && grantResults[0] == PackageManager.PERMISSION_GRANTED) {
17.                     //开始扫描蓝牙设备
18.                     mBluetoothAdapter.startDiscovery();
19.                 } else {
20.                     Toast.makeText(getApplicationContext(), "蓝牙权限申请失败，无法搜索
```

```
                                                设备", Toast.LENGTH_SHORT).show();
                    }
                    break;
            }
        }

}
```

如程序清单 8-12 所示，添加第 7 至 65 行代码。此时，BroadcastReceiver、Context、Intent、BluetoothDevice 和 Toast 呈红色，通过按组合键 Alt+Enter，“import android.content.BroadcastReceiver;”“import android.content.Context;”“import android.content.Intent;”“import android.widget.Toast;”和“import android.bluetooth.BluetoothDevice;”将自动添加到 BluetoothListActivity.Java 文件中。

（1）第 10 至 14 行代码：定义接收广播对象和 intent 变量，重写回调方法 onReceive 获取 intent 里的蓝牙状态，定义 BluetoothDevice 变量。

（2）第 16 至 23 行代码： action 为 BluetoothDevice.ACTION_FOUND，表示发现周围设备。

（3）第 25 至 29 行代码：action 为 BluetoothDevice. ACTION_DISCOVERY_FINISHED，表示搜索完成；若没有发现未绑定设备，ListView 显示 no device found。

（4）第 30 至 35 行代码：广播的 action 为 BluetoothDevice.ACTION_BOND_ STATE_CHANGED.equals，表示设备的绑定状态发生改变。

（5）第 37 至 43 行代码：判断该设备的绑定状态，若为正在绑定，则需要将标题改为 pairing device，同时通过 Toast 方法输出“正在配对”的提示。

（6）第 44 至 53 行代码：绑定状态为绑定成功，标题改为 device already paired，同时通过 Toast 方法输出“完成配对”的提示，将设备移除未配对容器，添加到已配对蓝牙容器。

（7）第 54 至 59 行代码：绑定状态为失败，需要 Toast 提示将标题改为 fail to pair。

程序清单 8-12

```
1.  public class BluetoothListActivity extends Activity{
2.      ··· ···
3.  
4.      private void doDiscovery() {
5.      ··· ···
6.      }
7.      /**
8.       * @method 注册广播
9.       */
10.     private final BroadcastReceiver mReceiver = new BroadcastReceiver() {
11.         @Override
12.         public void onReceive(Context context, Intent intent) {
13.             String action = intent.getAction();
14.             BluetoothDevice device;
15.             //当扫描到可用蓝牙设备
16.             if (BluetoothDevice.ACTION_FOUND.equals(action)) {
17.                 //获取可用蓝牙设备
18.                 device = intent.getParcelableExtra(BluetoothDevice.EXTRA_DEVICE);
19.                 //若为已配对，则不添加到可用蓝牙设备列表
20.                 if (device.getBondState() != BluetoothDevice.BOND_BONDED) {
21.                     mNewDevicesArrayAdapter.add(device.getName() + "\n"
22.                             + device.getAddress());
```

```
23.                 }
24.                 //当扫描完成
25.             } else if (BluetoothAdapter.ACTION_DISCOVERY_FINISHED.equals(action)) {
26.                 if (mNewDevicesArrayAdapter.getCount() == 0) {
27.                     String noDevices = getResources().getText(R.string.none_found).
                                                                            toString();
28.                     //mNewDevicesArrayAdapter.add(noDevices);
29.                 }
30.             } else if (BluetoothDevice.ACTION_BOND_STATE_CHANGED.equals(action)) {
31.                 //若扫描完成，则停止扫描
32.                 if (mBluetoothAdapter.isDiscovering()) {
33.                     mBluetoothAdapter.cancelDiscovery();
34.                 }
35.                 device = intent.getParcelableExtra(BluetoothDevice.EXTRA_DEVICE);
36. 
37.                 switch (device.getBondState()) {
38.                     case BluetoothDevice.BOND_BONDING: //正在配对
39.                         Toast.makeText(getApplicationContext(),
40.                                 "正在配对 ",
41.                                 Toast.LENGTH_SHORT).show();
42.                         setTitle(R.string.pairing_device);
43.                         break;
44.                     case BluetoothDevice.BOND_BONDED: //配对成功
45.                         setTitle(R.string.device_already_paired);
46.                         Toast.makeText(getApplicationContext(),
47.                                 "完成配对 ",
48.                                 Toast.LENGTH_SHORT).show();
49.                         mNewDevicesArrayAdapter.remove(device.getName() + "\n"
50.                                 + device.getAddress());
51.                         mPairedDevicesArrayAdapter.add(device.getName() + "\n" +
52.                                 device.getAddress());
53.                         break;
54.                     case BluetoothDevice.BOND_NONE:  //取消配对或未配对
55.                         Toast.makeText(getApplicationContext(),
56.                                 "配对失败或取消 ",
57.                                 Toast.LENGTH_SHORT).show();
58.                         setTitle(R.string.fail_to_pair);
59.                         break;
60.                     default:
61.                         break;
62.                 }
63.             }
64.         }
65.     };
66. }
```

如程序清单 8-13 所示，添加第 7 至 42 行代码。此时，AdapterView、TextView、Method 和 InvocationTargetException 呈红色，通过按组合键 Alt+Enter，“import android.widget.AdapterView;”“import Java.lang.reflect.Method;”“import Java.lang.reflect. InvocationTargetException;”和“import android.widget.TextView;”将自动添加到 BluetoothListActivity.Java 文件中。

（1）第 10 至 14 行代码：ListView 按下后的监听器，重写 onItemClick 方法获取按下的

ListView 的 View 中的蓝牙信息。

（2）第 16 至 23 行代码：停止搜索设备，因为显示时名字和 MAC 地址是分行显示的，所以获取时分行获取，打印该地址信息到日志。

（3）第 25 至 31 行代码：根据 MAC 地址获取 BluetoothDevice 设备。若此设备已绑定，则直接把地址返回到 MainActivity。

（4）第 32 至 38 行代码：获取 BluetoothDevice 的 createBond 方法，为被选择的设备与本设备进行绑定。

程序清单 8-13

```
1.  public class BluetoothListActivity extends Activity{
2.      ……
3.      private final BroadcastReceiver mReceiver = new BroadcastReceiver() {
4.      ……
5.      };
6.
7.     /**
8.      * @method 按下可用蓝牙设备列表中的蓝牙设备后连接蓝牙设备
9.      */
10.     private AdapterView.OnItemClickListener mDeviceClickListener
11.             = new AdapterView.OnItemClickListener() {
12.         //选项点击事件
13.         @Override
14.         public void onItemClick(AdapterView<?> av, View v, int arg2, long arg3) {
15.             //停止扫描蓝牙设备
16.             mBluetoothAdapter.cancelDiscovery();
17.             //获取 MAC 地址
18.             String info = ((TextView) v).getText().toString();
19.             String address = info.substring(info.length() - 17);
20.
21.             Log.e(TAG, "address" + address);
22.             //根据地址获取蓝牙设备
23.             BluetoothDevice device = mBluetoothAdapter.getRemoteDevice(address);
24.             //作为客户端连接蓝牙设备
25.             if (device.getBondState() == BluetoothDevice.BOND_BONDED) {
26.                 Intent intent = new Intent();
27.                 intent.putExtra(DEVICE_ADDRESS, address);
28.
29.                 setResult(Activity.RESULT_OK, intent);
30.                 finish();
31.             } else {
32.                 try {
33.                     Method createBond = BluetoothDevice.class.getMethod("createBond");
34.                     createBond.invoke(device);
35.                 } catch (NoSuchMethodException | IllegalAccessException
36.                         | InvocationTargetException e) {
37.                     e.printStackTrace();
38.                 }
39.             }
40.
41.         }
```

```
    };
}
```

如程序清单 8-14 所示，在 onCreate 方法内添加第 4 至 18 行代码。此时，ListView 呈红色，通过按组合键 Alt+Enter，“import android.widget. ListView;”将自动添加到 BluetoothListActivity.Java 文件中。

（1）第 4 行代码：绑定按钮控件 ID。

（2）第 5 至 7 行代码：为 ArrayAdapter 的每一个 item 设置样式，这里已配对列表和未配对列表都使用 device_name.xml 显示蓝牙名字和地址。

（3）第 10 至 18 行代码：绑定已配对 ListView 控件，给 ListView 设置 ArrayAdapter，绑定该 ListView 按下监听器，对未配对 ListView 执行同样的操作。

程序清单 8-14

```
1.  protected void onCreate(Bundle savedInstanceState) {
2.      super.onCreate(savedInstanceState);
3.      setContentView(R.layout.activity_bluetooth_list);
4.      scanButton = (Button) findViewById(R.id.btn_scan);
5.      mPairedDevicesArrayAdapter = new ArrayAdapter<>(this, R.layout.device_name);
6.
7.      mNewDevicesArrayAdapter = new ArrayAdapter<>(this, R.layout.device_name);
8.
9.      //已配对列表
10.     ListView pairedListView = (ListView) findViewById(R.id.lv_paired_devices);
11.     //列表格式
12.     pairedListView.setAdapter(mPairedDevicesArrayAdapter);
13.     //按下监听
14.     pairedListView.setOnItemClickListener(mDeviceClickListener);
15.
16.     ListView newDevicesListView = (ListView) findViewById(R.id.lv_new_devices);
17.     newDevicesListView.setAdapter(mNewDevicesArrayAdapter);
18.     newDevicesListView.setOnItemClickListener(mDeviceClickListener);
19. }
```

如程序清单 8-15 所示，添加第 6 至 40 行代码。此时，IntentFilter 和 Set 呈红色，通过按组合键 Alt+Enter，“import android.content.IntentFilter;”和“import Java.util.Set;”将自动添加到 BluetoothListActivity.Java 文件中。

（1）第 6 至 15 行代码：注册发现蓝牙设备广播、扫描结束广播和绑定状态改变广播。

（2）第 18 行代码：获取本地蓝牙适配器。

（3）第 21 至 33 行代码：将每个已绑定的蓝牙显示出来。

（4）第 35 至 40 行代码：实现扫描按钮监听器，调用蓝牙扫描方法。

程序清单 8-15

```
1.  protected void onCreate(Bundle savedInstanceState) {
2.      super.onCreate(savedInstanceState);
3.      setContentView(R.layout.activity_bluetooth_list);
4.      ……
5.      newDevicesListView.setOnItemClickListener(mDeviceClickListener);
6.      //找到设备后注册广播
7.      IntentFilter filter = new IntentFilter(BluetoothDevice.ACTION_FOUND);
8.      this.registerReceiver(mReceiver, filter);
```

```

    //蓝牙扫描结束后注册广播
    filter = new IntentFilter(BluetoothAdapter.ACTION_DISCOVERY_FINISHED);
    this.registerReceiver(mReceiver, filter);

    filter = new IntentFilter(BluetoothDevice.ACTION_BOND_STATE_CHANGED);
    this.registerReceiver(mReceiver, filter);

    //获取本地蓝牙设备
    mBluetoothAdapter = BluetoothAdapter.getDefaultAdapter();

    //将每个已配对蓝牙显示出来
    Set<BluetoothDevice> pairedDevices = mBluetoothAdapter.getBondedDevices();

    if (pairedDevices.size() > 0) {
            findViewById(R.id.text_paired_devices).setVisibility(View.VISIBLE);

            for (BluetoothDevice device : pairedDevices) {
                mPairedDevicesArrayAdapter.add(device.getName() +
                        "\n" + device.getAddress());
            }
    } else {
            String noDevices = getResources().getText(R.string.none_paired).toString();
            mPairedDevicesArrayAdapter.add(noDevices);
    }

    scanButton.setOnClickListener(new View.OnClickListener() {
            @Override
            public void onClick(View v) {
                doDiscovery();
            }
        });
}
```

如程序清单 8-16 所示，添加第 8 至 15 行代码。重写销毁方法，注销广播。

程序清单 8-16

```
1.  public class BluetoothListActivity extends Activity {
2.      ... ...
3.      private AdapterView.OnItemClickListener mDeviceClickListener
4.      = new AdapterView.OnItemClickListener() {
5.          ... ...
6.      };
7.
8.      /**
9.       * @method 关闭 BluetoothListAcitity 触发
10.      */
11.     @Override
12.     protected void onDestroy() {
13.         super.onDestroy();
14.         this.unregisterReceiver(mReceiver);
15.     }
16. }
```

如程序清单 8-17 所示，在 AndroidManifest.xml 文件中，先删除原来的第 27 行代码，然后添加第 27 至 31 行代码。

（1）第 29 行代码：设置用于捕获手机状态改变的参数 configChanges。其中，orientation 指设备旋转，即横向显示和竖向显示模式的切换，keyboardHidden 指用户打开手机硬件键盘。通过设置这两个属性，可以实现旋转手机时，蓝牙列表也会一起旋转，并且打开列表时可以弹出手机键盘供用户输入蓝牙密码。

（2）第 30 行代码：设置蓝牙列表界面的标题为 select_device。

（3）第 31 行代码：设置蓝牙列表界面的主题为对话框。

程序清单 8-17

```
1.  <?xml version="1.0" encoding="utf-8"?>
2.  <manifest xmlns:android="http://schemas.android.com/apk/res/android"
3.      package="com.leyutek.tempmonitor">
4.  
5.      <uses-permission android:name="android.permission.BLUETOOTH" />
6.      <uses-permission android:name="android.permission.BLUETOOTH_ADMIN" />
7.      <uses-permission android:name="android.permission.ACCESS_COARSE_LOCATION" />
8.      <uses-permission android:name="android.permission.ACCESS_FINE_LOCATION" />
9.  
10.     <application
11.         android:allowBackup="true"
12.         android:icon="@mipmap/ic_launcher"
13.         android:label="@string/app_name"
14.         android:roundIcon="@mipmap/ic_launcher_round"
15.         android:supportsRtl="true"
16.         android:theme="@style/AppTheme">
17.         <activity
18.             android:name=".MainActivity"
19.             android:label="@string/app_name"
20.             android:screenOrientation="landscape">
21.             <intent-filter>
22.                 <action android:name="android.intent.action.MAIN" />
23. 
24.                 <category android:name="android.intent.category.LAUNCHER" />
25.             </intent-filter>
26.         </activity>
27.         <activity
28.             android:name=".BluetoothListActivity"
29.             android:configChanges="orientation|keyboardHidden"
30.             android:label="@string/select_device"
31.             android:theme="@android:style/Theme.Dialog" />
32.     </application>
33. 
34. </manifest>
```

步骤 5：完善 MainActivity.Java 文件

打开 MainActivity.Java 文件，如程序清单 8-18 所示，添加第 3 至 8 行的注释、第 59 至 63 行注释和第 15 至 57 行代码。此时，Button、TextView、BluetoothAdapter、Handler、ScheduledExecutorService、ScheduledThreadPoolExecutor 和 Context 呈红色。通过按组合键 Alt+Enter，“import android.widget.Button;”“import android.widget.TextView;”“import android.bluetooth.BluetoothAdapter;”“import android.os.Handler;”“import android.content.Context;”“import Java.util.concurrent.ScheduledExecutorService;”和“import Java.util.concurrent.ScheduledThreadPoolExecutor;”将自动添加到 MainActivity.Java 文件中。

（1）第 15 至 16 行代码：定义用于识别数据的 Key（关键字），通过 Key 获取 Bundle 传递的数据，Key 正确才能获取数据。

（2）第 18 至 19 行代码：定义用于打印日志的 TAG 和日志开关。

（3）第 20 行代码：定义最大体温值为 50，大于此范围将不显示体温值。

（4）第 22 至 24 行代码：定义 3 个按钮，分别用于开始监测、打开蓝牙 BluetoothListActivity 和退出界面。

（5）第 26 至 29 行代码：定义 4 个文本控件，用于显示两个通道的体温状态和体温值。

（6）第 31 至 32 行代码：定义蓝牙服务类和蓝牙适配器变量。

（7）第 37 行代码：定义 Handler 变量，用于异步处理心电、血氧、呼吸、体温和血压的消息。

（8）第 42 行代码：定义监测标志位 mMonitorRun，初始化为 false。

（9）第 47 至 50 行代码：定义体温通道 1、2 的体温值和导联状态变量，两个导联状态都初始化为 false。

（10）第 55 行代码：建立一个有 7 个核心任务的线程池。

（11）第 57 行代码：定义一个 Context 变量。

程序清单 8-18

```
1.  package com. leyutek.tempmonitor;
2.  ··· ···
3.  /**
4.   * @author SZLY(COPYRIGHT 2018 - 2020 SZLY. All rights reserved.)
5.   * @abstract 主界面设计
6.   * @version V1.0.0
7.   * @date 2020/09/01
8.   */
9.  public class MainActivity extends Activity {
10.     public static final String DEVICE_NAME = "device_name";
11.     public static final String TOAST = "toast";
12.     public static final int MESSAGE_DEVICE_NAME = 1;
13.     public static final int MESSAGE_TOAST_FAIL = 2;
14.     public static final int MESSAGE_TOAST_LOST = 3;
15.     private static final int REQUEST_CONNECT_DEVICE_SECURE = 1;
16.     private static final int REQUEST_ENABLE_BT = 2;
17.
18.     private static final String TAG = "MainActivity";
19.     private static final boolean D = true;
20.     private static final int MAX_TEMP_DATA = 50;
21.
22.     private Button mStartBluetoothButton;
23.     private Button mStartButton;
24.     private Button mBackButton;
25.
26.     private TextView mT1ValTextView;
27.     private TextView mT2ValTextView;
28.     private TextView mT1LeadTextView;
29.     private TextView mT2LeadTextView;
30.
31.     private BluetoothService mChatService;
32.     private BluetoothAdapter mBluetoothAdapter;
33.
34.     /**
```

```
35.        * 处理体温、血压、呼吸、血氧、心电的消息
36.        */
37.       private Handler mMonitorHandler;
38.
39.       /**
40.        * 处理体温、血压、呼吸、血氧、心电数据标志位，任务标志位
41.        */
42.       private boolean mMonitorRun = false;
43.
44.       /**
45.        * 体温数据参数
46.        */
47.       private float mTemp1Data;
48.       private float mTemp2Data;
49.       private boolean mTemp1Lead = false;
50.       private boolean mTemp2Lead = false;
51.
52.       /**
53.        * 建立线程池，核心任务 7 个
54.        */
55.       private ScheduledExecutorService mExecutorService = new ScheduledThreadPoolExecutor(7);
56.
57.       private static Context sContext;
58.
59.       /**
60.        * @method onCreate 方法
61.        * @param savedInstanceState 用户按 home 键，退出界面，使用
62.        * Bundle savedInstanceState 就可使用户再次打开应用时可恢复到原来的状态
63.        */
64.       @Override
65.       protected void onCreate(Bundle savedInstanceState) {
66.           super.onCreate(savedInstanceState);
67.           setContentView(R.layout.activity_main);
68.       }
69.   }
```

如程序清单 8-19 所示，添加第 9 至 45 行代码，然后，通过按组合键 Alt+Enter，“import android.os.Message;”和“import android.widget.Toast;”将自动添加到 MainActivity.Java 文件中。这是一种定义 Handler 对象的方式。

此时 ContextCompat 呈红色，需通过按组合键 Alt+Enter，使“import android.support.v4.content.ContextCompat;”自动添加到 MainActivity.Java 文件中。但工程也有可能缺少 android.support.v4.content.ContextCompat 包，按组合键 Alt+Enter 时并没有出现 import class。

添加 support-v4 包的步骤如图 8-13 所示，右键单击 app，选择 Open Module Settings。

在弹出的如图 8-14 所示的对话框中，单击 Dependencies 标签页，然后单击 + 按钮添加依赖包，最后单击 Library dependency。

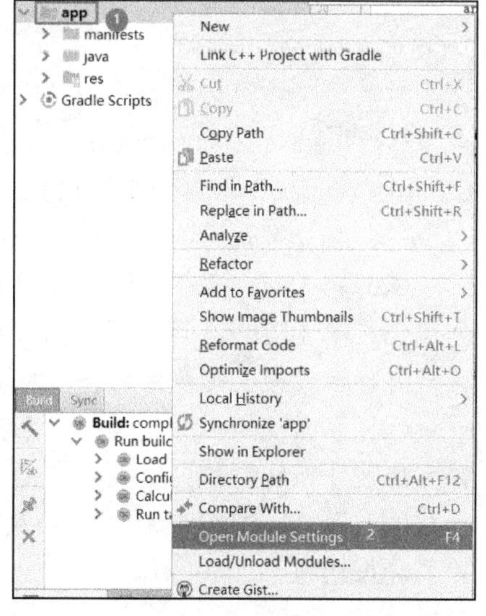

图 8-13　添加 support-v4 包步骤 1

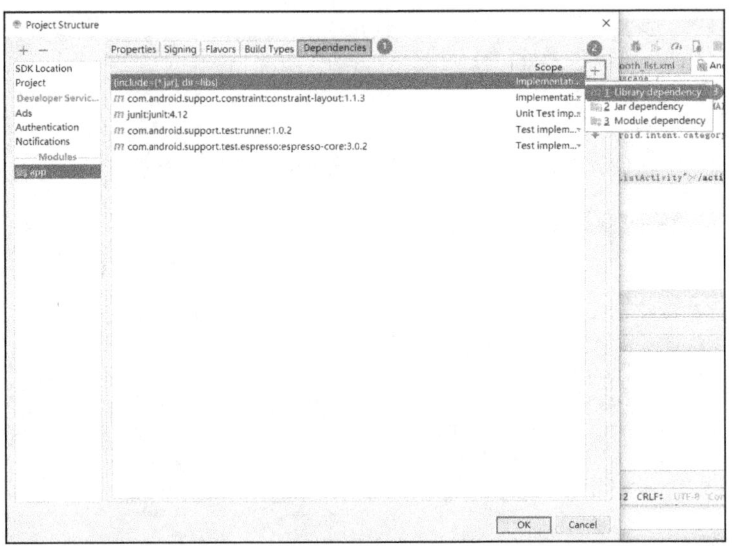

图 8-14　添加 support-v4 包步骤 2

在图 8-15 所示的对话框中，选择 com.android.support:support-v4，然后单击 OK 按钮。

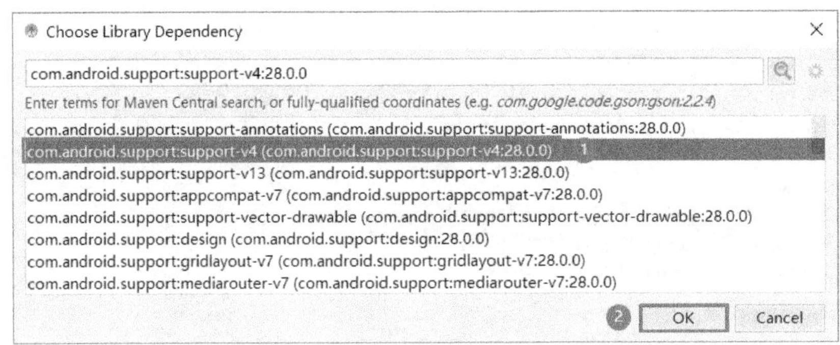

图 8-15　添加 support-v4 包步骤 3

然后，工程将自动编译。待成功添加 support-v4 包后，添加如程序清单 8-19 所示的第 9 至 45 行代码。在 ContextCompat 处按组合键 Alt+Enter，“import android.support.v4.content. ContextCompat;”将自动添加到 MainActivity.Java 文件中。

（1）第 9 行代码：新建一个处理蓝牙消息的 Handler。

（2）第 14 至 17 行代码：继承 Handler 编写 BlueToothHandler 的实现类。

（3）第 19 至 26 行代码：当接收到连接蓝牙成功的消息时，获取连接到的蓝牙设备的名称，并显示连接到该蓝牙设备，将蓝牙按钮变为绿色，提示已连接。

（4）第 27 至 33 行代码：当接收到客户端连接失败的消息时，通过 Toast 提示连接失败，恢复原蓝牙按钮背景。

（5）第 34 至 40 行代码：当接收到断开连接的消息时，通过 Toast 提示连接已断，恢复原蓝牙按钮背景。

程序清单 8-19

```
1.   package com. leyutek.tempmonitor;
2.   ... ...
```

```
public class MainActivity extends Activity {
    public static final String DEVICE_NAME = "device_name";
    … …

    private static Context sContext;

    private BlueToothHandler mHandler = new BlueToothHandler();

    /**
     * @method 定义一个内部静态类，继承 Handler
     */
    private class BlueToothHandler extends Handler{
        @Override
        public void handleMessage(Message msg){
            switch (msg.what) {
                //连接成功，显示连接到的蓝牙设备名称
                case MESSAGE_DEVICE_NAME:
                    String mConnectedDeviceName
                            = msg.getData().getString(DEVICE_NAME);
                    Toast.makeText(sContext,
                            "Connected to " + mConnectedDeviceName,
                            Toast.LENGTH_SHORT).show();
              mStartBluetoothButton.setBackground(ContextCompat.getDrawable(MainActivity.
                                                    this,R.drawable.bt_connect));
                    break;
                case MESSAGE_TOAST_FAIL:
                    //客户端连接失败
                    Toast.makeText(MainActivity.sContext,
                            msg.getData().getString(TOAST), Toast.LENGTH_SHORT)
                            .show();
                    mStartBluetoothButton.setBackground(ContextCompat.getDrawable
                                            (MainActivity.this,R.drawable.bt));
                    break;
                case MESSAGE_TOAST_LOST:
                    //连接失败或断掉信息
                    Toast.makeText(MainActivity.sContext,
                            msg.getData().getString(TOAST), Toast.LENGTH_SHORT)
                            .show();
                    mStartBluetoothButton.setBackground(ContextCompat.getDrawable
                                            (MainActivity.this,R.drawable.bt));
                    break;
                default:
                    break;
            }
        }
    }
    /**
     * @method onCreate 方法
     * @param savedInstanceState 用户按到 home 键，退出界面，使用
     * Bundle savedInstanceState 就可使用户再次打开应用时可恢复到原来的状态。
     */
    @Override
```

```
    protected void onCreate(Bundle savedInstanceState) {
        super.onCreate(savedInstanceState);
        setContentView(R.layout.activity_main);
    }
}
```

如程序清单 8-20 所示，在 onCreate 方法中添加第 10 至 18 行代码。

（1）第 10 至 16 行代码：绑定对应 ID 的控件。

（2）第 18 行代码：获取上下文。

程序清单 8-20

```
1.  package com. leyutek.tempmonitor;
2.  ......
3.  public class MainActivity extends Activity {
4.      ......
5.      @Override
6.      protected void onCreate(Bundle savedInstanceState) {
7.          super.onCreate(savedInstanceState);
8.          setContentView(R.layout.activity_main);
9.  
10.         mStartButton = (Button) findViewById(R.id.btn_start);
11.         mStartBluetoothButton = (Button) findViewById(R.id.btn_start_bt);
12.         mBackButton = (Button) findViewById(R.id.btn_back);
13.         mT1ValTextView = (TextView) findViewById(R.id.text_t1);
14.         mT2ValTextView = (TextView) findViewById(R.id.text_t2);
15.         mT1LeadTextView = (TextView) findViewById(R.id.text_temp1_lead);
16.         mT2LeadTextView = (TextView) findViewById(R.id.text_temp2_lead);
17.  
18.         sContext = getApplicationContext();    }
19. }
```

如程序清单 8-21 所示，添加第 12 至 19 行代码。

（1）第 13 行代码：获取本地蓝牙适配器。

（2）第 15 至 18 行代码：若本地蓝牙无效，则 Toast 提示 Bluetooth is not available，退出界面。

程序清单 8-21

```
1.  package com.leyutek.tempmonitor;
2.  ......
3.  public class MainActivity extends Activity {
4.      ......
5.  
6.      @Override
7.      protected void onCreate(Bundle savedInstanceState) {
8.          super.onCreate(savedInstanceState);
9.          ......
10.         sContext = getApplicationContext();
11.  
12.         //获取本地蓝牙设备
13.         mBluetoothAdapter = BluetoothAdapter.getDefaultAdapter();
14.  
15.         if (mBluetoothAdapter == null) {
```

```
            Toast.makeText(this, "Bluetooth is not available",
                    Toast.LENGTH_LONG).show();
            finish();
        }
    }
}
```

如程序清单 8-22 所示，添加第 16 至 53 行代码。然后，按组合键 Alt+Enter，“import android.content.Intent;”“import android.view.View;”将自动添加到 MainActivity.Java 文件中。

（1）第 17 至 23 行代码：按钮单击事件监听方法，开启 BluetoothListActivity 对话框。

（2）第 26 至 42 行代码：单击退出按钮执行方法，退出程序前需要销毁绑定的服务、动态注册的广播和耗费资源的组件（如线程、控制线程的标识）等。设置 mChatService 状态为 false，停止解包；设置监测标志位为 false，停止获取实时数据线程；关闭蓝牙服务线程，退出界面。

（3）第 45 至 54 行代码：单击开始监测按钮执行方法，主要用于开始监测，监测需要蓝牙服务类开启解包标志位，并开启线程标志位和监测消息处理标志位。判断监测标志位 mMonitorRun 是否为 false（证明此时状态不为监测，已为监测状态则不进入），若为 false，则设置蓝牙服务标志位为 true，设置监测标志位 mMonitorRun 为 true。

程序清单 8-22

```
1.  package com.szly.tempmonitor;
2.  ......
3.  public class MainActivity extends Activity {
4.      ......
5.      protected void onCreate(Bundle savedInstanceState) {
6.          super.onCreate(savedInstanceState);
7.          setContentView(R.layout.activity_main);
8.          ......
9.          if (mBluetoothAdapter == null) {
10.             Toast.makeText(this, "Bluetooth is not available",
11.                     Toast.LENGTH_LONG).show();
12.             finish();
13.
14.         }
15.
16.         //开启蓝牙按键的监听方法
17.         mStartBluetoothButton.setOnClickListener(new View.OnClickListener(){
18.             @Override
19.             public void onClick(View v) {
20.                 Intent serverIntent = new Intent(MainActivity.this,BluetoothListActivity.
                                                                                class);
21.                 startActivityForResult(serverIntent, REQUEST_CONNECT_DEVICE_SECURE);
22.             }
23.         });
24.
25.         //返回按键的监听方法
26.         mBackButton.setOnClickListener(new View.OnClickListener(){
27.             @Override
28.             public void onClick(View v) {
29.                 //停止解包
```

```
30.                 mChatService.setStatus(false);
31.                 //停止更新显示
32.                 mMonitorRun = false;
33.                 //关闭蓝牙服务
34.                 if (mChatService != null) {
35.                     mChatService.stop();
36.                 }
37.                 //停止线程
38.                 mExecutorService.shutdown();
39.                 //退出界面
40.                 finish();
41.             }
42.         });
43.
44.         //开始按键的监听方法
45.         mStartButton.setOnClickListener(new View.OnClickListener() {
46.             @Override
47.             public void onClick(View v) {
48.                 //任务只创建一次
49.                 if(!mMonitorRun) {
50.                     mChatService.setStatus(true);
51.                     mMonitorRun = true;
52.                 }
53.             }
54.         });
55.     }
56. }
```

如程序清单 8-23 所示，添加第 14 至 56 行代码。然后，在主线程中创建一个 Handler 对象 mMonitorHandler，重写 Handler 的 handleMessage 方法，用于接收子线程中发来的消息（体温数据），并更新到控件上。

（1）第 19 行代码：通过判断 msg.what 传入值，处理不同的任务。

（2）第 20 行代码：当获取的 msg.what 为 1 时，更新体温相关数据到控件。

（3）第 21 至 29 行代码：判断体温通道 1 是否导联，导联才可以显示体温值。mTemp1Lead 若为 true，则体温通道 1 导联状态文本控件显示“T1 导联”，并设置文字颜色为白色。判断体温通道 1 的体温值是否小于最大体温值，若小于，则体温通道 1 的体温值文本控件显示通道 1 的体温值；若大于，则显示“--”。

（4）第 30 至 34 行代码：若体温通道 1 的导联状态为脱落（false），则体温通道 1 的导联状态文本控件显示“T1 脱落”，并设置文字颜色为红色。此时，体温通道 1 的体温值文本控件显示“--”。

（5）第 36 至 49 行代码：体温通道 2 与体温通道 1 的显示原理相同。

程序清单 8-23

```
1.  public class MainActivity extends Activity {
2.      ……
3.      protected void onCreate(Bundle savedInstanceState) {
4.          super.onCreate(savedInstanceState);
5.          setContentView(R.layout.activity_main);
6.
```

```
        ……

        //开始按键的监听方法
        startButton.setOnClickListener(new View.OnClickListener() {
        ……
        });

        //处理实时数据消息
        mMonitorHandler = new Handler() {
            @Override
            public void handleMessage(Message msg){
                super.handleMessage(msg);
                switch (msg.what) {
                    case 1:
                        if (mTemp1Lead) {
                            mT1LeadTextView.setText(R.string.temp_lead1_on);
                       mT1LeadTextView.setTextColor(ContextCompat.getColor(MainActivity.
                                                                this,R.color.color_white));

                            if (mTemp1Data < MAX_TEMP_DATA) {
                                mT1ValTextView.setText(String.valueOf(mTemp1Data));
                            } else {
                                mT1ValTextView.setText("--");
                            }
                        } else {
                            mT1LeadTextView.setText(R.string.temp_lead1_off);
                         mT1LeadTextView.setTextColor(ContextCompat.getColor
                                                  (MainActivity.this,R.color.color_red));
                            mT1ValTextView.setText("--");
                        }

                        if (mTemp2Lead) {
                            mT2LeadTextView.setText(R.string.temp_lead2_on);
                       mT2LeadTextView.setTextColor(ContextCompat.getColor(MainActivity.
                                                                this,R.color.color_white));

                            if (mTemp2Data < MAX_TEMP_DATA) {
                                mT2ValTextView.setText(String.valueOf(mTemp2Data));
                            } else {
                                mT2ValTextView.setText("--");
                            }
                        } else {
                            mT2LeadTextView.setText(R.string.temp_lead2_off);
                            mT2ValTextView.setText("--");
                         mT2LeadTextView.setTextColor(ContextCompat.getColor
                                                  (MainActivity.this,R.color.color_red));
                        }
                        break;
                    default:
                        break;
                }
            }
```

```
        };
    }
}
```

如程序清单 8-24 所示，添加第 18 至 30 行代码。然后，按组合键 Alt+Enter，“import Java.util.concurrent.TimeUnit;”自动添加到 MainActivity.Java 文件中。

创建并执行一个在初始延迟后的定时任务，这里需要每秒获取一次体温数据。scheduleAtFixedRate(Runnable command, long initialDelay, long period, TimeUnitunit) 在延迟时间 initialDelay 后开始执行，其中 period 为周期，TimeUnitunit 为单位。

（1）第 21 至 28 行代码：判断监测标志位是否为 true，若为 true，则通过调用蓝牙服务变量中的 proParaBoardData 类中的获取体温通道 1 体温值方法、获取体温通道 2 体温值方法、获取体温通道 1 导联状态方法和获取体温通道 2 导联状态方法。然后，用 mMonitorHandler 发送信息“1”（msg.what），更新信息到体温控件。

（2）第 30 行代码：设置定时时间为 1000ms，即 1s。

程序清单 8-24

```
1.  public class MainActivity extends Activity {
2.      ……
3.      protected void onCreate(Bundle savedInstanceState) {
4.          super.onCreate(savedInstanceState);
5.          setContentView(R.layout.activity_main);
6.          ……
7.          //处理实时数据消息
8.          mMonitorHandler = new Handler() {
9.              @Override
10.             public void handleMessage(Message msg){
11.                 super.handleMessage(msg);
12.                 switch (msg.what) {
13.                     ……
14.                 }
15.             }
16.         };
17.
18.         //1s 更新显示
19.         mExecutorService.scheduleAtFixedRate(new Runnable() {
20.             @Override
21.             public void run() {
22.                 if (mMonitorRun) {
23.                     mTemp1Data = mChatService.proParaBoardData.getTemp1();
24.                     mTemp2Data = mChatService.proParaBoardData.getTemp2();
25.                     mTemp1Lead = mChatService.proParaBoardData.getTemp1Lead();
26.                     mTemp2Lead = mChatService.proParaBoardData.getTemp2Lead();
27.                     mMonitorHandler.sendEmptyMessage(1);
28.                 }
29.             }
30.         }, 0, 1000, TimeUnit.MILLISECONDS);
31.     }
32. }
```

如程序清单 8-25 所示，添加第 9 至 30 行代码。然后，按组合键 Alt+Enter，“import android.

util.Log;”自动添加到 MainActivity.Java 文件中。

重写 onStart 生命周期方法，protected void onStart()方法在 onCreate() 方法之后被调用，或在 Activity 从 Stop 状态转换为 Active 状态时被调用。这里主要用于调用 API 开启本地蓝牙。

（1）第 15 至 17 行代码：判断标志位开关是否为 true，打印 On Start。

（2）第 19 至 24 行代码：判断本地蓝牙是否打开，若未打开，需调用 API 将其打开。

（3）第 25 至 29 行代码：若已打开蓝牙适配器，则判断蓝牙服务对象是否为空。若为空，则打印 mChatService is null，并实例化蓝牙服务对象。

程序清单 8-25

```
1.  public class MainActivity extends Activity {
2.      ......
3.      protected void onCreate(Bundle savedInstanceState) {
4.          super.onCreate(savedInstanceState);
5.          setContentView(R.layout.activity_main);
6.          ......
7.          }, 0, 1000, TimeUnit.MILLISECONDS);
8.      }
9.       /**
10.      * @method Activity 执行完 onCreate 后执行 onStart
11.      */
12.     @Override
13.     public void onStart() {
14.         super.onStart();
15.         if (D) {
16.             Log.d(TAG, "On Start");
17.         }
18.         //监测蓝牙设备是否打开
19.         if (!mBluetoothAdapter.isEnabled()) {
20.             Intent enableIntent = new Intent(
21.                     BluetoothAdapter.ACTION_REQUEST_ENABLE);
22.             startActivityForResult(enableIntent, REQUEST_ENABLE_BT);
23.             //已打开，启动蓝牙服务
24.         } else {
25.             if (mChatService == null) {
26.                 Log.d(TAG, "mChatService is null");
27.
28.                 mChatService = new BluetoothService(this, mHandler);
29.             }
30.         }
31.     }
32. }
```

如程序清单 8-26 所示，添加第 11 至 49 行代码。然后，按组合键 Alt+Enter，“import android.bluetooth.BluetoothDevice;”和“import Java.util.Objects;”自动添加到 MainActivity.Java 文件中。

在 Activity 中重写 onActivityResult(int requestCode, int resultCode, Intent data)方法，可以得到传回的数据。这里需要 BluetoothListActivity 传回的蓝牙地址，以及通过 API 打开蓝牙 dialog 传回的结果码。

（1）第 22 至 30 行代码：当请求码为 REQUEST_CONNECT_DEVICE_SECURE 时，判

断结果码是否为 Activity.RESULT_OK，若为 RESULT_OK，则获取连接的蓝牙地址，再通过蓝牙地址获取蓝牙设备，最后调用蓝牙服务对象的连接方法连接蓝牙设备。

（2）第 33 至 44 行代码：当请求码为 REQUEST_ENABLE_BT 时，判断结果码是否为 RESULT_OK，若为 RESULT_OK，则实例化蓝牙服务对象；若用户不同意开启蓝牙，则打印信息 BT not enabled，并 Toast 提示 Bluetooth was not enabled. Leaving Bluetooth Chat，最后退出界面。

程序清单 8-26

```
1.  package com.leyutek.tempmonitor;
2.  ··· ···
3.  public class MainActivity extends Activity {
4.      ··· ···
5.      public void onStart() {
6.          ··· ···
7.          mChatService = new BluetoothService(this, mHandler);
8.         }
9.        }
10.   }
11.     /**
12.      * @method 蓝牙连接结果判断
13.      * @param requestCode 标识请求的来源
14.      * @param resultCode 标识返回的数据来自的 Activity
15.      * @param data BlueToothListActivity 返回的数据
16.      */
17.     @Override
18.     public void onActivityResult(int requestCode, int resultCode, Intent data) {
19.         super.onActivityResult(requestCode, resultCode, data);
20.         switch (requestCode) {
21.             //连接设备
22.             case REQUEST_CONNECT_DEVICE_SECURE:
23.                 if (resultCode == Activity.RESULT_OK) {
24.                     String address = Objects.requireNonNull(data.getExtras()).getString(
25.                             BluetoothListActivity.DEVICE_ADDRESS);
26.                     //获取此蓝牙设备
27.                     BluetoothDevice device = mBluetoothAdapter.getRemoteDevice(address);
28.                     //连接待连接蓝牙设备
29.                     mChatService.connect(device);
30.                 }
31.                 break;
32.             //打开蓝牙
33.             case REQUEST_ENABLE_BT:
34.                 if (resultCode == Activity.RESULT_OK) {
35.                     mChatService = new BluetoothService(this, mHandler);
36.                 } else {
37.                     if (D) {
38.                         Log.d(TAG, "BT not enabled");
39.                     }
40.                     //用户不允许打开蓝牙，退出界面
41.                     Toast.makeText(this, R.string.bt_not_enabled_leaving,
42.                             Toast.LENGTH_SHORT).show();
43.                     finish();
```

```
                }
                break;
            default:
                break;
        }
    }
}
```

如程序清单 8-27 所示，添加第 10 至 36 行代码。

（1）第 14 至 18 行代码：重写 onDestroy 生命周期方法，清空 Handler 队列所有消息，否则会导致 Activity 释放后仍有可能执行 Handler 消息队列的某个消息。

（2）第 24 至 36 行代码：手机返回键的执行方法，释放资源，设置蓝牙状态为 false，停止解包。停止蓝牙服务，关闭蓝牙所有线程，停止获取体温数据线程并把标志位置为 false，退出界面。

程序清单 8-27

```
1.  public class MainActivity extends Activity {
2.      ……
3.      public void onActivityResult(int requestCode, int resultCode, Intent data) {
4.          super.onActivityResult(requestCode, resultCode, data);
5.          switch (requestCode) {
6.              ……
7.          }
8.      }
9.  
10.     /**
11.      * @method Activity 销毁执行方法
12.      */
13.     @Override
14.     public void onDestroy() {
15.         super.onDestroy();
16.         mMonitorHandler.removeCallbacksAndMessages(null);
17.         mHandler.removeCallbacksAndMessages(null);
18.     }
19. 
20.     /**
21.      * @method 手机返回键执行方法
22.      */
23.     @Override
24.     public void onBackPressed() {
25.         //停止解包
26.         mChatService.setStatus(false);
27.         //关闭蓝牙服务
28.         if (mChatService != null) {
29.             mChatService.stop();
30.         }
31.         mMonitorRun = false;
32.         //停止线程
33.         mExecutorService.shutdown();
34.         //退出界面
35.         finish();
```

```
    }
}
```

最后，编译工程，下载到手机上验证运行效果是否与 8.2.4 节一致。

本 章 任 务

基于前面学习的知识及对本章代码的理解，以及第 7 章所完成的独立测量体温界面，设计一个只监测和显示体温参数的应用。

本 章 习 题

1．除了定时线程池，介绍其他三种线程池的使用方法和特点。

2．本实验采用热敏电阻法测量人体体温，除此之外，是否还有其他方法可以测量人体体温？

3．如果体温通道 1 和体温通道 2 的探头均为连接状态，体温通道 1 和体温通道 2 的体温值分别为 36.0℃和 36.2℃，按照图 B-14 定义的体温数据包应该是怎样的？

第 9 章　血压监测与显示实验

在实现体温监测的基础上，本章继续添加血压监测的底层驱动代码，并通过代码对血压数据处理过程进行详细介绍。

9.1　实验内容

了解血压数据处理过程，学习血压数据包的 PCT 通信协议以及 Android Studio 中的部分方法和命令；完善处理血压数据的底层代码；通过 Android 手机对系统进行验证。

9.2　实验原理

9.2.1　血压测量原理

血压是指血液在血管内流动时作用于血管壁单位面积的侧压力，它是推动血液在血管内流动的动力，通常所说的血压是指体循环的动脉血压。心脏泵出血液时形成的血压为收缩压，也称为高压；血液在流回心脏的过程中产生的血压为舒张压，也称为低压。收缩压与舒张压是判断人体血压正常与否的两个重要生理参数。

血压的高低不仅与心脏功能、血管阻力和血容量密切相关，而且还受年龄、季节、气候等多种因素影响。不同年龄段的血压正常范围有所不同，如正常成人安静状态下的血压范围为收缩压 90～139mmHg，舒张压 60～89mmHg；新生儿的正常范围为收缩压 70～100mmHg，舒张压 34～45mmHg。在一天中的不同时间段，人体血压也会有波动，一般正常人每日血压波动在 20～30mmHg 内，血压最高点一般出现在上午 9～10 时及下午 4～8 时，血压最低点在凌晨 1～3 时。

临床上采用的血压测量方法有两类，即直接测量法和间接测量法。直接测量法采用插管技术，通过外科手术把带压力传感器的探头插入动脉血管或静脉血管。这种方法会给病人带来痛苦，一般只用于重危病人。间接测量法又称为无创测量法，它从体外间接测量动脉血管中的压力，更多地用于临床。目前常见的无创自动血压测量方法有多种，如柯氏音法、示波法和光电法等。与其他方法相比，示波法有较强的抗干扰能力，能比较可靠地测定血压。

示波法又称为测振法，利用充气袖带阻断动脉血流，在放气过程中，袖带内气压跟随动脉内压力波动而出现脉搏波，这种脉搏波随袖带气压的减小而呈现由弱变强后再逐渐减弱的趋势，如图 9-1 所示。具体表现为：①当袖带压大于收缩压时，动脉被关闭，此时因近端脉搏的冲击，振荡波较小；②当袖带压小于收缩压时，波幅增大；③当袖带压等于平均压时，动脉壁处于去负荷状态，波幅达到最大值；④当袖带压小于平均动脉压时，波幅逐渐减小；⑤袖带压小于舒张压以后，动脉管腔在舒张期已充分扩张，管壁刚性增加，因而波幅维持较小的水平。

本实验通过袖带对人体的肱动脉加压和减压，再通过压力传感器得到袖带压力和脉搏波幅度信息，将对压力的测量转换为对电学量的测量，然后在从机上对测量的电学量进行计算，获得最终的收缩压、平均压、舒张压和脉率。其中，模块 ID 为 0x14、二级 ID 为 0x80 的血压启动测量命令包也是主机向从机发送的命令，以达到启动一次无创血压测量的目的；模块 ID 为 0x14、二级 ID 为 0x81 的血压中止测量命令包也是主机向从机发送的命令，以达到中止无创血压测量的目的；模块 ID 为 0x14、二级 ID 为 0x02 的无创血压实时数据包是由从机向主机发送的袖带压等数据；模块 ID 为 0x14、二级 ID 为 0x03 的无创血压测量结束数据包是由从机向主机发送的无创血压测量结束信息；模块 ID 为 0x14、二级 ID 为 0x04 的无创血压测量结果 1 数据包是由从机向主机发送的收缩压、舒张压和平均压；模块 ID 为 0x14、二级 ID 为 0x05 的无创血压测量结果 2 数据包是由从机向主机发送的脉率，具体可参见附录 B。通过 Android 手机（主机）向人体生理参数监测系统（从机）发送启动和中止测量命令包，Android 手机在接收到人体生理参数监测系统发送的无创血压实时数据包、无创血压测量结束数据包、无创血压测量结果 1 数据包、无创血压测量结果 2 数据包后，通过 App 实时显示实时袖带压、收缩压、平均压、舒张压和脉率。

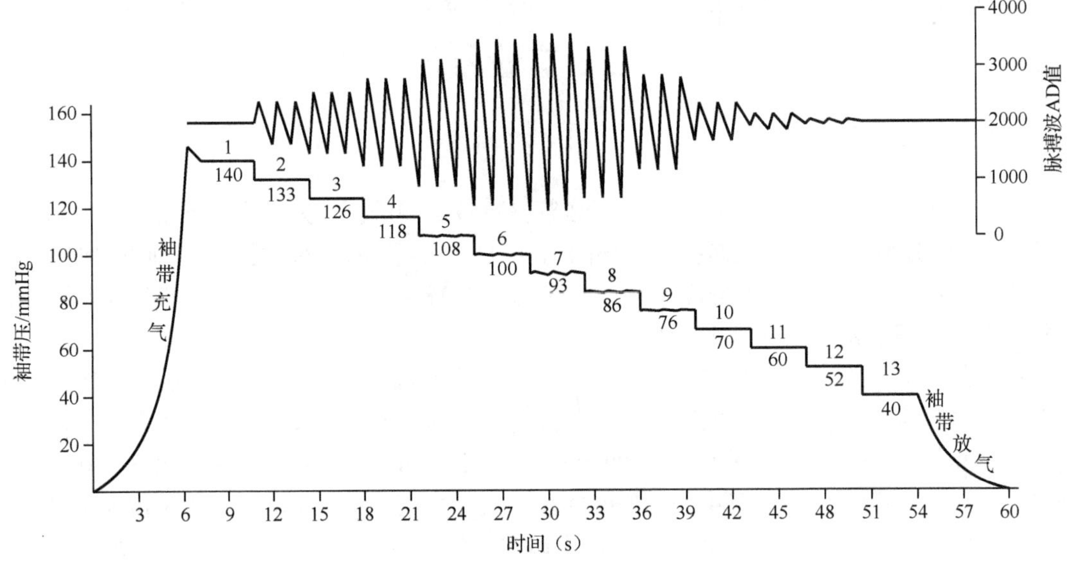

图 9-1　测振法原理图

9.2.2　设计框图

血压监测与显示应用的设计框图如图 9-2 所示：

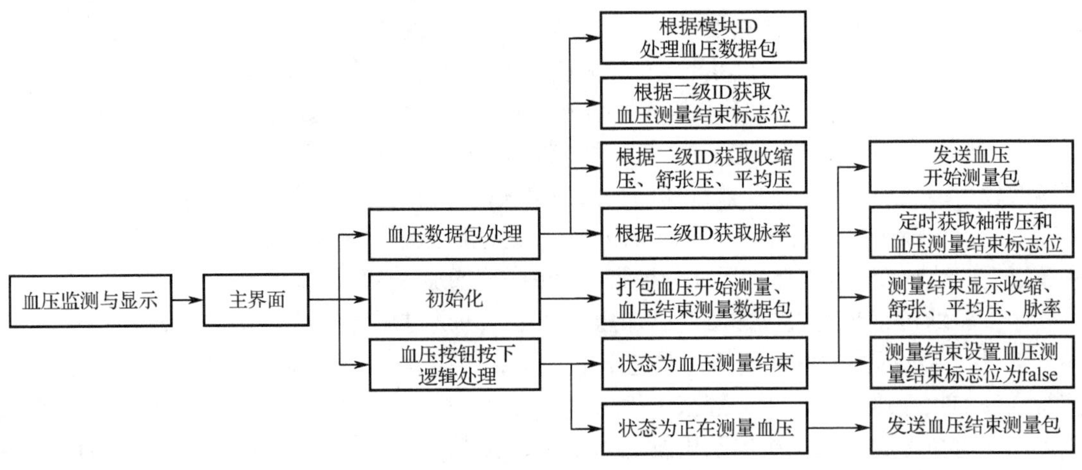

图 9-2　血压监测与显示应用设计框图

9.2.3　血压测量应用程序运行效果

将本书配套资料包中的“03.Android 手机应用程序 apk”文件夹中的 NIBPMonitor.apk 安装在 Android 手机上，完成后打开软件，单击 bt 按钮，连接到人体生理参数监测系统硬件平台。然后，将人体生理参数监测系统硬件平台设置为输出血压数据，单击 start 按钮，开始监测。最后单击按钮，即可看到动态变化的袖带压，以及最终的收缩压、舒张压、平均压和脉率，如图 9-3 所示。由于血压测量应用程序已经包含了体温监测与显示功能，因此，如果人体生理参数监测系统硬件平台处于“五参演示”模式，则可以同时看到动态的体温和血压参数。

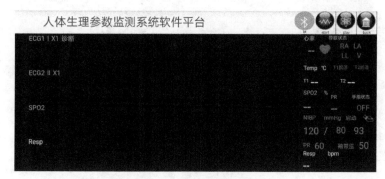

图 9-3　血压测量效果图

9.3　实验步骤

步骤 1：复制基准工程

首先，将本书配套资料包中的“Material\06.NIBPMonitor\NIBPMonitor”文件夹复制到“D:\AndroidStudioTest”目录下，然后在 Android Studio 中打开 NIBPMonitor 工程。实际上，已经打开的 NIBPMonitor 工程是第 8 章已完成的，所以也可以基于第 8 章完成的 TempMonitor 工程开展本实验。

步骤 2：完善 ProParaBoardData.Java 文件

在 ProParaBoardData.Java 文件中，如程序清单 9-1 所示，添加第 15 至 27 行代码。

（1）第 18 至 22 行代码：定义血压参数变量，分别表示袖带压、收缩压、舒张压、平均压和脉率。

（2）第 27 行代码：定义血压测量结束标志位。

程序清单 9-1

```
1.   package com.leyutek.nibpmonitor.tool;
2.
3.   /**
4.    * @author SZLY(COPYRIGHT 2018 - 2020 SZLY. All rights reserved.)
5.    * @abstract 处理接收解包后的数据
6.    * @version V1.0.0
7.    * @date 2020/09/01
8.    */
9.   public class ProParaBoardData extends PackUnpack{
10.
11.      ……
```

```
    private boolean mTemp1Lead;
    private boolean mTemp2Lead;

    /**
     * 血压参数 袖带压、收缩压、舒张压、平均压和脉率
     */
    private int mNIBPCuffPres;
    private int mNIBPSysPres;
    private int mNIBPDiaPres;
    private int mNIBPMapPres;
    private int mNIBPPulseRate;

    /**
     * 血压测量结束标志位
     */
    private boolean mNIBPEnd;

    ……
}
```

在 ProParaBoardData.Java 文件中，如程序清单 9-2 所示，添加第 10 至 16 行代码。在 ProParaBoardData 构造方法中，初始化程序清单 9-1 中定义的各个变量。

程序清单 9-2

```
1.  public class ProParaBoardData extends PackUnpack {
2.      ……
3.      public ProParaBoardData() {
4.          //体温参数初始化
5.          mTemp1 = 0;
6.          mTemp2 = 0;
7.          mTemp1Lead = false;
8.          mTemp2Lead = false;
9.
10.         //血压参数初始化
11.         mNIBPCuffPres = 0;
12.         mNIBPSysPres = 0;
13.         mNIBPDiaPres = 0;
14.         mNIBPMapPres = 0;
15.         mNIBPPulseRate = 0;
16.         mNIBPEnd = false;
17.     }
18.     ……
19. }
```

在 ProParaBoardData.Java 文件中，如程序清单 9-3 所示，添加第 11 至 65 行代码。

（1）第 11 至 17 行代码：获取袖带压值。

（2）第 19 至 25 行代码：获取收缩压值。

（3）第 27 至 33 行代码：获取舒张压值。

（4）第 35 至 41 行代码：获取平均压值。

（5）第 43 至 49 行代码：获取脉率值。

（6）第 51 至 57 行代码：获取血压测量结束标志位。

（7）第59至65行代码：设置血压测量结束标志位。

程序清单 9-3

```
public class ProParaBoardData extends PackUnpack {
    ……
    public float getTemp1() {
        return (mTemp1);
    }
    ……
    public float getTemp2() {
        return (mTemp2);
    }

    /**
     * @method 获取袖带压
     * @return 袖带压
     */
    public int getNIBPCuffPres() {
        return (mNIBPCuffPres);
    }

    /**
     * @method 获取收缩压
     * @return 收缩压
     */
    public int getNIBPSysPres() {
        return (mNIBPSysPres);
    }

    /**
     * @method 获取舒张压
     * @return 舒张压
     */
    public int getNIBPDiaPres() {
        return (mNIBPDiaPres);
    }

    /**
     * @method 获取平均压
     * @return 平均压
     */
    public int getNIBPMapPres() {
        return (mNIBPMapPres);
    }

    /**
     * @method 获取脉率
     * @return 脉率
     */
    public int getNIBPPulseRate() {
        return (mNIBPPulseRate);
    }
```

```

    /**
     * @method 获取血压测量结束标志位
     * @return 血压测量结束标志位
     */
    public boolean isNIBPEnd() {
        return mNIBPEnd;
    }

    /**
     * @method 设置血压测量标志位
     * @param isNIBPEnd 结束测量标志位
     */
    public void setIsNIBPEnd(boolean isNIBPEnd) {
        this.mNIBPEnd = isNIBPEnd;
    }
    ……
}
```

在 ProParaBoardData.Java 文件中，如程序清单 9-4 所示，添加第 7 至 68 行代码。

（1）第 7 至 13 行代码：根据 PCT 通信协议，处理已解包的袖带压数据包。

（2）第 15 至 26 行代码：处理已解包的血压测量结束标志位。

（3）第 28 至 36 行代码：处理收缩压、舒张压、平均压。

（4）第 38 至 45 行代码：处理脉率。

（5）第 47 至 68 行代码：根据血压包的二级 ID，调用相对应的处理方法。

程序清单 9-4

```
1.  public class ProParaBoardData extends PackUnpack {
2.      ……
3.      private void proTempData(int[] unpacked) {
4.          ……
5.      }
6.
7.      /**
8.       * @method 处理袖带压数据包
9.       * @param unpacked 已解包的袖带压数据包
10.      */
11.     private void proNIBPCuffPres(int[] unpacked) {
12.         mNIBPCuffPres = (unpacked[2] << 8) | unpacked[3];
13.     }
14.
15.     /**
16.      * @method 处理血压测量结束标志位
17.      * @param unpacked 血压测量结束包
18.      */
19.     private void proNIBPEnd(int[] unpacked) {
20.         int data;
21.         data = unpacked[3];
22.
23.         if (data != 0) {
24.             mNIBPEnd = true;
```

```
            }
        }

        /**
         * @method 处理无创血压测量结果 1 包
         * @param unpacked 无创血压测量结果 1 包
         */
        private void proNIBPRslt1(int[] unpacked) {
            mNIBPSysPres = (unpacked[2] << 8) | unpacked[3];
            mNIBPDiaPres = (unpacked[4] << 8) | unpacked[5];
            mNIBPMapPres = (unpacked[6] << 8) | unpacked[7];
        }

        /**
         * @method 处理无创血压测量结果 2 包
         * @param unpacked 无创血压测量结果 2 包
         */
        private void proNIBPRslt2(int[] unpacked) {
            mNIBPPulseRate = (unpacked[2] << 8) | unpacked[3];
            mNIBPEnd = true;
        }

        /**
         * @method 根据血压二级 ID 处理血压数据
         * @param unpacked 已解包的血压数据包
         */
        private void proNIBPPara(int[] unpacked) {
            switch (unpacked[1]) {
                case DAT_NIBP_CUFPRE:
                    proNIBPCuffPres(unpacked);
                    break;
                case DAT_NIBP_END:
                    proNIBPEnd(unpacked);
                    break;
                case DAT_NIBP_RSLT1:
                    proNIBPRslt1(unpacked);
                    break;
                case DAT_NIBP_RSLT2:
                    proNIBPRslt2(unpacked);
                    break;
                default:
                    break;
            }
        }
        ......
}
```

如程序清单 9-5 所示，在 proAllPara 方法内添加第 10 至 12 行代码。判断数据包的模块 ID 是否为血压包（0x14），调用血压二级 ID 处理数据方法。

程序清单 9-5

```
1.  public class ProParaBoardData extends PackUnpack {
2.      ......
```

```
    public void proAllPara(int[] unpacked) {
        int recModID = unpacked[0];

        switch (recModID) {
            case MODULE_TEMP:
                proTempData(unpacked);
                break;
            case MODULE_NIBP:
                proNIBPPara(unpacked);
                break;
            default:
                break;
        }
    }
}
```

步骤 3：完善 strings.xml 文件

如程序清单 9-6 所示，在原有的 strings.xml 文件基础上，添加第 6 至 8 行代码。定义工程界面布局所用到的血压字符串常量。为了减小安卓应用的大小，降低数据冗余，将应用中使用的文字定义在 strings.xml 中，在每次使用到的地方通过 Resources 类引用该文字即可。

程序清单 9-6

```
1.  <resources>
2.      <string name="app_name">NIBPMonitor</string>
3.      ……
4.      <string name="temp_lead2_on">T2 导联</string>
5.      <string name="temp_lead2_off">T2 脱落</string>
6.      <string name="nbp_start_mea">启动</string>
7.      <string name="nbp_cuff_pressure">袖带压</string>
8.      <string name="none_string">--</string>
9.  </resources>
```

步骤 4：完善 MainActivity.Java 文件

1. 添加控件定义

如程序清单 9-7 所示，在 MainActivity.Java 中添加第 7 至 12 行代码。

（1）第 7 至 11 行代码：定义文本控件，用来显示血压参数。

（2）第 12 行代码：定义开始或结束测量血压按钮。

程序清单 9-7

```
1.  public class MainActivity extends Activity {
2.    public static final String DEVICE_NAME = "device_name";
3.    ……
4.    private TextView mT1LeadTextView;
5.    private TextView mT2LeadTextView;
6.
7.    private TextView mNIBPPRText;
8.    private TextView mNIBPCPText;
9.    private TextView mNIBPSysPresText;
10.   private TextView mNIBPDiaPresText;
11.   private TextView mNIBPMapPresText;
12.   private Button mNIBPStartButton;
13.
```

```
    private BluetoothService mChatService;
    private BluetoothAdapter mBluetoothAdapter;
    ……
}
```

2. 添加血压参数变量定义

如程序清单 9-8 所示，添加第 11 至 29 行代码。此时，PackUnpack 呈红色，按组合键 Alt+Enter，"import com.leyutek.nibpmonitor.tool.PackUnpack;"自动添加到 MainActivity.Java 文件中。

（1）第 14 至 18 行代码：定义血压参数变量：袖带压、脉率、收缩压、舒张压和平均压。

（2）第 20 至 22 行代码：定义获取血压参数的线程标志位、血压开始测量标志位、血压结束测量标志位，并初始化为 false。

（3）第 27 至 29 行代码：定义血压开始测量和停止测量命令包，定义打包解包类变量。

程序清单 9-8

```
1.  public class MainActivity extends Activity {
2.      ……
3.      /**
4.       * 体温数据参数
5.       */
6.      private float mTemp1Data;
7.      private float mTemp2Data;
8.      private boolean mTemp1Lead = false;
9.      private boolean mTemp2Lead = false;
10.
11.     /**
12.      * 血压数据参数
13.      */
14.     private int mNIBPCuffPres;
15.     private int mNIBPPulseRate;
16.     private int mNIBPSysPres;
17.     private int mNIBPDiaPres;
18.     private int mNIBPMapPres;
19.
20.     private boolean mNIBPRun = false;
21.     private boolean mNIBPStartMeas = false;
22.     private boolean mNIBPEndSts = false;
23.
24.     /**
25.      * 血压开始测量和停止测量命令包
26.      */
27.     private byte[] mNIBPStartCmd;
28.     private byte[] mNIBPStopCmd;
29.     private PackUnpack mPackUnpack;
30.
31.     /**
32.     * 建立线程池，核心任务 7 个
33.     */
34.     private ScheduledExecutorService mExecutorService = new ScheduledThreadPoolExecutor(7);
35.     ……
36. }
```

3. 添加 initNIBPCmd ()方法实现

如程序清单 9-9 所示，添加第 7 至 38 行代码。

（1）第 11 至 13 行代码：定义一个长度为 10 的数组，由表 B-20 可知，血压启动测量包的模块 ID 为 0x14，二级 ID 为 0x80。初始化 cmdBuffer[0]为 0x14，cmdBuffer[1]为 0x80。

（2）第 16 至 21 行代码：使用打包方法 packData 打包 cmdBuffer，将 cmdBuffer 转换为 byte 型数据后再存储到 mNIBPStartCmd。

（3）第 23 至 33 行代码：由表 B-20 可知，血压结束测量包的模块 ID 为 0x14，二级 ID 为 0x81。同样，使用打包方法 packData 打包 cmdBuffer，将 cmdBuffer 转化为 byte 型数据后再存储到 mNIBPStopCmd。

程序清单 9-9

```
1.   public class MainActivity extends Activity {
2.       ……
3.       Private class BlueToothHandler extends Handler{
4.           ……
5.       }
6.
7.       /**
8.        * @method 初始化血压启动停止测量命令包
9.        */
10.      private void initNIBPCmd(){
11.          int[] cmdBuffer = new int[10] ;
12.          cmdBuffer[0] = 0x14;
13.          cmdBuffer[1] = 0x80;
14.
15.          try {
16.              mPackUnpack.packData(cmdBuffer);
17.              mNIBPStartCmd = new byte[cmdBuffer.length];
18.
19.              for (int i = 0; i < cmdBuffer.length; i++) {
20.                  mNIBPStartCmd[i] = (byte)cmdBuffer[i];
21.              }
22.
23.              cmdBuffer = new int[10];
24.              cmdBuffer[0] = 0x14;
25.              cmdBuffer[1] = 0x81;
26.
27.              mPackUnpack.packData(cmdBuffer);
28.
29.              mNIBPStopCmd = new byte[cmdBuffer.length];
30.
31.              for (int i = 0; i < cmdBuffer.length; i++) {
32.                  mNIBPStopCmd[i] = (byte)cmdBuffer[i];
33.              }
34.          } catch (Exception e) {
35.              Log.e(TAG, "packSuccess: ", e);
36.          }
37.      }
38.
39.      protected void onCreate(Bundle savedInstanceState) {
```

```
        super.onCreate(savedInstanceState);
        ……
    }
    ……
}
```

4. 添加控件绑定和类的实例化

如程序清单 9-10 所示，在 onCreate 方法中添加第 13 至 18 行代码，绑定血压的显示控件。

程序清单 9-10

```
1.  /**
2.   * @method onCreate 方法
3.   * @param savedInstanceState 用户按到 home 键，退出了界面，使用
4.   * Bundle savedInstanceState 就可使用户再次打开应用时恢复到原来的状态。
5.   */
6.  @Override
7.  protected void onCreate(Bundle savedInstanceState) {
8.      super.onCreate(savedInstanceState);
9.      ……
10.     mT1LeadTextView = (TextView) findViewById(R.id.text_temp1_lead);
11.     mT2LeadTextView = (TextView) findViewById(R.id.text_temp2_lead);
12.
13.     mNIBPStartButton = findViewById(R.id.btn_nibp_start);
14.     mNIBPSysPresText = findViewById(R.id.text_sys);
15.     mNIBPMapPresText = findViewById(R.id.text_map);
16.     mNIBPDiaPresText = findViewById(R.id.text_dia);
17.     mNIBPCPText = findViewById( R.id.text_cp);
18.     mNIBPPRText = findViewById(R.id.text_nibp_pr);;
19.
20.     sContext = getApplicationContext();
21.     ……
22. }
```

如程序清单 9-11 所示，添加第 8 行代码，实例化打包解包类。

程序清单 9-11

```
1.  protected void onCreate(Bundle savedInstanceState) {
2.      super.onCreate(savedInstanceState);
3.      ……
4.      if (mBluetoothAdapter == null) {
5.          ……
6.      }
7.
8.       mPackUnpack = new PackUnpack();
9.
10.     //开启蓝牙按键的监听方法
11.     startBluetoothButton.setOnClickListener(new View.OnClickListener(){
12.         ……
13.         }
14.     });
15. }
```

5. 添加 initNIBPCmd ()方法调用

如程序清单 9-12 所示，添加第 5 行代码。在 onCreate()方法中，初始化开始测量血压和结束测量血压命令的数据包。

程序清单 9-12

```
1.  protected void onCreate(Bundle savedInstanceState) {
2.      super.onCreate(savedInstanceState);
3.      ……
4.      mPackUnpack = new PackUnPack();
5.      initNIBPCmd(); //初始化启动停止测量血压命令包
6.  
7.      //开启蓝牙按键的监听方法
8.      startBluetoothButton.setOnClickListener(new View.OnClickListener(){
9.          ……
10.     });
11. }
```

6. 添加测量血压按键的监听方法

如程序清单 9-13 所示，添加第 9 至 49 行代码。

（1）第 10 行代码：实现开始测量血压按钮的单击事件监听。

（2）第 14 至 17 行代码：单击测量血压按钮时，都将血压参数控件显示为“--”。

（3）第 20 至 22 行代码：每次单击该测量按钮，在开始测量与停止测量之间进行状态切换，是由标志位 mNIBPStartMeas 来判断的。若血压状态不是正在测量，需要单击按钮向人体生理参数监测系统发送开始测量血压的命令才能启动血压测量。

（4）第 24 至 40 行代码：若首次单击血压按钮，则为开始测量状态。需定义一个线程，每 500ms 获取袖带压、脉率、收缩压、舒张压、平均压和结束测量标志位信息，并发送消息更新显示。最后设置线程标志位为 true，再次单击测量血压按钮时不会再定义线程。

（5）第 41 行代码：设置血压测量标志位为 true，表明正在测量血压，此状态下单击血压按钮将执行结束测量血压。

（6）第 44 至 46 行代码：设置血压测量标志位为 false，向下位机发送停止测量血压命令。

程序清单 9-13

```
1.  protected void onCreate(Bundle savedInstanceState) {
2.      super.onCreate(savedInstanceState);
3.      ……
4.      //开始按键的监听方法
5.      mStartButton.setOnClickListener(new View.OnClickListener() {
6.          ……
7.      });
8.  
9.      //开始测量血压按键的监听方法
10.     mNIBPStartButton.setOnClickListener(new View.OnClickListener() {
11.         @Override
12.         public void onClick(View v) {
13.             //开始和结束测量都要让血压参数显示为"--"
14.             mNIBPPRText.setText("--");
15.             mNIBPSysPresText.setText("--");
16.             mNIBPMapPresText.setText("--");
17.             mNIBPDiaPresText.setText("--");
```

```

                //标志位为开始测量
                if(!mNIBPStartMeas) {
                    //发送血压测量命令
                    mChatService.write(mNIBPStartCmd);
                    //这个任务只开启 1 次
                    if(!mNIBPRun) {
                        mChatService.setStatus(true);
                        //500ms 任务：获取血压信息
                        mExecutorService.scheduleAtFixedRate(new Runnable() {
                            @Override
                            public void run() {
                                mNIBPCuffPres = mChatService.proParaBoardData.getNIBPCuffPres();
                                mNIBPPulseRate = mChatService.proParaBoardData.
                                                                        getNIBPPulseRate();
                                mNIBPSysPres = mChatService.proParaBoardData.getNIBPSysPres();
                                mNIBPDiaPres = mChatService.proParaBoardData.getNIBPDiaPres();
                                mNIBPMapPres = mChatService.proParaBoardData.getNIBPMapPres();
                                mNIBPEndSts = mChatService.proParaBoardData.isNIBPEnd();
                                mMonitorHandler.sendEmptyMessage(2);
                            }
                        }, 0, 500, TimeUnit.MILLISECONDS);
                        mNIBPRun = true;
                    }
                    mNIBPStartMeas = true;
                } else {
                    //停止测量
                    mNIBPStartMeas = false;
                    //发送血压结束测量命令
                    mChatService.write(mNIBPStopCmd);
                }
            }
        });

        //处理实时数据消息
        mMonitorHandler = new Handler() {
            ……
        };
}
```

7. 添加血压参数显示

如程序清单 9-14 所示，在 mMonitorHandler 内添加第 13 至 27 行代码。

（1）第 16 行代码：显示袖带压的实时值。

（2）第 18 行代码：判断血压测量是否结束，结束才显示收缩压和脉率等信息。

（3）第 19 至 22 行代码：显示血压参数的测量值。

（4）第 23 至 25 行代码：将血压测量结束标志位设为 false，开始血压测量标志位设为 false。

程序清单 9-14

```
1.  protected void onCreate(Bundle savedInstanceState) {
2.      super.onCreate(savedInstanceState);
3.      ……
```

```
    //处理实时数据消息
    mMonitorHandler = new Handler() {
        @Override
        public void handleMessage(Message msg){
            super.handleMessage(msg);
            switch (msg.what) {
                case 1:
                    ……
                    break;
                //处理血压数据
                case 2:
                    //袖带压实时显示
                    mNIBPCPText.setText(String.valueOf(mNIBPCuffPres));
                    //当测量结束才显示收缩压和脉率等信息
                    if(mNIBPEndSts){
                        mNIBPSysPresText.setText(String.valueOf(mNIBPSysPres));
                        mNIBPMapPresText.setText(String.valueOf(mNIBPMapPres));
                        mNIBPDiaPresText.setText(String.valueOf(mNIBPDiaPres));
                        mNIBPPRText.setText(String.valueOf(mNIBPPulseRate));
                        mChatService.proParaBoardData.setIsNIBPEnd(false);
                        mNIBPStartMeas = false;
                        mNIBPEndSts = false;
                    }
                    break;
                default:
                    break;
            }
        }
    };
    ……
}
```

最后，编译工程，并下载到手机上验证运行效果是否与 9.2.3 节一致。

本 章 任 务

基于前面学习的知识及时对本章代码的理解，以及第 7 章已完成的独立测量血压界面，设计一个只监测和显示血压参数的应用。

本 章 习 题

1. 正常成人收缩压和舒张压的范围是多少？正常新生儿收缩压和舒张压的范围是多少？
2. 测量血压主要有哪几种方法？
3. 完整的无创血压启动测量命令包和无创血压中止测量命令包分别是什么？

第 10 章　呼吸监测与显示实验

在实现体温与血压监测的基础上，本章继续添加呼吸监测的底层驱动代码，并通过代码对呼吸数据处理过程进行详细介绍。

10.1　实验内容

了解呼吸数据处理过程，学习呼吸数据包的 PCT 通信协议以及 Android Studio 中的部分方法和命令，以及如何通过 Android Studio 画呼吸波形图；完善处理呼吸数据的底层代码；通过 Android 手机对系统进行验证。

10.2　实验原理

10.2.1　呼吸测量原理

呼吸是人体得到氧气输出二氧化碳，调节酸碱平衡的一个新陈代谢过程，这个过程通过呼吸系统完成。呼吸系统由肺、呼吸肌（尤其是膈肌和肋间肌），以及将气体带入和带出肺的器官组成。呼吸监测技术主要监测肺部的气体交换状态或呼吸肌的效率。典型的呼吸监测参数包括呼吸率、呼气末二氧化碳分压、呼气容量及气道压力。呼吸监测仪多以风叶作为监控呼吸容量的传感器，呼吸气流推动风叶转动，用红外线发射和接收元件探测风叶转速，经电子系统处理后显示潮气量和分钟通气量。气道压力检测利用放置在气道中的压电传感器进行检测。这些检测需要在病人通过呼吸管道进行呼吸时才能测得。呼气末二氧化碳分压的监测也需要在呼吸管道中进行，而呼吸率的监测不必受此限制。

对呼吸率的测量一般并不需要测量其全部参数，只要求测量呼吸率。呼吸率指单位时间内呼吸的次数，单位为次/min。平静呼吸时新生儿为 60～70 次/min，成人为 12～18 次/ min。呼吸率在监测中主要有热敏式和阻抗式两种测量方法。

热敏式呼吸测量是将热敏电阻放在鼻孔处，呼吸气流与热敏电阻发生热交换，会改变热敏电阻的阻值。当鼻孔气流周期性地流过热敏电阻时，热敏电阻阻值也周期性地改变。根据这一原理，将热敏电阻接在惠斯通电桥的一个桥臂上，就可以得到周期性变化的电压信号，电压周期就是呼吸周期。因此，经过放大处理后就可以得到呼吸率。

阻抗式呼吸测量是目前呼吸设备中应用最为广泛的一种方法，主要利用人体某部分阻抗的变化来测量某些参数，以此帮助监测及诊断。由于该方法具有无创、安全、简单、廉价且不会对病人产生任何副作用等优点，故得到了广泛的应用与发展。

本实验采用阻抗式呼吸测量法，实现了在一定范围内对呼吸的精确测量及呼吸波的实时监测。其中，模块 ID 为 0x11、二级 ID 为 0x02 的呼吸波形数据包是由从机向主机发送的呼吸波形，模块 ID 为 0x11、二级 ID 为 0x03 的呼吸率数据包是由从机向主机发送的呼吸率，具体可参见附录 B。Android 手机（主机）在接收到人体生理参数监测系统（从机）发送的呼吸波形数据包和呼吸率数据包后，通过 App 实时显示呼吸波和呼吸率。

10.2.2　设计框图

呼吸监测与显示应用的设计框图如图 10-1 所示：

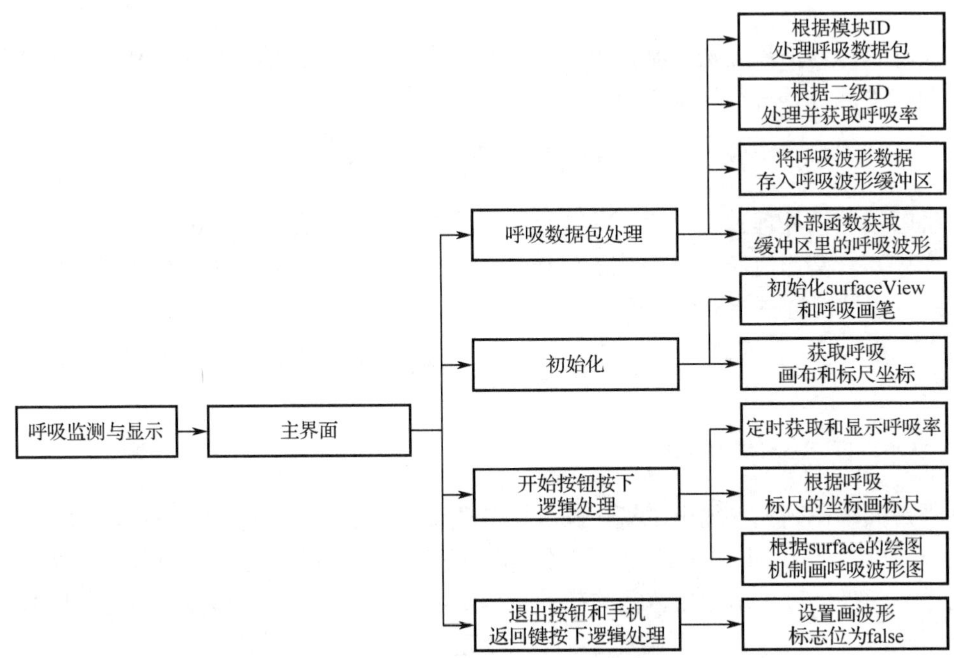

图 10-1　呼吸监测与显示应用的设计框图

10.2.3　呼吸监测相关知识点说明

1．SurfaceView 的使用原理

SurfaceView 是视图（View）的子类，该视图内嵌了一个专门用来绘制图形等的 Surface。可以通过 SurfaceHolder 接口访问这个 Surface，该接口包含了 SurfaceView 中 Surface 的创建、变化和销毁时的回调方法，使用绘图方法 LockCanvas() 和 unLockCanvasAndPost()。

Surface、SurfaceView、SurfaceHolder 三者之间的关系实质上就是 MVC，SurfaceModel 是 Model（数据模型），SurfaceView 是 View（视图），SurfaceHolder 可以理解为 Controller（控制器）。

SurfaceView 的核心在于开启一个子线程来对界面进行刷新，一个子线程独立地在 Surface 上面绘制，当需要将绘制的内容展示到主窗口时，post 一个消息给主线程进行展示，即实现了双缓冲机制。

使用 SurfaceView 需经过 3 步：创建 SurfaceView 对象，初始化 SurfaceHolder 对象并注册 SurfaceHolder 的回调方法，在子线程中开始在 Surface 上面绘制图形具体操作如下。

（1）首先获取到 SurfaceView 对应的 SurfaceHolder，然后给 SurfaceHolder 添加一个 SurfaceHolder.callback 对象，里面包含 Surface 创建、更改、销毁时的回调方法。

（2）创建绘制子线程对象。

（3）在绘制子线程中，开始在 Surface 上面绘制图形，因为 SurfaceView 没有对用户暴露 Surface，而只是暴露了 SurfaceHolder 接口，所以需使用 SurfaceHolder 的 lockCanvas() 方法获取 Surface 上面指定区域的 Canvas，在该 Canvas 上绘制图形，绘制结束后，使用 SurfaceHolder 的 unlockCanvasAndPost() 方法解锁 Canvas，并让 UI 线程将 Surface 上面的内容绘制到主窗口。下面用一段简单的代码来说明 SurfaceView 的使用框架。

```
SurfaceView surfaceView = findViewById(R.id.sfv_wave_layout);    //创建 SurfaceView 对象
SurfaceHolder mSurfaceHolder = surfaceView.getHolder();          //初始化 SurfaceHolder
//注册 SurfaceHolder 的回调方法
mSurfaceHolder.addCallback(new SurfaceHolder.Callback() {
@Override
      public void surfaceCreated(SurfaceHolder holder) {
        // Surface 第一次创建后会立即调用该方法。可以在该方法中做些和绘制界面相关的初始化工作，
                                                        但不要在这个方法中绘制 Surface。
      }

     @Override
     public void surfaceChanged(SurfaceHolder holder, int format, int width, int height) {
     //当 Surface 的状态（大小和格式）发生变化时会调用该方法，如横竖屏切换，在 surfaceCreated 调
                                                        用后该方法至少会被调用一次
     }

    @Override
public void surfaceDestroyed(SurfaceHolder holder) {
//在 Surface 被摧毁前会调用该方法，该方法被调用后便不能继续使用 Surface，一般在该方法中清理使用
                                                        的资源，如停止子线程绘制 surface
     }
  });

mExecutorService.scheduleAtFixedRate(new Runnable() {   //子线程内画波形
  @Override
   public void run() {
Canvas canvas = holder.lockCanvas(Rect);                //锁住该区域画布
   if (canvas == null) {
      return;
   }
  Canvas.drawLine();                                    //绘制
holder.unlockCanvasAndPost(canvas);                     //释放画布，更新显示
   }
},0, 8, TimeUnit.MILLISECONDS);
```

2. LinkedList

LinkedList 是一种基于双向链表实现的有序序列，可以在任意位置进行高效的插入和移除操作。

List. poll(); 获取并移除队列头部元素，如果队列为空，则返回 null。

List.offer(E e); 将对象 e 插入队列尾部，如果成功，返回 true；失败（没有空间）则返回 false。

List.clear(); 将队列元素全部清空。

LinkedList 的使用示例如下：

```
//定义 Integer 类的 LinkedList 对象
private final LinkedList<Integer> respWaveBuf = new LinkedList<>();
```

```
if (!respWaveBuf.isEmpty()) {
    return (respWaveBuf.poll());        //获取并移除呼吸缓冲区头部元素
}
respWaveBuf.offer(respData);            //将呼吸波形插入呼吸缓冲区尾部
```

3. LinkedList 与 ArrayList 的区别

- LinkedList 与 ArrayList 在性能上各有优缺点，也都有各自适用的地方，总结如下。
- ArrayList 是实现了基于数组的数据结构，LinkedList 是基于链表的数据结构。

ArrayList 的增删效率低，但是改查效率高。LinkedList 则相反，增删只需要修改链表节点指针，效率较高；而改查需要先定位到目标节点，效率较低。

4. View 与 SurfaceView 的区别

SurfaceView 是在一个新开启的子线程中重新绘制画面，而 View 必须在 UI 的主线程中更新画面。在 UI 的主线程中如果更新画面的时间过长，那么 UI 主线程会被正在画的方法阻塞，将无法响应按键、触屏等消息。二者的区别列表表 10-1 中。

表 10-1　View 与 SurfaceView 的区别

View	SurfaceView
适用于主动更新	适用于被动更新的情况，如频繁刷新界面
View 必须在 UI 主线程中更新	surfaceView 开启一个子线程来对界面进行刷新
绘图时没有实现双缓冲机制	在底层机制中就实现了双缓冲机制

5. SurfaceView 的双缓冲和清屏

双缓冲是指在内存区域里有一个缓冲区域与界面图片对应，当界面准备发生变化时，先在缓冲区域中把界面改变后的内容画好，然后一次性把它显示出来，这样既没有闪烁感，显示效率也更高。

SurfaceView 有两个缓冲：front buffer 和 back buffer。这两个 buffer 是交替显示到界面上的，即当前看到的是 front buffer 的内容，如果此时界面发生变化，那么 back buffer 就会在原来的基础上把内容画好，然后 front buffer 与 back buffer 交换位置。由于存在两个 buffer，如果每次都把所有内容重新画一遍是不会有什么问题的，但如果每次画的内容只是一部分，那么就会一部分、一部分地交替显示，因此每次绘制之前需要先清屏，然后再全部重新画。

本工程使用 SufaceView 绘制波形，并不是锁住整个画布区域，而是仅锁住一小部分区域，因为 SurfaceView 第一帧和第二帧是全屏更新的，并不仅是锁住的那一小部分区域，所以不要在第一帧和第二帧画波形或标尺。

10.2.4　呼吸监测与显示应用程序运行效果

将本书配套资料包“03.Android 手机应用程序 apk”文件夹中的 RespMonitor.apk 安装在 Android 手机上，打开软件，单击 bt 按钮，连接到人体生理参数监测系统硬件平台。然后，将人体生理参数监测系统硬件平台设置为输出呼吸数据，单击 start 按钮开始监测，即可看到动态显示的呼吸波形及呼吸率，如图 10-2 所示。由于呼吸监测与显示应用程序已经包含了体温和血压监测与显示功能，因此，如果人体生理参数监测系统硬件平台处于五参演示模式，则可以同时看到动态的体温、血压和呼吸参数。

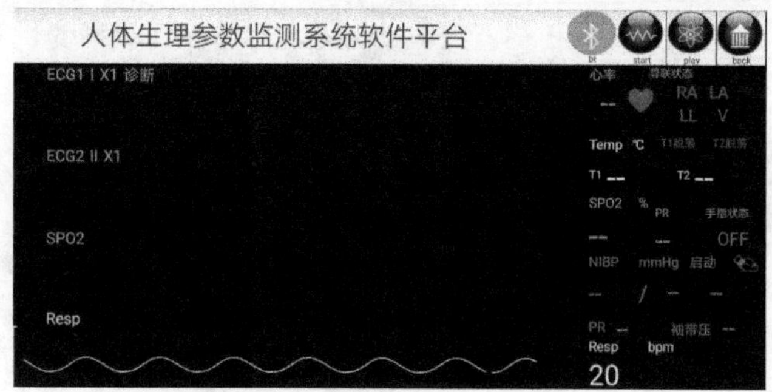

图 10-2　呼吸监测与显示效果图

10.3　实验步骤

步骤 1：复制基准工程

首先，将本书配套资料包中的“Material\07.RespMonitor\RespMonitor”文件夹复制到“D:\AndroidStudioTest”目录下，然后在 Android Studio 中打开 RespMonitor 工程。实际上，已经打开的 RespMonitor 工程是第 9 章已完成的工程，所以也可以基于第 9 章完成的 NIBPMonitor 工程开展本实验。

步骤 2：完善 ProParaBoardData.Java 文件

在 ProParaBoardData.Java 文件中，如程序清单 10-1 所示，添加第 14 至 18 行代码。此时，LinkedList 呈红色，按组合键 Alt+Enter，“import Java.util.LinkedList;”自动添加到 ProParaBoardData.Java 文件中。

（1）第 17 行代码：定义一个呼吸率变量 mRespRate。

（2）第 18 行代码：定义一个呼吸波形数据缓冲区 mRespWaveBuf，可存储呼吸波形数据或提取呼吸波形数据。

程序清单 10-1

```
1.  /**
2.   * @author SZLY(COPYRIGHT 2018 - 2020 SZLY. All rights reserved.)
3.   * @abstract 处理接收解包后的数据
4.   * @version V1.0.0
5.   * @date 2020/09/01
6.   */
7.  public class ProParaBoardData extends PackUnpack{
8.      ......
9.      /**
10.      * 血压测量结束标志位
11.      */
12.     private boolean mNIBPEnd;
13. 
14.     /**
15.      * 呼吸参数 呼吸率和呼吸波形
16.      */
17.     private int mRespRate;
18.     private final LinkedList<Integer> mRespWaveBuf = new LinkedList<>();
19.     ......
20. }
```

如程序清单 10-2 所示，添加第 13 至 14 行代码。初始化呼吸率变量 mRespRate 为 0。

程序清单 10-2

```
1.  public class ProParaBoardData extends PackUnpack {
2.      ……
3.      public ProParaBoardData() {
4.          ……
5.          //血压参数初始化
6.          mNIBPCuffPres = 0;
7.          mNIBPSysPres = 0;
8.          mNIBPDiaPres = 0;
9.          mNIBPMapPres = 0;
10.         mNIBPPulseRate = 0;
11.         mNIBPEnd = false;
12.
13.         //呼吸参数初始化
14.         mRespRate = 0;
15.     }
16.     ……
17. }
```

如程序清单 10-3 所示，添加第 7 至 35 行代码。

（1）第 11 至 13 行代码：定义获取呼吸率方法。

（2）第 19 至 21 行代码：定义获取呼吸波形缓冲区大小方法。

（3）第 23 至 35 行代码：定义获取呼吸波形数据方法。synchronized 为同步锁，可以使每个线程依次排队操作共享变量，即在获取波形时不能往缓冲区中存储波形。如果缓冲区不为空，则返回呼吸波形数据；为空则返回 0，防止线程不安全。mRespWaveBuf.poll() 将呼吸缓冲区头部数据取出并移出缓冲区。

程序清单 10-3

```
1.  public class ProParaBoardData extends PackUnpack {
2.      ……
3.      public void setIsNIBPEnd(boolean isNIBPEnd) {
4.          this.mNIBPEnd = isNIBPEnd;
5.      }
6.
7.      /**
8.       * @method 获取呼吸率
9.       * @return 呼吸率
10.      */
11.     public int getRespRate() {
12.         return (mRespRate);
13.     }
14.
15.     /**
16.      * @method 获得呼吸波形缓冲区大小
17.      * @return 呼吸波形缓冲区大小
18.      */
19.     public int getRespWaveBufSize() {
20.         return mRespWaveBuf.size();
21.     }
```

```
    
    /**
     * @method 获取呼吸波形
     * @return 呼吸波形数据
     */
    public int getRespWave() {
        synchronized (mRespWaveBuf) {
            if (!mRespWaveBuf.isEmpty()) {
                return (mRespWaveBuf.poll());
            } else {
                return 0;
            }
        }
    }
    ……
}
```

如程序清单 10-4 所示，添加第 7 至 47 行代码。

（1）第 11 行代码：处理呼吸波形包方法。

（2）第 15 至 20 行代码：参考图 B-10，呼吸波形数据包的波形数据为 DAT1～DAT5 的 5 个字节数据，即解包后的第 2～6 字节（前两位都是 ID）。提取呼吸波形包的第 2～6 字节的数据，提取出来放进呼吸缓冲区。

（3）第 28 行代码：处理呼吸率包方法。

（4）第 29 行代码：参考图 B-11，呼吸率数据包的呼吸率由 DAT1 高字节和 DAT2 低字节共同组成（即解包后的第 2、第 3 字节）。提取解包后的第 2、第 3 字节数据，合并高低字节，更新呼吸率变量。

（5）第 36 行代码：根据二级 ID 处理呼吸数据（呼吸波形包和呼吸率包）。

（6）第 38 至 40 行代码：当二级 ID 是呼吸波形包时，调用处理呼吸波形包方法。

（7）第 41 至 43 行代码：当二级 ID 是呼吸率包时，调用处理呼吸率包方法。

程序清单 10-4

```
1.  public class ProParaBoardData extends PackUnpack {
2.      ……
3.      private void proNIBPPara(int[] unpacked) {
4.          ……
5.      }
6.  
7.      /**
8.       * @method 处理呼吸波形包
9.       * @param unpacked 呼吸波形包
10.      */
11.     private void proRespWave(int[] unpacked) {
12.         int i;
13.         int respData;
14. 
15.         for (i = 0; i < 5; i++) {
16.             //呼吸波形
17.             respData = unpacked[i + 2];
18.             synchronized (mRespWaveBuf) {
19.                 mRespWaveBuf.offer(respData);
```

```
                }
            }
        }

        /**
         * @method 处理呼吸率包
         * @param unpacked 呼吸率包
         */
        private void proRespRate(int[] unpacked) {
            mRespRate = (unpacked[2] << 8) | unpacked[3];
        }

        /**
         * @method 根据 2 级 ID 处理呼吸数据
         * @param unpacked 呼吸数据包
         */
        private void proRespPara(int[] unpacked) {
            switch (unpacked[1]) {
                case DAT_RESP_WAVE:
                    proRespWave(unpacked);
                    break;
                case DAT_RESP_RR:
                    proRespRate(unpacked);
                    break;
                default:
                    break;
            }
        }
        ……
    }
```

如程序清单 10-5 所示，添加第 11 至 13 行代码。判断数据包的模块 ID 是否为呼吸包（0x11），调用呼吸的二级 ID 处理数据方法。

程序清单 10-5

```
1.  public class ProParaBoardData extends PackUnpack {
2.      ……
3.      public void proAllPara(int[] unpacked) {
4.          int recModID = unpacked[0];
5.  
6.          switch (recModID) {
7.              ……
8.              case MODULE_NIBP:
9.                  proNIBPPara(unpacked);
10.                 break;
11.             case MODULE_RESP:
12.                 proRespPara(unpacked);
13.                 break;
14.             default:
15.                 break;
16.         }
17.     }
18. }
```

步骤 3：完善 MainActivity.Java 文件

1．添加常量和控件定义

在 MainActivity.Java 文件中，如程序清单 10-6 所示，添加第 5 至 7 行、第 13 行代码。

（1）第 5 行代码：缓冲区大小需大于 2 才可以画图。

（2）第 6 行代码：定义呼吸率最大值为 120。

（3）第 7 行代码：定义呼吸率最小值为 6。

（4）第 13 行代码：定义显示呼吸率的控件变量。

程序清单 10-6

```
1.  public class MainActivity extends Activity {
2.      ……
3.      private static final int MAX_TEMP_DATA = 50;
4.
5.      private static final int MIN_PAINT_SIZE = 2;
6.      private static final int MAX_RESP_RATE = 120;
7.      private static final int MIN_RESP_RATE = 6;
8.
9.      private Button mStartBluetoothButton;
10.     ……
11.     private Button mNIBPStartButton;
12.
13.     private TextView mRespRateText;
14.
15.     private BluetoothService mChatService;
16.     private BluetoothAdapter mBluetoothAdapter;
17.     ……
18. }
```

2．添加呼吸参数变量定义

如程序清单 10-7 所示，添加第 11 至 33 行代码。此时，Paint 和 SurfaceHolder 呈红色，按组合键 Alt+Enter，“import android.graphics.Paint;”和“import android.view.SurfaceHolder;”自动添加到 MainActivity.Java 文件中。

（1）第 14 至 15 行代码：mOffsetX 是标尺的横线长度，mOffsetY 是标尺纵线长度的一半。

（2）第 16 行代码：定义绘制波形标志位，初始化为 false。

（3）第 17 行代码：定义屏幕高度变量 mHeight。

（4）第 18 行代码：定义屏幕宽度变量 mWidth。

（5）第 19 行代码：定义画图步长变量 mDataStep，初始化为 2。

（6）第 20 行代码：定义 SurfaceHolder 类变量 mSurfaceHolder。SurfaceHolder 是 Surface 的监听器，可访问和控制 SurfaceView。

（7）第 21 行代码：定义画标尺标志位，只画一次标尺。

（8）第 22 行代码：mRulerX 是标尺的 X 轴坐标值。

（9）第 27 行代码：定义呼吸波形数据变量。

（10）第 28 行代码：mRespBaseLine 是呼吸波形画布的中线的 Y 轴坐标值。

（11）第 29 行代码：mRespWaveLeft 是呼吸波形的最左边范围。

（12）第 30 行代码：mRespWaveRight 是呼吸波形的最右边范围。

（13）第 31 行代码：mRespIndex 是呼吸波形的 X 轴坐标值。

（14）第 32 行代码：定义呼吸画笔 mRespPaint。

（15）第 37 行代码：定义呼吸率变量。

程序清单 10-7

```
1.  public class MainActivity extends Activity {
2.      public static final String DEVICE_NAME = "device_name";
3.      ……
4.        /**
5.       * 血压开始测量和停止测量命令包
6.       */
7.      private byte[] mNIBPStartCmd;
8.      private byte[] mNIBPStopCmd;
9.      private PackUnpack mPackUnpack;
10.
11.     /**
12.      * 绘制波形公共参数
13.      */
14.     private int mOffsetY;
15.     private final int mOffsetX = 10;
16.     private boolean mDrawWaveFlag = false;
17.     private int mHeight;
18.     private int mWidth;
19.     private int mDataStep = 2;
20.     private SurfaceHolder mSurfaceHolder;
21.     private Boolean mDrawRulerFlag = false;
22.     private int mRulerX;
23.
24.     /**
25.      * 绘制呼吸波形参数
26.      */
27.     private int mRespWaveData;
28.     private int mRespBaseLine;
29.     private int mRespWaveLeft;
30.     private int mRespWaveRight;
31.     private int mRespIndex ;
32.     private Paint mRespPaint;
33.
34.     /**
35.      * 呼吸数据参数
36.      */
37.     private int mRespRate;
38.
39.     /**
40.      * 建立线程池，核心任务 7 个
41.      */
42.     private ScheduledExecutorService mExecutorService = new ScheduledThreadPoolExecutor(7);
43.     ……
44. }
```

3. 添加 clear()方法实现

如程序清单 10-8 所示，添加第 8 至 17 行代码，用于清除画布。此时，Canvas、PorterDuffXfermode 和 PorterDuff 呈红色，按组合键 Alt+Enter，“import android.graphics.

Canvas;”“import android.graphics.PorterDuff;”和“import android.graphics. PorterDuffXfermode;”自动添加到 MainActivity.Java 文件中。

使用 PorterDuffXfermode 将所绘制的图形的像素与 Canvas 中对应位置的像素按照一定规则进行混合，形成新的像素值，从而更新 Canvas 中最终的像素颜色值。使用 PorterDuffXfermode 时，需要将其作为参数传给 Paint.setXfermode(Xfermode xfermode) 方法，这样在用该画笔进行绘图时，Android 就会使用传入的 PorterDuffXfermode。

（1）第 13 行代码：定义并实例化 Paint 变量。

（2）第 14 行代码：设置 Xfermode 为 CLEAR。要求像素 ARGB 为(0，0，0，0)，即为透明色，由于 SurfaceView 本身是黑色的，因此把指定区域刷为黑色。

（3）第 15 行代码：利用此画笔清除指定区域。

（4）第 16 行代码：设置 Xfermode 为 SRC，即显示源像素，显示上层绘制的波形。

程序清单 10-8

```
1.  public class MainActivity extends Activity {
2.      public static final String DEVICE_NAME = "device_name";
3.      ......
4.      private void initNIBPCmd(){
5.          ......
6.      }
7.
8.       /**
9.       * @method 清除画布
10.      * @param canvas 画布
11.      */
12.     private void clear(Canvas canvas) {
13.         Paint paint = new Paint();
14.         paint.setXfermode(new PorterDuffXfermode(PorterDuff.Mode.CLEAR));
15.         canvas.drawPaint(paint);
16.         paint.setXfermode(new PorterDuffXfermode(PorterDuff.Mode.SRC));
17.     }
18.
19.     protected void onCreate(Bundle savedInstanceState) {
20.         super.onCreate(savedInstanceState);
21.         ......
22.     }
23.     ......
24. }
```

4．添加 initView()方法实现

如程序清单 10-9 所示，添加第 8 至 66 行代码。此时，SurfaceView 和 DisplayMetrics 呈红色，按组合键 Alt+Enter，“import android.view.SurfaceView;”和“import android.util. DisplayMetrics;”自动添加到 MainActivity.Java 文件中。

（1）第 12 行代码：声明 SurfaceView 对象并绑定主界面布局中的 SurfaceView。

（2）第 14 行代码：通过方法 SurfaceView.getHolder 获取该 SurfaceView 的 Surface 的 SurfaceHolder。

（3）第 16 至 18 行代码：实例化呼吸画笔，设置呼吸画笔颜色为黄色，设置呼吸画笔宽度为 3。

（4）第 20 行代码：实现 SurfaceHolder.Callback 接口中的 3 个方法分别是 Surface 的创建、销毁或改变，这些方法都是在主线程中调用的，而不是在绘制子线程中调用的。

（5）第 24 至 25 行代码：定义呼吸画布始端和末端位置的变量。

（6）第 27 至 28 行代码：获取布局控件 ID 为 text_rr 和 text_resp_wave_info 在当前窗口内的绝对坐标，并赋值给变量 respEnd 和 respLabel。

（7）第 30 至 31 行代码：获取布局 ID 为 text_resp_wave_info 和 text_resp_scale 的底部位置，并赋值给变量 respBottom 和 bottom。

（8）第 34 至 35 行代码：定义 DisplayMetrics 类变量获取屏幕大小。

（9）第 37 至 38 行代码：获取屏幕的宽度和高度。

（10）第 40 至 41 行代码：打印获取的屏幕宽度和高度。

（11）第 44 行代码：标尺纵线长度的一半，等于屏幕底部 Y 轴坐标值减去呼吸 label 底部 Y 轴坐标值，再除以 2。

（12）第 46 行代码：屏幕底部 Y 轴坐标值加上 mOffsetY，为呼吸画布中线 Y 轴坐标值。

（13）第 47 行代码：将第一个呼吸波形值设为中线值。

（14）第 50 行代码：将呼吸画布始端横坐标值减去 90 后赋值给 mRulerX，即为标尺横坐标。

（15）第 51 行代码：将标尺横坐标值加上 30 后赋值给 mRespWaveLeft，为了使波形始端与标尺之间留有一定距离。

（16）第 52 行代码：将呼吸画布末端横坐标值减去 140 后赋值给 mRespWaveRight，为了使显示波形部分与参数显示部分之间留有一定距离。

（17）第 53 行代码：将 mRespWaveLeft 赋值给 mRespIndex。

（18）第 57 至 59 行代码：当 surface 发生结构性（格式或大小）变化时，surfaceChanged 方法能够被立刻调用，例如横竖屏的切换。

（19）第 62 至 64 行代码：当 surface 对象在将要销毁前，该方法立刻被调用，将绘制波形标志位 mDrawWaveFlag 设置为 false。

程序清单 10-9

```
1.   public class MainActivity extends Activity {
2.       public static final String DEVICE_NAME = "device_name";
3.       ......
4.       private void clear(Canvas canvas) {
5.           ......
6.       }
7.
8.        /**
9.        * @method 初始化画布参数
10.       */
11.      private void initView() {
12.          final SurfaceView surfaceView = findViewById(R.id.sfv_wave);
13.
14.          mSurfaceHolder = surfaceView.getHolder();
15.          //定义呼吸画笔颜色及类型
16.          mRespPaint = new Paint();
17.          mRespPaint.setColor(ContextCompat.getColor(this,R.color.color_yellow));
18.          mRespPaint.setStrokeWidth(3);
19.
20.          mSurfaceHolder.addCallback(new SurfaceHolder.Callback() {
21.              @Override
```

```
            public void surfaceCreated(SurfaceHolder holder) {
                //呼吸坐标，确定画布范围
                int[] respLabel = new int[2];
                int[] respEnd = new int[2];

                findViewById(R.id.text_rr).getLocationInWindow(respEnd);
                findViewById(R.id.text_resp_wave_info).getLocationInWindow(respLabel);

                int respBottom = findViewById(R.id.text_resp_wave_info).getBottom();
                int bottom = findViewById(R.id.text_resp_scale).getBottom();

                //获取屏幕大小
                DisplayMetrics metric = new DisplayMetrics();
                getWindowManager().getDefaultDisplay().getMetrics(metric);
                //屏幕宽度、高度（像素）
                mWidth = metric.widthPixels;
                mHeight = metric.heightPixels;

                Log.e(TAG, "Width" + mWidth);
                Log.e(TAG, "Height" + mHeight);

                //呼吸波形中心点
                mOffsetY = (bottom - respBottom) / 2 ;
                //呼吸波形中心点
                mRespBaseLine =  respBottom + mOffsetY ;
                mRespWaveData = mRespBaseLine;

                //波形最左边
                mRulerX = respLabel[0] - 90;
                mRespWaveLeft = mRulerX + 30;
                mRespWaveRight = respEnd[0] - 140;
                mRespIndex = mRespWaveLeft;
            }

            @Override
            public void surfaceChanged(SurfaceHolder holder, int format, int width, int height) {

            }

            @Override
            public void surfaceDestroyed(SurfaceHolder holder) {
                mDrawWaveFlag = false;
            }
        });
    }
    protected void onCreate(Bundle savedInstanceState) {
        super.onCreate(savedInstanceState);
        ……
    }
    ……
}
```

5. 添加 paintRuler ()方法实现

如程序清单 10-10 所示，添加第 8 至 41 行代码。此时，Rect 呈红色，按组合键 Alt+Enter，“import android.graphics.Rect;”自动添加到 MainActivity.Java 文件中。

（1）第 14 行代码：获取 Surface 中的 Canvas 对象，锁定所指定的矩形区域。

（2）第 15 至 17 行代码：判断该矩形区域是否为空，若为空，则不能进行绘制，返回。

（3）第 18 行代码：调用清除画布方法清除该区域。

（4）第 19 行代码：修改 Surface 中的数据完成后（绘制完成），释放同步锁，并提交改变，绘制的波形将更新到 SurfaceView 上。本工程的第一帧不画任何内容。

（5）第 22 至 38 行代码：在第二帧画呼吸标尺，同样先锁住指定区域，绘制完后释放画布显示。这里的指定区域为整块画布，也可以仅指定标尺范围，不会影响波形部分。调用 canvas.drawLine 方法，根据标尺 X 坐标、Y 坐标、标尺横线长度（mOffsetX）和标尺纵线长度（2×mOffsetY）绘制标尺。

（6）第 40 行代码：设置画标尺标志位为 false，只画一次标尺。

程序清单 10-10

```
1.  public class MainActivity extends Activity {
2.      public static final String DEVICE_NAME = "device_name";
3.      ……
4.      private void initView () {
5.       ……
6.      }
7.
8.       /**
9.       * 画标尺
10.      * @param holder 接口 通过此接口可访问 surface
11.      */
12.     private void paintRuler(SurfaceHolder holder) {
13.         //第一帧什么都不画
14.         Canvas canvas = holder.lockCanvas(new Rect(0, 0, mWidth, mHeight));
15.         if (canvas == null) {
16.             return;
17.         }
18.         clear(canvas);
19.         holder.unlockCanvasAndPost(canvas);
20.
21.         //从第二帧开始画标尺
22.         canvas = holder.lockCanvas(new Rect(0, 0, mWidth, mHeight));
23.
24.         if (canvas == null) {
25.             return;
26.         }
27.         clear(canvas);
28.
29.         //呼吸画标尺纵线
30.         canvas.drawLine(mRulerX, mRespBaseLine + mOffsetY, mRulerX,
31.                 mRespBaseLine - mOffsetY, mRespPaint);
32.         //呼吸画标尺横线
33.         canvas.drawLine(mRulerX, mRespBaseLine + mOffsetY, mRulerX + mOffsetX,
34.                 mRespBaseLine + mOffsetY, mRespPaint);
```

```
        canvas.drawLine(mRulerX, mRespBaseLine - mOffsetY, mRulerX + mOffsetX,
                mRespBaseLine - mOffsetY, mRespPaint);

        holder.unlockCanvasAndPost(canvas);

        mDrawRulerFlag = true;
    }

    protected void onCreate(Bundle savedInstanceState) {
        super.onCreate(savedInstanceState);
        ......
    }
    ......
}
```

6. 添加 drawRespWave() 方法实现

如程序清单 10-11 所示，添加第 8 至 49 行代码。

（1）第 13 行代码：定义变量 respSize 获取呼吸波形缓冲区大小。

（2）第 14 行代码：定义 respWaveData2 变量获取呼吸波形数据。

（3）第 17 行代码：调用蓝牙服务类变量 mChatService 中的 ProParaBoardData 类变量的获取呼吸波形缓冲区大小的方法，获取呼吸波形缓冲区大小。

（4）第 19 至 21 行代码：若呼吸波形缓冲区大小小于 2，则不能画波形，返回。

（5）第 24 至 25 行代码： 锁住呼吸波形绘制区域，mRespIndex 记录上一次终端的点的 X 坐标，每次都从 mRespIndex 开始画，锁住的 X 范围为（mRespIndex）–（mRespIndex + respSize×mDataStep+8×mDataStep），每个点的步长为 mDataStep，所以待画点数为 respSize×mDataStep，再减去 8×mDataStep 是为了更好地显示刷新过程。

（6）第 26 至 28 行代码：若锁住的矩形区域为空，则返回。

（7）第 29 行代码：调用清除画布方法，清除锁住的矩形区域。

（8）第 31 行代码：根据呼吸波形缓冲数量画波形。

（9）第 34 行代码：获取呼吸波形数据，根据实际数据计算公式得到呼吸波形的 Y 坐标值。

（10）第 37 至 38 行代码：第一次循环时，将呼吸波形初始点与呼吸波形第二个点连起来，从第二次循环开始，以上一次终端的点为起点继续连线。

（11）第 40 行代码：将第二个点的纵坐标赋值给 mRespWaveData，作为下一次连线的初始点的纵坐标值。

（12）第 41 行代码：每画完一个点，mRespIndex 都加上一个步长。

（13）第 43 至 45 行代码：判断呼吸波形是否绘制到最右边，若是，则重新从左边开始画，退出本次循环。

（14）第 48 行代码：本次循环绘制呼吸波形结束后，解锁呼吸波形区域，更新显示。

程序清单 10-11

```
1.  public class MainActivity extends Activity {
2.      public static final String DEVICE_NAME = "device_name";
3.      ......
4.      private void paintRuler (SurfaceHolder holder) {
5.       ......
6.      }
```

```
    /**
    * @method 画呼吸波形方法
    * @param holder 接口 通过此接口可访问 surface
    */
   private void drawRespWave(SurfaceHolder holder) {
       int respSize;
       int respWaveData2;

       //获得呼吸波形缓冲数量
       respSize = mChatService.proParaBoardData.getRespWaveBufSize();
       //数量少于 2 不能画波形，返回
       if(respSize < MIN_PAINT_SIZE) {
           return;
       }

       //锁住画波形区域
       Canvas respCanvas = holder.lockCanvas(new Rect(mRespIndex ,mRespBaseLine - mOffsetY - 10,
               mRespIndex +  respSize * mDataStep + 8 * mDataStep, mHeight));
       if (respCanvas == null) {
           return;
       }
       clear(respCanvas);
       //一次任务画 size 个
       for(int i = 0; i < respSize; i++)
       {
           //根据实际数据获取公式
           respWaveData2 = mRespBaseLine + mOffsetY - mChatService.proParaBoardData.
                                                                    getRespWave() / 2;

           //将两个点连接起来
           respCanvas.drawLine(mRespIndex, mRespWaveData, mRespIndex + mDataStep,
                   respWaveData2, mRespPaint);

           mRespWaveData = respWaveData2;
           mRespIndex = mRespIndex + mDataStep;
           //若画到最右边，则又从左边开始
           if (mRespIndex >= mRespWaveRight) {
               mRespIndex = mRespWaveLeft;
               break;
           }
       }
       holder.unlockCanvasAndPost(respCanvas);
   }

   protected void onCreate(Bundle savedInstanceState) {
       super.onCreate(savedInstanceState);
       ……
   }
   ……
}
```

7. 添加控件绑定

如程序清单 10-12 所示，添加第 12 行代码，绑定 ID 为 text_rr 的控件。

程序清单 10-12

```
1.  /**
2.   * @method onCreate 方法
3.   * @param savedInstanceState 用户按 home 键，退出界面，使用
4.   * Bundle savedInstanceState 就可以使用户再次打开应用时恢复到原来的状态。
5.   */
6.  @Override
7.  protected void onCreate(Bundle savedInstanceState) {
8.      super.onCreate(savedInstanceState);
9.      ……
10.     mNIBPPRText = findViewById(R.id.text_nibp_pr);
11.
12.     mRespRateText = findViewById(R.id.text_rr);
13.
14.     sContext = getApplicationContext();
15.     ……
16. }
```

8. 添加 initView()方法调用

如程序清单 10-13 所示，添加第 6 行代码，调用 initView 方法。

程序清单 10-13

```
1.  protected void onCreate(Bundle savedInstanceState) {
2.      super.onCreate(savedInstanceState);
3.      ……
4.
5.      initNIBPCmd(); //初始化启动停止测量血压命令包
6.      initView();
7.      //开启蓝牙按键的监听方法
8.      mStartBluetoothButton.setOnClickListener(new View.OnClickListener(){
9.          ……
10.     });
11.     ……
12. }
```

9. 完善返回按键的监听方法

如程序清单 10-14 所示，添加第 5 至 6 行代码。将绘制波形标志位设置为 false，停止画波形。

程序清单 10-14

```
1.  /返回按键的监听方法
2.  mBackButton.setOnClickListener(new View.OnClickListener(){
3.      @Override
4.      public void onClick(View v) {
5.          //停止画波形
6.          mDrawWaveFlag = false;
7.          //停止解包
8.          mChatService.setStatus(false);
9.          //停止更新显示
10.         mMonitorRun = false;
```

```
        //关闭蓝牙服务
        if (mChatService != null) {
            mChatService.stop();
        }
        //停止线程
        mExecutorService.shutdown();
        //退出界面
        finish();
    }
});
```

10. 完善手机返回键执行方法

如程序清单 10-15 所示，添加第 6 至 7 行代码，将绘制波形标志位设置为 false，停止画波形。

程序清单 10-15

```
1.  /**
2.   * @method 手机返回键执行方法
3.   */
4.  @Override
5.  public void onBackPressed() {
6.      //停止画波形
7.      mDrawWaveFlag = false;
8.      //停止解包
9.      mChatService.setStatus(false);
10.     //关闭蓝牙服务
11.     if (mChatService != null) {
12.         mChatService.stop();
13.     }
14.     mMonitorRun = false;
15.     //停止线程
16.     mExecutorService.shutdown();
17.     //退出界面
18.     finish();
19. }
```

11. 完善开始键执行方法

如程序清单 10-16 所示，添加第 9 行代码，将绘制波形标志位设置为 true，开始画波形和标尺。

程序清单 10-16

```
1.  //开始按键的监听方法
2.  mStartButton.setOnClickListener(new View.OnClickListener() {
3.      @Override
4.      public void onClick(View v) {
5.          //任务只创建一次
6.          if(!mMonitorRun) {
7.              mChatService.setStatus(true);
8.              mMonitorRun = true;
9.              mDrawWaveFlag = true;
10.         }
11.     }
12. });
```

12. 添加呼吸参数显示

如程序清单 10-17 所示，添加第 19 至 23 行代码。若获取到的呼吸率在设定的呼吸率范围内，则使布局中的呼吸率文本显示呼吸率相应；反之，显示“--”。

程序清单 10-17

```
1.  protected void onCreate(Bundle savedInstanceState) {
2.      super.onCreate(savedInstanceState);
3.      ……
4.      //处理实时数据消息
5.      mMonitorHandler = new Handler() {
6.          @Override
7.          public void handleMessage(Message msg){
8.              super.handleMessage(msg);
9.              switch (msg.what) {
10.                 case 1:
11.                     ……
12.
13.                     if (mTemp2Lead) {
14.                         ……
15.                     }else{
16.                         ……
17.                     }
18.
19.                     if (mRespRate < MAX_RESP_RATE && mRespRate > MIN_RESP_RATE) {
20.                             mRespRateText.setText(String.valueOf(mRespRate));
21.                     } else {
22.                         mRespRateText.setText("--");
23.                     }
24.                     break;
25.                 //处理血压数据
26.                 case 2:
27.                     ……
28.                     break;
29.                 default:
30.                     break;
31.             }
32.         }
33.     };
34.     ……
35. }
```

13. 添加绘制波形和标尺的线程

如程序清单 10-18 所示，添加第 4 至 15 行代码。

（1）第 5 至 7 行代码：创建并执行一个在初始延迟后的定时画波形和标尺的方法。

（2）第 8 行代码：若绘制波形标志位为 true，则调用绘制呼吸波形和标尺方法。

（3）第 9 至 11 行代码：判断画标尺标志位是否为 false，只画一次标尺。

（4）第 15 行代码：设置定时时间为 8ms。

程序清单 10-18

```
1.  protected void onCreate(Bundle savedInstanceState) {
2.      super.onCreate(savedInstanceState);
```

```
    ......
        //每 8ms 进行一次画呼吸波形任务
        mExecutorService.scheduleAtFixedRate(new Runnable() {
            @Override
            public void run() {
                if (mDrawWaveFlag) {
                    if (!mDrawRulerFlag) {
                        paintRuler(mSurfaceHolder);
                    }
                    drawRespWave(mSurfaceHolder);
                }
            }
        },0, 8, TimeUnit.MILLISECONDS);

      //每 1s 更新显示
      mExecutorService.scheduleAtFixedRate(new Runnable() {
        ......
      }, 0, 1000, TimeUnit.MILLISECONDS);
}
```

14. 在更新参数线程中添加呼吸参数更新

如程序清单 10-19 所示，添加第 14 行代码。调用蓝牙服务类变量 mChatService 的 ProParaBoardData 类变量的获取呼吸率的方法，获取呼吸率。

程序清单 10-19

```
1.  protected void onCreate(Bundle savedInstanceState) {
2.      super.onCreate(savedInstanceState);
3.      ......
4.      //每 1s 更新显示
5.      mExecutorService.scheduleAtFixedRate(new Runnable() {
6.          @Override
7.          public void run() {
8.              if (mMonitorRun) {
9.                  mTemp1Data = mChatService.proParaBoardData.getTemp1();
10.                 mTemp2Data = mChatService.proParaBoardData.getTemp2();
11.                 mTemp1Lead = mChatService.proParaBoardData.getTemp1Lead();
12.                 mTemp2Lead = mChatService.proParaBoardData.getTemp2Lead();
13.
14.                 mRespRate = mChatService.proParaBoardData.getRespRate();
15.
16.                 mMonitorHandler.sendEmptyMessage(1);
17.             }
18.         }
19.     }, 0, 1000, TimeUnit.MILLISECONDS);
20. }
```

最后，编译工程，并下载到手机上验证运行效果是否与 10.2.4 节一致。

本 章 任 务

基于前面学习的知识及对本章代码的理解，以及第 7 章已完成的独立测量呼吸界面，设计一个只监测和显示呼吸参数的应用。

本 章 习 题

1．了解自定义 View 的使用步骤，尝试使用自定义 View 绘制呼吸波形。

2．理解 getLocationInWindow 与 getLocationOnScreen 方法区别。

3．呼吸率的单位是 bpm，解释该单位的意义。

4．正常成人呼吸率取值范围是多少？正常新生儿呼吸率取值范围是多少？

5．如果呼吸率为 25bpm，按照图 B-11 定义的呼吸率数据包应该是怎样的？

第 11 章　血氧监测与显示实验

在实现体温、血压与呼吸监测的基础上，本章继续添加血氧监测的底层驱动代码，并通过代码对血氧数据处理过程进行详细介绍。

11.1　实验内容

了解血氧数据处理过程，学习血氧数据包的 PCT 通信协议和 Android Studio 中的部分方法和命令，以及如何通过 Android Studio 画血氧波形图；完善处理血氧数据的底层代码；通过 Android 手机对系统进行验证。

11.2　实验原理

11.2.1　血氧测量原理

血氧饱和度（SpO_2）即血液中氧的浓度，它是呼吸循环的重要生理参数。临床上，一般认为 SpO_2 正常值不能低于 94%，低于 94%则被认为供氧不足。有学者将 $SpO_2<90\%$定为低氧血症的标准。

人体内的血氧含量需要维持在一定的范围内才能够保持人体的健康，血氧不足时会导致注意力不集中、记忆力减退、头晕目眩、焦虑等症状。如果人体长期缺氧，会导致心肌衰竭、血压下降，以致人体无法维持正常的血液循环；更有甚者，长期缺氧会直接损害大脑皮层，造成脑组织的变性和坏死。监测血氧能够帮助预防生理疾病的发生，如果出现缺氧状况，能够及时做出补氧决策，减小因血氧导致的生理疾病发生的概率。

传统的血氧饱和度测量方法是利用血氧分析仪对人体新采集的血样进行电化学分析，然后通过相应的测量参数计算出血氧饱和度。本实验采用的是目前流行的指套式光电传感器测量血氧的方法。测量时，只需将传感器套在人手指上，然后将采集的信号处理后传到主机，即可观察到人体血氧饱和度的情况。

血液中氧的含量可以用生理参数血氧饱和度（SpO_2）来表示。血氧饱和度（SpO_2）是血液中氧合血红蛋白（HbO_2）的容量占所有可结合的血红蛋白（HbO_2+Hb，即氧合血红蛋白和还原血红蛋白）容量的百分比，即

$$SpO_2 = \frac{C_{HbO_2}}{C_{HbO_2} + C_{Hb}} \times 100\%$$

对同一种波长的光或不同波长的光，氧合血红蛋白（HbO2）和还原血红蛋白（Hb）对光的吸收存在很大的差别，而且在近红外区域内，它们对光的吸收存在独特的吸收峰；在血液循环中，动脉中的血液含量会随着脉搏的跳动而产生变化，即说明光透射过血液的光程也产生了变化，而动脉血对光的吸收量会随着光程的改变而改变，由此能够推导出血氧探头输出的信号强度随脉搏波的变化而变化，从而可根据朗伯-比尔定律推导出脉搏血氧饱和度。

脉搏是指人体浅表可触摸到的动脉搏动。脉率是指每分钟的动脉搏动次数，正常情况下脉率和心率是一致的。动脉的搏动是有节律的，脉搏波结构如图 11-1 所示。其中，①升支：

脉搏波形中由基线升至主波波峰的一条上升曲线，是心室的快速射血时期；②降支：脉搏波形中由主波波峰至基线的一条下降曲线，是心室射血后期至下一次心动周期的开始；③主波：主体波幅，一般顶点为脉搏波形图的最高峰，反映动脉内压力与容积的最大值；④潮波：又称为重搏前波，位于降支主波之后，一般低于主波而高于重搏波，反映左心室停止射血，动脉扩张降压，逆向反射波；⑤降中峡：或称降中波，是主波降支与重搏波升支构成的向下的波谷，表示主动脉静压排空时间，为心脏收缩与舒张的分界点；⑥重搏波：是降支中突出的一个上升波，为主动脉瓣关闭、主动脉弹性回缩波。脉搏波中含有人体重要的生理信息，对脉搏波和脉率的分析对于测量血氧饱和度具有重要的意义。

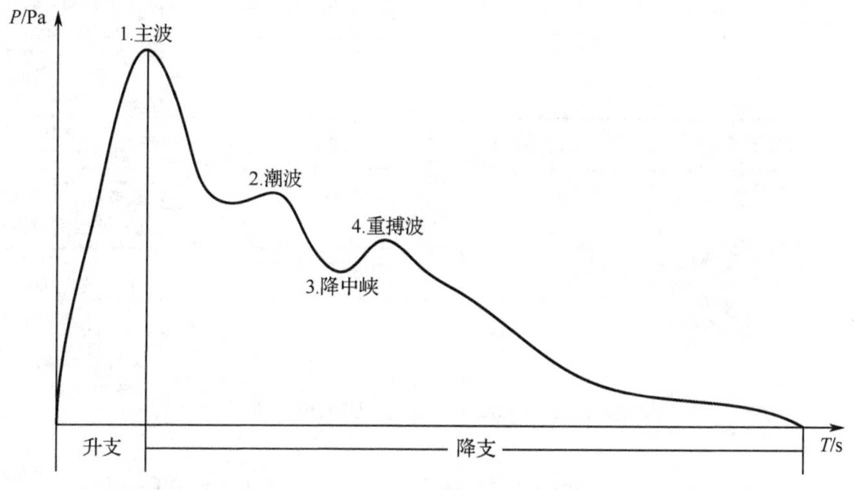

图 11-1　脉搏波结构图

本实验通过透射式测量方法实现一定范围内对血氧饱和度、脉率的精确测量，以及对脉搏波和手指脱落情况的实时监测。其中，模块 ID 为 0x13、二级 ID 为 0x02 的血氧波形数据包是由从机向主机发送的血氧波形和手指脱落标志；模块 ID 为 0x13、二级 ID 为 0x03 的血氧数据包是由从机向主机发送的脉率和血氧饱和度，具体可参见附录 B。Android 手机（主机）在接收到人体生理参数监测系统（从机）发送的血氧波形数据包和血氧数据包后，通过 App 实时显示脉搏波、手指脱落状态、血氧饱和度和脉率值。

11.2.2　设计框图

血氧监测与显示应用的设计框图如图 11-2 所示。

11.2.3　血氧监测与显示应用程序运行效果

将本书配套资料包“03.Android 手机应用程序 apk”文件夹中的 SPO2Monitor.apk 安装在 Android 手机上，完成后打开软件，单击 bt 按钮，连接到人体生理参数监测系统硬件平台。然后，将人体生理参数监测系统硬件平台设置为输出血氧数据，单击 start 按钮开始监测，即可看到动态显示的血氧波形，以及血氧饱和度、脉率、导联状态，如图 11-3 所示。由于血氧监测与显示应用程序已经包含了体温、血压和呼吸监测与显示功能，因此，如果人体生理参数监测系统硬件平台处于“五参演示”模式，则可以同时看到动态的体温、血压、呼吸和血氧参数。

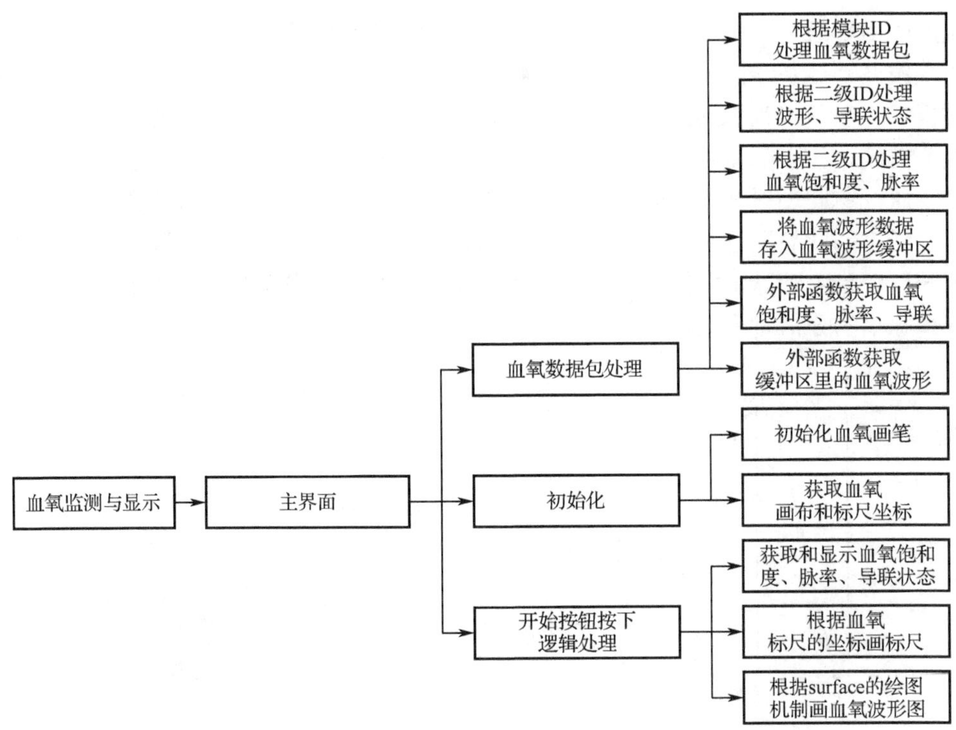

图 11-2　血氧监测与显示应用设计框图

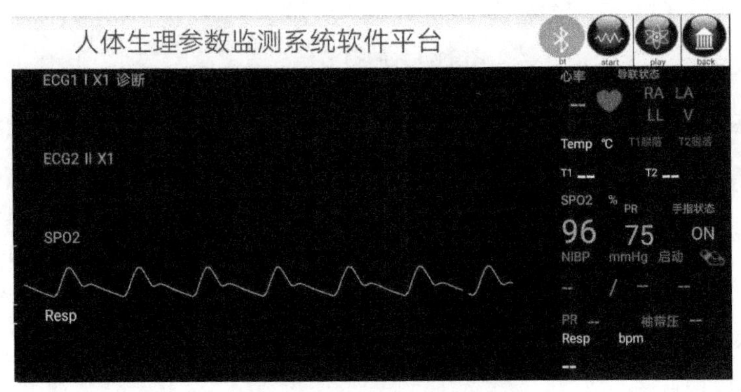

图 11-3　血氧监测与显示效果图

11.3　实验步骤

步骤 1：复制基准工程

首先，将本书配套资料包中的“Material\08.SPO2Monitor\SPO2Monitor”文件夹复制到“D:\AndroidStudioTest”目录下，然后在 Android Studio 中打开 SPO2Monitor 工程。实际上，打开的 SPO2Monitor 工程是第 10 章已完成的工程，所以也可以基于第 10 章完成的 RespMonitor 工程开展本实验。

步骤 2：完善 ProParaBoardData.Java 文件

在 ProParaBoardData.Java 文件中，如程序清单 11-1 所示，增加第 13 至 21 行代码。

（1）第 16 行代码：定义血氧波形数据缓冲区，可存储血氧波形数据或提取血氧波形数据，主要用于绘制波形。

（2）第 17 至 19 行代码：定义脉率、血氧饱和度和导联状态变量。

（3）第 20 至 21 行代码：定义血氧波形范围值为 0～255，以此标准删除错误波形数据。

程序清单 11-1

```
1.  /**
2.  * @author SZLY(COPYRIGHT 2018 - 2020 SZLY. All rights reserved.)
3.  * @abstract 处理接收解包后的数据
4.  * @version V1.0.0
5.  * @date 2020/09/01
6.  */
7.  public class ProParaBoardData extends PackUnpack {
8.
9.      private static final float TEMP_MAX = 500;
10.     ……
11.     private final LinkedList<Integer> mRespWaveBuf = new LinkedList<>();
12.
13.     /**
14.      * 血氧参数 波形、脉率、血氧饱和度和导联状态
15.      */
16.     private final LinkedList<Integer> mSPO2WaveBuf = new LinkedList<>();
17.     private int mSPO2PulseRate;
18.     private int mSPO2Data;
19.     private boolean mSPO2FingerSts;
20.     private static final int MAX_SPO2_WAVE = 255;
21.     private static final int MIN_SPO2_WAVE = 0;
22.     ……
23. }
```

如程序清单 11-2 所示，新增第 8 至 11 行代码。将血氧导联状态初始化为 false，脉率和血氧饱和度初始化为 0。

程序清单 11-2

```
1.  public class ProParaBoardData extends PackUnpack {
2.      ……
3.      public ProParaBoardData() {
4.          ……
5.          //呼吸参数初始化
6.          mRespRate = 0;
7.
8.          //血氧参数初始化
9.          mSPO2FingerSts = false;
10.         mSPO2PulseRate = 0;
11.         mSPO2Data = 0;
12.     }
13.     ……
14. }
```

如程序清单 11-3 所示，增加第 13 至 57 行代码。

（1）第 17 至 19 行代码：定义获取血氧手指导联状态方法。

（2）第 25 至 27 行代码：定义获取脉率方法。

（3）第 33 至 35 行代码：定义获取血氧饱和度方法。

（4）第 41 至 49 行代码：定义获取血氧波形数据方法，原理与获取呼吸波形方法一致。

（5）第 55 至 57 行代码：定义获取血氧波形缓冲区大小方法，以确定绘制血氧波形点数。

程序清单 11-3

```
1.  public class ProParaBoardData extends PackUnpack {
2.
3.      private static final float TEMP_MAX = 500;
4.      ……
5.      /**
6.      * @method 获取呼吸波形
7.      * @return 呼吸波形数据
8.      */
9.       public int getRespWave() {
10.        ……
11.     }
12.
13.     /**
14.      * @method 获取血氧手指导联状态
15.      * @return 血氧手指导联状态
16.      */
17.     public boolean getSPO2FingerSts() {
18.         return (mSPO2FingerSts);
19.     }
20.
21.     /**
22.      * @method 获取脉率
23.      * @return 脉率
24.      */
25.     public int getSPO2PulseRate() {
26.         return (mSPO2PulseRate);
27.     }
28.
29.     /**
30.      * @method 获得血氧饱和度
31.      * @return 血氧饱和度
32.      */
33.     public int getSPO2Data() {
34.         return (mSPO2Data);
35.     }
36.
37.     /**
38.      * @method 获取血氧波形
39.      * @return 血氧波形数据
40.      */
41.     public int getSPO2WaveData() {
42.         synchronized (mSPO2WaveBuf) {
43.             if (!mSPO2WaveBuf.isEmpty()) {
44.                 return (mSPO2WaveBuf.poll());
45.             } else {
46.                 return 0;
47.             }
48.         }
```

```
    }

    /**
     * @method 获得血氧波形缓冲区大小
     * @return 血氧波形缓冲区大小
     */
    public int getSPO2WaveBufSize() {
        return mSPO2WaveBuf.size();
    }
    ……
     private void proTempData(int[] unpacked) {
      ……
    }
}
```

如程序清单 11-4 所示，添加第 7 至 62 行代码。

（1）第 11 至 27 行代码：参考图 B-15，血氧波形数据包的波形数据为 DAT1～DAT5 的 5 个字节数据，即解包后的第 2～6 字节，保证血氧波形范围为 0～255。最后，将血氧波形值放大 2 倍，放入缓冲区。

（2）第 28 至 30 行代码：血氧测量状态位于解包后的第 8 字节，参考图 B-15，该字节的最高位代表手指是否导联。

（3）第 37 至 45 行代码：参考图 B-16，处理脉率和血氧饱和度数据，取数据包的第 4、第 5 字节合成脉率，第 6 字节为血氧饱和度。

（4）第 51 至 62 行代码：根据二级 ID 处理血氧数据包，DAT_SPO2_WAVE（0x02）为血氧波形数据包，DAT_SPO2_DATA（0x03）为脉率和血氧饱和度数据包。

程序清单 11-4

```
1.  public class ProParaBoardData extends PackUnpack {
2.      ……
3.      private void proRespPara(int[] unpacked) {
4.          ……
5.      }
6.
7.      /**
8.      * @method 解包后的血氧波形数据处理
9.      * @param unpacked 血氧波形数据包
10.     */
11.     private void proSPO2Wave(int[] unpacked) {
12.         int data;
13.
14.         for (int i = 0; i < 5;  i++) {
15.             data = unpacked[i + 2];
16.
17.             if (data < MIN_SPO2_WAVE) {
18.                 data = MIN_SPO2_WAVE;
19.             }
20.             if (data > MAX_SPO2_WAVE) {
21.                 data = MAX_SPO2_WAVE;
22.             }
23.             data = data << 1;
```

```
            synchronized (mSPO2WaveBuf) {
                mSPO2WaveBuf.offer(data);
            }
        }
        data = unpacked[7];

        mSPO2FingerSts = ((data >> 7) & 0x01) != 1;
    }

    /**
     * @method 解包后的脉率和血氧饱和度数据处理
     * @param unpacked 血氧数据包
     */
    private void proSPO2Data(int[] unpacked) {
        int data;

        data = (unpacked[3] << 8) | unpacked[4];
        mSPO2PulseRate = data;

        data = unpacked[5];
        mSPO2Data = data;
    }

    /**
     * @method 根据 2 级 ID 处理血氧数据
     * @param unpacked 血氧数据包
     */
    private void proSPO2Para(int[] unpacked) {
        switch (unpacked[1]) {
            case DAT_SPO2_WAVE:
                proSPO2Wave(unpacked);
                break;
            case DAT_SPO2_DATA:
                proSPO2Data(unpacked);
                break;
            default:
                break;
        }
    }
    ......
}
```

如程序清单 11-5 所示，增加第 11 至 13 行代码。通过判断模块 ID 是否为血氧包（0x13），调用血氧二级 ID 处理数据方法。

程序清单 11-5

```
1.  public class ProParaBoardData extends PackUnpack {
2.      ......
3.      public void proAllPara(int[] unpacked) {
4.          int recModID = unpacked[0];
5.
6.          switch (recModID) {
7.              ......
```

```
            case MODULE_RESP:
                proRespPara(unpacked);
                break;
            case MODULE_SPO2:
                proSPO2Para(unpacked);
                break;
            default:
                break;
        }
    }
}
```

步骤 3：完善 strings.xml 文件

如程序清单 11-6 所示，在原有的 strings.xml 文件基础上，添加第 5 至 7 行代码。此部分代码是血氧显示控件在应用中使用到的文字。

程序清单 11-6

```
1.  <resources>
2.      <string name="app_name">Spo2Monitor</string>
3.      ……
4.      <string name="none_string">--</string>
5.      <string name="lead_status">导联状态</string>
6.      <string name="spo2_lead_off">OFF</string>
7.      <string name="spo2_lead_on">ON</string>
8.  </resources>
```

步骤 4：完善 MainActivity.Java 文件

1. 添加常量和控件定义

在 MainActivity.Java 文件中，如程序清单 11-7 所示，添加第 5 至 6 行、第 10 至 12 行代码。

（1）第 5 行代码：定义血氧饱和度最大值为 100，正常情况下，氧含量与氧容量的比值不超过 100%。

（2）第 6 行代码：定义脉率最大值为 255。

（3）第 10 至 12 行代码：定义 TextView 类型的控件显示血氧饱和度、脉率和手指导联状态。

程序清单 11-7

```
1.  public class MainActivity extends Activity {
2.    public static final String DEVICE_NAME = "device_name";
3.    ……
4.    private static final int MIN_RESP_RATE = 6;
5.    private static final int MAX_SPO2_DATA = 100;
6.    private static final int MAX_SPO2_PULSE = 255;
7.    ……
8.    private TextView mRespRateText;
9.
10.   private TextView mSPO2DataText;
11.   private TextView mSPO2PRText;
12.   private TextView mSPO2FingerStsText;
13.
14.   private BluetoothService mChatService;
15.   ……
16. }
```

2. 添加血氧参数变量定义

如程序清单 11-8 所示，添加第 6 至 21 行代码。

（1）第 9 行代码：定义血氧波形数据变量。

（2）第 10 行代码：mSPO2BaseLine 是血氧波形画布的中线的 Y 轴坐标值。

（3）第 11 行代码：mSPO2WaveLeft 是血氧波形范围的最左边。

（4）第 12 行代码：mSPO2WaveRight 是血氧波形范围的最右边。

（5）第 13 代码：mSPO2Index 是画图时血氧波形的 X 轴坐标值。

（6）第 14 行代码：定义血氧画笔 mSPO2Paint。

（7）第 19 至 21 行代码：定义血氧参数变量，包括血氧饱和度、脉率和手指导联状态。

程序清单 11-8

```
1.  public class MainActivity extends Activity {
2.      public static final String DEVICE_NAME = "device_name";
3.      ……
4.      private Boolean mDrawRulerFlag = false;
5.
6.      /**
7.       * 绘制血氧波形参数
8.       */
9.      private int mSPO2WaveData;
10.     private int mSPO2BaseLine;
11.     private int mSPO2WaveLeft;
12.     private int mSPO2WaveRight;
13.     private int mSPO2Index;
14.     private Paint mSPO2Paint;
15.
16.     /**
17.      * 血氧数据参数
18.      */
19.     private int mSPO2Data;
20.     private int mSPO2PulseRate;
21.     private boolean mSPO2FingerSts = false;
22.
23.     /**
24.      * 建立线程池，核心任务 7 个
25.      */
26.     private ScheduledExecutorService mExecutorService = new ScheduledThreadPoolExecutor(7);
27.     ……
28. }
```

3. 完善 initView()方法

如程序清单 11-9 所示，添加第 9 至 12 行代码。定义血氧画笔，设置画笔颜色，设置绘制的线宽为 3 像素。

程序清单 11-9

```
1.  /**
2.   * @method 初始化画布参数
3.   */
4.  private void initView() {
5.      final SurfaceView surfaceView = findViewById(R.id.sfv_wave);
```

```
    ……
    mRespPaint.setStrokeWidth(3);

    //定义血氧画笔颜色及类型
    mSPO2Paint = new Paint();
    mSPO2Paint.setColor(ContextCompat.getColor(this,R.color.color_blue));
    mSPO2Paint.setStrokeWidth(3);

    mSurfaceHolder.addCallback(new SurfaceHolder.Callback() {
    ……
}
```

如程序清单 11-10 所示，添加第 13 行代码。由于血氧标尺的绘制范围为控件 text_spo2_wave_info 与控件 text_resp_wave_info 之间，因此获取控件 text_spo2_wave_info 的底部。

程序清单 11-10

```
1.  private void initView() {
2.      final SurfaceView surfaceView = findViewById(R.id.sfv_wave);
3.      ……
4.      mSurfaceHolder.addCallback(new SurfaceHolder.Callback() {
5.  
6.          @Override
7.          public void surfaceCreated(SurfaceHolder holder) {
8.               //呼吸坐标，确定画布范围
9.               int[] respLabel = new int[2];
10.             ……
11.             int bottom = findViewById(R.id.text_resp_scale).getBottom();
12. 
13.             int spo2Bottom = findViewById(R.id.text_spo2_wave_info).getBottom();
14. 
15.             //获取屏幕大小
16.             DisplayMetrics metric = new DisplayMetrics();
17.             ……
18. }
```

如程序清单 11-11 所示，添加第 13 至 20 行代码。

（1）第 14 至 15 行代码：获取血氧波形画布中线，在呼吸监测部分已经完成 mOffsetY 的计算，这里 SPO2Bottom 加 mOffsetY 就是血氧波形画布中线的纵坐标值 CmSPO2BaseLine。令第一个血氧波形数据纵坐标为中线值。

（2）第 18 至 20 行代码：将呼吸画布始端横坐标值赋值给 mSPO2WaveLeft 作为血氧画布的始端，将呼吸画布末端横坐标值赋值给 mSPO2WaveRight 作为血氧画布的末端，设置 mSPO2WaveLeft 为 mSPO2Index 的开始。

程序清单 11-11

```
1.  private void initView() {
2.      final SurfaceView surfaceView = findViewById(R.id.sfv_wave);
3.      ……
4.  
5.      mSurfaceHolder.addCallback(new SurfaceHolder.Callback() {
6.          @Override
7.          public void surfaceCreated(SurfaceHolder holder) {
8.              //呼吸坐标，确定画布范围
```

```
            int[] respLabel = new int[2];
            ......
            mRespIndex = mRespWaveLeft;

            //血氧波形中心点
            mSPO2BaseLine = spo2Bottom + mOffsetY;
            mSPO2WaveData = mSPO2BaseLine;

            //波形最左边
            mSPO2WaveLeft = mRespWaveLeft;
            mSPO2WaveRight = mRespWaveRight;
            mSPO2Index = mSPO2WaveLeft;
        }
        @Override
        public void surfaceChanged(SurfaceHolder holder, int format, int width, int height) {
        }
         ......
    });
}

```

4．完善 paintRuler()方法实现

如程序清单 11-12 所示，添加第 5 至 12 行代码。调用 canvas.drawLine 方法根据血氧标尺 X 坐标（与呼吸标尺一样）、Y 坐标、标尺横线长度（mOffsetX）和标尺纵线长度（2×mOffsetY）绘制标尺。

（1）第 6 至 7 行代码：画纵线，长度为 2×mOffsetY，横坐标为 mSPO2WaveLeft。

（2）第 9 至 12 行代码：画两条长度为 mOffsetX 的横线。

程序清单 11-12

```
1.      private void paintRuler(SurfaceHolder holder) {
2.      ......
3.          canvas.drawLine(mRulerX, mRespBaseLine - mOffsetY, mRulerX + mOffsetX,
4.                  mRespBaseLine - mOffsetY, mRespPaint);
5.          //血氧画标尺纵线
6.          canvas.drawLine(mRulerX, mSPO2BaseLine + mOffsetY, mRulerX,
7.                  mSPO2BaseLine - mOffsetY, mSPO2Paint);
8.          //血氧画标尺横线
9.          canvas.drawLine(mRulerX, mSPO2BaseLine + mOffsetY, mRulerX + mOffsetX,
10.                 mSPO2BaseLine + mOffsetY, mSPO2Paint);
11.         canvas.drawLine(mRulerX, mSPO2BaseLine - mOffsetY, mRulerX + mOffsetX,
12.                 mSPO2BaseLine - mOffsetY, mSPO2Paint);
13.
14.         holder.unlockCanvasAndPost(canvas);
15.
16.         mDrawRulerFlag = true;
17.     }
```

5．添加 drawSpo2Wave()方法实现

如程序清单 11-13 所示，添加第 8 至 47 行代码。

（1）第 13 行代码：定义变量 spo2Size 获取血氧波形缓冲区大小。

（2）第 14 行代码：定义 spo2WaveData2 变量获取血氧波形数据。

（3）第 17 行代码：调用蓝牙服务类变量 mChatService 中的 ProParaBoardData 类变量的获取血氧波形缓冲区大小的方法，获取血氧波形缓冲区大小。

（4）第 19 至 21 行代码：若血氧波形缓冲区大小小于 2，则不能画波形，返回。

（5）第 24 至 25 行代码：锁住血氧波形绘制区域，mSPO2Index 记录上一次终端的 X 坐标，每次都从 mSPO2Index 开始画，锁住的 X 轴坐标值范围为 mSPO2Index 至（mSPO2Index + spo2Size×mDataStep + 8×mDataStep）。

（6）第 26 至 28 行代码：若锁住的矩形区域为空，则返回。

（7）第 29 行代码：调用清除画布方法，清除锁住的矩形区域。

（8）第 31 行代码：根据血氧波形缓冲数量画波形。

（9）第 34 行代码：获取血氧波形数据。

（10）第 36 至 37 行代码：第一次循环时，将血氧波形初始点与血氧波形第二个点连起来，从第二次循环开始，以上一次终端的点为起点继续连线。

（11）第 38 行代码：将第二个点的纵坐标赋值给 mSPO2WaveData，作为下一次连线的初始点的纵坐标值。

（12）第 39 行代码：每画完一个点，mSPO2Index 都加上一个步长。

（13）第 41 至 44 行代码：判断血氧波形是否绘制到最右边，若是，则重新从左边开始画，退出本次循环。

（14）第 46 行代码：本次循环绘制血氧波形结束后，解锁血氧波形区域，更新显示。

程序清单 11-13

```
1.  public class MainActivity extends Activity {
2.      public static final String DEVICE_NAME = "device_name";
3.      ……
4.      private void drawRespWave(SurfaceHolder holder) {
5.          ……
6.      }
7.
8.        /**
9.       * @method 画血氧波形方法
10.      * @param holder 接口 通过这个接口可访问 surface
11.      */
12.     private void drawSpo2Wave(SurfaceHolder holder) {
13.         int spo2Size;
14.         int spo2WaveData2;
15.
16.         //获得血氧波形缓冲数量
17.         spo2Size = mChatService.proParaBoardData.getSPO2WaveBufSize();
18.         //数量少于 2 不能画波形，则返回
19.         if (spo2Size < MIN_PAINT_SIZE) {
20.             return;
21.         }
22.
23.         //锁住画波形区域
24.         Canvas spo2Canvas = holder.lockCanvas(new Rect(mSPO2Index, mSPO2BaseLine - mOffsetY,
25.                 mSPO2Index + spo2Size * mDataStep + 8 * mDataStep,mSPO2BaseLine + mOffsetY));
26.         if (spo2Canvas == null) {
27.             return;
```

```
        }
        clear(spo2Canvas);
        //一次任务画 size 个
        for(int i = 0; i < spo2Size; i++)
        {
            //根据实际数据获取公式
           spo2WaveData2 = mSPO2BaseLine + mOffsetY - mChatService.proParaBoardData.
                                                          getSPO2WaveData() / 3 + 10;
            //将两个点连接起来
            spo2Canvas.drawLine(mSPO2Index, mSPO2WaveData, mSPO2Index + mDataStep,
                    spo2WaveData2, mSPO2Paint);
            mSPO2WaveData = spo2WaveData2;
            mSPO2Index = mSPO2Index + mDataStep;
            //若画到最右边，则又从左边开始
            if (mSPO2Index >= mSPO2WaveRight) {
                mSPO2Index = mSPO2WaveLeft;
                break;
            }
        }
        holder.unlockCanvasAndPost(spo2Canvas);
    }
    ……
}
```

6. 添加控件绑定

如程序清单 11-14 所示，添加第 12 至 14 行代码。分别绑定血氧饱和度控件 ID、脉率控件 ID 和手指导联状态控件 ID。

程序清单 11-14

```
1.  /**
2.   * @method onCreate 方法
3.   * @param savedInstanceState 用户按 home 键，退出界面，使用
4.   * Bundle savedInstanceState 就可以使用户再次打开应用时可恢复到原来的状态。
5.   */
6.  @Override
7.  protected void onCreate(Bundle savedInstanceState) {
8.      super.onCreate(savedInstanceState);
9.      ……
10.     mRespRateText = findViewById(R.id.text_rr);
11.
12.     mSPO2DataText = findViewById(R.id.text_spo2_data);
13.     mSPO2PRText = findViewById(R.id.text_spo2_pr);
14.     mSPO2FingerStsText = findViewById(R.id.text_spo2_finger_sts);
15.
16.     sContext = getApplicationContext();
17.     ……
18. }
```

7. 添加血氧参数显示

如程序清单 11-15 所示，添加第 18 至 39 行代码。

（1）第 18 至 31 行代码：手指导联，即标志位为 true，设置导联状态控件显示 ON，将 ON 字体变为蓝色。若血氧饱和度和脉率符合正常范围值，则显示到控件；否则显示“--”。

（2）第 32 至 37 行代码：手指脱落，即标志位为 false，设置导联状态控件显示 OFF，将 OFF 字体变为红色，血氧饱和度和脉率控件显示“--”。

程序清单 11-15

```
1.  protected void onCreate(Bundle savedInstanceState) {
2.      super.onCreate(savedInstanceState);
3.      ……
4.      //处理实时数据消息
5.      mMonitorHandler = new Handler() {
6.          @Override
7.          public void handleMessage(Message msg){
8.              super.handleMessage(msg);
9.              switch (msg.what) {
10.                 case 1:
11.                     ……
12.                     if (mRespRate < MAX_RESP_RATE && mRespRate > MIN_RESP_RATE) {
13.                         mRespRateText.setText(String.valueOf(mRespRate));
14.                     } else {
15.                         mRespRateText.setText("--");
16.                     }
17.
18.                     if (mSPO2FingerSts) {
19.                         mSPO2FingerStsText.setText(R.string.spo2_lead_on);
20.                         mSPO2FingerStsText.setTextColor(ContextCompat.getColor
                                    (MainActivity.this,R.color.color_blue));
21.
22.                         if (mSPO2Data <= MAX_SPO2_DATA && mSPO2Data > 0) {
23.                             mSPO2DataText.setText(String.valueOf(mSPO2Data));
24.                         } else {
25.                             mSPO2DataText.setText("--");
26.                         }
27.                         if (mSPO2PulseRate <= MAX_SPO2_PULSE && mSPO2PulseRate > 0) {
28.                             mSPO2PRText.setText((String.valueOf(mSPO2PulseRate)));
29.                         } else {
30.                             mSPO2PRText.setText("--");
31.                         }
32.                     } else {
33.                         mSPO2FingerStsText.setText(R.string.spo2_lead_off);
34.                         mSPO2FingerStsText.setTextColor(ContextCompat.getColor
                                    (MainActivity.this,R.color.color_red));
35.                         mSPO2DataText.setText("--");
36.                         mSPO2PRText.setText("--");
37.                     }
38.                     break;
39.                 //处理血压数据
40.                 case 2:
41.                     ……
42.                     break;
43.                 default:
44.                     break;
45.             }
46.         }
```

```
    };
    ……
}
```

8. 添加 drawSpo2Wave()方法调用

如程序清单 11-16 所示，把第 4 行的注释“每 8ms 进行一次画呼吸波形任务”改为“每 8ms 进行一次画呼吸和血氧波形任务”，并添加第 13 行代码。

程序清单 11-16

```
1.  protected void onCreate(Bundle savedInstanceState) {
2.      super.onCreate(savedInstanceState);
3.      ……
4.          //每 8ms 进行一次画呼吸和血氧波形任务
5.          mExecutorService.scheduleAtFixedRate(new Runnable() {
6.              @Override
7.              public void run() {
8.                  if (mDrawWaveFlag) {
9.                      if (!mDrawRulerFlag) {
10.                         paintRuler(mSurfaceHolder);
11.                     }
12.                     drawRespWave(mSurfaceHolder);
13.                     drawSpo2Wave(mSurfaceHolder);
14.                 }
15.             }
16.         },0, 8, TimeUnit.MILLISECONDS);
17.
18.         //每 1s 更新显示
19.         mExecutorService.scheduleAtFixedRate(new Runnable() {
20.           ……
21.         }, 0, 1000, TimeUnit.MILLISECONDS);
22. }
```

9. 在更新参数线程中添加血氧参数更新

如程序清单 11-17 所示，添加第 11 至 13 行代码。每秒获取一次经蓝牙接收解包后的手指导联状态、血氧饱和度和脉率，发送消息 1 到消息循环队列，更新血氧控件显示。

程序清单 11-17

```
1.  protected void onCreate(Bundle savedInstanceState) {
2.      super.onCreate(savedInstanceState);
3.      ……
4.      //每 1s 更新显示
5.      mExecutorService.scheduleAtFixedRate(new Runnable() {
6.          @Override
7.          public void run() {
8.              if (mMonitorRun) {
9.                  ……
10.                 mRespRate = mChatService.proParaBoardData.getRespRate();
11.                 mSPO2FingerSts = mChatService.proParaBoardData.getSPO2FingerSts();
12.                 mSPO2Data = mChatService.proParaBoardData.getSPO2Data();
13.                 mSPO2PulseRate = mChatService.proParaBoardData.getSPO2PulseRate();
14.                 mMonitorHandler.sendEmptyMessage(1);
15.             }
```

```
            }
        }, 0, 1000, TimeUnit.MILLISECONDS);
}
```

最后，编译工程，并下载到手机上验证运行效果是否与 11.2.3 节一致。

本章任务

基于前面学习的知识及对本章代码的理解，以及第 7 章已完成的独立测量血氧界面，设计一个只监测和显示血氧参数的应用。

本章习题

1．脉率和心率有何区别？

2．正常成人血氧饱和度取值范围是多少？正常新生儿血氧饱和度取值范围是多少？

3．如果血氧波形数据 1～5 均为 128，血氧探头和手指均为脱落状态，按照图 B-15 定义的血氧波形数据包应该是怎样的？

第 12 章　心电监测与显示实验

在实现体温、血压、呼吸与血氧监测的基础上，本章继续添加心电监测的底层驱动代码，并通过代码对心电数据处理过程进行详细介绍。

12.1　实验内容

了解心电数据处理过程，学习心电数据包的 PCT 通信协议和 Android Studio 中的部分方法和命令，以及如何通过 Android Studio 画心电波形图；完善处理心电数据的底层代码；通过 Android 手机对系统进行验证。

12.2　实验原理

12.2.1　心电测量原理

心电信号来源于心脏的周期性活动。在每个心动周期中，心脏窦房结细胞内外首先产生电位的急剧变化（动作电位），而这种电位的变化通过心肌细胞依次向心房和心室传播，并在体表不同部位形成一次有规律的电位变化。将体表不同时期的电位差信号连续采集、放大，并连续实时地显示，就形成心电图（ECG）。

在人体不同部位放置电极，并通过导联线与心电图机放大电路的正负极相连，这种记录心电图的电路连接方法称为心电图导联。目前广泛采纳的国际通用导联体系称为常规 12 导联体系，包括与肢体相连的肢体导联和与胸部相连的胸导联。

心电测量主要有以下功能：记录人体心脏的电活动，诊断是否存在心率失常的情况；诊断心肌梗死的部位、范围和程度，有助于预防冠心病；判断药物或电解质情况对心脏的影响，例如有房颤的患者，在服用胺碘酮药物后应定期做心电测量，以便于观察疗效；判断人工心脏起搏器的工作状况。

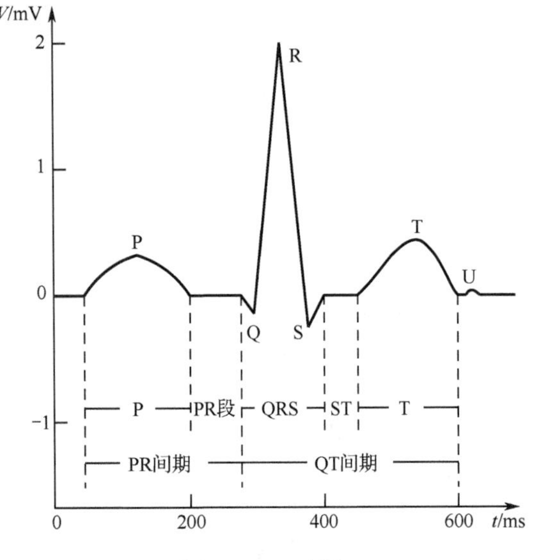

图 12-1　心电图

心电图是心脏搏动时产生的生物电位变化曲线，是客观反映心脏电兴奋的发生、传播及恢复过程的重要生理指标，如图 12-1 所示。

临床上根据心电图波形的形态、波幅及各波之间的时间关系，能诊断出心脏可能发生的疾病，如心律不齐、心肌梗死、期前收缩、心脏异位搏动等。

心电图信号主要包括以下几个典型波形和波段。

1．P 波

心脏的兴奋发源于窦房结，最先传至心房。因此，心电图各波中最先出现的是代表左右心房兴奋过程的 P 波。心脏兴奋在向两心房传播的过程中，其心电去极化的综合向量先指向左下肢，然后逐渐转向左上肢。如果将各瞬间心房去极化的综合向量连接起来，便形成一个代表心房去极化的空间向量环，简称 P 环。通过 P 环在各导联轴上的投影即得出各导联上不同的 P 波。P 波形小而圆钝，随各导联稍有不同。P 波的宽度一般不超过 0.11s，多为 0.06～0.10s。电压（幅度）不超过 0.25mV，多为 0.05～0.20mV。

2. PR 段

PR 段是从 P 波的终点到 QRS 复合波起点的间隔时间，它通常与基线为同一水平线。PR 段代表从心房开始兴奋到心室开始兴奋的时间，即兴奋通过心房、房室结和房室束的传导时间。成人的 PR 段一般为 0.12～0.20s，小儿的稍短。这一期间随着年龄的增长有加长的趋势。

3. QRS 复合波

QRS 复合波代表两心室兴奋传播过程的电位变化。由窦房结产生的兴奋波，经传导系统首先到达室间隔的左侧面，然后按一定的路线和方向，由内层向外层依次传播。随着心室各部位先后去极化形成多个瞬间综合心电向量，在额面的导联轴上的投影，便是心电图肢体导联的 QRS 复合波。典型的 QRS 复合波包括三个相连的波动。第一个向下的波为 Q 波，继 Q 波后一个狭窄向上的波为 R 波，与 R 波相连接的又一个向下的波为 S 波。由于这三个波紧密相连且总时间不超过 0.10s，故合称 QRS 复合波。QRS 复合波所占时间代表心室肌兴奋传播所需时间，正常人为 0.06～0.10s，一般不超过 0.11s。

4. ST 段

ST 段是从 QRS 复合波结束到 T 波开始的间隔时间，为水平线。它反映心室各部位在兴奋后所处的去极化状态，故无电位差。正常时接近于基线，向下偏移不应超过 0.05mV，向上偏移在肢体导联不超过 0.1mV。

5. T 波

T 波是继 QRS 复合波后的一个波幅较低而波宽较宽的电波，它反映心室兴奋后复极化的过程。心室复极化的顺序与去极化过程相反，它缓慢地由外层向内层进行。在外层已去极化部分的负电位首先恢复到静息时的正电位，使外层为正，内层为负，因此与去极化时向量的方向基本相同。连接心室复极化各瞬间向量所形成的轨迹，就是心室复极化心电向量环，简称 T 环。T 环的投影即为 T 波。

复极化过程与心肌代谢有关，因而较去极化过程缓慢，占时较长。T 波与 ST 段同样具有重要的诊断意义。如果 T 波倒置，则说明发生心肌梗死。

在以 R 波为主的心电图上，T 波不应低于 R 波的 1/10。

6. U 波

U 波是在 T 波后 0.02～0.04s 出现的宽而低的波，波幅多小于 0.05mV，宽约 0.20s。一般临床认为，U 波可能是由心脏舒张时各部位产生的后电位而形成的，也有人认为是浦肯野纤维再极化的结果。正常情况下，不容易记录到微弱的 U 波，当血钾不足、甲状腺功能亢进或服用强心药洋地黄等时，都会使 U 波增大而被捕捉到。

表 12-1 所示为正常成人心电图各个波形的典型值范围。

表 12-1　心电图各个波形的典型值范围

波形名称	电压幅度/mV	时间/s
P 波	0.05～0.25	0.06～0.10
Q 波	小于 R 波的 1/4	小于 0.04

续表

波形名称	电压幅度/mV	时间/s
R 波	0.5～2.0	—
S 波	—	0.06～0.11
T 波	0.1～1.5	0.05～0.25
PR 段	与基线同一水平	0.06～0.14
PR 间期	—	0.12～0.20
ST 段	水平线	0.05～0.15
QT 间期	—	小于 0.44

本实验通过心电导联实现一定范围内对心率的精确测量以及对心电波和导联脱落情况的实时监测。其中，模块 ID 为 0x10、二级 ID 为 0x02 的心电波形数据包是由从机向主机发送的两通道心电波形；模块 ID 为 0x10、二级 ID 为 0x03 的心电导联信息数据包是由从机向主机发送的心电导联信息；模块 ID 为 0x10、二级 ID 为 0x04 的心电波形数据包是由从机向主机发送的心率值，具体可参见附录 B。Android 手机（主机）在接收到人体生理参数监测系统（从机）发送的心电波形、心电导联信息和心率数据包后，通过 App 实时显示心电波、导联脱落状态和心率值。

12.2.2　设计框图

心电监测与显示应用的设计框图如图 12-2 所示。

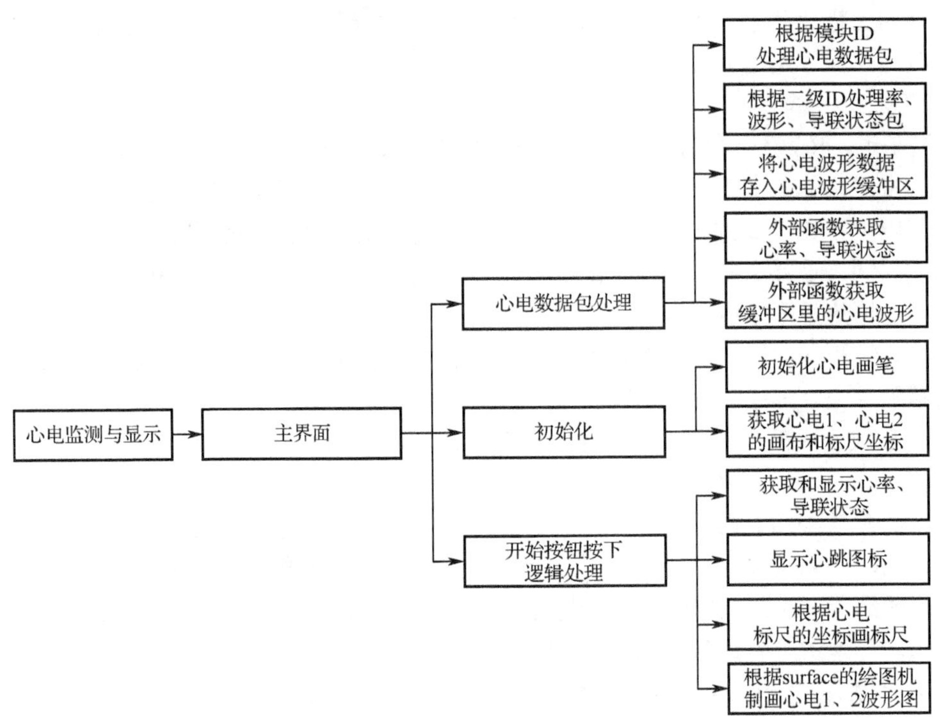

图 12-2　心电监测与显示应用的设计框图

12.2.3　心电监测与显示应用程序运行效果

将本书配套资料包的“03.Android 手机应用程序 apk”文件夹中的 ECGMonitor.apk 安装

在 Android 手机上，完成后打开软件，单击 bt 按钮，连接到人体生理参数监测系统硬件系统。然后，将人体生理参数监测系统硬件平台设置为输出心电数据，单击 start 按钮开始监测，即可看到动态显示的两通道心电波形及心率、心电导联信息，如图 12-3 所示。由于心电监测与显示应用程序已经包含了体温、血压测量、呼吸及血氧监测与显示功能，因此，如果人体生理参数监测系统硬件平台处于“五参演示”模式，则可以同时看到动态的体温、血压、呼吸、血氧和心电参数。

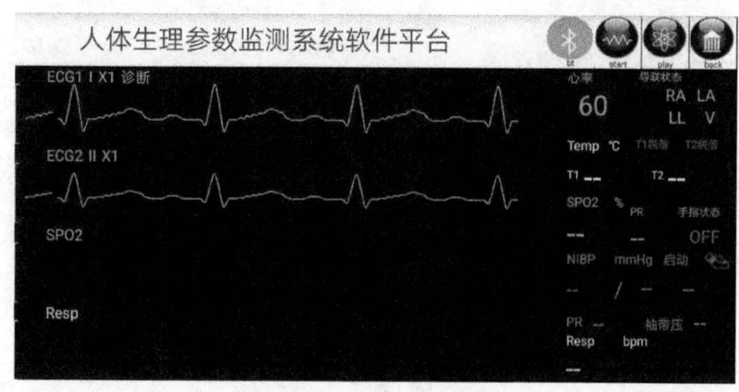

图 12-3　心电监测与显示效果图

12.3　实验步骤

步骤 1：复制基准工程

首先，将本书配套资料包中的“Material\09.ECGMonitor\ECGMonitor”文件夹复制到“D:\AndroidStudioTest”目录下，然后在 Android Studio 中打开 ECGMonitor 工程。实际上，打开的 ECGMonitor 工程是第 11 章已完成的工程，所以也可以基于第 11 章完成的 SPO2Monitor 工程开展本实验。

步骤 2：完善 ProParaBoardData.Java 文件

在 ProParaBoardData.Java 文件中，如程序清单 12-1 所示，添加第 13 至 25 行代码。

（1）第 16 至 17 行代码：定义心电 1、心电 2 波形数据缓冲区。

（2）第 19 至 23 行代码：定义心率数据及导联信息（LL、LA、RA 和 V）变量。

（3）第 24 至 25 行代码：定义心率最大、最小临界值。

程序清单 12-1

```
1.   /**
2.    * @author SZLY(COPYRIGHT 2018 - 2020 SZLY. All rights reserved.)
3.    * @abstract 处理接收解包后的数据
4.    * @version V1.0.0
5.    * @date 2020/09/01
6.    */
7.   public class ProParaBoardData extends PackUnpack{
8.
9.       private static final float TEMP_MAX = 500;
10.      ……
11.      private static final int MIN_SPO2_WAVE = 0;
12.
13.      /**
```

```
         * 心电参数 心电 1 波形、心电 2 波形、心率、导联信息
         */
        private final LinkedList<Integer> mECG1WaveBuf = new LinkedList<>();
        private final LinkedList<Integer> mECG2WaveBuf = new LinkedList<>();

        private int mHeartRate;
        private boolean mECGLeadLL;
        private boolean mECGLeadLA;
        private boolean mECGLeadRA;
        private boolean mECGLeadV;
        private static final int MAX_HEART_RATE = 350;
        private static final int MIN_HEART_RATE = 0;
        ……
}
```

如程序清单 12-2 所示，新增第 10 至 15 行代码。

（1）第 11 行代码：初始化心率值为 0。

（2）第 12 至 15 行代码：初始化 4 个心电导联状态为 false。

程序清单 12-2

```
1.  public class ProParaBoardData extends PackUnpack {
2.      ……
3.      public ProParaBoardData() {
4.          ……
5.          //血氧参数初始化
6.          mSPO2FingerSts = false;
7.          mSPO2PulseRate = 0;
8.          mSPO2Data = 0;
9.
10.         //心电参数初始化
11.         mHeartRate = 0;
12.         mECGLeadLL = false;
13.         mECGLeadLA = false;
14.         mECGLeadRA = false;
15.         mECGLeadV = false;
16.     }
17. }
```

如程序清单 12-3 所示，新增第 9 至 99 行代码。

（1）第 13 至 15 行代码：获取心电 1 波形数据数量。

（2）第 21 至 23 行代码：获取心电 2 波形数据数量。

（3）第 29 至 37 行代码：获取心电 1 波形缓冲区数据。

（4）第 43 至 51 行代码：获取心电 2 波形缓冲区数据。

（5）第 57 至 59 行代码：获取心率数据。

（6）第 65 至 67 行代码：获取心电导联 LL 状态。

（7）第 73 至 75 行代码：获取心电导联 LA 状态。

（8）第 81 至 83 行代码：获取心电导联 RA 状态。

（9）第 89 至 91 行代码：获取心电导联 V 状态。

（10）第 97 至 99 行代码：获取心电导联状态。

程序清单 12-3

```
public class ProParaBoardData extends PackUnpack {

    private static final float TEMP_MAX = 500;
    ……
    public int getSPO2WaveBufSize() {
        return mSPO2WaveBuf.size();
    }

     /**
     * @method 获取心电 1 波形数据数量
     * @return 心电 1 波形数据数量
     */
    public int getECG1WaveBufSize() {
        return mECG1WaveBuf.size();
    }

    /**
     * @method 获取心电 2 波形数据数量
     * @return 心电 2 波形数据数量
     */
    public int getECG2WaveBufSize() {
        return mECG2WaveBuf.size();
    }

    /**
     * @method 获取心电 1 波形
     * @return 心电 1 波形
     */
    public int getECG1WaveData() {
        synchronized (mECG1WaveBuf) {
            if (!mECG1WaveBuf.isEmpty()) {
                return (mECG1WaveBuf.poll());
            } else {
                return 0;
            }
        }
    }

    /**
     * @method 获取心电 2 波形
     * @return 心电 2 波形
     */
    public int getECG2WaveData() {
        synchronized (mECG2WaveBuf) {
            if (!mECG2WaveBuf.isEmpty()) {
                return (mECG2WaveBuf.poll());
            } else {
                return 0;
            }
        }
    }
```

```
    /**
     * @method 获取心率
     * @return 心率
     */
    public int getHeartRate() {
        return (mHeartRate);
    }

    /**
     * @method 获取心电导联 L 状态
     * @return 心电导联 L 状态
     */
    public boolean getECGLeadLL() {
        return (mECGLeadLL);
    }

    /**
     * @method 获取心电导联 LA 状态
     * @return 心电导联 LA 状态
     */
    public boolean getECGLeadLA() {
        return (mECGLeadLA);
    }

    /**
     * @method 获取心电导联 RA 状态
     * @return 心电导联 RA 状态
     */
    public boolean getECGLeadRA() {
        return (mECGLeadRA);
    }

    /**
     * @method 获取心电导联 V 状态
     * @return 心电导联 V 状态
     */
    public boolean getECGLeadV() {
        return (mECGLeadV);
    }

    /**
     * @method 获取心电导联状态
     * @return 心电导联状态
     */
    public boolean getECGLead() {
        return mECGLeadLL && mECGLeadLA && mECGLeadRA && mECGLeadV;
    }

    /**
     * @method 体温数据处理
     * @param unpacked 已解包的体温数据包
```

```
    */
    private void proTempData(int[] unpacked) {
      ……
    }
    ……
}
```

如程序清单 12-4 所示，添加第 7 至 82 行代码。

（1）第 11 至 29 行代码：获取心电波形数据。参考图 B-5，ECG1 波形由 DAT1（波形数据的高八位）+ DAT2（波形数据的低八位）组成，ECG2 由 DAT3（波形数据的高八位）+ DAT4（波形数据的低八位）组成。波形数据以 2048 为基准线，数据范围为 0～4095，令波形数据减 2048，对波形数据右移 3 位，对心电波形缩小 8 倍。

（2）第 35 至 41 行代码：获取心电导联状态数据，参考表 B-8，心电导联信息包由 DAT1 的 bit0（表示 LL 导联状态）、bit1（表示 LA 导联状态）、bit2（表示 RA 导联状态）和 bit3（表示 V 导联状态）组成，程序中分别进行位移操作，读出相应的状态。

（3）第 47 至 60 行代码：获取心率数据，参考图 B-7，16 位心率数据由 DAT1（心率数据的高八位）+ DAT2（心率数据的低八位）组成。保证心率在设定范围值之内。

（4）第 66 至 82 行代码：根据 2 级 ID 处理心电数据包，DAT_ECG_WAVE（0x02）为心电波形数据包，DAT_ECG_LEAD（0x03）为心电导联状态数据包，DAT_ECG_HR（0x04）为心率数据包。

程序清单 12-4

```
1.   public class ProParaBoardData extends PackUnpack {
2.       ……
3.       private void proSPO2Para(int[] unpacked) {
4.           ……
5.       }
6.
7.       /**
8.        * @method 解包后心电波形信息处理
9.        * @param unpacked 心电波形信息包
10.       */
11.      private void proECGWave(int[] unpacked) {
12.          int ecg1data,ecg2data;
13.
14.          ecg1data = unpacked[2] << 8 | unpacked[3];
15.          ecg1data = ecg1data - 2048;
16.          ecg1data = ecg1data >> 3;
17.
18.          ecg2data = unpacked[4] << 8 | unpacked[5];
19.          ecg2data = ecg2data - 2048;
20.          ecg2data = ecg2data >> 3;
21.
22.          synchronized (mECG1WaveBuf) {
23.              mECG1WaveBuf.offer(ecg1data);
24.          }
25.
26.          synchronized (mECG2WaveBuf){
27.              mECG2WaveBuf.offer(ecg2data);
```

```
            }
        }

        /**
         * @method 解包后心电导联信息处理
         * @param unpacked 心电导联信息包
         */
        private void proECGLead(int[] unpacked) {

            mECGLeadLL = (unpacked[2] & 0x01) != 1;
            mECGLeadLA = ((unpacked[2] >> 1) & 0x01) != 1;
            mECGLeadRA = ((unpacked[2] >> 2) & 0x01) != 1;
            mECGLeadV = ((unpacked[2] >> 3) & 0x01) != 1;
        }

        /**
         * @method 解包后心率数据处理
         * @param unpacked 心率包
         */
        private void proHeartRate(int[] unpacked) {
            int data;

            data = unpacked[2] << 8 | unpacked[3];

            if (data < MIN_HEART_RATE) {
                data = MIN_HEART_RATE;
            }
            if (data > MAX_HEART_RATE) {
                data = MAX_HEART_RATE;
            }

            mHeartRate = data;
        }

        /**
         * @method 根据二级 ID 处理心电数据
         * @param unpacked 心电数据包
         */
        private void proECGPara(int[] unpacked)
        {
            switch (unpacked[1])
            {
                case DAT_ECG_WAVE:
                    proECGWave(unpacked);
                    break;
                case DAT_ECG_LEAD:
                    proECGLead(unpacked);
                    break;
                case DAT_ECG_HR:
                    proHeartRate(unpacked);
                    break;
                default:
```

```
                break;
            }
        }
        ……
    }
```

如程序清单 12-5 所示，添加第 11 至 13 行代码。通过判断模块 ID 是否为心电包（0x10），调用心电二级 ID 处理数据方法。

程序清单 12-5

```
1.  public class ProParaBoardData extends PackUnpack {
2.      ……
3.      public void proAllPara(int[] unpacked) {
4.          int recModID = unpacked[0];
5.
6.          switch (recModID) {
7.              ……
8.              case MODULE_SPO2:
9.                  proSPO2Para(unpacked);
10.                 break;
11.             case MODULE_ECG:
12.                 proECGPara(unpacked);
13.                 break;
14.             default:
15.                 break;
16.         }
17.     }
18. }
```

步骤 3：完善 strings.xml 文件

如程序清单 12-6 所示，在原有的 strings.xml 文件基础上，添加第 5 至 12 行代码，定义心电参数所用到的字符串常量。

程序清单 12-6

```
1.  <resources>
2.      <string name="app_name">EcgMonitor</string>
3.      ……
4.      <string name="spo2_lead_on">ON</string>
5.      <string name="heart_rate">心率</string>
6.      <string name="ecg_lead_status">导联状态</string>
7.      <string name="I_lead">I</string>
8.      <string name="gainX1">X1</string>
9.      <string name="wave2">心电 2</string>
10.     <string name="II_lead">II</string>
11.     <string name="filter_mode">诊断</string>
12.     <string name="scale">1mv</string>
13. </resources>
```

步骤 4：完善 MainActivity.Java 文件

1．添加常量和控件定义

在 MainActivity.Java 文件中，如程序清单 12-7 所示，添加第 6 行、第 12 至 17 行代码。

（1）第 6 行代码：定义心率数据最大值。

（2）第 12 至 17 行代码：定义 TextView 控件，分别用于显示心率数据、心电导联状态信息和心跳图标。

程序清单 12-7

```
1.  public class MainActivity extends Activity {
2.      public static final String DEVICE_NAME = "device_name";
3.      ……
4.      private static final int MAX_SPO2_PULSE = 255;
5.
6.      private static final int MAX_ECG_HR = 320;
7.
8.      private Button mStartBluetoothButton;
9.      ……
10.     private TextView mSPO2FingerStsText;
11.
12.     private TextView mHeartRateText;
13.     private TextView mLeadRAText;
14.     private TextView mLeadLAText;
15.     private TextView mLeadLLText;
16.     private TextView mLeadVText;
17.     private TextView mHeartIconText;
18.
19.     private BluetoothService mChatService;
20. }
```

2. 添加心电参数变量定义

如程序清单 12-8 所示，添加第 6 至 28 行代码。

（1）第 9 行代码：定义心电 1 波形数据。

（2）第 10 行代码：mECG1BaseLine 是心电 1 波形画布的中线的 Y 轴坐标值。定义绘制心电波形图的坐标变量、波形区域范围等变量。

（3）第 13 行代码：mECG2WaveLeft 是心电 2 波形范围的最左边。

（4）第 14 行代码：mECG2WaveRight 是心电 2 波形范围的最右边。

（5）第 15 行代码：mECGIndex 是画图时心电 2 波形的 X 轴坐标值。

（6）第 16 行代码：定义心电画笔变量。

（7）第 21 至 27 行代码：定义心率数据变量，定义心电导联状态变量并初始化为 false，定义心跳标志位并初始化为 false。

程序清单 12-8

```
1.  public class MainActivity extends Activity {
2.      public static final String DEVICE_NAME = "device_name";
3.      ……
4.      private boolean mSPO2FingerSts = false;
5.
6.       /**
7.       * 绘制心电波形参数
8.       */
9.      private int mECG1WaveData;
10.     private int mECG1BaseLine;
11.     private int mECG2WaveData;
12.     private int mECG2BaseLine;
```

```
    private int mECG2WaveLeft;
    private int mECG2WaveRight;
    private int mECGIndex ;
    private Paint mECGPaint;

    /**
     * 心电数据参数
     */
    private int mHeartRate;
    private boolean mECGLead = false;
    private boolean mECGLeadRA = false;
    private boolean mECGLeadLA = false;
    private boolean mECGLeadLL = false;
    private boolean mECGLeadV = false;
    private boolean mHeartVisible = false;

    /**
     * 建立线程池，核心任务 7 个
     */
    private ScheduledExecutorService mExecutorService = new ScheduledThreadPoolExecutor(7);
}
```

3．完善 initView()方法

如程序清单 12-9 所示，添加第 9 至 12 行代码，实例化心电画笔，设置画笔的颜色为绿色，设置画笔线的宽度为 3 像素。

程序清单 12-9

```
1.  /**
2.   * @method 初始化画布参数
3.   */
4.  private void initView() {
5.      final SurfaceView surfaceView = findViewById(R.id.sfv_wave);
6.      ……
7.      mSPO2Paint.setStrokeWidth(3);
8.
9.      //定义心电画笔颜色及类型
10.     mECGPaint = new Paint();
11.     mECGPaint.setColor(ContextCompat.getColor(this,R.color.color_green));
12.     mECGPaint.setStrokeWidth(3);
13.
14.     mSurfaceHolder.addCallback(new SurfaceHolder.Callback() {
15.     ……
16. }
```

如程序清单 12-10 所示，添加第 13 至 14 行代码，第 22 至 30 行代码。

（1）第 13 至 14 行代码：获取控件 ll_ecg1_wave_info 和 ll_ecg2_wave_info 的底部。

（2）第 23 至 24 行代码：获取心电 1 波形画布中线，设置第一个心电 1 波形数据纵坐标为中线值。

（3）第 26 至 27 行代码：获取心电 2 波形画布中线，设置第一个心电 2 波形数据纵坐标为中线值。

（4）第 28 至 30 行代码：将呼吸画布始端横坐标值赋值给 mECG2WaveLeft，将呼吸画布

末端横坐标值赋值给 mECG2WaveRight，设置 mECGIndex 为心电画布始端开始。

程序清单 12-10

```
private void initView() {
    final SurfaceView surfaceView = findViewById(R.id.sfv_wave);
    ……
    mSurfaceHolder.addCallback(new SurfaceHolder.Callback() {
        @Override
        public void surfaceCreated(SurfaceHolder holder) {
            //呼吸坐标，确定画布范围
            int[] respLabel = new int[2];
            int[] respEnd = new int[2];
            ……
            int spo2Bottom = findViewById(R.id.text_spo2_wave_info).getBottom();

            int ecg1Bottom = findViewById(R.id.ll_ecg1_wave_info).getBottom();
            int ecg2Bottom = findViewById(R.id.ll_ecg2_wave_info).getBottom();

            //获取屏幕大小
            DisplayMetrics metric = new DisplayMetrics();
            getWindowManager().getDefaultDisplay().getMetrics(metric);
            ……
            mSPO2Index = mSPO2WaveLeft;

            //心电波形 1 画布中心点
            mECG1BaseLine = ecg1Bottom + mOffsetY;
            mECG1WaveData = mECG1BaseLine;
            //心电波形 2 画布中心点
            mECG2BaseLine = ecg2Bottom + mOffsetY;
            mECG2WaveData = mECG2BaseLine;
            mECG2WaveLeft = mRespWaveLeft;
            mECG2WaveRight = mRespWaveRight;
            mECGIndex = mECG2WaveLeft;
        }
        ……
        @Override
        public void surfaceDestroyed(SurfaceHolder holder) {
            mDrawWaveFlag = false;
        }
    });
}
```

4. 完善 paintRuler ()方法实现

如程序清单 12-11 所示，添加第 10 至 25 行代码。调用 canvas.drawLine 方法，根据心电标尺 X 坐标（与呼吸标尺一样）、Y 坐标、标尺横线长度（mOffsetX）和标尺纵线长度（2×mOffsetY）绘制标尺。

（1）第 11 至 12 行代码：画纵线，长度为 2×mOffsetY，横坐标为 mEcg2WaveLeft。

（2）第 14 至 17 行代码：画两条长度为 mOffsetX 的横线。

程序清单 12-11

```
private void paintRuler(SurfaceHolder holder) {
        //第一帧什么都不画
        Canvas canvas = holder.lockCanvas(new Rect(0, 0, mWidth, mHeight));
        ……
        //血氧画标尺横线
        canvas.drawLine(mRulerX, mSPO2BaseLine + mOffsetY, mRulerX + mOffsetX,
                mSPO2BaseLine + mOffsetY, mSPO2Paint);
        canvas.drawLine(mRulerX, mSPO2BaseLine - mOffsetY, mRulerX + mOffsetX,
                mSPO2BaseLine - mOffsetY, mSPO2Paint);
        //画心电 2 标尺纵线
        canvas.drawLine(mRulerX, mECG2BaseLine + mOffsetY, mRulerX,
                mECG2BaseLine - mOffsetY, mECGPaint);
        //画心电 2 标尺横线
        canvas.drawLine(mRulerX, mECG2BaseLine + mOffsetY, mRulerX + mOffsetX,
                mECG2BaseLine + mOffsetY, mECGPaint);
        canvas.drawLine(mRulerX, mECG2BaseLine - mOffsetY, mRulerX + mOffsetX,
                mECG2BaseLine - mOffsetY, mECGPaint);
        //画心电 1 标尺纵线
        canvas.drawLine(mRulerX, mECG1BaseLine + mOffsetY, mRulerX,
                mECG1BaseLine - mOffsetY, mECGPaint);
        //画心电 1 标尺横线
        canvas.drawLine(mRulerX, mECG1BaseLine + mOffsetY, mRulerX + mOffsetX,
                mECG1BaseLine + mOffsetY, mECGPaint);
        canvas.drawLine(mRulerX, mECG1BaseLine - mOffsetY, mRulerX + mOffsetX,
                mECG1BaseLine - mOffsetY, mECGPaint);
        holder.unlockCanvasAndPost(canvas);

        mDrawRulerFlag = true;
}
```

5．添加 drawEcgWave()方法实现

如程序清单 12-12 所示，添加第 7 至 53 行代码。

（1）第 12 行代码：定义变量 ecgSize 获取心电波形缓冲区大小，心电 1 与心电 2 波形缓冲区大小一样，来自同一个数据包。

（2）第 13 至 14 行代码：定义 ecg1WaveData2、ecg2WaveData2 变量，获取心电 1 和心电 2 波形数据。

（3）第 17 行代码：调用蓝牙服务类变量 mChatService 内的 ProParaBoardData 类变量的获取心电波形缓冲区大小的方法，获取心电波形缓冲区大小。

（4）第 19 行到第 21 行代码：若心电波形缓冲区大小小于 2，不能画波形，则返回。

（5）第 24 至 25 行代码： 锁住心电波形绘制区域，mECGIndex 记录了上一次终端的点的 X 坐标，每次都从 mECGIndex 开始画，锁住的 X 范围是（mECGIndex）-（mECGIndex+ecgSize×mDataStep + 8×mDataStep）。

（6）第 26 至 28 行代码：若锁住的矩形区域为空，则返回。

（7）第 29 行代码：调用清除画布方法，清除锁住的矩形区域。

（8）第 31 行代码：根据心电波形缓冲数量画波形。

（9）第 34 至 35 行代码：获取心电 1 和心电 2 波形数据。

（10）第 38 至 41 行代码：第一次循环时，将心电波形初始点与心电波形第二个点连起来，从第二次循环开始，以上一次终端的点为起点继续连线。

（11）第 43 至 44 行代码：将第二个点的纵坐标值赋值给 mECG2WaveData（mECG1WaveData），作为下一次连线的初始点纵坐标赋值。

（12）第 45 行代码：每画完一个点，mECGIndex 都加上一个步长。

（13）第 47 至 50 行代码：判断心电波形是否绘制到最右边，若是，则重新从左边开始画，退出本次循环。

（14）第 52 行代码：本次循环绘制心电波形结束后，解锁心电波形区域，更新显示。

程序清单 12-12

```
public class MainActivity extends Activity {
    ......
    private void drawSpo2Wave(SurfaceHolder holder) {
    ......
    }

     /**
     * @method 画心电波形方法
     * @param holder 接口 通过这个接口可访问 surface
     */
    private void drawEcgWave(SurfaceHolder holder) {
        int ecgSize;
        int ecg1WaveData2;
        int ecg2WaveData2;

        //获得心电波形数量
        ecgSize = mChatService.proParaBoardData.getECG1WaveBufSize();
        //数量少于 2 不能画波形，则返回
        if (ecgSize < MIN_PAINT_SIZE) {
            return;
        }

        //锁住画波形区域
        Canvas ecgCanvas = holder.lockCanvas(new Rect(new Rect(mECGIndex, mECG1BaseLine - mOffsetY - 10 ,
                mECGIndex + ecgSize * mDataStep + 8 * mDataStep, mECG2BaseLine + mOffsetY )));
        if (ecgCanvas == null) {
            return;
        }
        clear(ecgCanvas);

        for(int i = 0; i < ecgSize; i++)
        {
            //根据实际数据获取公式
            ecg1WaveData2 = mECG1BaseLine - mChatService.proParaBoardData.getECG1WaveData();
            ecg2WaveData2 = mECG2BaseLine - mChatService.proParaBoardData.getECG2WaveData();

            //将两个点连接起来
```

```
            ecgCanvas.drawLine(mECGIndex, mECG1WaveData, mECGIndex + mDataStep,
                    ecg1WaveData2, mECGPaint);
            ecgCanvas.drawLine(mECGIndex, mECG2WaveData, mECGIndex + mDataStep,
                    ecg2WaveData2, mECGPaint);

            mECG1WaveData = ecg1WaveData2;
            mECG2WaveData = ecg2WaveData2;
            mECGIndex += mDataStep;

            if (mECGIndex >= mECG2WaveRight) {
                mECGIndex = mECG2WaveLeft;
                break;
            }
        }
        holder.unlockCanvasAndPost(ecgCanvas);
    }
    ……
}
```

6. 添加控件绑定

如程序清单 12-13 所示，添加第 12 至 17 行代码。分别绑定心率控件 ID、心电导联（LL、LA、V、RA）控件 ID 和心跳图控件 ID。

程序清单 12-13

```
1.  /**
2.   * @method onCreate 方法
3.   * @param savedInstanceState 用户按 home 键，退出界面，使用
4.   * Bundle savedInstanceState 就可以使用户再次打开应用时可恢复到原来的状态。
5.   */
6.  @Override
7.  protected void onCreate(Bundle savedInstanceState) {
8.      super.onCreate(savedInstanceState);
9.      ……
10.     mSPO2FingerStsText = findViewById(R.id.text_spo2_finger_sts);
11.
12.     mHeartRateText = findViewById(R.id.text_hr);
13.     mLeadLLText = findViewById(R.id.text_lead_ll);
14.     mLeadLAText = findViewById(R.id.text_lead_la);
15.     mLeadVText = findViewById(R.id.text_lead_v);
16.     mLeadRAText = findViewById(R.id.text_lead_ra);
17.     mHeartIconText = findViewById(R.id.text_heart);
18.
19.     sContext = getApplicationContext();
20.     ……
21. }
```

7. 添加心电参数显示

如程序清单 12-14 所示，添加第 14 至 56 行代码。

（1）第 14 至 28 行：若 RA、LA、LL、V 都导联，则根据心跳标志位使心形图片闪烁。心率若在正常范围内，则显示；否则，显示“--”。若 RA、LA、LL、V 中的任意一个导联状态为脱落，则不显示心跳图片，心率控件显示“--”。

（2）第 29 至 35 行：判断 RA 导联状态，若导联，则 RA 控件的字体显示为绿色；若脱落，则显示为红色。LA、LL、V 的原理亦如此。

程序清单 12-14

```
1.  //处理实时数据消息
2.  mMonitorHandler = new Handler() {
3.      @Override
4.      public void handleMessage(Message msg){
5.          super.handleMessage(msg);
6.          switch (msg.what) {
7.              case 1:
8.                  ......
9.                  if (mSPO2FingerSts) {
10.                  ......
11.                 } else {
12.                  ......
13.                  }
14.                 if (mECGLead) {
15.                     if (mHeartVisible) {
16.                         mHeartIconText.setBackgroundResource(R.color.color_black);
17.                     }else {
18.                         mHeartIconText.setBackgroundResource(R.drawable.heart);
19.                     }
20.                     if (mHeartRate < MAX_ECG_HR) {
21.                         mHeartRateText.setText(String.valueOf(mHeartRate));
22.                     } else {
23.                         mHeartRateText.setText("--");
24.                     }
25.                 } else {
26.                     mHeartIconText.setBackgroundResource(R.drawable.heart);
27.                     mHeartRateText.setText("--");
28.                 }
29.                 if (mECGLeadRA) {
30.                     mLeadRAText.setTextColor(ContextCompat.getColor
31.                             (MainActivity.this,R.color.color_green));
32.                 } else {
33.                     mLeadRAText.setTextColor(ContextCompat.getColor
34.                             (MainActivity.this,R.color.color_red));
35.                 }
36.                 if (mECGLeadLA) {
37.                     mLeadLAText.setTextColor(ContextCompat.getColor
38.                             (MainActivity.this,R.color.color_green));
39.                 } else {
40.                     mLeadLAText.setTextColor(ContextCompat.getColor
41.                             (MainActivity.this,R.color.color_red));
42.                 }
43.                 if (mECGLeadLL) {
44.                     mLeadLLText.setTextColor(ContextCompat.getColor
45.                             (MainActivity.this,R.color.color_green));
46.                 } else {
47.                     mLeadLLText.setTextColor(ContextCompat.getColor
48.                             (MainActivity.this,R.color.color_red));
```

```
                }
                if (mECGLeadV) {
                    mLeadVText.setTextColor(ContextCompat.getColor
                            (MainActivity.this,R.color.color_green));
                } else {
                    mLeadVText.setTextColor(ContextCompat.getColor
                            (MainActivity.this,R.color.color_red));
                }
                break;
            //处理血压数据
            case 2:
                ……
                break;
            default:
                break;
        }
    }
};
```

8. 添加 drawEcgWave()方法调用

如程序清单 12-15 所示，把第 4 行的注释“每 8ms 进行一次画呼吸、血氧波形任务”改为“每 8ms 进行一次画呼吸、血氧和心电波形任务”，并添加第 14 行代码。

程序清单 12-15

```
1.  protected void onCreate(Bundle savedInstanceState) {
2.      super.onCreate(savedInstanceState);
3.      ……
4.      //每 8ms 进行一次画呼吸、血氧和心电波形任务
5.      mExecutorService.scheduleAtFixedRate(new Runnable() {
6.          @Override
7.          public void run() {
8.              if (mDrawWaveFlag) {
9.                if (!mDrawRulerFlag) {
10.                 paintRuler(mSurfaceHolder);
11.             }
12.             drawRespWave(mSurfaceHolder);
13.             drawSpo2Wave(mSurfaceHolder);
14.             drawEcgWave(mSurfaceHolder);
15.           }
16.         }
17.     },0, 8, TimeUnit.MILLISECONDS);
18.
19.     //每 1s 更新显示
20.     mExecutorService.scheduleAtFixedRate(new Runnable() {
21.         ……
22.     }, 0, 1000, TimeUnit.MILLISECONDS);
23. }
```

9. 在更新参数线程中添加心电参数更新

如程序清单 12-16 所示，添加第 12 至 18 行代码。

（1）第 12 至 17 行代码：每 1s 更新一次心率、心电导联状态信息。

（2）第 18 行代码：心形图标状态每 1s 取反一次，实现心形图标闪烁效果。

程序清单 12-16

```
1.  protected void onCreate(Bundle savedInstanceState) {
2.      ……
3.      //每 1s 更新显示
4.      mExecutorService.scheduleAtFixedRate(new Runnable() {
5.          @Override
6.          public void run() {
7.              if (mMonitorRun) {
8.                  ……
9.                  mSPO2FingerSts = mChatService.proParaBoardData.getSPO2FingerSts();
10.                 mSPO2Data = mChatService.proParaBoardData.getSPO2Data();
11.                 mSPO2PulseRate = mChatService.proParaBoardData.getSPO2PulseRate();
12.                 mHeartRate = mChatService.proParaBoardData.getHeartRate();
13.                 mECGLeadRA = mChatService.proParaBoardData.getECGLeadRA();
14.                 mECGLeadLL = mChatService.proParaBoardData.getECGLeadLL();
15.                 mECGLeadV = mChatService.proParaBoardData.getECGLeadV();
16.                 mECGLeadLA = mChatService.proParaBoardData.getECGLeadLA();
17.                 mECGLead = mChatService.proParaBoardData.getECGLead();
18.                 mHeartVisible = !mHeartVisible;
19.
20.                 mMonitorHandler.sendEmptyMessage(1);
21.             }
22.         }
23.     }, 0, 1000, TimeUnit.MILLISECONDS);
24. }
```

最后，编译工程，并下载到手机上验证运行效果是否与 12.2.3 节一致。

本 章 任 务

基于前面学习的知识及对本章代码的理解，以及第 7 章已完成的独立测量心电界面，设计一个只监测和显示心电参数的应用。

本 章 习 题

1. 心电的 RA、LA、RL、LL 和 V 分别代表什么？
2. 正常成人心率取值范围是多少？正常新生儿心率取值范围是多少？
3. 如果心率为 80bpm，按照图 B-7 定义的心率数据包应该是怎样的？

第 13 章　数据演示实验

通过第 8 章至第 12 章的 5 个实验，实现了五大生理参数的监测功能。本章将在其基础上进一步完善应用的数据演示功能，然后通过代码对应用的数据演示功能进行详细介绍。

13.1　实验内容

数据演示功能主要用于验证程序是否正常运行，同时也可以让用户初步了解各生理参数实际测量状况。本实验要求了解数据演示功能的逻辑处理过程，然后完善处理数据演示的底层代码，最后通过 Android 手机对系统进行验证。

13.2　实验原理

13.2.1　设计框图

数据演示功能的设计框图如图 13-1 所示：

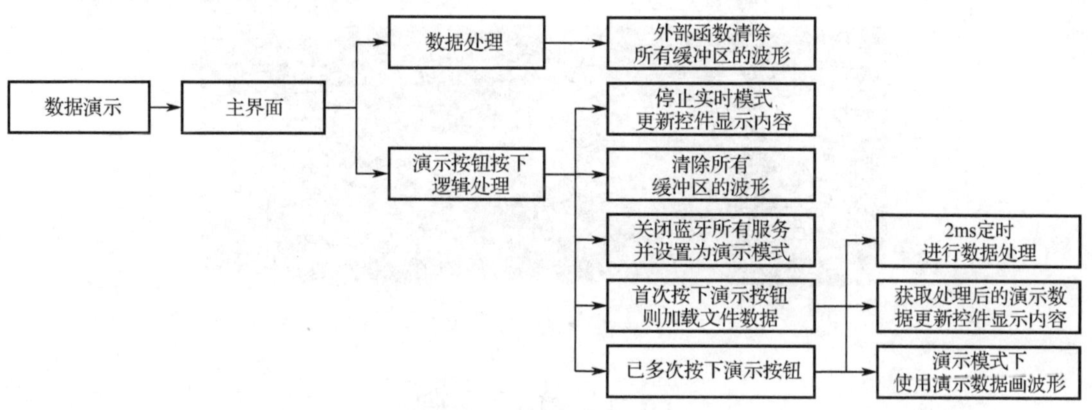

图 13-1　数据演示设计框图

13.2.2　数据演示相关知识点说明

1．BufferedReader

使用 BufferedReader 类一次可读取一行文本的字符，InputStreamReader 一次读取一个字符，将数据流变量 InputStream 的数据转换成字符流再赋值给字符流 BufferedReader，BufferedReader 的使用示例如下：

```
//定义文本的字节流
BufferedReader reader = new BufferedReader(new InputStreamReader(InputStream));

String strLine;
strLine = reader.readLine();        //获取一行文本的字符
reader.close();                     //关闭字符流
```

BufferedReader 提供通用的缓冲方式读取文本，方法 readLine() 从字符输入流中逐行读取文本，可实现高效读取字符、数组和行。

InputStreamReader 类是字节流通向字符流的桥梁，将字节流转换为字符流，一次读取一个字符。

InputStream 是字节输入流的所有类的基类，一般使用它的子类 FileInputStream，InputStream 能在文件处读取 1 字节。

2. RawResource

将 txt 文本数据存储在 res\raw 位置，调用 getResource()方法获取当前应用程序上下文的资源引用，然后调用 openRawResource(int id)方法得到输入数据流 InputStream。获取资源文件 raw 的输入数据流示例如下：

```
InputStream fileInput = getResources().openRawResource(R.raw.pctdata);
```

13.2.3 数据演示应用程序运行效果

将本书配套资料包的“03.Android 手机应用程序 apk”文件夹中的 ParaMonitor.apk 安装在 Android 手机上，完成后打开软件，单击 paly 按钮，即可看到动态显示的两通道心电波形、血氧波形、呼吸波形，以及心电、体温、血氧和呼吸的其他参数，如图 13-2 所示。

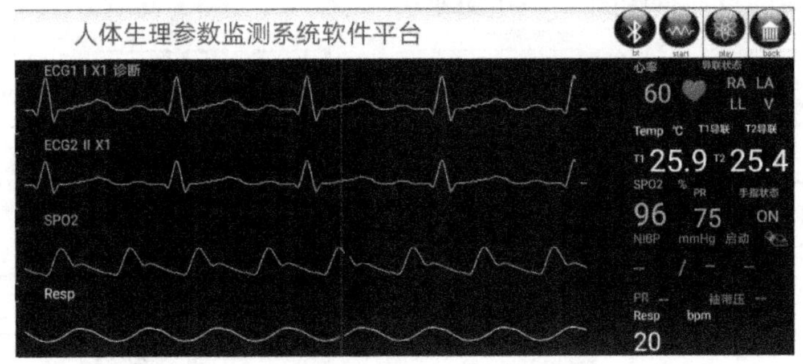

图 13-2　数据演示效果图

13.3　实验步骤

步骤 1：复制基准工程

首先，将本书配套资料包中的“Material\10.ParaMonitor\ParaMonitor”文件夹复制到“D:\AndroidStudioTest”目录下，然后在 Android Studio 中打开 ParaMonitor 工程。实际上，打开的 ParaMonitor 工程是第 12 章已完成的工程，所以也可以基于第 12 章完成的 ECGMonitor 工程开展本实验。

步骤 2：完善 ProParaBoardData.Java 文件

在单击数据演示应用程序中的 start 按钮或 play 按钮前，需要先把波形缓冲区中的数据清空。清除波形方法有 clearRespWaveBuf()、clearSPO2WaveBuf()、clearECG1WaveBuf()、clearECG2WaveBuf()，分别用于清除呼吸波形、血氧波形、心电波形 1 和心电波形 2 缓冲区中的数据。每次只需要调用 clearAllWaveBuffer() 方法即可清除 4 个波形缓冲区中的数据。

在 ProParaBoardData.Java 文件中，如程序清单 13-1 所示，添加第 7 至 51 行代码。

（1）第 10 至 14 行代码：清除呼吸波形缓冲区中的全部数据，如果呼吸波形缓冲区非空，则清除呼吸波形缓冲区。

（2）第 19 至 23 行代码：清除血氧波形缓冲区中的全部数据，如果血氧波形缓冲区非空，则清除血氧波形缓冲区。

（3）第 28 至 41 行代码：清除心电波形 1 和心电波形 2 缓冲区中的全部数据，如果心电波形缓冲区非空，则清除心电波形缓冲区。

（4）第 46 至 51 行代码：清除呼吸波形、血氧波形、心电波形 1 和心电波形 2 缓冲区中的全部数据。

程序清单 13-1

```
1.  public class ProParaBoardData extends PackUnpack {
2.      ……
3.      public boolean getECGLead() {
4.          return mECGLeadLL && mECGLeadLA && mECGLeadRA && mECGLeadV;
5.      }
6.
7.      /**
8.       * @method 清除呼吸波形数据
9.       */
10.     public void clearRespWaveBuf(){
11.         if(!mRespWaveBuf.isEmpty()){
12.             mRespWaveBuf.clear();
13.         }
14.     }
15.
16.     /**
17.      * @method 清除血氧波形数据
18.      */
19.     public void clearSPO2WaveBuf(){
20.         if(!mSPO2WaveBuf.isEmpty()){
21.             mSPO2WaveBuf.clear();
22.         }
23.     }
24.
25.     /**
26.      * @method 清除心电 1 波形数据
27.      */
28.     public void clearECG1WaveBuf(){
29.         if(!mECG1WaveBuf.isEmpty()){
30.             mECG1WaveBuf.clear();
31.         }
32.     }
33.
34.     /**
35.      * @method 清除心电 2 波形数据
36.      */
37.     public void clearECG2WaveBuf(){
38.         if(!mECG2WaveBuf.isEmpty()){
39.             mECG2WaveBuf.clear();
40.         }
41.     }
42.
43.     /**
```

```
     * @method 清除所有波形数据
     */
    public void clearAllWaveBuffer(){
        clearRespWaveBuf();
        clearSPO2WaveBuf();
        clearECG1WaveBuf();
        clearECG2WaveBuf();
    }
    ......
}
```

步骤 3：添加 pctdata.txt 文件

数据演示应用程序是通过读取存储区中的人体生理参数数据文件，即 pctdata.txt 文件，将各种数据（如呼吸波形数据、血氧波形数据、心电波形 1 数据、心电波形 2 数据、心率、呼吸率等）显示在 Android 手机显示屏上。

需要在数据演示工程中新建一个 raw 文件夹，然后将本书配套资料包中的 pctdata.txt 文件复制到 raw 文件夹中，具体流程如下。

首先，如图 13-3 所示，右键单击 res，选择 Next→Directory。

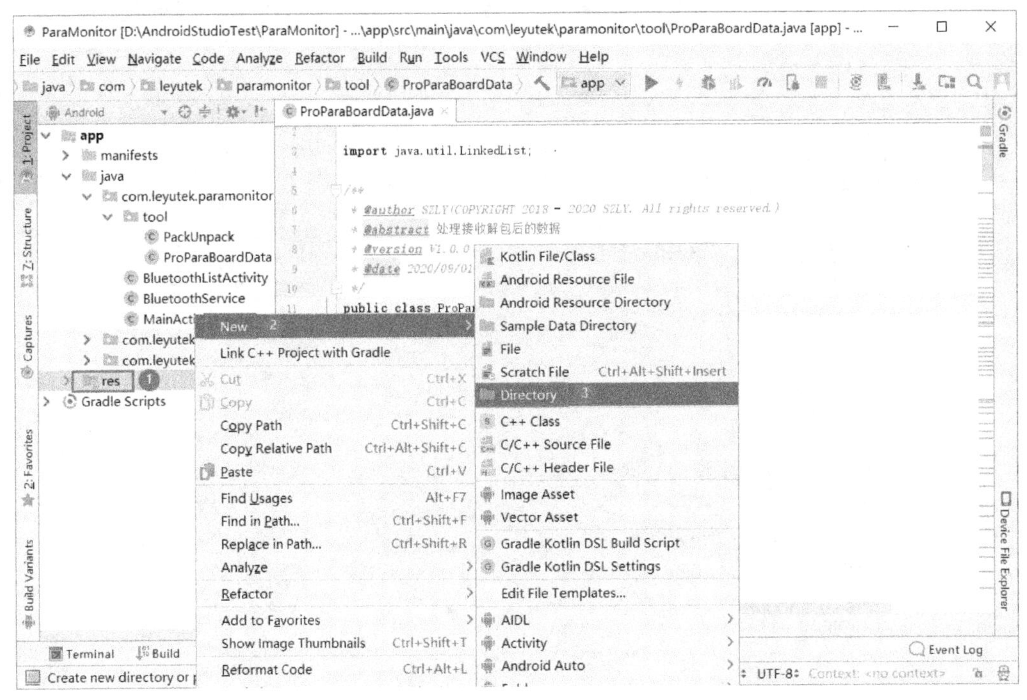

图 13-3　新建文件夹

然后，在弹出的如图 13-4 所示的 New Directory 对话框中，输入新建文件夹的名称 raw，单击 OK 按钮。

文件夹创建完成后，“D:\AndroidStudioTest\ParaMonitor\app\src\main\res”目录下会新增一个 raw 文件夹，如图 13-5 所示。最后，将本书配套资料包中的“Material\10.ParaMonitor\StepByStep”目录下的 pctdata.txt 文件复制到“D:\AndroidStudioTest\ParaMonitor\app\src\main\res\raw”目录下。

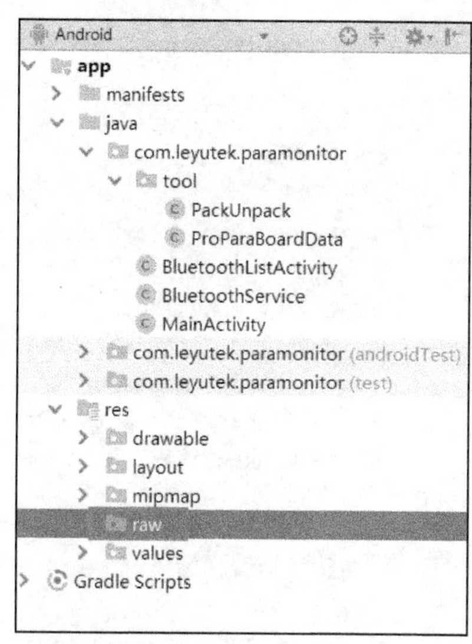

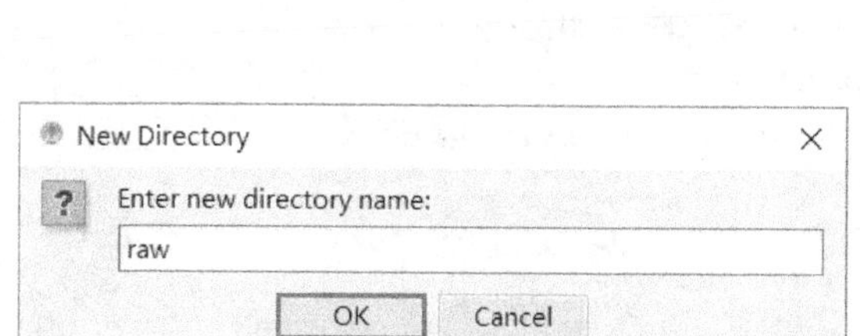

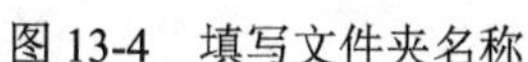
图 13-4　填写文件夹名称

图 13-5　文件夹创建完成效果图

步骤 4：完善 MainActivity.Java 文件

1．添加变量

在 MainActivity.Java 文件中，如程序清单 13-2 所示，添加第 8 行、第 13 至 32 行代码。此时，“ProParaBoardData”和“LinkedList”呈红色，按组合键 Alt+Enter，“import com.szly.paramonitor.tool.ProParaBoardData;”和“import Java.util.LinkedList;”自动添加到 MainActivity.Java 文件中。

（1）第 8 行代码：定义开始演示模式按钮变量。

（2）第 16 行代码：定义演示模式标志位 mPlayFlag，初始化为 false。

（3）第 17 至 18 行代码：mLoadDataHead 作为已处理过的数据缓冲区的下标。mLoadIndex 作为未处理过的数据缓冲区下标，代表 pctdata 数据的行号数。

（4）第 19 行代码：定义一个常量整型全局变量 PACK_QUEUE_CNT 为 450。

（5）第 20 行代码：定义一个 450 行 10 列的数组。

（6）第 21 行代码：定义 ProParaBoardData 对象处理文本数据。

（7）第 22 行代码：定义一个 String 型的链表 mListUrtLoadData，读取文本每一行的数据。

（8）第 27 行代码：定义一个加载数据线程标志位 mThreadStartFlag。

（9）第 32 行代码：定义加载文件数据标志位 mLoadFlag。只加载一次，后续直接从缓冲区里加载。

程序清单 13-2

```
1.   public class MainActivity extends Activity {
2.       ……
3.
4.       private Button mStartBluetoothButton;
5.       private Button mStartButton;
6.       private Button mBackButton;
7.
8.       private Button mNIBPPlayButton;
9.       ……
10.      private boolean mECGLeadV = false;
```

```
    private boolean mHeartVisible = false;

    /**
     * 演示参数
     */
    private boolean mPlayFlag = false;
    private int mLoadDataHead = 0;
    private int mLoadIndex = 0;
    public static final int PACK_QUEUE_CNT = 450;
    private int[][] mDataBuffer = new int[PACK_QUEUE_CNT][10];
    private ProParaBoardData mProParaBoardData;
    private LinkedList<String> mListUrtLoadData = new LinkedList<>();

    /**
     * 加载数据线程标志位
     */
    private boolean mThreadStartFlag = false;

    /**
     * 加载文件数据标志位，只加载一次
     */
    private boolean mLoadFlag = false;

    ……
    /**
     * 建立线程池，核心任务 7 个
     */
    private ScheduledExecutorService mExecutorService = new ScheduledThreadPoolExecutor(7);
    ……
}
```

2. 完善 drawRespWave() 方法

由于在演示模式下读取文本数据时，波形缓冲区很大，直接画波形会全部显示出来，因此不可以根据缓冲区大小绘制波形。区分演示和实时波形数据的绘制，需修改每个参数绘制波形方法中的部分代码。修改后的代码如程序清单 13-3 所示。

在 drawRespWave() 方法中，删除“respSize = mChatService.proParaBoardData.getRespWaveBufSize();”代码，添加第 6 至 20 行代码，删除“respWaveData2 = mRespBaseLine + mOffsetY - mChatService.proParaBoardData.getRespWave() / 2;”代码，添加第 27 至 31 行代码。

（1）第 6 行代码：判断是否为演示模式。

（2）第 7 行代码：若为实时模式，则通过蓝牙获取呼吸波形缓冲区大小。

（3）第 9 行代码：若为演示模式，则直接调用数据处理类 mProParaBoardData，获取呼吸波形缓冲区大小。

这里赋值的大小是根据打印时读取的缓冲区大小来决定的。可以打印 respSize 到日志，查看演示模式下呼吸波形缓冲区大小的变化。绘制波形时，呼吸和血氧波形的绘制速度一致，心电是其 4 倍。

（4）第 11 至 12 行代码：若 respSize 大于 60，则设置为 8。

（5）第 13 至 14 行代码：若 respSize 小于 60 且大于 40，则设置为 6。

（6）第 15 至 16 行代码：若 respSize 小于 40 且大于 20，则设置为 5。

（7）第 17 至 18 行代码：若 respSize 小于 20 且大于 4，则设置为 4。

（8）第 27 至 29 行代码：若为实时模式，则通过蓝牙获取呼吸波形数据。

（9）第 29 至 31 行代码：若为演示模式，则直接调用数据处理类 mProParaBoardData 获取到的呼吸波形数据。

程序清单 13-3

```
1.  private void drawRespWave(SurfaceHolder holder) {
2.      int respSize;
3.      int respWaveData2;
4.
5.      //获得呼吸波形缓冲数量
6.      if(!mPlayFlag) {
7.          respSize = mChatService.proParaBoardData.getRespWaveBufSize();
8.      } else {
9.          respSize = mProParaBoardData.getRespWaveBufSize();
10.
11.         if (respSize > 60) {
12.             respSize = 8;
13.         } else if (respSize > 40) {
14.             respSize = 6;
15.         } else if (respSize > 20) {
16.             respSize = 5;
17.         } else if (respSize > 4) {
18.             respSize = 4;
19.         }
20.     }
21.     ......
22.
23.     //一次任务画 size 个
24.     for(int i = 0; i < respSize; i++)
25.     {
26.         ///根据实际数据获取公式
27.         if(!mPlayFlag){
28.             respWaveData2 = mRespBaseLine + mOffsetY - mChatService.proParaBoardData.
                                                                getRespWave() / 2;
29.         } else {
30.             respWaveData2 = mRespBaseLine + mOffsetY - mProParaBoardData.getRespWave() / 2;
31.         }
32.       //将两个点连接起来
33.       respCanvas.drawLine(mRespIndex, mRespWaveData, mRespIndex + mDataStep,
34.             respWaveData2, mRespPaint);
35.
36.         ......
37.     }
38.     holder.unlockCanvasAndPost(respCanvas);
39. }
```

3. 完善 drawSpo2Wave() 方法

血氧波形绘制方法修改的内容和原理与呼吸波形绘制方法一样，更改后的代码如程序清单 13-14 所示。

在 drawSpo2Wave()方法中找到并删除代码 “spo2Size = mChatService.proParaBoardData.getSPO2WaveBufSize();”，添加第 6 至 20 行代码，删除代码“spo2WaveData2 = mSPO2BaseLine + mOffsetY − mChatService.proParaBoardData.getSPO2WaveData() / 3 + 10;”，添加第 27 至 31 行代码。

（1）第 6 行代码：判断是否为演示模式。

（2）第 7 行代码：若为实时模式，则通过蓝牙获取血氧波形缓冲区大小。

（3）第 9 行代码：若为演示模式，则直接调用数据处理类 mProParaBoardData 获取血氧波形缓冲区大小。

这里赋值的大小是根据打印时读取的缓冲区大小来决定的。读者可以打印 spo2Size 到日志，查看演示模式下血氧波形缓冲区大小的变化。

（4）第 11 至 12 行代码：若 spo2Size 大于 60，则设置为 8。

（5）第 13 至 14 行代码：若 spo2Size 小于 60 且大于 40，则设置为 6。

（6）第 15 至 16 行代码：若 spo2Size 小于 40 且大于 20，则设置为 5。

（7）第 17 至 18 行代码：若 spo2Size 小于 20 且大于 4，则设置为 4。

（8）第 27 至 29 行代码：若为实时模式，则通过蓝牙获取血氧波形数据。

（9）第 29 至 31 行代码：若为演示模式，则直接调用数据处理类 mProParaBoardData 获取到的血氧波形数据。

程序清单 13-4

```
1.  private void drawSpo2Wave(SurfaceHolder holder) {
2.      int spo2Size;
3.      int spo2WaveData2;
4.
5.      //获得血氧波形缓冲数量
6.      if(!mPlayFlag) {
7.          spo2Size = mChatService.proParaBoardData.getSPO2WaveBufSize();
8.      } else {
9.          spo2Size = mProParaBoardData.getSPO2WaveBufSize();
10.
11.         if (spo2Size > 60) {
12.             spo2Size = 8;
13.         } else if (spo2Size > 40) {
14.             spo2Size = 6;
15.         } else if (spo2Size > 20) {
16.             spo2Size = 5;
17.         } else if (spo2Size > 4){
18.                 spo2Size = 4;
19.         }
20.     }
21.     ……
22.
23.     //一次任务画 size 个
24.     for(int i = 0; i < spo2Size; i++) {
25.
26.         //根据实际数据获取公式
27.         if(!mPlayFlag) {
28.            spo2WaveData2 = mSPO2BaseLine + mOffsetY - mChatService.proParaBoardData.
```

```
                                       getSPO2WaveData() / 3 + 10;
        } else {
            spo2WaveData2 = mSPO2BaseLine + mOffsetY - mProParaBoardData.getSPO2WaveData()
                                                                            / 3 + 10;
        }
        //将两个点连接起来
         spo2Canvas.drawLine(mSPO2Index, mSPO2WaveData, mSPO2Index + mDataStep,
             spo2WaveData2, mSPO2Paint);
         ……
    }
    holder.unlockCanvasAndPost(spo2Canvas);
}
```

4. 完善 drawEcgWave() 方法

在 drawEcgWave() 方法中，删除“ecgSize = mChatService.proParaBoardData.getECG1WaveBufSize();”代码，添加第 7 至 21 行代码，删除“ecg1WaveData2 = mECG1BaseLine - mChatService.proParaBoardData.getECG1WaveData();”和“ecg2WaveData2 = mECG2BaseLine - mChatService.proParaBoardData.getECG2WaveData();”代码，添加第 26 至 32 行代码，如程序清单 13-5 所示。

（1）第 7 行代码：判断是否为演示模式。

（2）第 8 行代码：若为实时模式，则通过蓝牙获取心电波形缓冲区大小。

（3）第 9 行代码：若为演示模式，则直接调用数据处理类 mProParaBoardData 获取心电波形缓冲区大小。

这里赋值的大小是根据打印时读取的缓冲区大小来决定的。读者可以打印 ecgSize 到日志，查看演示模式下心电波形缓冲区大小的变化。

（4）第 12 至 13 行代码：若 ecgSize 大于 300，则设置为 40。

（5）第 14 至 15 行代码：若 ecgSize 小于 300 且大于 200，则设置为 32。

（6）第 16 至 17 行代码：若 ecgSize 小于 200 且大于 130，则设置为 28。

（7）第 18 至 19 行代码：若 ecgSize 小于 130 且大于 30，则设置为 20。

（8）第 26 至 29 行代码：若为实时模式，则通过蓝牙获取心电 1 和心电 2 波形数据。

（9）第 29 至 32 行代码：若为演示模式，则直接调用数据处理类 mProParaBoardData 获取到的心电 1 和心电 2 波形数据。

程序清单 13-5

```
1.   private void drawEcgWave(SurfaceHolder holder) {
2.       int ecgSize;
3.       int ecg1WaveData2;
4.       int ecg2WaveData2;
5.
6.       //获得心电波形数量
7.       if (!mPlayFlag) {
8.           ecgSize = mChatService.proParaBoardData.getECG1WaveBufSize();
9.        } else {
10.        ecgSize = mProParaBoardData.getECG1WaveBufSize();
11.
12.          if (ecgSize > 300) {
13.              ecgSize = 40;
```

```
        } else if (ecgSize > 200) {
            ecgSize = 32;
        } else if (ecgSize > 130) {
            ecgSize = 28;
        } else if (ecgSize > 30) {
            ecgSize = 20;
        }
    }
    ……
    for(int i = 0; i < ecgSize; i++)
{
        //根据实际数据获取公式
        if (!mPlayFlag) {
            ecg1WaveData2 = mECG1BaseLine - mChatService.proParaBoardData.
                                                            getECG1WaveData();
            ecg2WaveData2 = mECG2BaseLine - mChatService.proParaBoardData.
                                                            getECG2WaveData();
        } else {
            ecg1WaveData2 = mECG1BaseLine - mProParaBoardData.getECG1WaveData();
            ecg2WaveData2 = mECG2BaseLine - mProParaBoardData.getECG2WaveData();
        }
        //将两个点连接起来
        ecgCanvas.drawLine(mECGIndex, mECG1WaveData, mECGIndex + mDataStep,
                    ecg1WaveData2, mECGPaint);
        ……
    }
    holder.unlockCanvasAndPost(ecgCanvas);
}
```

5. 添加 proLoadDataThread() 方法

如程序清单 13-6 所示，添加 proLoadDataThread() 方法，添加第 8 至 43 行代码。

（1）第 12 行代码：定义整型变量 data。

（2）第 14 行代码：判断加载数据线程标志位是否为 true。

（3）第 15 行代码：判断链表 mListUrtLoadData 的大小是否大于 0，判断语句中的整型变量 mLoadIndex 表示文本中的某一行数据，初始化赋值为 0。

（4）第 16 行代码：定义 String 变量 stringData，获取链表 mListUrtLoadData 的某一行解包后的数据，如“19 2 83 81 80 79 78 0”。

（5）第 17 行代码：定义 String 数组 dataArray，将 stringData 以空格分隔开并存入 dataArray。

（6）第 19 至 27 行代码：根据文本中某一行的数据长度，判断 dataArray 是否为空，若不为空，则将 dataArray 当前元素从 String 型转换为整型字节，并给小于 0 的数据加上 256，然后将数据存入文本缓冲区。

（7）第 28 行代码：通过 mProParaBoardData 中的处理数据方法，处理文本缓冲区的数据。

（8）第 30 至 32 行代码：PACK_QUEUE_CNT 为 450，这里判断行数 mLoadIndex 是否大于等于 450（行数最多为 446），若大于等于 450，则将 mLoadIndex 赋值为 0（主要是不能超越文本缓冲区的大小）。

（9）第 33 行代码：每处理完文本一行的数据，mLoadIndex 自加 1，即下次处理第二行。

（10）第 36 至 40 行代码：文本已处理完成（数据已从 String 型变为 int 型），则直接处理文本缓冲区 mDataBuffer 的数据，调用 mProParaBoardData 中的处理数据方法。

程序清单 13-6

```
public class MainActivity extends Activity {
    ……

    private void drawEcgWave(SurfaceHolder holder) {
        ……
    }

      /**
     * @method 处理加载文件任务
     */
    private void proLoadDataThread() {
        int data;

        if (mThreadStartFlag) {
            if (mListUrtLoadData.size() > mLoadIndex) {
                String stringData = mListUrtLoadData.get(mLoadIndex);
                String[] dataArray = stringData.split(" ");

                for (int i = 0; i < dataArray.length; i++) {
                    if(!dataArray[i].equals("")) {
                        data = (byte) Integer.parseInt(dataArray[i], 10);
                        data = data >= 0 ? data : (data + 256);

                        mDataBuffer[mLoadIndex][i] = data;

                    }
                }
                mProParaBoardData.proAllPara(mDataBuffer[mLoadIndex]);

                if (mLoadIndex >= PACK_QUEUE_CNT) {
                    mLoadIndex = 0;
                }
                mLoadIndex++;

            } else {
                mProParaBoardData.proAllPara(mDataBuffer[mLoadDataHead]);
                mLoadDataHead++;
                if (mLoadDataHead >= mLoadIndex) {
                    mLoadDataHead = 0;
                }
            }
        }
    }
    ……
    @Override
    protected void onCreate(Bundle savedInstanceState) {
        super.onCreate(savedInstanceState);
        ……
    }
```

```
        ……
}
```

6. 添加 loadUrtFile() 方法

如程序清单 13-7 所示，添加第 8 至 42 行代码。此时，“IOException”“InputStream”“BufferedReader”和“InputStreamReader”呈红色，按组合键 Alt+Enter，“import Java.io.IOException;”“import Java.io.InputStream;”“import Java.io.BufferedReader;”和“import Java.io.InputStreamReader;”自动添加到 MainActivity.Java 文件中。

（1）第 13 行代码：定义 String 变量 strLine，记录文本行数。

（2）第 14 行代码：获取资源的数据流，读取资源数据。

（3）第 15 至 17 行代码：判断数据流否为空，若是，则返回。

（4）第 19 行代码：BufferedReader 一次可读取一行的字符，InputStreamReader 一次读取一个字符，将数据流变量 fileInput 的数据转换成字符流再赋值给字符流变量 reader。

（5）第 21 行代码：清空链表 mListUrtLoadData。

（6）第 22 行代码：读取字符流 reader 中的一行数据，并赋值给变量 strLine。

（7）第 24 至 27 行代码：若该行数据非空，则将该行数据添加至链表 mListUrtLoadData 中。

（8）第 28 行代码：继续读字符流 reader 中的一行数据，若非空，则添加至链表 mListUrtLoadData 中，直到读完整个文本。

（9）第 30 行代码：数据已读完，关闭字符流 reader。

（10）第 32 行代码：设置加载数据线程标志位 mThreadStartFLag 为 true。

（11）第 34 至 41 行代码：向线程池添加定时任务，定时处理 mListUrtLoadData 的数据。

（12）第 37 至 39 行代码：判断加载数据线程标志位 mThreadStartFLag 是否为 true，若是，则执行 proLoadDataThread 方法。

（13）第 41 行代码：每 2ms 执行一次 proLoadDataThread 方法。

程序清单 13-7

```
1.  public class MainActivity extends Activity {
2.      ……
3.
4.      private void proLoadDataThread() {
5.          ……
6.      }
7.
8.        /**
9.        * @method 加载串口数据文件
10.       * @throws IOException 扔出一个异常
11.       */
12.     public void loadUrtFile() throws IOException {
13.         String strLine;
14.         InputStream fileInput = getResources().openRawResource(R.raw.pctdata);
15.         if (fileInput.toString().equals("")) {
16.             return;
17.         }
18.
19.         BufferedReader reader = new BufferedReader(new InputStreamReader(fileInput));
20.
21.         mListUrtLoadData.clear();
```

```
        strLine = reader.readLine();

        while (strLine != null) {
            if (strLine.length() > 0) {
                mListUrtLoadData.add(strLine);
            }
            strLine = reader.readLine();
        }
        reader.close();

        mThreadStartFlag = true;

        mExecutorService.scheduleAtFixedRate(new Runnable(){
            @Override
            public void run() {
                if (mThreadStartFlag) {
                    proLoadDataThread();
                }
            }
        }, 0, 2, TimeUnit.MILLISECONDS);
    }
    ……
    @Override
    protected void onCreate(Bundle savedInstanceState) {
        super.onCreate(savedInstanceState);
        ……
    }
    ……
}
```

7. 添加控件绑定和类的实例化

如程序清单 13-8 所示，添加第 12 行代码，绑定演示按钮 ID。

程序清单 13-8

```
1.  @Override
2.  protected void onCreate(Bundle savedInstanceState) {
3.    super.onCreate(savedInstanceState);
4.    ……
5.    mHeartRateText = findViewById(R.id.text_hr);
6.    mLeadLLText = findViewById(R.id.text_lead_ll);
7.    mLeadLAText = findViewById(R.id.text_lead_la);
8.    mLeadVText = findViewById(R.id.text_lead_v);
9.    mLeadRAText = findViewById(R.id.text_lead_ra);
10.   mHeartIconText = findViewById(R.id.text_heart);
11.
12.   mNIBPPlayButton = findViewById(R.id.btn_play);
13.
14.   sContext = getApplicationContext();
15.   ……
16. }
```

如程序清单 13-9 所示，添加第 10 行代码，实例化 mProParaBoardData 对象，用于演示模式下处理文本数据。

程序清单 13-9

```
@Override
protected void onCreate(Bundle savedInstanceState) {
    super.onCreate(savedInstanceState);
    ......
    mNIBPPlayButton = findViewById(R.id.btn_play);

    sContext = getApplicationContext();
    ......
    mPackUnpack = new PackUnpack();
    mProParaBoardData = new ProParaBoardData();
    ......
}
```

8. 完善开始按钮的监听方法

如程序清单 13-10 所示，删除开始按钮 onClick 方法内的代码，添加第 6 至 15 行代码。

（1）第 6 行代码：每次单击 start 按钮都清除一次蓝牙接收到的波形数据，当处于实时模式时，若用户只单击了血压测量按钮，没有单击 start 按钮，则波形缓冲区会堆积很多数据，所以需要清除波形数据。

（2）第 7 行代码：开始实时模式之前，必须清除演示模式下的波形数据。

（3）第 8 至 11 行代码：设置 mMonitorRun 为 true，开始从蓝牙获取处理过后的数据。将演示模式下的加载数据线程标志位设置为 false，停止加载数据。设置蓝牙解包数据标志位为 true，开始绘制波形。

（4）第 12 至 15 行代码：判断是否为演示模式，若是演示模式，则需把演示标志位设置为 false。

程序清单 13-10

```
1.  //开始按键的监听方法
2.  mStartButton.setOnClickListener(new View.OnClickListener() {
3.      @Override
4.      public void onClick(View v) {
5.
6.          mChatService.proParaBoardData.clearAllWaveBuffer();
7.          mProParaBoardData.clearAllWaveBuffer();
8.          mMonitorRun = true;
9.          mThreadStartFlag = false;
10.         mChatService.setStatus(true);
11.         mDrawWaveFlag = true;
12.
13.         if(mPlayFlag) {
14.             mPlayFlag = false;
15.         }
16.     }
17. });
```

9. 完善返回按钮的监听方法

如程序清单 13-11 所示，添加第 5 行代码。设置加载数据线程标志位为 false，停止加载数据。

程序清单 13-11

```
//返回按键的监听方法
mBackButton.setOnClickListener(new View.OnClickListener(){
    @Override
    public void onClick(View v) {
       mThreadStartFlag = false;
       //停止画波形
       mDrawWaveFlag = false;
       //停止解包
       mChatService.setStatus(false);
       //停止更新显示
       mMonitorRun = false;
       //关闭蓝牙服务
       if (mChatService != null) {
            mChatService.stop();
       }
       //停止线程
       mExecutorService.shutdown();
       //退出界面
       finish();
    }
});
```

10. 完善手机返回键的监听方法

如程序清单 13-12 所示，添加第 6 行代码，设置加载数据线程标志位为 false，停止加载数据。

程序清单 13-12

```
1.  /**
2.   * @method 手机返回键执行方法
3.   */
4.  @Override
5.  public void onBackPressed() {
6.      mThreadStartFlag = false;
7.      //停止画波形
8.      mDrawWaveFlag = false;
9.      //停止解包
10.     mChatService.setStatus(false);
11.     //关闭蓝牙服务
12.     if (mChatService != null) {
13.         mChatService.stop();
14.     }
15.     mMonitorRun = false;
16.     //停止线程
17.     mExecutorService.shutdown();
18.     //退出界面
19.     finish();
20. }
```

11. 添加演示按钮的监听方法

如程序清单 13-13 所示，添加第 6 至 38 行代码。

（1）第 10 行代码：设置 mMonitorRun 标志位为 false，停止从蓝牙获取数据。

（2）第 12 行代码：判断是否处于演示模式，处于实时模式，即 mPlayFlag 为 false，才进行后续处理。演示模式下按下演示按钮不执行任何操作。

（3）第 13 行代码：判断蓝牙是否已实例化。

（4）第 14 至 21 行代码：演示需要显示文本里的数据波形，所以要将缓冲区里蓝牙接收的波形数据清除，发送停止测量血压命令（有可能是在实时模式下正在测量血压时单击 play 按钮），将血压的各参数显示控件设置为“--”，设置解包标志位为 false，最后关闭蓝牙所有线程。

（5）第 23 行代码：设置演示标志位为 true。

（6）第 25 行代码：判断是否为启动工程后首次进入演示模式，首次进入演示模式需要加载文本数据，保存到缓冲区。后续则不需要再次加载文本，直接从上一次缓冲区读取即可。

（7）第 26 至 30 行代码：调用 loadUrlFile 方法加载文本数据，一般在读写数据流时容易出现 IO 异常，为了避免发生读数据流异常而导致程序崩掉，增加 try...catch 处理异常。

（8）第 31 行代码：设置 mLoadFlag 为 true，再次单击 play 按键，将不再读取文本。设置绘制波形标志位 mDrawWaveFlag 为 true。

（9）第 34 行代码：将加载数据线程设置为 true，开始加载缓冲区数据。

程序清单 13-13

```
1.   //开始测量血压按键的监听方法
2.   mNIBPStartButton.setOnClickListener(new View.OnClickListener() {
3.       ......
4.   });
5.
6.   //演示按键的监听方法
7.   mNIBPPlayButton.setOnClickListener(new View.OnClickListener() {
8.       @Override
9.       public void onClick(View v) {
10.          mMonitorRun = false;
11.
12.          if(!mPlayFlag) {
13.              if(mChatService != null) {
14.                  mChatService.proParaBoardData.clearAllWaveBuffer();
15.                  mChatService.write(mNIBPStopCmd);
16.                  mNIBPPRText.setText("--");
17.                  mNIBPSysPresText.setText("--");
18.                  mNIBPMapPresText.setText("--");
19.                  mNIBPDiaPresText.setText("--");
20.                  mChatService.setStatus(false);
21.                  mChatService.stop();
22.              }
23.              mPlayFlag = true;
24.
25.              if (!mLoadFlag) {
26.                  try{
27.                      loadUrtFile();
28.                  } catch (IOException e) {
29.                      e.printStackTrace();
30.                  }
31.                  mLoadFlag = true;
```

```
                mDrawWaveFlag = true;
            } else {
                mThreadStartFlag = true;
            }
        }
    }
});

//处理实时数据消息
mMonitorHandler = new Handler() {
    ……
};
```

12. 在参数更新线程中添加演示参数更新

如程序清单 13-14 所示，添加第 8 至 25 行代码。

（1）第 8 行代码：判断是否处于演示模式。

（2）第 9 至 23 行代码：从演示数据缓冲区获取体温、呼吸、血氧和心电参数的信息。

（3）第 24 行代码：发送更新控件消息。

程序清单 13-14

```
1.  //1s 更新显示
2.  mExecutorService.scheduleAtFixedRate(new Runnable() {
3.      @Override
4.      public void run() {
5.          if (mMonitorRun) {
6.              ……
7.          }
8.          }else if (mPlayFlag) {
9.              mTemp1Data = mProParaBoardData.getTemp1();
10.             mTemp2Data = mProParaBoardData.getTemp2();
11.             mTemp1Lead = mProParaBoardData.getTemp1Lead();
12.             mTemp2Lead = mProParaBoardData.getTemp2Lead();
13.             mRespRate = mProParaBoardData.getRespRate();
14.             mSPO2FingerSts = mProParaBoardData.getSPO2FingerSts();
15.             mSPO2Data = mProParaBoardData.getSPO2Data();
16.             mSPO2PulseRate = mProParaBoardData.getSPO2PulseRate();
17.             mHeartRate = mProParaBoardData.getHeartRate();
18.             mECGLeadRA = mProParaBoardData.getECGLeadRA();
19.             mECGLeadLL = mProParaBoardData.getECGLeadLL();
20.             mECGLeadV = mProParaBoardData.getECGLeadV();
21.             mECGLeadLA = mProParaBoardData.getECGLeadLA();
22.             mECGLead = mProParaBoardData.getECGLead();
23.             mHeartVisible = !mHeartVisible;
24.             mMonitorHandler.sendEmptyMessage(1);
25.         }
26.     }
27. }, 0, 1000, TimeUnit.MILLISECONDS);
```

编译工程，下载到手机上验证运行效果是否与 13.2.3 节一致。

本 章 任 务

本章实验最后完成的工程未添加血压数据的演示，基于已学知识和对本章代码的理解，尝试在此工程的基础上添加血压数据的演示。

本 章 习 题

1．简述 BufferedReader 的作用。

2．如何获取资源文件的输入数据流？

附录 A　人体生理参数监测系统使用说明

人体生理参数监测系统（型号：LY-M501）用于采集人体五大生理参数（体温、血氧、呼吸、心电、血压）信号，并对这些信号进行处理，最终将处理后的数字信号通过 USB 连接线、蓝牙或 Wi-Fi 发送到不同的主机平台，如医疗电子单片机开发系统、医疗电子 FGPA 开发系统、医疗电子 DSP 开发系统、医疗电子嵌入式开发系统、emWin 软件平台、MFC 软件平台、WinForm 软件平台、Matlab 软件平台和 Android 移动平台等，实现人体生理参数监测系统与各主机平台之间的交互。

图 A-1 是人体生理参数监测系统正面视图，其中，左键为“功能”按键，右键为“模式”按键，中间的显示屏用于显示一些简单的参数信息。

图 A-2 是人体生理参数监测系统的按键和显示界面，通过“功能”按键可以控制人体生理参数监测系统按照“背光模式”→“数据模式”→“通信模式”→“参数模式”的顺序在不同模式之间循环切换。

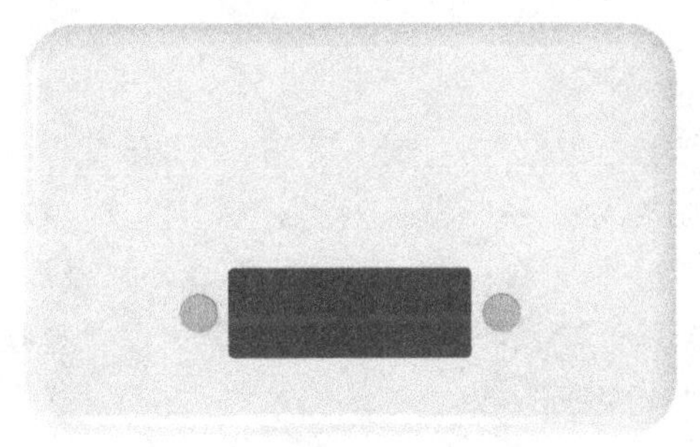

图 A-1　人体生理参数监测系统正面视图

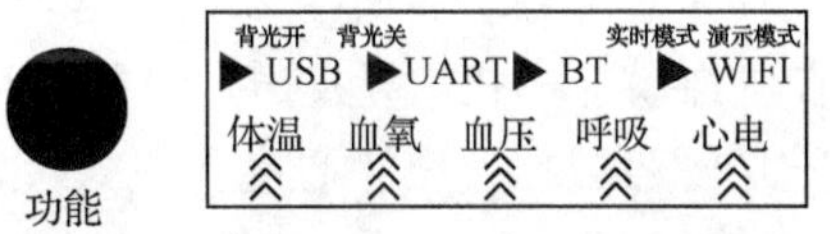

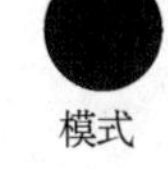

图 A-2　人体生理参数监测系统显示界面

“背光模式”包括“背光开”和“背光关”，系统默认为“背光开”；“数据模式”包括“实时模式”和“演示模式”，系统默认为“演示模式”；“通信模式”包括 USB、UART、BT 和 Wi-Fi，系统默认为 USB；“参数模式”包括“五参”“体温”“血氧”“血压”“呼吸”和“心电”，系统默认为“五参”。

通过“功能”按键，切换到“背光模式”，然后通过“模式”按键切换人体生理参数监测系统显示屏背光的开启和关闭，如图 A-3 所示。

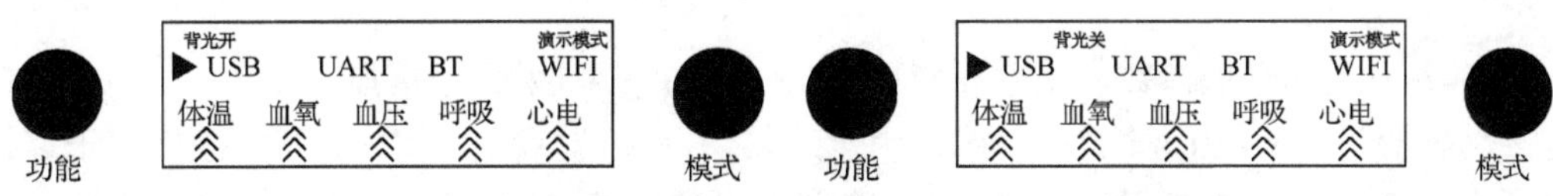

图 A-3　背光开启和关闭模式

通过“功能”按键，切换到“数据模式”，然后通过“模式”按键在“演示模式”和“实时模式”之间切换，如图 A-4 所示。在“演示模式”，人体生理参数监测系统不连接模拟器，也可以向主机发送人体生理参数模拟数据；在“实时模式”，人体生理参数监测系统需要连接模拟器，向主机发送模拟器的实时数据。

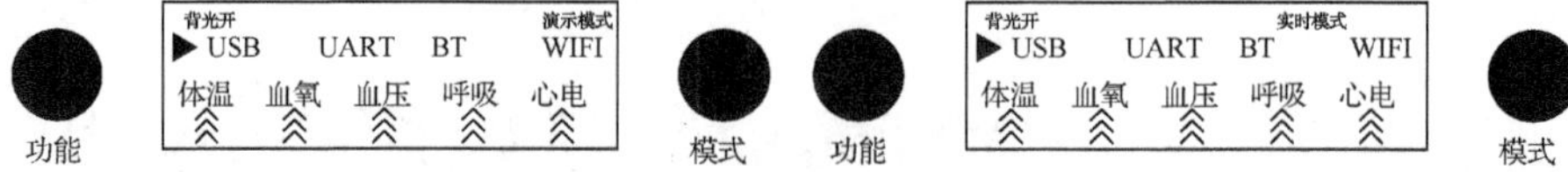

图 A-4　演示模式和实时模式

通过“功能”按键，切换到“通信模式”，然后通过“模式”按键在 USB、UART、BT 和 Wi-Fi 之间切换，如图 A-5 所示。在 USB 通信模式，人体生理参数监测系统通过 USB 连接线与主机平台进行通信，USB 连接线上的信号是 USB 信号；在 UART 通信模式，人体生理参数监测系统通过 USB 连接线与主机平台进行通信，USB 连接线上的信号是 UART 信号；在 BT 通信模式，人体生理参数监测系统通过蓝牙与主机平台进行通信；在 Wi-Fi 通信模式，人体生理参数监测系统通过 Wi-Fi 与主机平台进行通信。

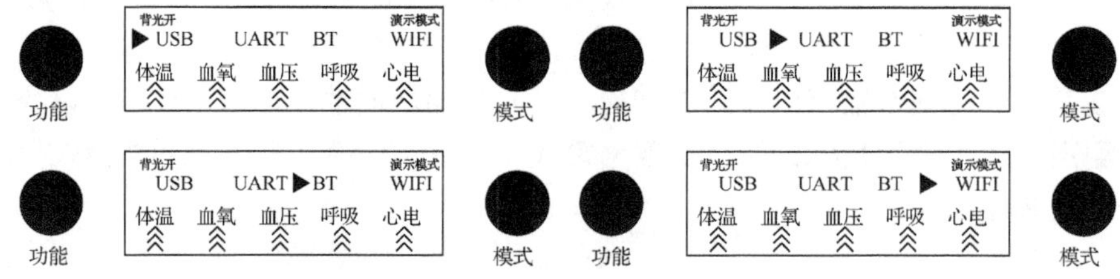

图 A-5　四种通信模式

通过“功能”按键，切换到“参数模式”，然后通过“模式”按键在“五参”“体温”“血氧”“血压”“呼吸”和“心电”之间切换，如图 A-6 所示。系统默认为“五参”模式，在这种模式，人体生理参数会将五个参数数据全部发送至主机平台；在“体温”模式，只发送体温数据；在“血氧”模式，只发送血氧数据；在“血压”模式，只发送血压数据；在“呼吸”模式，只发送呼吸数据；在“心电”模式，只发送心电数据。

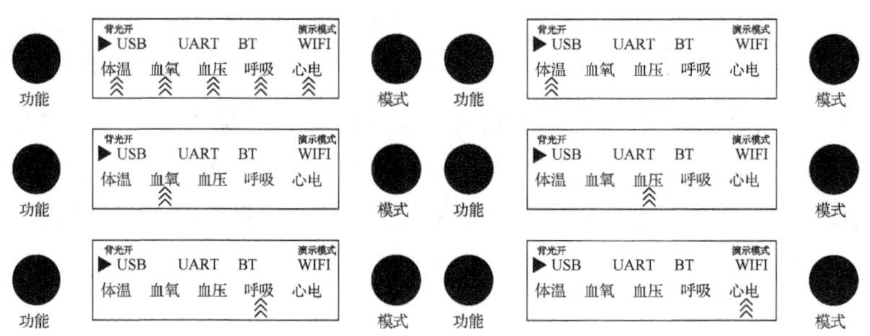

图 A-6　六种参数模式

图 A-7 是人体生理参数监测系统背面视图。NBP 接口用于连接血压袖带；SPO2 接口用于连接血氧探头；TMP1 和 TMP2 接口用于连接两路体温探头；ECG/RESP 接口用于连接心电线缆；USB/UART 接口用于连接 USB 连接线；12V 接口用于连接 12V 电源适配器；拨动开关用于控制人体生理参数监测系统的电源开关。

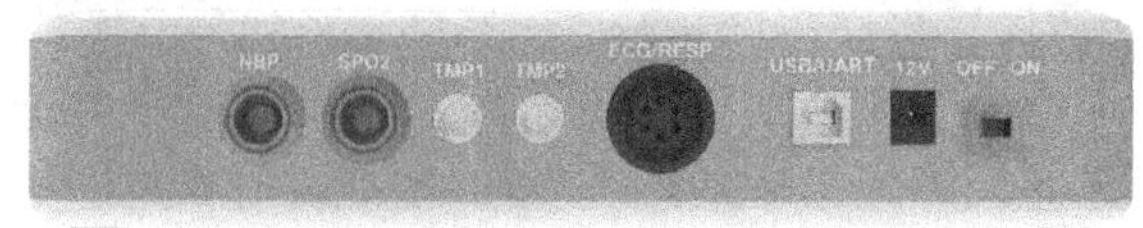

图 A-7　人体生理参数监测系统背面视图

附录 B　PCT 通信协议应用在人体生理参数监测系统说明

该说明由深圳市乐育科技有限公司于 2019 年发布，版本为 LY-STD008-2019。该说明详细介绍了 PCT 通信协议在 LY-M501 型人体生理参数监测系统上的应用。

B.1　模块 ID 定义

LY-M501 型人体生理参数监测系统包括 6 个模块，分别是系统模块、心电模块、呼吸模块、体温模块、血氧模块和无创血压模块，因此模块 ID 也有 6 个。LY-M501 型人体生理参数监测系统的模块 ID 定义如表 B-1 所示。

表 B-1　模块 ID 定义

序号	模块名称	ID 号	模块宏定义
1	系统模块	0x01	MODULE_SYS
2	心电模块	0x10	MODULE_ECG
3	呼吸模块	0x11	MODULE_RESP
4	体温模块	0x12	MODULE_TEMP
5	血氧模块	0x13	MODULE_SPO2
6	无创血压模块	0x14	MODULE_NBP

二级 ID 又分为从机发送给主机的数据包类型 ID 和主机发送给从机的命令包 ID。下面分别按照从机发送给主机的数据包类型 ID 和主机发送给从机的命令包 ID 进行讲解。

B.2　从机发送给主机数据包类型 ID

从机发送给主机数据包的模块 ID、二级 ID 定义和说明如表 B-2 所示。

表 B-2　从机发送给主机数据包的模块 ID、二级 ID 定义和说明

序　号	模块 ID	二级 ID 宏定义	二级 ID	发送帧率	说　明
1	0x01	DAT_RST	0x01	从机复位后发送，若主机无应答，则每秒重发一次	系统复位信息
2		DAT_SYS_STS	0x02	1 次/秒	系统状态
3		DAT_SELF_CHECK	0x03	按请求发送	系统自检结果
4		DAT_CMD_ACK	0x04	接收到命令后发送	命令应答
5	0x10	DAT_ECG_WAVE	0x02	125 次/秒	心电波形数据
6		DAT_ECG_LEAD	0x03	1 次/秒	心电导联信息

续表

序　号	模块 ID	二级 ID 宏定义	二级 ID	发送帧率	说　明
7		DAT_ECG_HR	0x04	1 次/秒	心率
8		DAT_ST	0x05	1 次/秒	ST 值
9		DAT_ST_PAT	0x06	当模板更新时每 30ms 发送 1 次（整个模板共 50 个包，每 10s 更新 1 次）	ST 模板波形
10	0x11	DAT_RESP_WAVE	0x02	25 次/秒	呼吸波形数据
11		DAT_RESP_RR	0x03	1 次/秒	呼吸率
12		DAT_RESP_APNEA	0x04	1 次/秒	窒息报警
13		DAT_RESP_CVA	0x05	1 次/秒	呼吸 CVA 报警信息
14	0x12	DAT_TEMP_DATA	0x02	1 次/秒	体温数据
15	0x13	DAT_SPO2_WAVE	0x02	25 次/秒	血氧波形
16		DAT_SPO2_DATA	0x03	1 次/秒	血氧数据
17	0x14	DAT_NIBP_CUFPRE	0x02	5 次/秒	无创血压实时数据
18		DAT_NIBP_END	0x03	测量结束发送	无创血压测量结束
19		DAT_NIBP_RSLT1	0x04	接收到查询命令或测量结束发送	无创血压测量结果 1
20		DAT_NIBP_RSLT2	0x05	接收到查询命令或测量结束发送	无创血压测量结果 2
21		DAT_NIBP_STS	0x06	接收到查询命令发送	无创血压状态

下面按照顺序对从机发送给主机数据包进行详细讲解。

1．系统复位信息（DAT_RST）

系统复位信息数据包由从机向主机发送，以达到从机和主机同步的目的。因此，从机复位后，从机会主动向主机发送此数据包，如果主机无应答，则每秒重发一次，直到主机应答。图 B-1 即为系统复位信息数据包的定义。

模块ID	HEAD	二级ID	DAT1	DAT2	DAT3	DAT4	DAT5	DAT6	CHECK
01H	数据头	01H	保留	保留	保留	保留	保留	保留	校验和

图 B-1　系统复位信息数据包

人体生理参数监测系统的默认设置参数如表 B-3 所示。

表 B-3　人体生理参数监测系统的默认设置参数

序　号	选　项	默 认 参 数
1	病人信息设置	成人
2	3/5 导联设置	5 导联
3	导联方式选择	通道 1-II 导联；通道 2-I 导联
4	滤波方式选择	诊断方式
5	心电增益选择	×1

续表

序　号	选　项	缺省参数
6	1mV 校准信号设置	关
7	工频抑制设置	关
8	起搏分析开关	关
9	ST 测量的 ISO 和 ST 点	ISO-80ms；ST-108ms
10	呼吸增益选择	×1
11	窒息报警时间选择	20s
12	体温探头类型设置	YSI
13	SPO2 灵敏度设置	中
14	NBP 手动/自动设置	手动
15	NBP 设置初次充气压力	160mmHg

2．系统状态（DAT_SYS_STS）

系统状态数据包是由从机向主机发送的数据包，图 B-2 即为系统状态数据包的定义。

模块ID	HEAD	二级ID	DAT1	DAT2	DAT3	DAT4	DAT5	DAT6	CHECK
01H	数据头	02H	电压监测	保留	保留	保留	保留	保留	校验和

图 B-2　系统状态数据包

电压监测为 8 位无符号数，其定义如表 B-4 所示。系统状态数据包每秒发送一次。

表 B-4　电压监测的解释说明

位	解释说明
7:4	保留
3:2	3.3V 电压状态：00-3.3V 电压正常；01-3.3V 电压太高；10-3.3V 电压太低；11-保留
1:0	5V 电压状态：00-5V 电压正常；01-V 电压太高；10-5V 电压太低；11-保留

3．系统的自检结果（DAT_SELF_CHECK）

系统自检结果数据包是由从机向主机发送的数据包，图 B-3 即为系统自检结果数据包的定义。

模块ID	HEAD	二级ID	DAT1	DAT2	DAT3	DAT4	DAT5	DAT6	CHECK
01H	数据头	03H	自检结果 1	自检结果 2	版本号	模块标识 1	模块标识 2	模块标识 3	校验和

图 B-3　系统自检结果数据包

自检结果 1 定义如表 B-5 所示，自检结果 2 定义如表 B-6 所示。系统自检结果数据包按请求发送。

表 B-5　自检结果 1 的解释说明

位	解 释 说 明
7:5	保留
4	Watchdog 自检结果：0-自检正确；1-自检错
3	A/D 自检结果：0-自检正确；1-自检错
2	RAM 自检结果：0-自检正确；1-自检错
1	ROM 自检结果：0-自检正确；1-自检错
0	CPU 自检结果：0-自检正确；1-自检错

表 B-6　自检结果 2 的解释说明

位	解 释 说 明
7:5	保留
4	NBP 自检结果：0-自检正确；1-自检错
3	SPO2 自检结果：0-自检正确；1-自检错
2	TEMP 自检结果：0-自检正确；1-自检错
1	RESP 自检结果：0-自检正确；1-自检错
0	ECG 自检结果：0-自检正确；1-自检错

4．命令应答（DAT_CMD_ACK）

命令应答数据包是从机在接收到主机发送的命令后，向主机发送的命令应答数据包，主机在向从机发送命令的时候，如果没收到命令应答数据包，应再发送两次命令，如果第三次发送命令后还未收到从机的命令应答数据包，则放弃命令发送，图 B-4 即为命令应答数据包的定义。

模块ID	HEAD	二级ID	DAT1	DAT2	DAT3	DAT4	DAT5	DAT6	CHECK
01H	数据头	04H	模块ID	二级ID	应答消息	保留	保留	保留	校验和

图 B-4　命令应答数据包

应答消息定义如表 B-7 所示。

表 B-7　应答消息的解释说明

位	解 释 说 明
7:0	应答消息：0-命令成功；1-校验和错误；2-命令包长度错误；3-无效命令；4-命令参数数据错误；5-命令不接受

5．心电波形数据（DAT_ECG_WAVE）

心电波形数据包是由从机向主机发送的两通道心电波形数据，如图 B-5 所示。

模块ID	HEAD	二级ID	DAT1	DAT2	DAT3	DAT4	DAT5	DAT6	CHECK
10H	数据头	02H	ECG1 波形数据 高字节	ECG1 波形数据 低字节	ECG2 波形数据 高字节	ECG2 波形数据 低字节	ECG 状态	保留	校验和

图 B-5　心电波形数据包

ECG1、ECG2心电波形数据是16位无符号数，波形数据以2048为基线，数据范围为0～4095，心电导联脱落时发送的数据为2048。心电数据包每2ms发送一次。

6. 心电导联信息（DAT_ECG_LEAD）

心电导联信息数据包是由从机向主机发送的心电导联信息，如图B-6所示。

模块ID	HEAD	二级ID	DAT1	DAT2	DAT3	DAT4	DAT5	DAT6	CHECK
10H	数据头	03H	导联信息	过载报警	保留	保留	保留	保留	校验和

图B-6　心电导联信息数据包

导联信息定义如表B-8所示。

表B-8　导联信息的解释说明

位	解释说明
7:4	保留
3	V导联连接信息：1-导联脱落；0-连接正常
2	RA导联连接信息：1-导联脱落；0-连接正常
1	LA导联连接信息：1-导联脱落；0-连接正常
0	LL导联连接信息：1-导联脱落；0-连接正常

在3导联模式下，由于只有RA、LA、LL共3个导联，不能处理V导联的信息。5导联模式下，由于RL作为驱动导联，不检测RL的导联连接状态。

过载报警定义如表B-9所示。过载信息表明ECG信号饱和，主机必须根据该信息进行报警。心电导联信息数据包每秒发送1次。

表B-9　过载报警的解释说明

位	解释说明
7:2	保留
1	ECG通道2过载信息：0-正常；1-过载
0	ECG通道1过载信息：0-正常；1-过载

7. 心率（DAT_ECG_HR）

心率数据包是由从机向主机发送的心率值，图B-7即为心率数据包的定义。

模块ID	HEAD	二级ID	DAT1	DAT2	DAT3	DAT4	DAT5	DAT6	CHECK
10H	数据头	04H	心率高字节	心率低字节	保留	保留	保留	保留	校验和

图B-7　心率数据包

心率是16位有符号数，有效数据范围为0～350bpm，-100代表无效值。心率数据包每秒发送1次。

8. 心电ST值（DAT_ST）

心电ST值数据包是由从机向主机发送的心电ST值，图B-8即为ST值数据包的定义。

模块ID	HEAD	二级ID	DAT1	DAT2	DAT3	DAT4	DAT5	DAT6	CHECK
10H	数据头	05H	ST1偏移高字节	ST1偏移低字节	ST2偏移高字节	ST2偏移低字节	保留	保留	校验和

图 B-8　心电 ST 值数据包

ST 偏移值为 16 位的有符号数，所有的值都扩大 100 倍。例如，125 代表 1.25mv，-125 代表-1.25mv。-10000 代表无效值。心电 ST 值数据包每秒发送 1 次。

9．心电 ST 模板波形（DAT_ST_PAT）

心电 ST 模板波形数据包是由从机向主机发送的心电 ST 模板波形，图 B-9 即为心电 ST 模板波形数据包的定义。

模块ID	HEAD	二级ID	DAT1	DAT2	DAT3	DAT4	DAT5	DAT6	CHECK
10H	数据头	06H	顺序号	ST模板数据1	ST模板数据2	ST模板数据3	ST模板数据4	ST模板数据5	校验和

图 B-9　心电 ST 模板波形数据包

顺序号定义如表 B-10 所示。

表 B-10　顺序号的解释说明

位	解 释 说 明
7	通道号：0-通道 1；1-通道 2
6:0	顺序号：0～49，每个 ST 模板波形分 50 次传送，每次 5 字节，共计 250 字节

ST 模板数据 1～5 均为 8 位无符号数，250 字节的 ST 模板波形数据组成长度为 1 秒钟的心电波形，波形基线为 128，第 125 个数据为 R 波位置，上位机可以根据模板波形进行 ISO 和 ST 设置。心电 ST 模板波形数据包在 ST 模板更新完成后每 30ms 发送 1 次，整个模板共 50 个包，ST 模板波形每 10s 更新一次。

10．呼吸波形数据（DAT_RESP_WAVE）

呼吸波形数据包是由从机向主机发送的呼吸波形，图 B-10 即为呼吸波形数据包的定义。

模块ID	HEAD	二级ID	DAT1	DAT2	DAT3	DAT4	DAT5	DAT6	CHECK
11H	数据头	02H	呼吸波形数据1	呼吸波形数据2	呼吸波形数据3	呼吸波形数据4	呼吸波形数据5	保留	校验和

图 B-10　呼吸波形数据包

呼吸波形数据为 8 位无符号数，有效数据范围为 0～255，当 RA/LL 导联脱落时波形数据为 128。呼吸波形数据包每 40ms 发送一次。

11．呼吸率（DAT_RESP_RR）

呼吸率数据包是由从机向主机发送的呼吸率，图 B-11 即为呼吸率数据包的定义。

模块ID	HEAD	二级ID	DAT1	DAT2	DAT3	DAT4	DAT5	DAT6	CHECK
11H	数据头	03H	呼吸率高字节	呼吸率低字节	保留	保留	保留	保留	校验和

图 B-11　呼吸率数据包

呼吸率为 16 位有符号数，有效数据范围为 6～120bpm，-100 代表无效值，导联脱落时呼吸率等于-100，窒息时呼吸率为 0。呼吸率数据包每秒发送 1 次。

12．窒息报警（DAT_RESP_APNEA）

窒息报警数据包是由从机向主机发送的呼吸窒息报警信息，图 B-12 即为窒息报警数据包的定义。

模块ID	HEAD	二级ID	DAT1	DAT2	DAT3	DAT4	DAT5	DAT6	CHECK
11H	数据头	04H	报警信息	保留	保留	保留	保留	保留	校验和

图 B-12　窒息报警数据包

报警信息：0-无报警，1-有报警，窒息时呼吸率为 0。窒息报警数据包每秒发送 1 次。

13．呼吸 CVA 报警信息（DAT_RESP_CVA）

呼吸 CVA 报警信息数据包是由从机向主机发送的 CVA 报警信息，图 B-13 即为呼吸 CVA 报警信息数据包的定义。

模块ID	HEAD	二级ID	DAT1	DAT2	DAT3	DAT4	DAT5	DAT6	CHECK
11H	数据头	05H	CVA检测	保留	保留	保留	保留	保留	校验和

图 B-13　呼吸 CVA 报警信息数据包

CVA 报警信息：0-没有 CVA 报警信息，1-有 CVA 报警信息。CVA（cardiovascular artifact）为心动干扰，是心电信号叠加在呼吸波形上的干扰，如果模块检测到该干扰存在，则发送该报警信息。CVA 报警时呼吸率为无效值（-100）。呼吸 CVA 报警信息数据包每秒发送 1 次。

14．体温数据（DAT_TEMP_DATA）

体温数据包是由从机向主机发送的双通道体温值和探头信息，图 B-14 即为体温数据包的定义。

模块ID	HEAD	二级ID	DAT1	DAT2	DAT3	DAT4	DAT5	DAT6	CHECK
12H	数据头	02H	体温探头状态	体温通道1高字节	体温通道1低字节	体温通道2高字节	体温通道2低字节	保留	校验和

图 B-14　体温数据包

探头状态定义如表 B-11 所示，需要注意的是，体温数据为 16 位有符号数，有效数据范围为 0～500，数据扩大 10 倍，单位是摄氏度。例如，368 代表 36.8℃，-100 代表无效数据。体温数据包每秒发送 1 次。

表 B-11　体温探头状态的解释说明

位	解 释 说 明
7:2	保留
1	体温通道 2：0-体温探头接上；1-体温探头脱落
0	体温通道 1：0-体温探头接上；1-体温探头脱落

15．血氧波形数据（DAT_SPO2_WAVE）

血氧波形数据包是由从机向主机发送的血氧波形数据，图 B-15 即为血氧波形数据包的定义。

模块ID	HEAD	二级ID	DAT1	DAT2	DAT3	DAT4	DAT5	DAT6	CHECK
13H	数据头	02H	血氧波形数据1	血氧波形数据2	血氧波形数据3	血氧波形数据4	血氧波形数据5	血氧测量状态	校验和

图 B-15　血氧波形数据包

血氧测量状态定义如表 B-12 所示。血氧波形为 8 位无符号数，数据范围为 0～255，探头脱落时血氧波形为 0。血压波形数据包每 40ms 发送一次。

表 B-12　血氧测量状态的解释说明

位	解 释 说 明
7	SPO2 探头手指脱落标志：1-探头手指脱落
6	保留
5	保留
4	SPO2 探头脱落标志：1-探头脱落
3:0	保留

16．血氧数据（DAT_SPO2_DATA）

血氧数据包是由从机向主机发送的血氧数据，如脉率和氧饱和度，图 B-16 即为血氧数据包的定义。

模块ID	HEAD	二级ID	DAT1	DAT2	DAT3	DAT4	DAT5	DAT6	CHECK
13H	数据头	03H	氧饱和度信息	脉率高字节	脉率低字节	氧饱和度数据	保留	保留	校验和

图 B-16　血氧数据包

氧饱和度信息定义如表 B-13 所示。脉率为 16 位有符号数，有效数据范围为 0～255bpm，-100 代表无效值。氧饱和度为 8 位有符号数，有效数据范围为 0～100%，-100 代表无效值。血氧数据包每秒发送 1 次。

表 B-13　氧饱和度信息的解释说明

位	解 释 说 明
7:6	保留
5	氧饱和度下降标志：1-氧饱和度下降
4	搜索时间太长标志：1-搜索脉搏的时间大于 15s
3:0	信号强度（0～8，15 代表无效值），表示脉搏搏动的强度

17．无创血压实时数据（DAT_NBP_CUFPRE）

无创血压实时数据包是由从机向主机发送的袖带压等数据，图 B-17 即为无创血压实时数据包的定义。

模块ID	HEAD	二级ID	DAT1	DAT2	DAT3	DAT4	DAT5	DAT6	CHECK
14H	数据头	02H	袖带压力高字节	袖带压力低字节	袖带类型错误标志	测量类型	保留	保留	校验和

图 B-17　无创血压实时数据包

袖带类型错误标志如表 B-14 所示，测量类型定义如表 B-15 所示。需要注意的是，袖带压力为 16 位有符号数，数据范围为 0～300mmHg，-100 代表无效值。无创血压实时数据包每秒发送 5 次。

表 B-14　袖带类型错误标志的解释说明

位	解 释 说 明
7:0	袖带类型错误标志。 0-表示袖带使用正常； 1-表示在成人/儿童模式下，检测到新生儿袖带。 上位机在该标志为 1 时应该立即发送停止命令停止测量

表 B-15　测量类型的解释说明

位	解 释 说 明
7:0	测量类型： 1-在手动测量方式下； 2-在自动测量方式下； 3-在 STAT 测量方式下； 4-在校准方式下； 5-在漏气检测中

18. 无创血压测量结束（DAT_NBP_END）

无创血压测量结束数据包是由从机向主机发送的无创血压测量结束信息，图 B-18 即为无创血压测量结束数据包的定义。

模块ID	HEAD	二级ID	DAT1	DAT2	DAT3	DAT4	DAT5	DAT6	CHECK
14H	数据头	03H	测量类型	保留	保留	保留	保留	保留	校验和

图 B-18　无创血压测量结束数据包

测量类型定义如表 B-16 所示，无创血压测量结束数据包在测量结束后发送。

表 B-16　测量类型的解释说明

位	解 释 说 明
7:0	测量类型： 1-手动测量方式下测量结束； 2-自动测量方式下测量结束； 3-STAT 测量结束； 4-在校准方式下测量结束； 5-在漏气检测中测量结束； 6-STAT 测量方式中单次测量结束； 10-系统错误，具体错误信息见 NBP 状态包

19. 无创血压测量结果 1（DAT_NBP_RSLT1）

无创血压测量结果 1 数据包是由从机向主机发送的无创血压收缩压、舒张压和平均压，图 B-19 即为无创血压测量结果 1 数据包的定义。

模块ID	HEAD	二级ID	DAT1	DAT2	DAT3	DAT4	DAT5	DAT6	CHECK
14H	数据头	04H	收缩压高字节	收缩压低字节	舒张压高字节	舒张压低字节	平均压高字节	平均压低字节	校验和

图 B-19　无创血压测量结果 1 数据包

需要注意的是，收缩压、舒张压、平均压均为 16 位有符号数，数据范围位 0～300mmHg，-100 代表无效值，无创血压测量结果 1 数据包在测量结束后和接收到查询测量结果命令后发送。

20. 无创血压测量结果 2（DAT_NBP_RSLT2）

无创血压测量结果 2 数据包是由从机向主机发送的无创血压脉率值，图 B-20 即为无创血压测量结果 2 数据包的定义。

模块ID	HEAD	二级ID	DAT1	DAT2	DAT3	DAT4	DAT5	DAT6	CHECK
14H	数据头	05H	脉率高字节	脉率低字节	保留	保留	保留	保留	校验和

图 B-20　无创血压测量结果 2 数据包

需要注意的是，脉率为 16 位有符号数，-100 代表无效值，无创血压测量结果 2 数据包在测量结束和接收到查询测量结果命令后发送。

20. 无创血压状态（DAT_NBP_STS）

无创血压测量状态数据包是由从机向主机发送的无创血压状态、测量周期、测量错误、剩余时间，图 B-21 即为无创血压测量状态数据包的定义。

模块ID	HEAD	二级ID	DAT1	DAT2	DAT3	DAT4	DAT5	DAT6	CHECK
14H	数据头	06H	无创血压状态	测量周期	测量错误	剩余时间高字节	剩余时间低字节	保留	校验和

图 B-21　无创血压状态数据包

无创血压状态定义如表 B-17 所示，无创血压测量周期定义如表 B-18 所示，无创血压测量错误定义如表 B-19 所示。无创血压剩余时间为 16 位无符号数，单位为秒。无创血压状态数据包在接收到查询命令或复位后发送。

表 B-17　无创血压状态的解释说明

位	解 释 说 明
7:6	保留
5:4	病人信息：00-成人模式；01-儿童模式；10-新生儿模式
3:0	无创血压状态： 0000-无创血压待命； 0001-手动测量中； 0010-自动测量中；

续表

位	解 释 说 明
3:0	0011-STAT 测量方式中； 0100-校准中； 0101-漏气检测中； 0110-无创血压复位； 1010-系统出错，具体错误信息见测量错误字节

表 B-18　测量周期的解释说明

位	解 释 说 明
7:0	无创测量周期（8 位无符号数）： 0-在手动测量方式下； 1-在自动测量方式下，对应周期为 1min； 2-在自动测量方式下，对应周期为 2 min； 3-在自动测量方式下，对应周期为 3 min； 4-在自动测量方式下，对应周期为 4 min； 5-在自动测量方式下，对应周期为 5 min； 6-在自动测量方式下，对应周期为 10 min； 7-在自动测量方式下，对应周期为 15 min； 8-在自动测量方式下，对应周期为 30 min； 9-在自动测量方式下，对应周期为 1h； 10-在自动测量方式下，对应周期为 1.5h； 11-在自动测量方式下，对应周期为 2h； 12-在自动测量方式下，对应周期为 3h； 13-在自动测量方式下，对应周期为 4h； 14-在自动测量方式下，对应周期为 8h； 15-在 STAT 测量方式下

表 B-19　测量错误的解释说明

位	解 释 说 明
7:0	无创测量错误（8 位无符号数）： 0-无错误； 1-袖带过松，可能是未接袖带或气路中漏气； 2-漏气，可能是阀门或气路中漏气； 3-气压错误，可能是阀门无法正常打开； 4-弱信号，可能是测量对象脉搏太弱或袖带过松； 5-超范围，可能是测量对象的血压值超过了测量范围； 6-过分运动，可能是测量时信号中含有太多干扰； 7-过压，袖带压力超过范围，成人 300mmHg，儿童 240mmHg，新生儿 150mmHg； 8-信号饱和，由于运动或其他原因使信号幅度太大； 9-漏气检测失败，在漏气检测中，发现系统气路漏气； 10-系统错误，充气泵、A/D 采样、压力传感器出错； 11-超时，某次测量超过规定时间，成人/儿童袖带压超过 200mmHg 时为 120s，未超过时为 90s，新生儿为 90s

B.3　主机发送给从机命令包类型 ID

主机发送给从机命令包的模块 ID、二级 ID 定义和说明如表 B-20 所示。

表 B-20　主机发送给从机命令包

序　号	模块 ID	ID 定义	ID 号	定　义	说　明
1	0x01	CMD_RST_ACK	0x80	格式同模块发送数据格式	模块复位信息应答
2		CMD_GET_POST_RSLT	0x81	查询下位机的自检结果	读取自检结果
3		CMD_PAT_TYPE	0x90	设置病人类型为成人、儿童或新生儿	病人类型设置
4	0x10	CMD_LEAD_SYS	0x80	设置 ECG 导联为 5 导联或 3 导联模式	3/5 导联设置
5		CMD_LEAD_TYPE	0x81	设置通道 1 或通道 2 的 ECG 导联：I、II、III、AVL、AVR、AVF、V	导联方式设置
6		CMD_FILTER_MODE	0x82	设置通道 1 或通道 2 的 ECG 滤波方式：诊断、监护、手术	心电滤波方式设置
7		CMD_ECG_GAIN	0x83	设置通道 1 或通道 2 的 ECG 增益：×0.25、×0.5、×1、×2	ECG 增益设置
8		CMD_ECG_CAL	0x84	设置 ECG 波形为 1Hz 的校准信号	心电校准
9		CMD_ECG_TRA	0x85	设置 50/60Hz 工频干扰抑制的开关	工频干扰抑制开关
10		CMD_ECG_PACE	0x86	设置起搏分析的开关	起搏分析开关
11		CMD_ECG_ST_ISO	0x87	设置 ST 计算的 ISO 和 ST 点	ST 测量 ISO、ST 点
12		CMD_ECG_CHANNEL	0x88	选择心率计算为通道 1 或通道 2	心率计算通道
13		CMD_ECG_LEADRN	0x89	重新计算心率	心率重新计算
14	0x11	CMD_RESP_GAIN	0x80	设置呼吸增益为：×0.25、×0.5、×1、×2、×4	呼吸增益设置
15		CMD_RESP_APNEA	0x81	设置呼吸窒息的报警延迟时间：10～40s	呼吸窒息报警时间设置
16	0x12	CMD_TEMP	0x80	设置体温探头的类型：YSI/CY-F1	Temp 参数设置
17	0x13	CMD_SPO2	0x80	设置 SPO2 的测量灵敏度	SPO2 参数设置
18	0x14	CMD_NBP_START	0x80	启动一次血压手动/自动测量	NBP 启动测量
19		CMD_NBP_END	0x81	结束当前的测量	NBP 中止测量
20		CMD_NBP_PERIOD	0x82	设置血压自动测量的周期	NBP 测量周期设置
21		CMD_NBP_CALIB	0x83	血压进入校准状态	NBP 校准
22		CMD_NBP_RST	0x84	软件复位血压模块	NBP 模块复位
23		CMD_NBP_CHECK_LEAK	0x85	血压气路进行漏气检测	NBP 漏气检测
24		CMD_NBP_QUERY_STS	0x86	查询血压模块的状态	NBP 查询状态
25		CMD_NBP_FIRST_PRE	0x87	设置下次血压测量的首次充气压力	NBP 首次充气压力设置

续表

序　号	模块 ID	ID 定义	ID 号	定　义	说　明
26		CMD_NBP_CONT	0x88	开始 5min 的 STAT 血压测量	开始 5min 的 STAT 血压测量
27		CMD_NBP_RSLT	0x89	查询上次血压的测量结果	NBP 查询上次测量结果

下面按照顺序对主机发送给从机命令包进行详细讲解。

1．模块复位信息应答（CMD_RST_ACK）

模块复位信息应答命令包是通过主机向从机发送的命令，当从机给主机发送复位信息，主机收到复位信息后就会发送模块复位信息应答命令包给从机，图 B-22 为模块复位信息应答命令包的定义。

模块ID	HEAD	二级ID	DAT1	DAT2	DAT3	DAT4	DAT5	DAT6	CHECK
01H	数据头	80H	保留	保留	保留	保留	保留	保留	校验和

图 B-22　模块复位信息应答命令包

2．读取自检结果（CMD_GET_POST_RSLT）

读取自检结果命令包是通过主机向从机发送的命令，从机会返回系统的自检结果数据包，同时从机还应返回命令应答包。图 B-23 即为读取自检结果命令包的定义。

模块ID	HEAD	二级ID	DAT1	DAT2	DAT3	DAT4	DAT5	DAT6	CHECK
01H	数据头	81H	保留	保留	保留	保留	保留	保留	校验和

图 B-23　读取自检结果命令包

3．病人类型设置（CMD_PAT_TYPE）

病人类型设置命令包是通过主机向从机发送的命令，以达到对病人类型进行设置的目的，图 B-24 即为病人类型设置命令包的定义。

模块ID	HEAD	二级ID	DAT1	DAT2	DAT3	DAT4	DAT5	DAT6	CHECK
01H	数据头	90H	病人类型	保留	保留	保留	保留	保留	校验和

图 B-24　病人类型设置命令包

病人类型定义如表 B-21 所示，需要注意的是，复位后，病人类型默认值为成人。

表 B-21　病人类型的解释说明

位	解释说明
7:0	病人类型：0-成人；1-儿童；2-新生儿

4．3/5 导联设置（CMD_LEAD_SYS）

3/5 导联设置命令包是通过主机向从机发送的命令，以达到对 3/5 导联设置的目的，图 B-25 即为心电 3/5 导联设置命令包说明。

模块ID	HEAD	二级ID	DAT1	DAT2	DAT3	DAT4	DAT5	DAT6	CHECK
10H	数据头	80H	3/5导联设置	保留	保留	保留	保留	保留	校验和

图 B-25　3/5 导联设置命令包

3/5 导联设置定义如表 B-22 所示，由 3 导联设置为 5 导联时通道 1 的导联设置为 I 导，通道 2 的导联设置为 II 导。由 5 导联设置为 3 导联时通道 1 的导联设置为 II 导。复位后的默认值为 5 导联。注意，3 导联状态下 ECG 只有通道 1 有波形，通道 2 的波形为默认值 2048。导联设置只能设置通道 1 且只有 I、II、III 这 3 种选择，心率计算通道固定为通道 1。

表 B-22　3/5 导联设置的解释说明

位	解释说明
7:0	导联设置：0-3 导联；1-5 导联

5. 导联方式设置（CMD_LEADTYPE）

导联方式设置命令包是通过主机向从机发送的命令，以达到对导联方式设置的目的，图 B-26 即为导联方式设置命令包的定义。

模块ID	HEAD	二级ID	DAT1	DAT2	DAT3	DAT4	DAT5	DAT6	CHECK
10H	数据头	81H	导联方式	保留	保留	保留	保留	保留	校验和

图 B-26　导联方式设置命令包

导联方式设置定义如表 B-23 所示。复位后默认设置为通道 1 为 II 导联，通道 2 为 I 导联。需要注意的是，3 导联状态下 ECG 只有通道 1 有波形，不能发送通道 2 的导联设置，通道 1 的导联设置只有 I、II、III 这 3 种选择。否则下位机会返回命令错误信息。

表 B-23　导联方式的解释说明

位	解 释 说 明
7:4	通道选择：0-通道 1；1-通道 2
3:0	导联选择：0-保留；1-I 导联；2-II 导联；3-III 导联； 4-AVR 导联；5-AVL 导联；6-AVF 导联；7-V 导联

6. 心电滤波方式设置（CMD_FILTER_MODE）

心电滤波方式设置命令包是通过主机向从机发送的命令，以达到对滤波方式进行选择的目的，图 B-27 即为心电滤波方式设置命令包的定义。

模块ID	HEAD	二级ID	DAT1	DAT2	DAT3	DAT4	DAT5	DAT6	CHECK
10H	数据头	82H	心电滤波方式	保留	保留	保留	保留	保留	校验和

图 B-27　心电滤波方式设置命令包

心电滤波方式定义如表 B-24 所示。复位后默认设置为诊断方式。

表 B-24　心电滤波方式的解释说明

位	解 释 说 明
7:4	保留
3:0	滤波方式：0-诊断；1-监护；2-手术；3-保留

7．心电增益设置（CMD_ECG_GAIN）

心电增益设置命令包是通过主机向从机发送的命令，以达到对心电波形进行幅值调节的目的，图B-28即为心电增益设置包的定义。

模块ID	HEAD	二级ID	DAT1	DAT2	DAT3	DAT4	DAT5	DAT6	CHECK
10H	数据头	83H	心电增益	保留	保留	保留	保留	保留	校验和

图B-28　心电增益设置命令包

心电增益定义如表B-25所示，需要注意的是，复位时，主机向从机发送命令，将通道1和通道2的增益设置为×1。

表B-25　心电增益的解释说明

位	解 释 说 明
7:4	通道设置：0-通道1；1-通道2
3:0	增益设置：0-×0.25；1-×0.5；2-×1；3-×2；4-×4

8．心电校准（CMD_ECG_CAL）

心电校准命令包是通过主机向从机发送的命令，以达到对心电波形进行校准的目的，图B-29即为心电校准命令包的定义。

模块ID	HEAD	二级ID	DAT1	DAT2	DAT3	DAT4	DAT5	DAT6	CHECK
10H	数据头	84H	心电校准	保留	保留	保留	保留	保留	校验和

图B-29　心电校准命令包

心电校准设置定义如表B-26所示。复位后默认设置为关。从机在收到心电校准命令后会设置心电信号为频率为1Hz、幅度为1mV大小的方波校准信号。

表B-26　心电校准的解释说明

位	解 释 说 明
7:0	导联设置：1-开；0-关

9．工频干扰抑制开关（CMD_ECG_TRA）

工频干扰抑制开关命令包是通过主机向从机发送的命令，以达到对心电进行校准的目的，图B-30即为工频干扰抑制开关命令包的定义。

模块ID	HEAD	二级ID	DAT1	DAT2	DAT3	DAT4	DAT5	DAT6	CHECK
10H	数据头	85H	限波开关	保留	保留	保留	保留	保留	校验和

图B-30　工频干扰抑制开关命令包

陷波开关定义如表B-27所示，复位后默认设置为关。

表B-27　陷波开关的解释说明

位	解 释 说 明
7:0	陷波开关：1-开；0-关

10．起搏分析开关（CMD_ECG_PACE）

起搏分析开关设置命令包是通过主机向从机发送的命令，以达到对心电进行起搏分析设置的目的，图 B-31 即为起搏分析开关设置命令包定义。

模块ID	HEAD	二级ID	DAT1	DAT2	DAT3	DAT4	DAT5	DAT6	CHECK
10H	数据头	86H	分析开关	保留	保留	保留	保留	保留	校验和

图 B-31　起搏分析开关设置命令包

起搏分析开关设置定义如表 B-28 所示，复位后默认值为关。

表 B-28　分析开关的解释说明

位	解 释 说 明
7:0	导联设置：1-起搏分析开；0-起搏分析关

11．ST 测量的 ISO、ST 点（CMD_ECG_ST_ISO）

ST 测量的 ISO、ST 点设置命令包是通过主机向从机发送命令，改变等电位点和 ST 测量点相对于 R 波顶点的位置，图 B-32 即为 ST 测量的 ISO、ST 点设置命令包的定义。

模块ID	HEAD	二级ID	DAT1	DAT2	DAT3	DAT4	DAT5	DAT6	CHECK
10H	数据头	87H	ISO点 高字节	ISO点 低字节	ST点 高字节	ST点 低字节	保留	保留	校验和

图 B-32　ST 测量的 ISO、ST 点设置命令包

ISO 点偏移量即为等电位点相对于 R 波顶点的位置，单位为 4ms，ST 点偏移量即为 ST 测量点相对于 R 波顶点的位置，单位为 4ms。复位后，ISO 点偏移量默认设置为 20×4＝80ms，ST 点偏移量默认设置为 27×4＝108ms。

12．心率计算通道（CMD_ECG_CHANNEL）

心率计算通道设置命令包是通过主机向从机发送的命令，以达到选择心率计算通道的目的，图 B-33 即为心率计算通道设置命令包的定义。

模块ID	HEAD	二级ID	DAT1	DAT2	DAT3	DAT4	DAT5	DAT6	CHECK
10H	数据头	88H	心率 计算通道	保留	保留	保留	保留	保留	校验和

图 B-33　心率计算通道设置命令包

心率计算通道定义如表 B-29 所示，复位后默认值为通道 1。

表 B-29　心率计算通道的解释说明

位	解 释 说 明
7:0	导联设置：0-通道 1；1-通道 2；2-自动选择

13．心率重新计算（CMD_ECG_LEARN）

心率重新计算命令包是通过主机向从机发送的命令，以达到心率重新计算的目的，图 B-34 即为心率重新计算命令包的定义。

模块ID	HEAD	二级ID	DAT1	DAT2	DAT3	DAT4	DAT5	DAT6	CHECK
10H	数据头	89H	保留	保留	保留	保留	保留	保留	校验和

图 B-34　心率重新计算命令包

14. 呼吸增益设置（CMD_RESP_GAIN）

呼吸增益设置命令包是通过主机向从机发送的命令，以达到对呼吸波形进行幅值调节的目的，图 B-35 即为呼吸增益设置命令包的定义。

模块ID	HEAD	二级ID	DAT1	DAT2	DAT3	DAT4	DAT5	DAT6	CHECK
11H	数据头	80H	呼吸增益	保留	保留	保留	保留	保留	校验和

图 B-35　呼吸增益设置命令包

呼吸增益具体设置如表 B-30 所示，复位时，主机向从机发送命令，将呼吸增益设置为×1。

表 B-30　呼吸增益设置的解释说明

位	解 释 说 明
7:0	增益设置：0-×0.25，1-×0.5，2-×1，3-×2，4-×4

15. 窒息报警时间设置（CMD_RESP_APNEA）

窒息报警时间设置命令包是通过主机向从机发送的命令，以达到对窒息报警时间进行设置的目的，图 B-36 即为窒息报警时间设置命令包的定义。

模块ID	HEAD	二级ID	DAT1	DAT2	DAT3	DAT4	DAT5	DAT6	CHECK
11H	数据头	81H	窒息报警时间	保留	保留	保留	保留	保留	校验和

图 B-36　窒息报警时间设置命令包

窒息报警延迟时间设置如表 B-31 所示，复位后窒息报警延迟时间默认设置为 20s。

表 B-31　窒息报警延迟时间的设置解释说明

位	解 释 说 明
7:0	窒息报警延迟时间设置： 0-不报警；1-10s；2-15s；3-20s；4-25s；5-30s；6-35s；7-40s

16. 体温参数设置（CMD_TEMP）

体温参数设置命令包是通过主机向从机发送的命令，以达到对体温模块进行参数设置的目的，图 B-37 即为体温参数设置命令包的定义。

模块ID	HEAD	二级ID	DAT1	DAT2	DAT3	DAT4	DAT5	DAT6	CHECK
12H	数据头	80H	探头类型	保留	保留	保留	保留	保留	校验和

图 B-37　体温参数设置命令包

探头类型如表 B-32 所示，复位时，主机向从机发送命令，将体温探头类型设置为 YSI 探头类型。

表 B-32　探头类型的解释说明

位	解 释 说 明
7:0	探头类型：0-YSI 探头；1-CY 探头

17．血氧参数设置（CMD_SPO2）

血氧参数设置命令包是通过主机向从机发送的命令，以达到对血氧模块进行参数设置的目的，图 B-38 即为血氧参数设置命令包的定义。

模块ID	HEAD	二级ID	DAT1	DAT2	DAT3	DAT4	DAT5	DAT6	CHECK
13H	数据头	80H	计算灵敏度	保留	保留	保留	保留	保留	校验和

图 B-38　血氧参数设置命令包

计算灵敏度定义如表 B-33 所示，复位时，主机向从机发送命令，将计算灵敏度设置为中灵敏度。

表 B-33　计算灵敏度的解释说明

位	解 释 说 明
7:0	计算灵敏度：1-高；2-中；3-低

18．无创血压启动测量（CMD_NBP_START）

无创血压启动测量命令包是通过主机向从机发送的命令，以达到启动一次无创血压测量的目的，图 B-39 即为无创血压启动测量命令包的定义。

模块ID	HEAD	二级ID	DAT1	DAT2	DAT3	DAT4	DAT5	DAT6	CHECK
14H	数据头	80H	保留	保留	保留	保留	保留	保留	校验和

图 B-39　无创血压启动测量命令包

19．无创血压中止测量（CMD_NBP_END）

无创血压中止测量命令包是通过主机向从机发送的命令，以达到中止无创血压测量的目的，图 B-40 即为无创血压中止测量命令包的定义。

模块ID	HEAD	二级ID	DAT1	DAT2	DAT3	DAT4	DAT5	DAT6	CHECK
14H	数据头	81H	保留	保留	保留	保留	保留	保留	校验和

图 B-40　无创血压中止测量命令包

20．无创血压测量周期设置（CMD_NBP_PERIOD）

无创血压测量周期设置命令包是通过主机向从机发送的命令，以达到设置自动测量周期的目的，图 B-41 即为无创血压测量周期设置命令包的定义。

模块ID	HEAD	二级ID	DAT1	DAT2	DAT3	DAT4	DAT5	DAT6	CHECK
14H	数据头	82H	测量周期	保留	保留	保留	保留	保留	校验和

图 B-41　无创血压测量周期设置命令包

测量周期定义如表 B-34 所示，复位后，默认值为手动方式。

表 B-34　测量周期的解释说明

位	解 释 说 明
7:0	0-设置为手动方式 1-设置自动测量周期为 1min； 2-设置自动测量周期为 2 min； 3-设置自动测量周期为 3 min； 4-设置自动测量周期为 4 min； 5-设置自动测量周期为 5 min； 6-设置自动测量周期为 10 min； 7-设置自动测量周期为 15 min； 8-设置自动测量周期为 30 min； 9-设置自动测量周期为 60 min； 10-设置自动测量周期为 90 min； 11-设置自动测量周期为 120 min； 12-设置自动测量周期为 180 min； 13-设置自动测量周期为 240 min； 14-设置自动测量周期为 480 min

21．无创血压校准（CMD_NBP_CALIB）

无创血压校准命令包是通过主机向从机发送的命令，以达到启动一次校准的目的，图 B-42 即为无创血压校准命令包定义。

模块ID	HEAD	二级ID	DAT1	DAT2	DAT3	DAT4	DAT5	DAT6	CHECK
14H	数据头	83H	保留	保留	保留	保留	保留	保留	校验和

图 B-42　无创血压校准命令包

22．无创血压模块复位（CMD_NBP_RST）

无创血压模块复位命令包是通过主机向从机发送的命令，以达到模块复位的目的，无创血压模块复位主要是执行打开阀门、停止充气、回到手动测量方式操作，图 B-43 即为无创血压模块复位命令包定义。

模块ID	HEAD	二级ID	DAT1	DAT2	DAT3	DAT4	DAT5	DAT6	CHECK
14H	数据头	84H	保留	保留	保留	保留	保留	保留	校验和

图 B-43　无创血压模块复位命令包

23．无创血压漏气检测（CMD_NBP_CHECK_LEAK）

无创血压漏气检测命令包是通过主机向从机发送的命令，以达到启动漏气检测的目的，图 B-44 即为无创血压漏气检测命令包定义。

模块ID	HEAD	二级ID	DAT1	DAT2	DAT3	DAT4	DAT5	DAT6	CHECK
14H	数据头	85H	保留	保留	保留	保留	保留	保留	校验和

图 B-44　无创血压漏气检测命令包

24．无创血压查询状态（CMD_NBP_QUERY）

无创血压查询状态命令包是通过主机向从机发送的命令，以达到查询无创血压状态的目的，图 B-45 即为无创血压查询状态命令包定义。

模块ID	HEAD	二级ID	DAT1	DAT2	DAT3	DAT4	DAT5	DAT6	CHECK
14H	数据头	86H	保留	保留	保留	保留	保留	保留	校验和

图 B-45　无创血压查询状态命令包

25．无创血压首次充气压力设置（CMD_NBP_FIRST_PRE）

无创血压首次充气压力设置命令包是通过主机向从机发送的命令，以达到设置首次充气压力的目的，图 B-46 即为无创血压首次充气压力设置命令包定义。

模块ID	HEAD	二级ID	DAT1	DAT2	DAT3	DAT4	DAT5	DAT6	CHECK
14H	数据头	87H	病人类型	压力值	保留	保留	保留	保留	校验和

图 B-46　无创血压首次充气压力设置命令包

病人类型定义如表 B-35 所示，初次充气压力定义如表 B-36 所示。成人模式的压力范围为 80～250mmHg，儿童模式的压力范围为 80～200mmHg，新生儿模式的压力范围为 60～120mmHg，该命令包只有在相应的测量对象模式时才有效。当切换病人模式时，初次充气压力会设为各模式的默认值，即成人模式初次充气的压力的默认值为 160mmHg，儿童模式初次充气的压力的默认值为 120mmHg，新生儿模式初次充气的压力的默认值 70mmHg 。另外，系统复位后的缺省设置为成人模式，初次充气压力为 160mmHg。

表 B-35　病人类型的解释说明

位	解 释 说 明
7:0	病人类型：0-成人；1-儿童；2-新生儿

表 B-36　初次充气压力定义

位	解 释 说 明
7:0	新生儿模式下，压力范围：60～120mmHg 儿童模式下，压力范围：80～200mmHg 成人模式下，压力范围：80～240mmHg 60-设置初次充气压力为 60mmHg 70-设置初次充气压力为 70mmHg 80-设置初次充气压力为 80mmHg 100-设置初次充气压力为 100mmHg 120-设置初次充气压力为 120mmHg 140-设置初次充气压力为 140mmHg 150-设置初次充气压力为 150mmHg 160-设置初次充气压力为 160mmHg 180-设置初次充气压力为 180mmHg 200-设置初次充气压力为 200mmHg 220-设置初次充气压力为 220mmHg 240-设置初次充气压力为 240mmHg

26. 无创血压启动 STAT 测量（CMD_NIBP_CONT）

无创血压启动 STAT 测量命令包是通过主机向从机发送的命令，以达到启动 STAT 测量的目的，图 B-47 即为无创血压启动 STAT 测量命令包定义。

模块ID	HEAD	二级ID	DAT1	DAT2	DAT3	DAT4	DAT5	DAT6	CHECK
14H	数据头	88H	保留	保留	保留	保留	保留	保留	校验和

图 B-47　无创血压启动 STAT 测量命令包

27. 无创血压查询测量结果（CMD_NIBP_RSLT）

无创血压查询测量结果命令包是通过主机向从机发送的命令，以达到查询测量结果的目的，图 B-48 即为无创血压查询测量结果命令包定义。

模块ID	HEAD	二级ID	DAT1	DAT2	DAT3	DAT4	DAT5	DAT6	CHECK
14H	数据头	89H	保留	保留	保留	保留	保留	保留	校验和

图 B-48　无创血压查询测量结果命令包

附录 C　Java 语言软件设计规范（LY-STD004-2019）

该规范是由深圳市乐育科技有限公司于 2019 年发布的 Java 语言软件设计规范，版本号为 LY-STD004-2019。该规范详细介绍了 Java 语言的书写规范，包括源文件结构、命名、注释、排版、表达式、基本语句和注意事项。使用代码书写规则和规范可以使程序更加规范和高效，对代码的理解和维护起到至关重要的作用。

C.1　源文件结构

C.1.1　文件结构

文件结构每个部分之间使用空行分隔，从上至下依次为：（1）package 语句；（2）import 命名空间；（3）版本和版本说明；（4）类或接口定义。

C.1.2　import 语句

import 语句分为不同的组，每组之间使用空行分隔，不同组别有：

（1）静态导入，例如“import static ...;”。

（2）android package，例如“import android …;”。

（3）第三方 package，例如“import xxx(com.android，com.google，org.apache，dalvik，...);”。

（4）java package，例如“import java …;”。

（5）javax package，例如“import javax …;”。

C.1.3　类成员的规范

类成员可分为几组，每组之间使用空行分隔，分组如下：

（1）成员变量，属性（如 Button、TextView 等）相同的放在一起。

（2）成员方法，两个方法之间使用空行隔开。

（3）模块（如体温、血压），不同模块的成员变量使用空行分隔。

C.2　命名规范

标识符的命名要清晰、明了，有明确含义，同时使用完整的单词或大家基本可以理解的缩写，避免使人产生误解。

较短的单词可通过去掉“元音”形成缩写，较长的单词可取单词的头几个字母形成缩写；一些单词有大家公认的缩写。

例如：message 可缩写为 msg；flag 可缩写为 flg；increment 可缩写为 inc。

C.2.1　三种常用命名方式介绍

（1）骆驼命名法（camelCase）

骆驼命名法，正如它的名称所表示的那样，是指混合使用大小写字母来构成变量和方法的名字。例如，用骆驼命名法命名的方法为 printEmployeePayCheck()。

（2）帕斯卡命名法（PascalCase）

与骆驼命名法类似。只不过骆驼命名法是首字母小写，而帕斯卡命名法是首字母大写，如 InitRecData。

（3）匈牙利命名法（Hungarian）

匈牙利命名法通过在变量名前面加上相应的小写字母的符号标识作为前缀，标识出变量的作用域、类型等。这些符号可以多个同时使用，顺序是先 m_（成员变量），再简单数据类型，再其他。例如，m_iFreq 表示整型的成员变量。匈牙利命名法关键是，标识符的名字以一个或多个小写字母开头作为前缀；前缀之后的是首字母大写的一个单词或多个单词组合，该单词要指明变量的用途。

C.2.2　源码文件名

源码文件名由类名加上 .java 后缀组成，不过在常规工程中 .java 后缀会自动隐藏，若为窗口界面文件，则加上 Activity 修饰，如图 C-1 所示，主界面的源码文件名命名为 MainActivity。

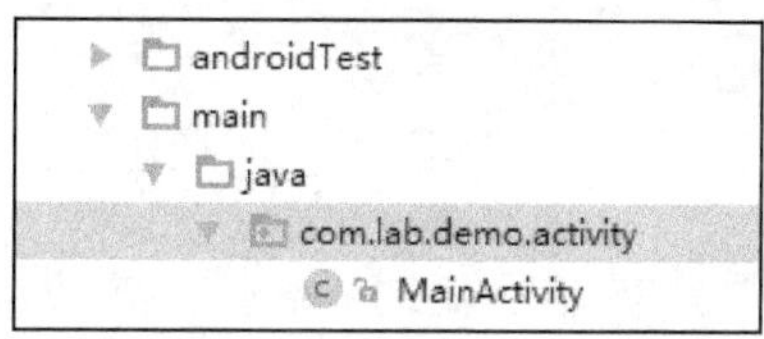

图 C-1　源码文件命名示例

C.2.3　包（package）命名

（1）包名统一使用小写，点分隔符之间仅有一个自然语义的英文单词，且统一使用英文单词的单数形式，各单词或字母之间不使用下画线。

（2）一级包名可以根据不同的项目开发对象使用不同的命名，如 indi（个体项目）、pers（个体项目）、team（团队项目）、com（公司项目），但要特别注意的是一级包名禁止使用 java 命名。

（3）这里使用公司项目做示范，一级包名为 com，二级包名为 xxx（可以为公司域名或个人命名），三级包名根据应用进行命名，四级包名为模块名或层级名，如表 C-1 所示。

表 C-1　包命名规范

com.xxx.应用名称缩写.activity	页面用到的 Activity 类
com.xxx.应用名称缩写.adapter	页面用到的 Adapter 类（适配器的类）
com.xxx.应用名称缩写.service	Service 服务
com.xxx.应用名称缩写.view	自定义的 View 类

C.2.4　类（class）命名和接口（interface）命名

（1）使用帕斯卡命名法，所有单词的首字母大写。

（2）类名应该为名词及名词短语，尽可能使用完整的词，避免使用缩写（除非该缩写词被广泛使用，如 HTML、URL），如果类名称包含单词缩写，则单词缩写的每个字母均应大写。

（3）规范中，首字母前加上 I 为接口命名，不过也有以 I 开头的单词，这时候以该单词作为类名称也是合理的。例如，类名称 IdentityStore 就是合理的。

（4）抽象类命名使用 Abstract 开头，如 Abstract class AbstractMediator { }；异常类命名使用 Exception 结尾；测试类命名以它要测试的类的名称开始，以 Test 结尾。

（5）接口命名，在普通类名的首字母前加上 I，如 public interface IRockerListener。接口中所有的方法都为抽象方法（默认修饰符 public），最好不要在接口里定义成员变量，如果一定要定义变量，只能定义为常量类型（默认修饰符 public static final）的。

C.2.5　方法（method）命名

（1）使用骆驼命名法，第一个单词的首字母小写，其后单词的首字母大写。

（2）方法名称一般采用“动宾”结构。

（3）推荐名称应该为动词或动词短语，如 getBookName，而不要使用 bookNameGet。

例如：

```
public void run();
public String getBookName();
```

类中常用方法的命名如下：

（1）类的获取方法（一般具有返回值），要求在被访问字段名前加上前缀 get，如 getFirstName()。一般来说，get 前缀方法返回的是单个值，find 前缀的方法返回的是列表值。

（2）类的设置方法（一般返回类型为 void），在被访问字段名的前面加上前缀 set，如 setFirstName()。

（3）类的布尔型的判断方法一般要求方法名使用单词 is 做前缀，如 isPersistent()。

（4）构造方法用递增的方式排序，参数多的写在后面。

C.2.6　局部变量（local variable）命名

（1）使用骆驼命名法，第一个单词的首字母小写，其后单词的首字母大写。

（2）如果变量表示集合，需要采用英文单词的复数形式。

例如：

```
ushort ecgWave1;
string[] books;
```

（3）尽量避免单个字符的变量名，除非是一次性的临时变量；在简单的循环语句中计数器变量使用 i、j、k、l、m、n。

例如：

```
for (int i = 0; i < 10; i++)
```

（4）变量名的选用应该易于记忆，即能够指出其用途。

（5）long 或 Long 初始化赋值时，首字母应用大写的 L，不能用小写的 l，因为小写 l 容易与数字 1 混淆，造成误解。

例如：

```
Long meter = 2L;
```

C.2.7　成员变量（member variable）命名

（1）使用骆驼命名法，规则与局部变量命名规则一致，第一个单词的首字母小写，其后单词的首字母大写。

例如：

```
public int waveLeft;
public Paint paint;
```

（2）非 public、非 static 的私有变量名称要以 m 开头。

例如：

```
protected int mProtected;
private Intent mItent;
```

（3）static 变量名称以 s 开头。

例如：

```
private static int sDataStep;
```

C.2.8　常量（constant）命名

（1）通常命名为名称，全部大写，单词之间用下画线隔开。

（2）力求语义表达完整清楚，不要嫌名字长。

（3）类内常量直接在类内部通过 private static final 定义。

例如：

```
public static final int PACK_QUEUE_CNT = 450;
```

（4）可以把相关常量通过枚举定义。

例如：

```
public enum Color {
    RED,
    GREEN,
    BLANK,
    YELLOW
}
```

C.2.9　参数（parameter）命名

规则与局部变量命名规则一样，采用骆驼命名法。第一个单词的首字母小写，其后单词的首字母大写。

例如：

```
private void connectDevice(Intent dataIntent, boolean secure);
```

C.2.10　异常（exception）命名

异常的命名必须以 Exception 为结尾，以明确标示为一个异常。

例如：

```
public class HardwareException extends Exception { };
```

C.2.11　layout 文件命名

（1）全部小写，单词间以下画线分割。

（2）使用名词或名词词组，即用“模块名_功能名称”来命名。

例如：

对 Activity 类命名为

```
activity_main.xml、activity_bluetooth.xml。
```

对列表项命名为

```
listitem_bluetooth.xml。
```

对子布局 adapter 命名为

```
main_item.xml。
```

C.2.12　控件 ID 命名

（1）全部小写，单词间以下画线分隔。

（2）使用名词或名词词组，即用“控件缩写_功能名称”来命名。

（3）通过 ID 直接理解当前组件要实现的功能，如表 C-2 所示。

表 C-2　控件 ID 命名示例

控　件	缩　写	例　子
Button	btn	btn_start
EditText	edtxt	edt_pulse
TextView	tv	tv_spo2
CheckBox	cb	cb_save
ProgressBar	probar	probar_speed

C.2.13　res 内资源文件命名

（1）res 中所使用的所有资源（包括 drawable、values、layout、anim、raw、menu、color、animator）命名必须全部单词小写，单词间以下画线分隔。

（2）使用名词或名词词组，即用“模块名_功能名称”来命名。

C.3　注释

C.3.1　文件注释

所有的源文件都需要在开头有一个注释，其中列出作者、类说明、版本号和日期等。

例如：

```
/**
 * @author SZLY(COPYRIGHT 2018 - 2020 SZLY. All rights reserved.)
 * @abstract demo 工程
```

```
* @version V1.0.0
* @date 2018/05/12
*/
```

C.3.2　方法注释

每一个方法都应包含如下格式的注释，包括当前方法的用途，当前方法参数的含义，当前方法返回值的内容。

例如：

```
/**
* @method
* @param
* @return
*/
```

（1）方法内部单行注释，在被注释语句上方另起一行，使用//注释。

（2）方法内部多行注释，使用/*...*/注释，注意与代码对齐。

（3）不要在方法内部使用 java doc 形式的注释。

C.3.3　其他注释

（1）注释是源码程序中非常重要的一部分，通常情况下规定有效的注释量不得少于 20%。其原则是有助于对程序的阅读理解，所以注释语言必须准确、简明扼要。注释不宜太多也不宜太少，内容要一目了然，意思表达准确，避免有歧义。总之该加注释的一定要加，不必要的地方就一定别加。

（2）所有的枚举类型字段必须要有注释，说明每个数据项的用途。

（3）及时清理不再使用的代码段（被注释），避免代码冗余。

C.4　排版

C.4.1　缩进格式

使用空格进行缩进，缩进值为 4 个空格。如果使用 Tab 键缩进，需要将 Tab 键统一设置为 4 个空格。IDEA 设置 Tab 键为 4 个空格时，请勿勾选 Use tab character；而在 eclipse 中，则必须勾选 insert spaces for tabs。

C.4.2　垂直对齐

垂直对齐指的是通过增加可变数量的空格来使某一行的字符与上一行相应的字符对齐。

例如：

```
DAT_RESP      = 0x11,           //呼吸信息
DAT_NBP       = 0x14,           //无创血压信息
DAT_IBP        = 0x15,          //有创血压信息
```

C.4.3　空格格式

（1）if、for、while、switch、do 等保留字与紧接的小括号之间都必须加空格。

（2）保留关键字与在它之前的右花括号之间需要空格隔开，如 else、catch。

（3）任何二元、三元运算符的左右两边都需要加一个空格，运算符包括赋值运算符“=”、逻辑运算符“&&”和“+”“-”“*”“/”符号等。

例如：

```
sum = arg1 + arg2;
```

（4）一元操作符（“!”“~”“++”“--”等）与操作数之间不加空格。

例如：

```
a++;
if (!a);
```

（5）“.”前后不加空格。

例如：

```
p.id = id。
```

（6）注释的双斜线与注释内容之间没有空格。

例如：

```
//注释内容
```

（7）方法参数在定义和传入时，多个参数逗号后边必须加空格。

例如：

```
method("a", "b", "c");
```

C.4.4 空行格式

空行将逻辑相关性弱的代码段分隔开，以提高可读性。通常只使用单个空行作为间隔。

相对对立的程序块之间、变量说明之后必须加空行，同一类型的代码则放在一块，使代码看起来整洁美观。

例如：

```
int tick = 0;
-----------------------空行隔开----------------------------
int hour;
int min;
int sec;
-----------------------空行隔开----------------------------
System.out.println("Please input a tick between 0~86399");
Scanner scan = new Scanner(System.in);
tick = scan.nextInt();
```

C.4.5 换行格式

代码行最大长度宜控制在 70 至 80 个字符以内，不要过长，否则眼睛看不过来，也不便于打印，同时某些终端和工具也不能很好的处理。代码行过长时要适当换行，换行时遵循如下原则：

（1）第二行相对第一行缩进 4 个空格。

（2）运算符和点符号与下文一起换行。

（3）在括号前不要换行。

（4）赋值符号“=”之后换行。

（5）方法调用时，多个参数需要换行时，在逗号后进行。

例如：

```
StringBuffer sb = new StringBuffer();
sb.append("zi").append("xin")...
  .append("huang")...
  .append("huang")...
  .append("huang");
```

C.4.6 条件语句格式

if、for、do、while、case、switch、default 等语句自占一行，且 if、for、do、while 等语句的执行语句部分无论多少都要加括号{}。

例如：

```
if (s_iFreqVal > 60)
return;
```

应该写为

```
if(s_iFreqVal > 60) {
     return;
}
```

C.4.7 括号格式

大括号的使用约定：

（1）如果是大括号内为空，则简洁地写成{}，不需要换行。

（2）如果是非空代码块，则：

左大括号前不换行，左大括号后换行，右大括号前换行，右大括号后还有 else 等代码则不换行，表示终止的右大括号后必须换行。

小括号的使用约定：

（1）左小括号和字符之间不用空格，右小括号和字符之间也不用空格。

例如：

```
add(a, b);
```

（2）关键词 if 与小括号之间有一个空格，小括号与大括号之间有一个空格。

例如：

```
if (a == b) {};
```

实际应用例子说明如下：

```
public static void main(String[] args) {
    //缩进 4 个空格
    String say = "hello";
    //运算符的左右必须有一个空格
```

```
    int flag = 0;
    //关键词 if 与括号之间有一个空格，括号内的 f 与左括号，0 与右括号不需要空格
    if (flag == 0) {
        System.out.println(say);
    }
    //左大括号前加空格且不换行，左大括号后换行
    if (flag == 1) {
    System.out.println("world");
    //右大括号前换行，若右大括号后有 else，不用换行
    } else {
    System.out.println("ok");
    //在右大括号后直接结束，则必须换行
    }
}
```

C.4.8　数组声明格式

Java 中方括号是变量类型的一部分，不能和变量名放在一起。

例如：

```
String[] buffer;
```

C.4.9　修饰词的顺序

多个类和成员变量的修饰符，按 Java Language Specification 中介绍的先后顺序排序。具体顺序如下：访问权限（public、private、protected）、abstract、static、final、transient、volatile、synchronized、native、strictfp。

C.5　表达式和基本语句

C.5.1　if 语句

不可将布尔变量直接与 true、false 或者 1、0 进行比较。

根据布尔类型的语义，零值为“假”（记为 false），任何非零值都是“真”（记为 true）。true 的值究竟是什么并没有统一的标准。

假设布尔变量名字为 flag，它与零值比较的标准 if 语句如下：

```
if (flag)   //表示 flag 为真
if (!flag)  //表示 flag 为假
```

其他的用法都属于不良风格。

例如：

```
if (flag == true)
if (flag == 1)
if (flag == false)
if (flag == 0)
```

1. 整型变量与零值比较

（1）应当将整型变量用“==”或“! =”直接与 0 比较；

（2）假设整型变量的名字为 value，它与零值比较的标准 if 语句如下：

```
if (0 == value)
if (0 != value)
```

不可模仿布尔变量的风格而写成：

```
if (value)   //会让人误解 value 是布尔变量
if (!value)
```

2．浮点变量与零值比较

（1）不可将浮点变量用“==”或“!=”与任何数字比较；

（2）千万要留意，无论是 float 还是 double 类型的变量，都有精度限制。所以一定要避免将浮点变量用“==”或“!=”与数字比较，应该设法转化成“>=”或“<=”形式；

（3）假设浮点变量的名字为 x，应当将

```
if (x == 0.0)  //隐含错误的比较
```

转化为

```
if (0 == (x - x)) 或者 if (x < 1e-6)
其中 1e-6 是一个很小的数。
```

C.5.2　循环语句

循环语句中，for 语句使用频率最高，while 语句其次，do 语句很少用。提高循环体效率的基本办法是降低循环体的复杂性。

（1）在多重循环中，如果可能，应当将最长的循环放在最内层，最短的循环放在最外层，以减少 CPU 跨切循环层的次数。

（2）如果循环体内存在逻辑判断，并且循环次数很大，宜将逻辑判断移到循环体的外面。

示例①：

```
for (i = 0; i < N; i++) {
    if (condition) {
        DoSomething();
    } else {
        DoOtherthing();
    }
}
```

示例②：

```
if (condition) {
    for (i = 0; i < N; i++) {
        DoSomething();
    }
} else {
    for (i = 0; i < N; i++) {
        DoOtherthing();
    }
}
```

示例①的程序比示例②多执行了 N−1 次逻辑判断。并且由于前者每次循环都要进行逻辑判断，打断了循环“流水线”作业，使得编译器不能对循环进行优化处理，降低了效率。如果 N 非常大，最好采用示例②的写法，可以提高效率。如果 N 非常小，两者效率差别并不明显，采用示例①的写法更好，因为程序更加简洁。

C.5.3　switch 语句

（1）switch 为多分支选择语句，而 if 语句只有两个分支可供选择。虽然可以用嵌套的 if 语句来实现多分支选择，但那样的程序冗长难读。switch 语句的基本格式为

```
switch (variable)
{
    case value1 :
        …
        break;
    case value2 :
        …
        break;
        …
    default :
        …
        break;
}
```

（2）每个 case 语句的结尾不要忘了加 break，否则将导致多个分支重叠（除非有意使多个分支重叠）。

（3）不要忽略最后的 default 分支。即使程序不需要 default 处理，也应该保留语句 default : break；这样做并非多此一举，而是为了防止别人误以为代码编写者忘了 default 处理。

C.6　注意事项

C.6.1　变量

（1）一行只声明一个变量。

（2）能用局部变量的就不要声明为成员变量。

（3）局部变量的作用范围越小越好，在第一次用到局部变量的地方声明此变量。

（4）通常情况下，需要在声明局部变量的同时进行初始化；如果当前还缺少足够的信息来正确地初始化变量，那就推迟声明，直至可以初始化为止。

（5）循环变量都应该在 for 语句内进行声明，如 for (int i = 0; i < n; i++)。

（6）布尔类型的变量，都不要加 is，否则部分框架解析会引起序列化错误。

C.6.2　变量赋值

（1）避免在一个语句中给多个变量赋相同的值，如 a = b = 1。

（2）不要使用内嵌（embedded）赋值运算符试图提高运行时的效率，这是编译器的工作。例如：

```
d = (a = b + c) + r;
```

应写为

```
a = b + c;
d = a + r;
```

C.6.3　方法

（1）虽然没有硬性要求，但是方法应该保持简短。

（2）如果方法代码超过了 40 行，就该考虑是否可以在不损害程序结构的前提下进行拆分。

C.6.4　不允许使用未定义的常量

代码中不允许出现未定义的常量，除 for 语句外，如果需要使用数字或字符，则将它们按照含义定义为常量。

C.6.5　参数和返回值

（1）方法的参数尽可能不要超过 4 个。

（2）方法返回的是一个错误码，需要使用异常来替代。

C.6.6　静态成员的访问

当访问某个类的某个静态成员或静态方法时，通过类名而不是具体的对象实例来访问。

例如：

```
BluetoothService mChatService = ...;
BluetoothService.aStaticMethod();    //类名访问静态方法
```

C.6.7　异常

Java 类库中定义的一类 RuntimeException 需要预先检查异常，而不用通过 catch 来处理，例如，IndexOutOfBoundsException（下标越界异常）、NullPointerException（空指针引用异常）、ArithmeticException（算术运算异常）、IllegalArgumentException（传递非法参数异常）、NumberFormatException（数字格式异常）等异常不需要显式的捕获或抛出，但要求程序员通过提前预检后修改程序去避免该类错误，保证代码不被异常所污染。

不可以对大段代码进行 try ... catch，catch 时需要分清稳定代码和非稳定代码，稳定代码指的是无论如何不会出错的代码。对于非稳定代码的 catch 尽可能进行区分异常类型，再做对应的异常处理。

捕获异常是为了处理它，不要捕获了却什么都不处理。如果不想处理它，请将该异常抛给它的调用者。最外层的业务使用者，必须处理异常，将其转化为用户可以理解的内容（如输入不合法、文件缺失及不兼容等）。

finally 作为异常处理的一部分，它只能用在 try...catch 语句中，并且附带一个语句块，表示不管有没有抛出异常，这段语句最终一定会被执行，经常被用在需要释放资源的情况下。在 finally 块中不能使用 return，finally 块对资源对象、流对象进行关闭。

捕获异常与抛异常，必须完全匹配，或者捕获异常是抛异常的父类。

不要捕获通用型的 Exception。

分开捕获每一种异常，在一条 try 语句后面跟随多个 catch 语句块。重新组织代码，使用多个 try 块，使错误处理的粒度更细一些。

参考文献

[1] 郭霖. 第一行代码 Android，2 版. 北京：人民邮电出版社，2016.

[2] 李刚. 疯狂 Java 讲义，5 版. 北京：电子工业出版社，2019.

[3] 明日学院. Android 从入门到精通. 北京：中国水利水电出版社，2017.

[4] 代林峰. Android 网络开发. 北京：机械工业出版社，2015.

[5] 伊恩 F 达尔文. Android 应用开发实战. 北京：机械工业出版社，2018.

[6] Jonathan Levin. 最强 Android 架构大剖析. 北京：电子工业出版社，2018.

[7] 王辰龙. 高级 Android 开发强化实战. 北京：电子工业出版社，2018.

[8] 刘望舒. Android 进阶之光. 北京：电子工业出版社，2017.

[9] 李兴华. Java 从入门到项目实战. 北京：中国水利水电出版社，2019.

[10] 埃克尔. JAVA 编程思想，4 版. 北京：机械工业出版社，2007.